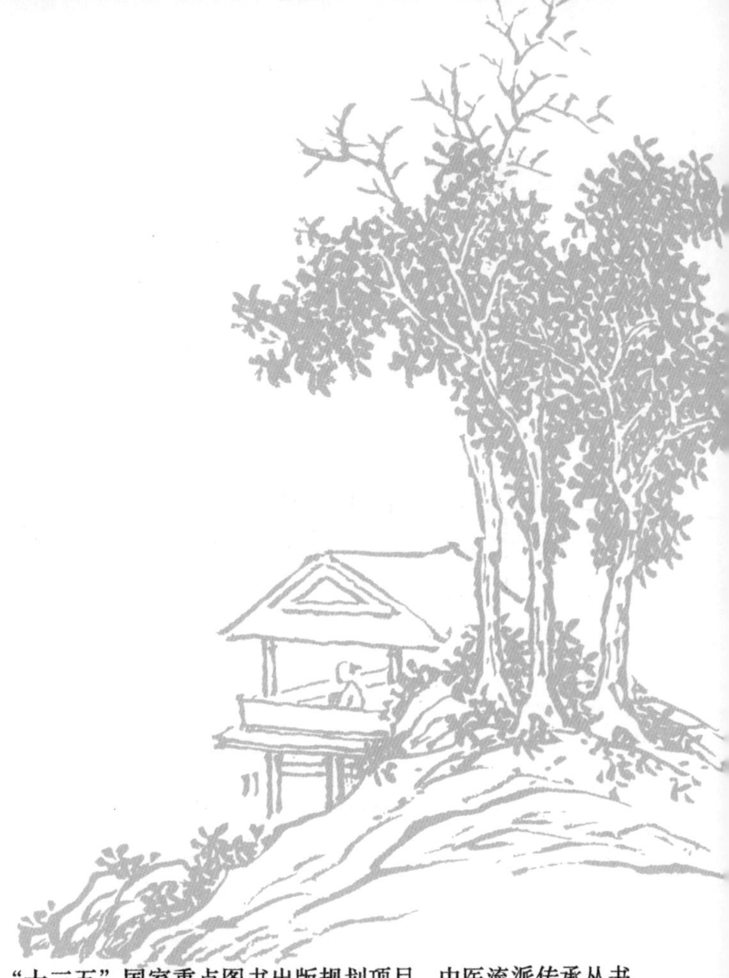

“十三五”国家重点图书出版规划项目　中医流派传承丛书

湖湘医派

HUXIANG YIPAI

ZHONGYI LIUPAI CHUANCHENG CONGSHU

名誉总主编————颜正华　周仲瑛

总　主　编————陈仁寿　王　琦　分册主编——周德生

Huxiang Yipai
Zhongyi Liupai Chuancheng Congshu

CNS 湖南科学技术出版社

·长　沙·

中医流派传承丛书

湖湘医派

编委会名单

分册主编：周德生

分册副主编：刘朝圣　童东昌

分册编委：程　晓　陈　珂　成　雪　符　馨　黄小丽　李　中　刘利娟　刘朝圣　苏啟后　童东昌　宁　港　吴娅娜　尹　倩　周达宇　周德生　周　兴

总序

《说文》释“流”曰：“水行也。从㳄㐬。㐬，突忽也。”段玉裁谓㐬之本义乃“不顺忽出也”。派者，“别水也”，故左太冲有“百川派别”之谓。则流派者，即百业之突忽别流可知。历史上的中医流派众多，灿若繁星，以其划分方式不同，而有学说、世家、地域之分。

中国地大物博，地情、民情、病情复杂，故中医讲究“因地制宜”。各地先贤常因各地风物人文不同，而各有所长，诊疗手法各具特色。经过长期的进取开拓、发展传承，孕育出了一大批地域流派，吴门、孟河、新安、海派、浙派、燕京、川蜀、湖湘、岭南……不胜枚举，如同星宿分野九州。这些地域流派将中医原有的理论实践基础结合当地的具体情况，若水之别流，突忽分出，有所发展，有所延伸。又如支流汇聚，百川入海，从而丰富了原有的内容，扩展了原有的实践，维护着各地人民群众的健康，同时推动着中医不断向前发展。因此，对于流派的研究挖掘，既是传承的一环，又是发展的一环。

中医流派的形成，与人、地、传、文化等因素密切相关，每个人对经典理论与医疗技术的认识不同，不同的地域能造就不同的人-病-药-效之间的关系，不同的历史、地理环境与人脉形成不同的流派，文化程度与文化特色能造就不同的中医流派，所以研究中医流派是一件十分有意思、有价值的事情。通过流派的研究，可以挖掘中医学中的不同学术思想、临床经验、用药特色、传承模式等，特别对于当今发展中医，做到“传承精华，守正创新”具有深远的现实意义。

今湖南科学技术出版社策划的国家“十三五”图书出版项目，邀请南京中医药大学陈仁寿教授担任总主编，上海中医药大学、浙江中医药大学、山东中医药大学、湖南中医药大学、首都医科大学、苏州市中医医院等单位在中医流派研究方面有建树的专家学者共同编纂这套“中医流派传承丛书”，可以全面展示不同地域中医流派的历史脉络、医人医著、学术思想、临证经验、发展现状，对于多视野、多维度地了解我国各地中医药的发展历史具有文献价值和实用价值。

这套丛书目前包括了十个有代表性的地域流派，各册主编都是在全国中医文献与流派学科领域具有相当影响力的著名专家。每个分册的内容安排，既有历史回望，又有当代现状与未来展望；既有浅显易懂的历史文化科普，又有专业学术的医论医理探讨，我认为可称得上是古今贯通、深浅得宜。通过这套丛书，不论是中医爱好者，还是从事临床研究工作的同志，相信都能有所收获。

近年来，党和政府越来越重视中医药事业的发展，中医文献与流派研究得到了广泛的支持和重视，并取得了可喜的成就。这套丛书的问世，可以说是承天时、地利、人和于一身，本身既是对近年来中医流派研究成果的一个汇总和展示，又将会对中医流派的继续研究有所帮助，对中医事业的传承有所贡献。

中医流派的内涵十分丰富，本丛书第一辑仅出版十个中医地域流派，希望后续有更多的地域流派分册著作不断问世，更希望还能有中医学术流派等方面的系列著作涌现，从而掀起学习和研究中医流派的高潮，将中医各个具有特色的流派展示给世人。以供人们学习、借鉴和研究。

故乐为之序！

颜正华

2020 年 12 月

总前言

唐代诗人张文琮的《咏水》有曰："标名资上善，流派表灵长。"

所谓流派，是指在学术与学问的传承过程中，形成的不同派别，如水之流动必有支出，山川溪水各有风格，中医也不例外。

中医流派是中医学术思想和临床经验代代传承的主要载体之一，在绵延数千年的祖国医学历史长河中，中医流派络绎纷呈，许多流派对中医的传承和发展做出了巨大贡献。我们把中医流派主要概括为3种类型：地域流派、学术流派、世医流派。其内涵与外延各有不同，但有交叉。地域流派是指一个地区众多医家长期行医而形成的极有影响的中医流派，以地方命名为主，如吴门医派、孟河医派、海派中医、新安医派等；学术流派是由于学说观点不同而形成的中医流派，以中医学说理论或医家命名为主，如伤寒学派、河间学派、易水学派、温病学派等；世医流派是指某种学术观点和诊疗方法代代相传而形成的中医流派，以中医世家及其医疗技术命名为主，如苏州葛氏伤科、南京丁氏痔科、无锡黄氏喉科等。通过对中医流派的研究，可以挖掘中医药学术思想精华、梳理中医药传承脉络、提炼中医药创新思路、指导中医药临床应用，为此有必要进行系统总结，以供中医药临床、教学、科研及中医药文化传播参考。

中医流派研究是一个系统工程，所涉及内容广泛而丰富。本丛书主要选择部分地域流派进行研究和编纂，以揭示地域流派中的历史与人文、人物与著作、学术与临证、传承与创新等内容。

地域流派的形成，与当地的历史、地理、文化及习俗等地域因素密切相关，包含着人文与科学的双层内涵。地域流派强调其医家同处于某一地区，虽医家之间可能学术观念不完全一致，也不一定均有相同的传承关系，但由于同受当地文化熏陶培育，必然可以在文化上找出共性特征，从而基本符合地域流派的条件。在以地域冠名其医学流派之时，其必然强调自身对地方文化的认同，有利于加强当地中医界的凝聚力，并且可以促进更全面深入地挖掘和传承地方名医经验。同时，有利于获得地方政府和社会各界对当地中医更多的关注与更大的支持。

目前，中医学界对地域流派研究主要涉及吴门医派、孟河医派、新安医派、海派中医、岭南医派、龙江医派、钱塘医派、八桂医派、山阳医派、川派中医、燕京医派、湖湘医派、永嘉医派、盱江医派、齐鲁医派、长安医派等。

本丛书第一辑选取了具有代表性的10个地域流派进行编写，分别是吴门医派（苏州）、孟河医派（常州）、新安医派（安徽）、海派中医（上海）、燕京医派（北京）、浙派中医（浙江）、川派中医（四川）、岭南医派（广东）、齐鲁医派（山东）、湖湘医派（湖南），每一个流派作为一册，共计10册。每册内容分别从地域历史、人文基础、代表医家及著作、历史遗存、学术思想及其影响、传承和研究情况等方面将每个地域流派的内涵与风貌进行介绍。各册分别由苏州市中医医院欧阳八四主任医生、南京中医药大学陈仁寿研究员、安徽中医药大学陆翔教授、上海中医药大学梁尚华教授、首都医科大学张净秋教授、浙江中医药大学郑洪教授、四川省中医药学会杨殿兴会长、山东中医药大学李玉清教授、湖南中医药大学周德生教授等担任主编。

在编写过程中，主编们带领各自的团队，在丛书总体策划与编写原则要求下，积极与地方中医药教育、科研、医疗以及民间机构、学者取得联系，就其当地的地域流派研究现状、传承情况等方面进行咨询；与目前地域流派中的代表医家进行交流，就其学术思想、传承建议等方面展开探讨；通过实地走访采风，对流派现存的历史遗迹、医药文献等进行拍摄、录像。力求使本丛书集目前地域流派研究之大成，具有里程碑的意义，对今后地域流派的研究具有重要的参考价值。特别是其中的名家学术思想与临证经验，对临床医生具有指导意义。

为了使体例基本一致，但又能保持各自特色，编写过程中多次召开编写讨论与交流会，大家各抒己见，相互学习，相互借鉴。因此各册既符合丛书的总体要求，又各有千秋，体现了中医流派本身所蕴含的异同、特性与交融。

希望通过本丛书的出版，引起中医学界对中医流派的重视，同时提高广大中医同行对中医流派的认知，并从中吸取精华，服务于当代中医教学与临床，推动当今中医的传承与创新。

希望读者们对本丛书的编撰提出宝贵意见，指出其中存在的错误，并对我们今后的中医流派研究工作提出建设性建议。

陈仁寿

2020 年 12 月于南京

前言

湖湘人文蔚然盛矣！医之为道，铸语典赡。中医诊病呼为坐堂切脉，感恩医生称颂橘井泉香，探讨生命本源必须切入太极图说，如此等等。湖湘医学风格独特自成一派，湖湘文化个性张扬璀璨鲜明！

湖湘本指洞庭湖和湘江，由于这两处大部分在湖南境内，故以湖湘代指湖南。湘江，自广西兴安县界首入境，流经湖南省永州市、衡阳市、株洲市、湘潭市、长沙市，至岳阳市的湘阴县注入长江水系的洞庭湖。湖南简称“湘”，跟商周方国“相”人南迁有关；周初，有长沙之名；唐初，有湖湘称谓；唐末，才有湖南说法；清代，两湖分治，乾隆《大清会典》始称“湖广湖北省”和“湖广湖南省”，湖南立名兴盛焉。湖湘地域变化，至清代定型。此后，“楚南”“楚湘”“湘”均为湖南的代称。在考古遗存视域下考察，湖湘大地是中国乃至东亚人的源头，世界农耕文化的源地，世界最古老陶器文化和城池文化之源。湖湘文化是早期自创、后期融入了外来文化元素的本土文化，是中华文化特别是长江文化极其重要的组成部分，更是中国极具区域和民族特色与影响力的地域文化。湖湘自古人文鼎盛，明清以来更是文化繁荣，才俊辈出，灿若群星。

湖湘医派是一个开放的动态系统，具有空间和时间的流动性。湖南人不仅存在自然的世代更迭，而且一直在迁入与迁出的变化之中。两晋时期中原“衣冠南徙”；唐、宋时期豫、陕、赣、鄂、渝、粤等地经水路和陆路迁入移民，湖湘地域经济全面开发，文化重心南移；明初和清初“江西填湖广，湖广填四川”。大量移民的涌入使得湖南人口素质得以提高，医学随之带入，湖湘医家辈出，促进了湖湘医派的繁荣与发展，同时也将湖湘医派传播到中华各地。

湖湘医派是湖湘文化的重要内容之一，有显著的湖湘地域特色。根据《辞海》释义，学派是“一门学问中由于学说师承不同而形成的派别”。同样，以某一地域或某一问题为研究对象，形成独具特色的学术群体，也称为学派。中医学术流派具有区域文化特点，具有地域化倾向并形成集聚效应。《四库全书总目提要》曰：“儒之门户分于宋，医之门户分于金元。”中医流派从河间学派与易水学派二者之争开始。探讨湖湘医派源流，笔者认为仍然肇始于宋、金、元时期。锱洪辨治伤寒私淑河间火热立论，刘元宾辨治杂病宗法易水攻邪为主，湖湘医派自此枝流叶布。之后，或融入中原医学，参与医学流派的争鸣；或传承地域传统，引入中原医学并分化而出，创立新的医学支派。在湖湘医派领域，或根植乡土或出入湖湘，或世家传承或徒随其师，或专注一科一病或览读渊博贯穿医药，因师承、地域、问题不同，大体上形成师承性学派（如欧阳氏杂病学术流派）、地域性学派（如家传正骨派）和问题性学派（如湖湘伤寒学派）三类。三者互有联系，它们之间的划分界限绝非泾渭分明。因此，湖湘医派以地域为基础，以学科为分别，表现出近似的临证用药特点，往往是散在的、经验性的，尽管其卑湿发病观有逻辑链表达，但尚未发展为一定的学术主张，没有形成共识的中医学说。因此，研究这类湖湘医家群体及湖湘医派，不能笼统地称为湖湘中医学说。

湖湘医派是中医药学术多样性结构中的一个独具特色的组成部分。不同地区的地理环境、文化背景、生活习惯、疾病谱等，存在着显著的差异性，在相同疾病的认识和辨治上，不同地域的医家有独到的学术思想、诊疗思路、治疗方法和实用技术。日久经年，逐步积累之后，就形成了许多宝贵的经验，从而推动了中医理论的不断发展和临床实践水平的不断提高。因此，中医学术流派是学术发展的源泉，是提高临床水平的动力，是弘扬中医药文化的重要载体，同时也是培养中医人才的摇篮。“湖湘医派”一词起源于曾勇《湘医源流论》。《湖湘医派》作为陈仁寿总主编《中医流派传承丛书》（第一辑）的十个分册之一，意在表彰先贤，提携后学；旨在阐述湖湘医派的脉络和精髓，介绍湖湘著名医家的学术思想和临床经验。对于传承中医药学的学术特点与临床特色，促进湖湘医派的繁荣和发展，具有重要的现实意义。

“楚南文献第一人”邓显鹤哀痛大量优秀著作的埋没，以搜录整理乡邦文献为己任。他在《沅湘耆旧集》自序中总结文献编选过程存在五患：“一曰滥收，二曰挂漏，三曰去取失当，四曰评骘不允，五曰草率将事。”如果编选时犯此五种错误，那就难以“信今而传后”。我们在《湖湘医派》的编写过程中，“更折衷于古经古子之精华，略览夫格致各学之流别”（梁启超《论湖南应办之事》）。为了保证本书质量，组织了资深的作者队伍。本书的绪论、第一章历史回声、第三章文以载医、第五章临证菁华，由周德生教授挂帅；第二章千秋前贤，由周兴教授和周德生教授领衔；第四章学思流芳，由童东昌博士负责；第六章百年医道，由刘朝圣教授和周德生教授统筹。最后，由周德生主编删补审改定稿。

《湖湘医派》的编写历时两年余，正如刘禹锡诗意“案头开缥帙，肘后检青囊”，编写的过程也是学习的过程，深感草创之艰，革新之难。书稿完成后，自题曰：“长叹逝波，求古寻论。品味酃渌，汲饮橘井，参悟月岩，深究湖湘。断壁残璋，妄加拙斧，评断方术，臧否人物。非有老笔，麒麟何状！”但是，由于原始资料主要依赖《湖湘名医典籍精华》丛书，并广泛涉猎湖湘经史哲学名家，仍然是详于今而略于古，不敢说湖湘医派尽在其中矣。本书编写过程中，得到诸位同志的助力，并参阅了其他相关作者的著作和学术论文，限于篇幅仅仅列出部分参考文献，在此一并致谢！由于编写者水平有限，错误难免，达者谅之并敬请指教！

本书适合中医工作者及研究者、中医药院校师生阅读，并适合中西医结合工作者及研究者参考，也可供中医药爱好者或中国文化研究者涉猎。

周德生于长沙梨子山

2022年3月18日

目录

绪论

地域文化一般是指特定区域源远流长、独具特色，至今仍发挥作用的文化传统，是特定区域的生态、民俗、传统、习惯等的文明表现。它在一定的地域范围内与环境相融合，因而打上了地域的烙印，具有独特性。洞庭湖是农耕文明的典型代表，孕育了源远流长的文化和文明，是名副其实的母亲湖。自西晋永嘉元年设立湘州之后，“湖湘”一词作为地域名称最早见于初唐诗人王勃《益州德阳县善寂寺碑》文中：“虽复苍梧北望，湖湘盈舜后之歌；绿荇西浮，江汉积文妃之颂。”湖湘具体则是指洞庭湖和湘江的名称组合。自此，湖湘一词成为湖南约定俗成的代名词。湖湘有自然地理、行政地理和文化地理三重标识意义。湖湘地处华夏中南，北依长江，西有武陵，南为五岭山脉，东为湘赣交界诸山，地域呈马蹄形，域内含洞庭湖，为湘、资、沅、澧四大水系流域，三湘四水灵动多彩，孕育着激越冲突型的文化思想。湖湘文化是中国传统文化的支脉，是湖南各族人民长期积累的具有特色的民风、民俗、民族性格、社会心理、社会意识等因素的总和。湖湘文化是一种地域性的文化，由于对实践与实用的重视，湖湘科学技术素来发达。湖湘文化因湘学而远播。刘炳凡评曾勇《湘医源流论》说：“湘医源于湘学。”湖湘医学是湖湘文化的重要内容之一，有显著的湖湘地域特色。在中医药体系范畴，湖湘医学即地域医学之一，以湖湘医派为主干内容。在湖湘医学领域，由于学说师承不同或学科不同而形成各种各样的支派。考察湖湘医派的发展脉络，导源于周秦两汉时期，全面发展于魏晋南北朝至隋唐五代时期，兴起于宋金元时期，鼎盛于明清时期，以近现代为医学之先锋。

一、湖湘医派概况

（一）与湖湘医派相关的几个基本概念

1. 舜德文化与湖湘医德

舜所创立的道德思想文化，概括起来就是：以德行政，举贤任能；以人为本，勤政爱民；以孝为先，敦亲睦族；以德报怨，扶危救困。舜以无怨无悔的孝行、宽厚仁慈的德政、和谐包容的大度，开创了中华道德文化的先河，被后人尊为“明德始祖”“百孝之首”“文明之元”。在中国历史进程中，舜处于承前启后的时代，全面铺开了步入人类文明社会之路，奠定了中华民族文明的基石。《尚书》云：“德自舜明。”《史记》指出：“舜……南巡狩，崩于苍梧之野，葬于江南九疑，是为零陵。”“天下明德，皆自虞帝始。”《路史》说善卷为舜师，《庄子》称“舜以天下让善卷”而不受。世代尊为“德祖”。其一，舜德文化润湖湘，湖湘医德尚孝诚。董仲舒说：“尧舜德彰而身尊，善卷德积而名显。”张仲景的《伤寒杂病论》在序言中阐述了济世救人的从医目的，谴责“惟名利是务”的不良风气，批判了“不留神医药”的错误倾向，是留给后世价值很高的医德文献。孙思邈在《千金要方》中的《大医精诚》和《大医习业》两篇里，强调医生既要技术精，又要品德好，并提出了对待患者要有同情心，要一视同仁；对待同道要尊重，不能利用自己专长去谋取财物。《大医精诚》是我国古代医学史上最全面、最系统的医德专著。唐代受虞舜孝道思想影响很深的元结来到湖湘，抵达道州后，立舜祠、修舜庙，刻虞舜孝道精神于石上。《孟子》推崇“虞舜行孝”，在孝文化发生、发展、发扬的过程中，舜德文化许多方面都与中医药学发生了密切的联系。中医治病也以“仁爱”为前提，“仁爱”作为医者行医过程中的道德标准，提倡“知医为孝”的观点。其二，舜德文化执厥中，湖湘儒医履中和。《尚书》记载舜训诫禹曰：“人心惟危，道心惟微，惟精惟一，允执厥中。”《中庸》说：“中也者，天下之大本也；和也者，天下之达道也。致中和，天地位焉，万物育焉。”中和之法，天人合一，和而不同；正常生理“阴平阳秘”，病理之常失却中和；防治之法，保养中和“性正身安”，以偏纠偏“因而和之”。《宋会要辑稿》谓：“伏观朝廷兴建医学，教养士类，使习儒术、通黄素、明诊疗而施于疾病，谓之儒医。”儒医发展的主线构架起整个中医学发展的经脉。湖湘医派中和支派乃主干派别之一，如周一谋著有《历代名医论医德》，周德生出版《整合论治——陈大舜临床经验传承集》，范金茹主编《王行宽临床经验集》归纳杂病治肝、多脏调燮、综合治理经验，刘芳、周胜强、王琦等发表《国医大师刘祖贻杂病调中思想探析》，曹柏龙、杨建宇总结《医道中和——国医大师孙光荣临证心法要诀》，等等。

2. 神农医学

神农医学指神农时期从神农尝百草开始的原始医学，以砭石、石针、骨针等为主要医疗器具，结合已经发现的有某些治疗功能的食物或药物。李经纬认为“资料源仍依口耳相传之后世追记；除据文物外，我们的认识多源于民俗、传说等”。神农氏部落首领称炎帝，《吕氏春秋》云：“神农氏十七世有天下。”《淮南子》记载：“神农尝百草之滋味，水泉之甘苦，令民知所避就，当此之时，一日而遇七十毒。”神农氏尝百草而始有医药的传说故事，流传久远。其实，每个人都可以创造历史。王万澍《衡阳稽古》考证，在南岭有郴夭为神农臣工，作扶耒之乐，制丰年之咏，尝菻蒿而发现青蒿入药。范文澜《中国通史简编》说：“古书凡记载大发明，都称为圣人。所谓某氏某人，实际上是说某些发明，正表示人类进化的某些阶段。”神农尝百草的传说对传统中医的影响主要体现于《神农本草经》，它是中医四大经典著作之一，约成书于东汉时代以前。《神农本草经》初步奠定了药学理论之基础，对本草学体系的构建起了奠基性精神指导的作用；天人合一的医哲思想体系对中医学的发展起到了支持动力的作用；大医精诚、拓展创新是神农氏尝百草精神的高度总结，对构建中医仁爱、活人之术的医德文化以及救死扶伤的人道主义精神有重要启发；影响了气一元论的本体观念、调和致中的价值观念，等等。

3. 楚医学

楚文化是中国春秋时期南方诸侯国楚国的物质文化和精神文化的总称，

是华夏文明的重要组成部分。楚国由一个“筚路蓝缕，以处草莽”的“蕞尔小邦”发展成一个“地广千里”“奄征南海”的南方大国，并能问鼎中原，与齐、晋诸雄分庭抗礼，对中国历史发展产生深远影响。《史记》谓“南楚好辞，巧说少信”，南楚包括湖南、江西等地。张正明认为：“华夏文化就分成了南北两支：北支为中原文化，雄浑如触砥柱而下的黄河；南支即楚文化，清奇如穿三峡而出的长江。这南北两支华夏文化是上古中国灿烂文化的表率，而与时代大致相当的古希腊和古罗马的文化遥相辉映。”楚人崇火尚凤、亲鬼好巫、天人合一、力主浪漫。楚文化特点表现为：筚路蓝缕、追新逐奇、兼收并蓄、崇武爱国。楚医学是楚文化的内容之一，属于楚国地域的医学，楚医学特点表现为：医巫一家，神药兼容；内外并治，针药按摩导引；药食同源，喜好辛香药物。随着早期玻璃之路，楚医学与古埃及、古希腊、古印度及东南亚等域外交流。根据李今庸的研究，楚医学对祖国医学的贡献巨大，“楚医学和中原医学的交流、融合……促进了医学的发展，形成了统一的汉民族医学”。

中原文化和荆楚文化是中国文化的两大主流。在荆楚文化中有一个重要支流——梅山文化。梅山文化即蚩尤文化，是湖湘文化的祖源文化之一，承载着浓厚的湘中地区地方民族文化特色，是自远古到今一直保存较为完备的一种母源文化形态，以古老的渔猎形式为基石向农耕稻作形式转化全过程的文化，既有蛮夷文化特征，又有和乐文化特质。“三峒梅山，巫工百匠”“十方门下讨口”。梅山文化中的民间中草药单方、水师正骨术、蛇药、药王文化以及符水、捏熬、归蛇、止血、止痛、鱼刺卡喉、妇女难产、招魂等巫医术，其传承有法、有经、有师，“巫中有医，医中有巫”，是湖湘医派中一颗灿烂的明珠。挖掘、保护和传承梅山医药文化的代表性成果，有清代抄本如《梅山骨隙插穴秘法》、《少林秘传接骨神方跌打秘方》、《茅山梅山治病神水集》、《梅山道医除诸症灵水一碗草药油针集》、刘复旦《精抄道法治病秘术灵符本》、覃海燕《梅山真传道医秘本》等，现代医著如新化民间伤科宝典卿同喜《梅山水师》、梅山文化系列丛书之一王卫国《梅山医俗》、曹曙初《蚩尤故里古梅山文化遗产精粹》，及以尊奉药王孙思邈为核心的孙思邈医药学、养生学和巫文化、梅山文化、道家与道教文化、儒家文化、卫生民俗、药王传说等相结合而成的药王医药文化，获 2021 年第五批国家级非物质文化遗产代表性项目传统中医药文化类“龙山药王医药文化”，和 2021 年湖南省第五批省级非物质文化遗产代表性项目传统医药（Ⅸ）类“梅山正骨术”等。

4. 马王堆医学

马王堆作为一个特定的专有名词，具有特定的内涵和丰富的文化底蕴，研究马王堆汉墓出土的各类文物的学问，称为马王堆学。1972—1974 年，考古工作者相继对马王堆的一、二、三号汉墓进行了发掘。2014 年，裘锡圭《长沙马王堆汉墓简帛集成》的出版确立了马王堆学的学术地位。马王堆医学是马王堆学的重要组成部分，是研究马王堆汉墓出土医书及相关问题的学问。马王堆医学文献的内容远远超出了医疗保健的范畴，还杂糅了阴阳家、道家、儒家的修身养生思想，既是重要的古文字和文献学研究资料，又是珍贵的医药学典籍。马王堆汉墓出土医书有《足臂十一脉灸经》《阴阳十一脉灸经》（甲本、乙本）《脉法》《阴阳脉死候》《五十二病方》《却谷食气》《导引图》《养生方》《杂疗方》《胎产书》《十问》《合阴阳》《天下至道谈》《杂禁方》14 部，涉及的内容上溯到商周时期，时间跨度达 2000 余年。这些后世已经失传的古医书，其内容包含经络、脉法、药方（含祝由术）、养生、产科、房中术六大类知识，填补了医学文献的许多空缺，足以表明在秦汉时期医疗水平已经达到了相当发达的地步，对中国古代医学的传承和发展起到重要作用。并出土了茅香、高良姜、桂皮、花椒、辛夷、藁本、姜、杜衡、佩兰、大麻、朱砂、梅花鹿等中药材，其中还有西汉初期长沙国丞相、轪侯利仓之妻辛追的湿尸，其防腐技术让世人惊叹。

5. 湖湘学派

湖湘学派是一个源远流长的地域性儒家学派。“湖南清绝地，万古一长嗟”（杜甫诗）。金人入侵，南宋迁都临安，中原文化南移，以及儒学地域化的出现，是湖湘文化尤其是湖湘学派兴起的重要原因。北宋湖南道州人周敦颐，其为宋明理学开创者，而学义励于湖湘，成为湖湘文化的思想起源。至南宋年间，因著名学者胡安国、胡宏、张栻等人在湖南湘潭碧泉书院讲学著述，弟子千人，著名的有胡寅、胡宪、谭知礼和黎明等，使得湖湘学派规模形成。后历长沙岳麓书院朱（朱熹）张（张栻）会讲、朱子岳麓中兴，使得湖湘之学名扬于当时。其至元明走入沉寂，但明末清初，衡州王夫之继起，至清末邓显鹤、唐鉴、曾国藩、左宗棠、罗泽南、魏源、陶澍、贺长龄、贺熙龄等中兴，影响湖湘千余年，对中国文化发展具有极大影响。王立新认为，湖湘学派划分为开创、鼎盛、中后期、末期四个阶段，其精神领袖分别是胡安国、胡宏、张栻、胡大时。湖湘学派以性为本体的理学思想和重践履的经世务实学风是湖湘学派的主要特征。论“性”说“道”，是湖湘学者讨论的中心议题。胡宏在《知言》中将性分为“天地由此而立”的本体之性和具体的人性物性。他认为“大哉性乎，万理具焉，天地由此而立矣”，“非性无物，非气无形，性其气之本乎”。他还认为具体之性和本体之性虽有区别，但二者仍然有着不可分割的联系，所以他得出“观万物之流形，其性则异；察万物之本性，其源则一”的结论。他在论证心和性的关系时，指出“未发只可言性，已发乃可言心”（《五峰集》），这表明作为本体的性是通过人的“已发”之心才能得到真正的体现。张栻继承了胡宏“性为未发，心为已发”的思想，他说：“心也者，贯万事、统万理而为万物之主宰者也”（《南轩集》）。心“能统万理”并主宰万物，这就是湖湘学派以性为本体的理学思想的特色。湖湘学派还提倡重践履、重经世的务实学风。胡安国向以“强学力行，以圣人为标的，志于康济”（《宋史》本传）著称。胡宏也是以力行训导学生。张栻更以“今人之不践履，直是未尝真知”而强调躬行践履的重要性。湖湘学者重视务实学风。胡宏反对学者多寻空言，不究详实而高谈性命，张栻为学注重经世，教育学生在日用酬酢处用功，他的弟子也由此走向经世致用的道路。湖湘学派作为一种学术流派，启蒙了湖南人的精神建构，推动了中国社会、历史的发展。

（二）湖湘医派的主要内容

1. 马王堆出土医书

王国维《最近二三十年中中国新发见之学问》说：“古来新学问起，大都由于新发见。”简牍和帛书的考古发现，为湖湘医派研究增添新动力、新视角。马王堆考古发掘出15部医书，被誉为“中医学之滥觞、湖湘文化之瑰宝”，立即掀起了马王堆医学研究热潮。利用地下出土文物与古籍相互参证的研究方法，发现新的被历史遗忘了的东西，或者开发应用其中的某些至今仍然正确的东西，改正前人论述中存在的错误。例如，李翠翠通过帛书《脉法》与传世文献的对照研究，以了解传世文献的流传过程。在此基础上，可以更好地开展学术史的研究。从三个方面对《脉法》进行了研究，第一，《脉法》的产生和发展。首先阐释了脉的起源以及与之相关的一些概念和背景知识，在概念和背景知识中除了对脉的阐释之外，还有一些与脉关系密切的砭石和灸法的相关知识。其次，按照历史发展的脉络概述了脉法的发展，从周秦汉、魏晋、隋唐五代、宋金元、明清这几大段的历史时期出发，把各个时期与《脉法》内容上有关系的医学文献进行阐释，并把《脉法》内容与其进行比较，最后发现《脉法》在医学文献中的祖本地位，后世的文献《黄帝内经》《难经》《针灸甲乙经》《千金要方》《太平圣惠方》《类经》《勉学堂文集》等，或是对《脉法》内容进行发挥，或是进行补充，骨干皆以《脉法》为宗。第二，虽然《脉法》的内容已残缺不全，但是通过存留的内容来看，包括这样几个方面：寒头暖足、取有余而益不足、环而灸之、用砭启脉者必如式。另外，还有张家山出土的医汉简《脉书》对马王堆医帛书《脉法》残缺部分的补充。第三，《脉法》的价值和意义重大。《脉法》的出土，不管是对于考古学界、历史学界还是医学界，贡献都是惊人的。对于考古学界来说，《脉法》是属于晚周秦汉时期直接出土的医学文献，因此能够补充我国现存的晚周秦汉时期医药文献的不足，同时也证明了我国广袤的土地上仍然还有许多宝贵的医学资料有待于考古学界的发掘。《脉法》作为晚周秦汉时期的医学文献，反映了该时期医学发展的实际情况，这当然也为该时期医学发展的历史研究提供了十分宝贵的资料。

2. 湖湘名医与湖湘医籍

湖湘医派研究的中心思想及核心任务就是总结与归纳历代湖湘医派及湖湘医家的学术思想。其学术流派和医家的学术思想是以文字表述的概念、范畴作为载体的，湖湘医籍是湖湘医派遍及湖南、走出湖南的传播媒介。书籍行四方，官刻、私刻与坊刻等刻书坊为传播与保存湖湘中医药文化做出了重要贡献。因此，以湖湘名医与湖湘医籍为着力点，在湖湘医派研究中具有举足轻重的地位。如宋金元时期，刘元宾是湖湘医派开创者之一，博学多才，通晓天文地理，尤精于医学中的脉学、伤寒学。其所著《通真子补注王叔和脉诀》《通真子脉要秘括》早已失传，从日本影印归来的两书，成为研究刘元宾及宋代湖湘脉学不可或缺的著作。另外其所著《神巧万全方》99首（方剂用药146种，补《伤寒论》《金匮要略》未载之药89种）、《通真子伤寒括要》31首、《通真子伤寒括要诗》120首均辑录于朝鲜《医方类聚》。刘元宾的学术思想，以易水张元素为宗。伤寒根据六经辨证，"能辨阴阳，不妄汗下"，用药既本诸经典又参以经验；杂病强调脏腑辨证，《神巧万全方》以病为纲，随病分证附方；强调辨证，以八纲立说，解析证候之实质，能揭示疾病辨证之共性。据禹新初考证，《宋以前医籍考》载："刘元宾里贯，或为安福（指江西安福县，不是湖南安福县。因湖南安福县置于清雍正七年，即今临澧县）人，或为蜀人。"然《脉要秘括》自序云："庐陵通真子。则二说俱非。或以其常寓安福，而修县志者误为土人也。"其仕履刘方明曰："主邵州邵阳县簿。"又《神巧万全方》诸痢门云："予亲老在邵阳。盖子仪初为邵阳县簿，而后任潭州司理矣。"据此，刘元宾，字子仪，原籍江西庐陵，因仕官至翰林医局殿丞，后来迁潭州司理参军、邵阳县簿，并客籍于邵阳，故能够作为湖湘名医之一。

3. 临床专科与临床亚专科

湖湘医派专科齐备，各个专科的发展，也丰富了地域性医学流派的内容。如湖湘妇科，宋代的宋永寿所撰《产经》已佚，明朝有徐明善校正的宋版医书《济生产宝》，清朝有周诒观编纂的《秘珍济阴》、郑玉坛编纂的《彤园医书》妇人科卷、黄朝坊编纂的《金匮启钥》妇人科卷、袁于江编纂的《生生宝录》等。湘楚位居中原以南，《素问·异法方宜论》曰："南方者，天地所长养，阳之所盛处也，其地下，水土弱，雾露之所聚也。"湖湘独特的地理环境与自然气候，使热、湿两邪成为这一地区重要的致病因素，湿困脾胃，易使脾失健运，而"脾胃内伤，百病由生"（李东垣语），故脾土虚弱亦往往成为该地区医患双方共同忧虑并特别关注的焦点。在这样一种背景下，湖湘医家尤其是妇产科医家对李东垣"人以胃气为本"学说的推崇，几无例外。如黄芩、白术安胎，源自《金匮要略》中的当归散，朱丹溪从"产前当清热养血"的认识出发，称其为"安胎之圣药"。周诒观在认同清代医家汪昂

《医方集解》“黄芩养阴退阳，能除胃热；白术补脾，亦除胃热，脾胃健则能运化精微，取汁为血以养胎”观点的同时，对黄芩苦寒伐胃的负面作用更有清醒认识。因为按照李东垣的脾胃学说，脾胃是元气之本，元气是健康之本，脾胃虚则元气衰，元气衰则胎结不实，胎元不固，所以他提出：“黄芩、黄连之属本清胎热，若用之太早，体虚者是益以虚而坠胎必矣。惟胎至五六月，胎气渐逼，可斟酌用之。”李东垣的脾胃学说不仅启迪着妇产科医家的胎孕用药，更在产后病的治疗上对医家用药有着深远影响。如产后咳嗽，虽有因阴血损伤、肺气亏损、阴火上冲，或风寒外感所致等种种不同，但黄朝坊认为：究其根本，仍在胃气不足，他继承东垣“脾胃内伤，百病由生”的思想，认为：“盖胃为五脏之根本，人身之根蒂，胃气一虚，五脏失所，百病生焉。”为此，具有健脾益气作用的参、术，成为他治疗各型产后咳嗽“断不可无”的首选药物。如阴血虚者，用四物汤加参、术；肺气伤者，四君子汤加桔梗；阴火上冲者，六味地黄丸加参、术；风寒所感者，补中益气汤加桔梗、紫苏。早在人痘术发明后，湖南就出现过自成一家的种人痘群落。又如痘科，据邱仲麟的考证，康熙初年，湘西沅州黔阳知县张扶翼曾叙述湖南本地痘症见闻，“痘患为小儿一大关，湖南独有异传种，不知自何始”。清朝梁绍壬曾说自人痘法出现后，“各相授受，以湖广人为最”。19 世纪初牛痘术传入我国，宜章周纯熙在《洋痘释疑》中记载：“自嘉庆初年外洋人航海至粤，此法遂传入中国。逾十余年，粤之乳邑出水岩廖某者，得术以归。吾邑与乳比邻，闻其术甚神，初不信。后得李赡山先生延而试之，果验。”廖某即廖凤池，广东乳源县人，除种牛痘外，并传授技术，嘉禾李翘楚、渌江罗如锦等，皆从廖氏学习种牛痘。道光二年（1822），李翘楚在清泉引种牛痘时，又将其法传授湘潭吴珍儒。后吴珍儒在湘潭、湘乡、衡山、宁乡、长沙等地引种牛痘，成为当时著名痘科医师。此外，茶陵人谭服思、湘乡人范正瑜等都以成功施种牛痘而闻名，湖南因此形成一定规模的痘师群体。道光二十一年（1841），长沙府发布《劝种牛痘告示》，开当局推行种痘先例，次年设牛痘公局，为湖南省最早的种痘专业机构。

4. 湖湘民族医学

湖湘是汉族、土家族、苗族、侗族、瑶族、白族、回族、壮族、维吾尔族等民族聚居地，湖湘地区传承有丰富的民族医药知识。民族医药自古以来就是大湘西武陵山区、雪峰山区、五溪地带、湘南等湖南少数民族地区的“主流医药”。湖湘民族医学是研究湖湘各民族的传统医学理论、治疗方法和保健习俗的学科。由于民族医学的文字资料较少，应特别重视非常规载体文献的收集与整理。大多数学者主要使用医学人类学的方法，包括参与性观察、关键人物访谈、焦点群体访谈、社区调查、问卷及口传习俗内容分析等来研究民族医学。可以参考邓星煌等13位专家所著的《湖南世居少数民族医药宝典》、田华咏《湖南民族医学史》、邓星煌《薪火相传的湖南少数民族医药》、萧成纹《侗族医药探秘》、龙运光等《中国侗族医药》、赵冰清等《湖南少数民族常用中药调查报告》、方琼《湖南江华瑶族民族植物学研究》等。特别值得一提的是，葛晓舒《湘西少数民族巫医文化源流及形态现代审视》总结了湘西巫医文化的几种形态：①祭祀。如湘西苗族每隔几年都要椎牛祭祀，“吃牯脏”，目的是祈求祖先保佑子孙昌盛发达，祭典中有崇拜泥土或面粉捏成的男性生殖器的习俗，属于模仿巫术。②占卜。苗巫占卜的方式很多，铜钱卜、木棍卜、水卜、蛋卜、鸡卜、蜘蛛卜等五花八门，蛋卜是将煮熟的鸡蛋在人身上滚动，最后切开鸡蛋去除蛋黄，看蛋白上是否有黑色阴影，以判断患者是否被鬼祟缠住，后来发展成民间疗法中的“蛋滚疗法”；土家梯玛占卜有梳子、筷子、铜钱、刀剑、岩石等占卜法，用得最多的是司刀和竹蔸卦，广泛用于丧葬、驱鬼等仪式中。③驱邪。湘西土家人认为最凶恶的邪鬼是“麻阳鬼”，麻阳鬼缠身则神魂颠倒，哭笑无常，即“中邪”“失魂”，需请梯玛巫师施法捉鬼，保靖县一带通常请梯玛杀猪宰羊，驱邪除恶。规模大的需踩“地刀”或上“天刀”，小规模的仅杀羊为祭品。④克毒。湘西苗族放蛊之说盛行，因而有相应的克毒疗法，放蛊属于黑巫术，苗女养蛊害人之说自古就有，南宋郑樵《通志·六书略》即记载了百余毒虫相啖存一的造蛊之法，近人研究湘西蛊毒病后认为，克毒药物为止血、止泻、利水、解毒等药物，咒语法解毒为心理、精神疗法，克毒是利用物物相克之理治病，如苗医治疗蚂蚁症（蚁毒侵体）时用穿山甲粉末酒服，因为穿山甲是蚂蚁的克星。部分研究认为巫术的基本文化功能是强化主体的自我价值，赋予主体以勇气、信心和力量。巫医禁咒治病的方式是对患者进行祛病意识的强化，这是在逻辑思维和科学意识不发达的时代或群体中，以强化情感思维的方式增强对病愈结果的期待。对人类而言，未知的领域和知识永远存在，人总是面临某种自然力量的压迫，因而巫术有抚慰人类心灵的心理功能。这也是巫医现象在科学发达的现代依然存在的原因。

5. 湖湘中医文化

何清湖在《湖湘中医文化》中率先提出湖湘中医文化概念："湖湘中医文化是指以湖湘文化和中医药为背景，湖湘历代医家在医疗实践中所形成的医疗品德、治学方式、学术思想、临证经验等非物质文化和湖湘中医物质文化的总和。"湖湘中医文化的研究内容，包括湖湘中医溯源、湖湘中医各家学说、现代湖湘中医风采、湖湘中医文化风景、湖湘中医现代化等，其研究体系融贯古今，涵盖了名著、名医、名术、名校、名院、名科、名企、名胜等各个方面。如清末湖湘医家刘月恒《生草药性方谱》一书，从医德文化价值、本草学价值、方剂学价值、民俗学价值、校勘学价值等方面对湖湘医学文化做出了贡献，对研究清代生草药材行会管理制度、湖湘医药针灸咒语民俗、地方草药性味、湖湘民间单验方提供了珍贵资料。刘月恒总结医生要有"十全三德"，是强调医术与医德兼备，并以"十三不可学"诫勉同行，强调行医要有极高的素养，残忍、鲁莽、吝啬、贪婪等人格都不宜从医。"盖医者，有十三不可学之弊：一残忍之人必不恻怛，二驰骛之人必无静气，三愚下之人必无慧思，四鲁莽之人必不思索，五犹豫之人必无定见，六固执之人必少融通，七轻浮之人必多忽略，八急遽之人必期速效，九怠缓之人必多逡巡，十宿怨之人借此报复，十一自是之人必以非为是，十二悭吝之人必以此居奇，十三贪婪之人以此网利，有此十三等弊，医断断不可学也。"刘月恒这些多年行医的经验心得，随着《生草药性方谱》的抄传，起到了规范药行收徒传承风气的良好效应。该书卷一收录了生草药行管理的 24 条条例，保存了清末民国生草药材行会管理规章。要求行内人熟悉本行规章，每年农历四月二十八日孙思邈寿诞日举行总经管换届选举，确立 3 年一换轮值制度。总经管下设举总管、举长，负责具体事务，管理契约行规簿册，往来账目。对入会程序、药性学习规范、卖假药的惩罚措施、开店选址规定都有详细记载，特别对零售摆摊的卖药人严格规定，入会学习后方可执业，杜绝乱用药材害人现象的发生。书中也提到如果将《生草药性方谱》抄传给外人的话，会罚钱10串文，守密勿泄的目的是维护行业稳定，“恐熟药店将生药滥卖，夺我行之利”。此书主要参考的药学、方剂学著作是《本经逢源》和《验方新编》，并有补充保存刘月恒几十年用药心得。

6. 湖湘道地药材

湖南药材资源十分丰富，有中药材2384种，药材总储量1200多万吨，其品种和藏量均居全国第二，仅次于四川。中药材的产地分为主产地、次主产地和非主产地。《素问》称“岁物者，天地之专精也，非司岁物则气散，质同而异等也”，说明了药材产地的重要意义。陶弘景《本草经集注》曰“诸药所生，皆有境界”，说明药材品质与环境相关。“道”是古代的一种行政区域划分，“地”是指区域，“道”“地”连用，合为一词，约始于东汉。“道地药材”是来源于特定产区、具备特定种质、具有优良品质且功效卓著的药材。最早的药典《新修本草》曰：“离其本土，则质同而效异；乖于采摘，乃物是而实非。”《千金翼方》专辟“药出州土”篇。《新唐书·地理志》记载的江南道土供药材包括：岳州，鳖甲；潭州，木瓜、葛；永州，零陵香、石蜜、石燕；道州，零陵香、犀角；邵州，犀角；黔州，犀角、光明丹砂、蜡；辰州，光明丹砂、犀角；等等。明代《本草蒙筌》曰：“一方风土养万民，是亦一方地土出万药也……每擅名因地，故以地冠名。地胜药灵，视斯益信。”湘产道地药材闻名国内外，如平江的白术、邵东的百合、怀化的茯苓、雪峰山的天麻、慈利的续断、道县的厚朴、沅江的枳实及枳壳等地品种与特色品种共同构成湘产“品牌药材”，代表湖南最具影响力的优质药材。2016年，湖南省中药材产业技术体系专家团发布了湘九味中药材遴选结果：百合、玉竹、黄精、山银花、枳壳（枳实）、博落回、茯苓、杜仲、湘莲。道地药材包括物质属性、医学属性、文化属性、商业属性四个方面的特质。如蔡光先等《湖南道地药材及饮片质量标准规范化研究》，为中药材及其饮片的质量标准规范化提供了思路及试验数据，对于促进中药饮片的规范化、标准化、国际化具有十分重要的现实意义。

7. 长沙卑湿、江南卑湿的发病观

卑湿释义即地势低下潮湿。古人“贵阳而贱阴，养生而处实”（《孙子兵法》）。湖湘西南为云贵高原，朝东北开口的马蹄形盆地，属亚热带季风性湿润气候，年降水量大，湿度高，昼夜温差大，冬寒袭人，夏热炎蒸，易发湿热疾病，也易发寒湿疾病。《史记》记载秦汉时期有“长沙卑湿”“江南卑湿”的特殊地理环境发病观念，很大程度上是当时南方社会现实的反映，同时也体现北方主流文化圈对南方的想象与偏见。江南相当于中原地区，南方经济落后，古长沙国号称“卑湿贫国”。医疗卫生条件较差，环境湿热，沼泽湿地广布，江南某些疾病与地理环境密切相关，瘟疫、疟疾、脚气、麻风、梅毒等容易流行。随着南北方交流增多，这种观念亦产生变化，其过程与南方各地经济、文化发展程度相关。作为文化符号，其变化体现了族群边界的动摇与转移。楚人为了抵御卑湿的自然环境对人类健康的影响，对芳香类的植物药情有独钟，采取佩戴、熏燎、服用等多种方法达到预防疾病与治疗疾病的目的。卑湿的另一个释义即《方言》所谓“湿，忧也；自关而西，秦晋之间，凡志而不得，欲而不获，高而有坠，行而中止，皆谓之湿”。“陈楚或曰湿，或曰济。”湿者，失意潜沮之名。济者，停阻忧郁之意。屈贾家国情怀，“志纡郁其难释”（刘向《九叹》）。迁谪流放，仁贤失志，懊恨嗟叹，独语书空，此真卑湿堪忧也。以上两种疾病观，契合《黄帝内经》的五郁论和情志致郁论述。

8. 其他

诸如湖湘名医的学医行医艰辛路程，传承世家，文化特性，总体归纳，比较分析，乃至轶事趣闻，文物考证，等等；与湖湘医派有关的民俗风情，宗教医学，兽医学，流行病史，天文地理，文史哲学，医药实业，等等。如端午习俗，挂艾草与菖蒲，采草药，佩香囊，食粽子等，其实堪称中国最早的卫生防疫保健节。另如清代废除官药制后，湖南民营中药业逐渐兴起。清初就有“劳九芝堂”“南协盛”等药号创立，并初步形成膏、丹、丸、散成药发展的趋势。戊戌维新时期，湖南兴实业，药业进入了空前蓬勃的历史阶段，到民国时期仅长沙的中药店就发展到百余家，从业人员千余。出现了以“湖南商药局”“劳九芝堂”“李四怡堂”“达仁堂”“西协盛”“北协盛”“养天和”“宏济堂”“吴济堂”“中华国药局”等为代表的药号；以“陈力新”力曲、“鄢复兴”膏药、“马应龙”眼药、“两相堂”疮药等为代表的特色中成药。中药业批发以湘潭最为集中，是著名的“药都”，陇、川、滇、黔、粤、桂、鄂、冀、晋等省巨商各自将当地药材运集湘潭，或自立字号经营，或委托代购代销，有安吉、大德、永昌、聚成、生泰等33家大药材行，膏、丹、丸、散，道地药材，一应俱全。另外，衡阳和长沙也成为当时重要的地区性药材集散地。这样，分布于全省各地的药号以及湘中繁盛的中药批发市场共同构建起近代湖南中药民营的大行业。

二、湖湘医派的学术价值及其对中医药学的贡献

巴甫洛夫说：“有了人类，就有了医疗活动。”中医是中国的“国粹”，是中国传统文化的重要组成部分。湖湘医派薪火相传，完整保留至今，并融入中华中医药范畴。湖湘医派作为中医药宝库中的重要组成部分，在西方医学传入中国之前的几千年历史上，确保湖湘人民的繁衍生息和健康生活。

中医学数千年历史中呈现出一源多流的现象，奠基于四大经典中医学术主干，在后世发展分化为多个学术流派，使中医学术出现百家争鸣的繁荣景象。其实，中医学术流派与地域环境的差异是密不可分的。《素问》以地理之常，天不足西北，地不满东南，阴阳气化，寒热往来，寿夭不同；崇高则阴气治之，污下则阳气治之。“西北之气散而寒之，东南之气收而温之，所谓同病异治也。故曰：‘气寒气凉，治以寒凉，行水渍之。气温气热，治以温热，强其内守。’必同其气，可使平也，假者反之。”又因各地的地形、水文、气候等地理条件的不同，导致各地居民生活习惯不同，从而产生不同的疾病和因地制宜施治。“东方之域……鱼盐之地，海滨傍水，其民食鱼而嗜咸……其病皆为痈疡，其治宜砭石……西方者，金玉之域，沙石之处……其民华食而脂肥……其病生于内，其治宜毒药……北方者……其地高陵居，风寒冰冽，其民乐野处而乳食，脏寒生满病，其治宜灸焫……南方者……其地下，水土弱，雾露之所聚也，其民嗜酸而食胕……其病挛痹，其治宜微针……中央者，其地平以湿，天地所以生万物也众，其民食杂而不劳，故其病多痿厥寒热，其治宜导引按蹺。”

湖湘地处内陆，仍然与全国和世界各地联系紧密。宋代以降，湖湘依其政治经济文化渐渐成为全国重心，依其科学技术成为全国先进地区。根据刘

涛考证，在武陵人陈洪谟的推动下，湖湘军户文化与明代海上丝绸之路也有渊源。湖湘文化孕育了极具流域特色的湘、资、沅、澧和洞庭湖文化，也是湖南船舶文化的重要组成部分。官方医学推动，流寓人物影响，商旅交通流布，坊刻医书传播，中原医学各个学术流派相继扩散传播进入湖湘。医人习文，儒人转医。清代小说家蘧园在《负曝闲谈》说过，“秀才作医，如菜作齑”。湖湘医派纷呈，选择性取舍、接受、整合中原医学和湖湘地域特色，进而独立发展，学术见解不一致，表现在：中原医学与民族医学、正统医学与宗教医学、官方医学与民间医学、专科医学与全科医学、传承家学与随师问学，等等。官大夫和民大夫共同承担维护社会健康的使命。明代茶陵诗派的核心人物李东阳在《李东阳集》有医戒之叹，不能只托命于徒有虚名的庸医，而忽视有实际技能的乡医。

任应秋说：学派“对于祖国医学的贡献，都是分别从不同角度总结经验，把许多感性知识提高成为理性知识，丰富了祖国医学的理论体系”；“不同学派的百家争鸣，是促进医学科学发展的必由之路”。学说及学派的学术继承方法，着眼言传身教、模拟仿效；师徒相传、恪守师说；受术诵书、览观杂学的传统继承方法。湖湘医派具有自己的内涵特性，不断发展、完善了中医药学理论体系，丰富、充实了中医药学诊疗手段，发明、推广了一些特色治疗方法，发现、流通了某些道地药材，为促进医学科学的发展贡献出湖湘力量。与其他地域医派比较而言，湖湘医派有这样一个显著特性的中医逻辑链，即江南长沙卑湿—水寒土湿木郁—五气之郁或五志致郁—向阳门第居住及香辣食性特点—辛香药物三因制宜治疗。基于江南地理环境、四时气候、人群体质以及临床疾病的多样性，成为湖湘医派分立的依据。熊廷良《金针三度》中提到天地人“三者无火不立，上赖太阳居天为照伏养生之用，中赖元阳居地为培植长化之用，下赖真阳居水为温暖收藏之用，才能保合太和，譬如人身一也”。“为医者若不知先天为生身之用，中天为养身之本，后天为立身之用，而能登民于仁寿，吾未之见也。”

在中国思想史上，曾出现过周敦颐理学、王夫之朴素唯物辩证法思想、魏源主张“师夷长技以制夷”、毛泽东将马克思主义理论与中国实际相结合等四次影响重大的思想理论大融合，其先驱竟然都是湖湘人氏。传统的农耕文化培育了务实精神，元明以后的医户制度保障了世医家学，儒医又追求博学明理；即使专门攻习各科者，也是学贯古今。《文心雕龙》事类所谓“综学在博”。湖湘医家以开放整合的态度，兼容并包各种学术观点，既是文献之家又是创新之家。纵观湖湘医派的学术思想大融合，以刘元宾、方以智、罗国纲、吴汉仙为四座高峰，在中国医学史上也处于最高或较高的学术水平。刘元宾标志湖湘医派开枝散叶，其《通真子伤寒括要》《通真子补注王叔和脉诀》《神巧万全方》《洞天针灸经》等开启了湖湘医派伤寒学、脉学、杂病学、针灸学研究的新局面。方以智《物理小识》主张中西合璧，儒、释、道三教归一。把古今中外的知识熔于一炉，以物理、通几与质测分类；并在湖湘桂林交界完成“质测”类医学的临床实践，《医学会通》《删补本草》等实为中西医汇通学派之嚆矢。罗国纲守济世安民之初心，撷取历代医籍精华，分类论述，《会约医镜》首述脉法，次论治法精要、伤寒、瘟疫、杂证、妇科、本草、儿科、疮科及痘科，间附临证考脉法及治疗经验；所制新方，多切实用，记载着大量临床验方；承续张仲景、刘完素、李东垣、朱丹溪、张景岳诸家“中正平稳”之“精蕴”而创新，“本生平之心得者以立言”。其培补元气，“凡临症治病，但无实症可据而为病者，便当兼补，以调荣卫、精血之气；亦无热症可据而为病者，便当兼温，以培命门脾胃之气”；治法要领在于分别肾脏阴阳、脾胃气血。吴汉仙《医界之警铎》等阐发中医气化学说，发展中医之原因医学，主张从因辨证破疑，主张形质与气化并重；又心系中医学的发展，为中医学的发展奔走呼号，与湖南中医药界同道倡议并创办湖南国医专科学校，培养湖湘中医人才。

湖湘医家在参与中医学术流派争鸣时，并不缺乏学术流派的中坚人物，即便一般医家也不是哄然学舌随声附和，而是本着实用主义的原则，往往博采众长，执正持平，验之临证，参以己见，表现为有内涵创新的综学倾向。湖湘医派的通科型临床应用者，注重临证各科之间的理论渗透，以朱佐、熊应相、郑玉坛、黄朝坊、何舒为大师。湖湘医派的专科型临床应用者，注重临证各科在医疗实践中充分发挥各自的特色优势，以儿科曾世荣、针灸王执中、妇科徐明善、伤寒陶憺庵、内伤蔡贻绩、瘟疫杨尧章、骨伤科黄廷爵、脉学周学霆、癫狂郭传铃为代表。如朱佐《类编朱氏集验医方》以为相之心为医，在《太平惠民和剂局方》《圣济总录》等基础上，广征博引宋以前诸家医方，不但收集、删繁、分类、公开士大夫家传禁方，并以甄别、试用、验证、见效之名彰显其实用价值；不私于己，溥诸众人。包括了内、外、妇、儿、五官临床各科，医评、医论、医说、医案悉具；不胶旧论，济生利民。郑玉坛以《医宗金鉴》为蓝本，承继父传及集一生之经验，撰成《伤寒杂病心法集解》（附《医方合编》，《伤寒杂病心法集解》又称《大方脉》）、《幼科心法集解》、《彤园妇科》、《外科图形脉证》（附《医方便考》），合为《郑氏彤园医书四种》。另撰《彤园本草》。扶翼经旨，折衷诸家，著隐发微，辨证立方。采录各家可互为发明者，附于《医宗金鉴》原文条下，间附己见，指其切要，或附图说明。理论创新方面，如阐发三纲鼎立说，倡言阴邪阳邪说；对养胎、保胎有独到见解，对外科疾病重视外治。黄朝坊《金匮启钥》有述有作，包括黄朝坊及姻亲匡邦宝男科杂病、张仲景伤寒以喻嘉言为主并有祖传及匡邦宝和黄朝坊自己的经验、黄朝坊独抒己见为主的妇科、孔毓礼寒温热痢、陈飞霞幼科、聂久吾及朱纯嘏痘科、傅仁宇眼科。王执中反对迷信前人的旧说和墨守成规，主张针灸和用药相结合，提出："若针而不灸，灸而不针，非良医也；针灸而不药，药而不针灸，亦非良医也。"在《针灸甲乙经》《千金要方》《千金翼方》《太平圣惠方》及《铜人腧穴针灸图经》等前代医籍基础上，博采医官院及郎中、农民、道士、和尚或药铺员工经验，参合自己的心得体会，类编成《针灸资生经》，大胆删除《铜人腧穴针灸图经》中部分繁复的内容，并修正其中某些错、漏、不当之处，书中记载了366个临床有效穴位，内科、五官科、外伤科、妇科、儿科等200余种病症的针灸治法和灸法，并附有方药、针灸医案80多则，涉及近50种病证，其中医案40余则。蔡贻绩《内伤集要》宗孙思邈、严用和、薛立斋、赵献可"补脾不如补肾"，亦宗孙兆、张锐、许叔微、李东垣"补肾不如补脾"，博采各家之所长，"明阴阳用药"，主先天水火、后天化源；体会到"内伤虚损之治，补肾健脾，法当并行"。杨尧章《温疫论辨义》胃气论，调和李东垣、叶天士、林佩琴之说，创立升阳益胃、养阴益胃、补元益胃三法，"或养阴，或扶阳，或阴阳兼补，务宜精细体察，计出万全；胃气大回，元神渐旺，始为医家能事"。郭传铃《癫狂条辨》传承华佗、张仲景、刘完素、朱丹溪、张景岳、吴谦诸家，以痰为核心病机，论述癫狂病的病因、病机、诊法、治法、调护、预后等，仍然按肝、心、脾、肺、胃的母病及子规律传变途径。对于痰热之邪已传遍五脏之复杂病证，“五行混杂，病必纠缠”，为五脏合病，则以调和营卫、清热化痰为主，视病机之演变而用药。

湖湘医派的主要闪光点很多，最著者有以下九项：①马王堆出土医书，乃后世已经失传的古医书，成书早于《黄帝内经》。②张仲景官长沙著有《伤寒杂病论》，系统地分析了伤寒的原因、症状、发展阶段和处理方法，创造性地确立了对伤寒病的六经分类的辨证施治原则，奠定了理、法、方、药的中医基础理论体系。③欧阳询主编《艺文类聚》中有方术部与药香草部，保存了唐代以前的众多医学文献。④宋慈在长沙写出《洗冤集录》，是世界上现存第一部系统的法医学专著。⑤刘元宾留下《伤寒括要》和《神巧万全方》，宗易水学派辨证论治，首开湖湘医派之分支。⑥滕弘辑出《神农本草会通》载药958味，最早辑录《神农本草经》365味，其余资料多取自《证类本草》及金元诸家本草。⑦周学霆《三指禅》以缓脉为准，暗藏以浮、沉、迟、数为四大纲，共列27脉，用对比的方法分析各种脉象不同之点，论述各病能以脉诊结合病因、病理、证候，决定治法和方药。⑧熊廷良精研《黄帝内经》，家传《金针三度》和《三针并度》，以脉、病、方为三度，其君火、相火、三阳民火学说，为火神学派之渊源。⑨鲍相璈汇集《验方新编》，作为民间医药的重要组成部分，便于非专业人士查阅和应用。在1846年出版后的近二十年里并不为人熟知，却在19世纪后期迅速扩散开来，传播到了全国大部分省份以及俄国、日本、新加坡、美国、加拿大等国家。进入20世纪之后，该书的普及程度进一步提高，并逐渐成为易得、易懂、易用类医药知识的一种象征和代指他人经验的一种常用语，乃至中医的代名词。

湖湘医派学问赅博，门类齐全，学术领先的专科有以下五个方面：①本草学。神农尝百草，郴夭尝菻蒿，湖湘本草学遥遥领先。如陶弘景《本草经集注》《名医别录》，寇宗奭《本草衍义》，滕弘《神农本草经会通》，刘月恒《生草药性方谱》等。②方剂学。湖湘方书如马王堆出土《五十二病方》《养生方》《杂疗方》，刘禹锡《传信方》，朱佐《类编朱氏集验医方》，鲍相璈《验方新编》等。③脉学。湖湘医派确立并推广了脉诊、脉诀。如马王堆出土《脉法》，刘元宾《通真子补注王叔和脉诀》《通真子续注脉赋》《脉诀机要》《脉要新括》《诊脉须知》，常朝宣《医学脉灯》，周学霆《三指禅》等。④道医学。湖湘道学繁荣，道医学非常发达。如魏华存定本《黄庭内景经》并撰写《黄庭外景经》，申泰芝著《服气要诀》《怡神论》，李道纯著《中和集》《全真集玄秘要》，喻道纯在邵以正的监督下主持编撰《青囊杂纂》《正统道藏》等。⑤儿科学。如刘昉《幼幼新书》，曾世荣《活幼口议》《活幼心书》等。广东河源人廖风池把邱熺的《引痘略》传入湖南，湖南人王惇甫、谭服思也推广了接种牛痘的医术，之后痘科学在湖南普及开来。

三、湖湘医派大事辑要

约1.8万年前—公元前221年　医疗工具砭石是新石器时代的产物。1978年，马继兴、周世荣发表《考古发掘中所见砭石的初步探讨》，归纳了新石器时代至春秋战国时期湖湘地域考古发现的砭石和针具。用于切割痈疡、刺泻瘀血的砭石（1965年湖南华容县长岗庙新石器时代遗址出土三件磨制精细的类似的锛状石器，1966年长沙接驾岭西南新石器时代遗址出土的石刀，1964年益阳鹿角山新石器时代遗址发现的五件石镞）、用于体表叩击的砭石（1959年石门皂市商代遗址出土的石棒）、用于熨法的砭石（1962年衡阳霞流市胡家湾春秋墓葬中出土的一种刻有蝉形图饰的石器，1964年长沙下麻战国墓出土的一种扁圆形石器），以及后期用于按摩的砭石（1955年长沙燕子嘴汉墓填土中发现的一件由河卵石磨制成的圆柱形石器）等。在砭石发展过程中还出现完全由人工制造的陶质砭石。镞形砭石发展为"九针"中的锋针，即后代所称的三棱针，其中有石制或骨制的，并由此发展出来的铜、铁、钢、金等质地的针或锥形状器。

约公元前3220—约公元前3080年　传说姜姓部落的首领由于懂得用火而得到王位，所以称为炎帝。《帝王世纪》记载，"神农氏在位百二十年"。从神农起姜姓部落共有九代炎帝，神农生帝魁，魁生帝承，承生帝明，明生帝直，直生帝釐，釐生帝哀，哀生帝克，克生帝榆罔。神农尝百草，发明用草药治病。其间，郴夭尝秫。根据王万澍《衡湘稽古》考证，郴夭氏族乃神农时期"衡湘之国"十六个方国之一。南岭传说人物郴夭是跟随神农创始农耕、医药文化的上古先贤。郴夭与神农一起尝百草，率先发现了医治伤寒、瘴气、疟疾等病症的秣蒿药材。王大有《三皇五帝时代》推论，榆罔在江南行医 20 年，“崩葬长沙茶乡之尾”。

约公元前 2717—约公元前 2322 年 《史记》载黄帝（约前 2717—约前 2599 年）“披山通道，南至于江，登熊、湘”。《路史》载少昊（约前 2422—约前 2322 年）“始于云阳，胙土长沙”，成为东夷部落的首领。传说黄帝时期有浮邱子“洗药道水，修道太浮”（《安福县志》），或为湖湘地区道医之鼻祖。

公元前 1046 年前后 炭河里遗址考古认为，商周时期湖湘地域有方国都邑存在，实质上是中国南方青铜文化中心，但是尚没有论证考古发现直接与医学相关的实物。相传以汤液治病始自商代。浙江萧山区跨湖桥遗址出土绳纹小陶釜，其中有植物遗存，蒋乐平考证此系“陶药罐”及“药渣”，依存的文化“与石门皂市下层遗址有相同之处”。

公元前 1042—公元前 224 年 公元前 1042 年周成王封熊绎于荆楚，建立了楚国。公元前 224 年秦国武将王翦灭楚。屈原放逐湖湘，“济沅湘以南征兮，就重华而陈词”，“湘”字出现在《离骚》中。与中医药有关的屈原诗 19 首，使用香囊、香枕及熏香，是战国时期楚地习俗。宋代吴仁杰撰《离骚草木疏》载植物类药物 55 种，清代祝德麟撰《离骚草木疏辨证》。1985 年及 2002 年，湘西龙山县里耶镇考古发掘出 10 余枚残破的楚简和 3.7 万枚以上的秦简，有 11 枚秦简记载医方，涉及了疾病名称、所用药材、药物炮制、用药方法、用药禁忌及对病者管理等多方面内容。

公元前 475—公元前 221 年 公元前 168 年下葬的长沙马王堆汉墓出土医书，包括《足臂十一脉灸经》《阴阳十一脉灸经》（甲本）、《阴阳十一脉灸经》（乙本）、《脉法》《阴阳脉死候》《五十二病方》《却谷食气》《导引图》《养生方》《杂疗方》《胎产书》《十问》《合阴阳方》《杂禁方》《天下至道谈》15 种，成书早于《黄帝内经》。在香囊、枕头和熏炉中发现现存较早的中草药实物 10 余种：茅香、佩兰、辛夷、高良姜、桂皮、花椒、藁本、杜衡、姜、朱砂等。保存完好的千年不腐墓主女尸，为长沙国丞相利仓夫人辛追。这些发掘对研究中国医学史有着极其重要的价值，特别对估价和评述我国先秦时期医学提供了颇有意义的第一手资料。

公元前407—公元前310年 扁鹊行医到过楚国，总结的望、闻、问、切四诊方法一直被中医沿用。扁鹊著有《扁鹊内经》《扁鹊外经》已佚，成书西汉末期至东汉之间，秦越人托名扁鹊的《黄帝八十一难经》也成为医学经典。2012—2013年，成都天回镇考古发掘老官山西汉时期4座墓地，发现失传已久的《五色脉诊》《敝昔医论》《脉死候》《六十病方》《尺简》《病源》《经脉书》《诸病症候》《脉数》等扁鹊学派经典书籍及人体经穴髹漆人像。

公元前200—公元前168年 公元前176年贾谊谪居长沙，公元前168年死于长沙。贾谊融汇黄老道家及法家思想，而最后归本于儒家，成为西汉初年儒学复兴的代表人物。在西汉初期儒学的发展演变过程中发挥了重要的作用，成为由先秦儒学向汉代儒学转变过程中不可或缺的链环。刘向将其著作编为《新书》，涉及胎教及部分疾病等医学内容，其民本思想、哲学思想、教育思想对中医理论、医患关系等有指导价值。

公元前177年 郴州“苏耽橘井”的典故，出自《列仙传》之《苏耽传》：“苏仙公，汉桂阳人，以仁孝闻。文帝时得道，将仙去，白母曰：某受命当仙，被召有期。母曰：汝去之后，使我如何存活？仙公曰：明年天下疾疫，庭中井水边橘树，可以代养。井水一升，橘叶一枝，可疗一人。遂升云汉而去。至期，果疫，母如言疗之，皆愈。”

公元前91年 《史记》记载秦汉时期普遍形成了“长沙卑湿”“江南卑湿”的发病观念。

公元5年 政府征集全国通晓方术和本草的学者，托名的《神农本草经》大约草创于西汉，成书于东汉。《神农本草经》奠定了中医药的基础。

196—208年 《长沙市志》中记载：“建安十三年（208年），是年长沙瘟疫流行，太守张仲景通医术，坐公堂为庶民义诊，活人甚众。”有“坐堂”典故。张仲景著《伤寒杂病论》，确立了辨证论治原则。

164—244年 葛玄在古南岳幕阜山筑坛立炉修炼九转金丹，后世尊称为“葛仙公”。著有《灵宝经诰》。

265—341年 葛洪著《抱朴子》《肘后备急方》，以神仙养生为内，儒术应世为外。主张道士兼修医术。

232—238 年　1996 年出土的长沙走马楼三国吴简 10 万余枚，其内容可大致分为经济券、司法文书、民籍、账簿及名刺、官刺等类。其中，有 786 枚涉及医学内容。

265—317 年　茶之为饮，发乎神农。调神和内，慵解倦除。南朝宋人盛弘之《荆州出土记》载有"武陵七县通出茶，最好"。结合长沙马王堆汉墓出土有茶叶文物，可以认为湖湘产茶史可追溯到 2000 多年前的西汉初期，是我国人工栽培茶树最早的地域之一。

280 年　酒以治病，酒以养老，酒以成礼。吴其昌于 1937 年便提出："我们的祖先最早种稻种黍的目的，是为酿酒而非做饭……吃饭实在是从饮酒中带出来的。"2016 年湖南常德汉寿县出土了十分罕见的东晋古墓群，在出土的神兽纹玉樽瓷器当中，还存放了半瓶疑似酒的液体。专家称该酒就是衡阳进贡西晋皇室的"醽醁"。醽醁酒（又称酃酒）是中国古代最著名的酒。西周青铜酒器上有"酃"字铭文；屈原在《楚辞》中就提到过"楚源醽醁"；在《后汉书》记载"酃酒"为汉贡酒；晋代醽醁酒即被列为"祭于太庙，年常献之"。葛洪在《抱扑子》之外篇嘉遁中说："藜藿嘉于八珍，寒泉旨于醽醁。"

293—369 年　罗含著《湘中山水记》《更生论》。庾亮称罗含为"湘中之琳琅"。

500 年　陶弘景著《养性延命录》《本草经集注》《名医别录》《补缺肘后百一方》。主张养生从养神、炼形入手。用药之理，认同本草。

568 年　南北朝高僧慧思带了徒众四十余人前往湖南、入住南岳，传授禅法。重视般若，以后到处讲说般若，发愿守护弘扬，以使禅法尽力于引发智慧、穷究实相。另据《慎子外篇》记载，舜帝巡狩到过南岳衡山；祝融庙始建于周朝时期。589 年隋文帝杨坚颁布诏书，废除汉武帝规定的安徽霍山为南岳的名号，恢复以湖南衡山为南岳。隋代王通主张"三教归一"，唐代韩愈主张"恢复道统"。南岳衡山成为湖湘文化源流，儒、佛、道三教共荣，九流七十二行包含其中，对湖湘文化发展起到了非常大的促进作用。

624 年　唐代太医署设置医学教育机构，分医师、针师、按摩师、咒禁师四科教授医学。医科教育如国子监法。所学教材分别为《神农本草经》《黄帝明堂经》《脉诀汇辨》《素问》《黄帝针经》《神灸甲乙经》等。欧阳询主编《艺文类聚》，引用的古籍共为1431种。

659年 朝廷颁布了中国第一部药典，即李绩、苏敬主编的《新修本草》（即《唐本草》），载药844种。

548—681年 孙思邈发现"江南诸师秘仲景要方不传"，年逾七十撰《千金要方》时有引述《伤寒论》原文，于百岁之年撰《千金翼方》，采用"方证同条，比类相附"的方法，认为伤寒方中最重要者"不过三种，一则桂枝，二则麻黄，三则青龙"，完整编辑收录张仲景《伤寒论》，计分三百九十二证，方一百一十二首。经章太炎、钱超尘考证，孙思邈本《伤寒论》来源于南朝梁阮孝绪（479—536年）《辨伤寒》版本。唐制"为医者皆习张仲景《伤寒》、陈延之《小品》"，在医学史上产生了深刻的影响。

687—762年 申泰芝著《服气要诀》《怡神论》。食杏仁、栀子花以养生。748年辞归邵州，建宜塘观、云霖祠、药王殿等。龙山药王殿为湖湘最早祭祀孙思邈的庙宇。

818年 刘禹锡集《传信方》，方药来源大多有事迹可考。冯汉镛辑佚并加以考证，定名为《传信方集释》。

847年 疏言禅师往太原求取佛经，河东节度使司空卢钩、副使韦宙慷慨施之，共得佛经5048卷，于次年运回潭州，长沙道林寺成为讲经重地。佛经中蕴含着大量的医药内容，如集佛教典籍之大成的《大藏经》中，专论医理或涉及医理的经书有400余部。

618—1279年 考"书院"之名始于唐代，分官、私两类。唐宋期间，湖南书院兴盛。石鼓书院创建于810年；杜陵书院创建于907年；岳麓书院创建于976年；我国最早的少数民族书院儒林书院创建于1313年；碧泉书院创建于1131年。从此，书院和官学、私学鼎足而三，起到培养人才、收藏书籍、发扬学术与传承文化的作用，支撑着中国古代社会的教育事业。幼习儒书，长究医业，造就了许多儒医兼通或先儒后医者，故有"十儒九医"之说。

1046—1053年 周敦颐在任职郴州时创作了《太极图》与《太极图

说》；程颢、程颐于1047年开始在郴州跟从周敦颐游学，于鱼绛山书堂“独手授之”（《明道传》），程颢、程颐自谓“二年乃觉悟”（《二程集》）。

1057年 朝廷设立校正医书局，这一机构堪称世界上最早的国家卫生出版机构。该局有计划地对历代重要医籍进行了搜集、整理、考证、校勘，十余年后陆续刊行，颁行全国。

1071—1090年 刘元宾撰《神巧万全方》《通真子伤寒括要》。其宗易水学派，标志湖湘医派开枝散叶。

1074—1138年 胡安国等开启湖湘学派。代表人物还有胡寅、胡宏、张栻等。

1075年 沈括、苏轼撰《苏沈良方》。《四库全书总目》评价：“盖方药之事，术家能习其技而不能知其所以然，儒者能明其理而又往往未经试验，此书以经效之方而集于博通物理者之手，固宜非他方所能及矣。”

1076年 朝廷设立太医局，下设卖药所。太医局后来改为医药惠民局。

1077年 释文莹《玉壶清话》记载，在武陵西岳莲花峰有唐代以前的刻石《神传齿药方》。即《治口齿乌髭药歌》曰：“猪牙皂角及生姜，西国升麻蜀地黄。木律旱莲槐角子，细辛荷叶要相当。青盐等分同烧煅，研杀将来使最良。揩齿牢牙髭鬓黑，谁知世上有仙方。”其后，此歌又录入江少虞《皇宋事实类苑》、张杲《医说》、刘信甫《活人事证方后集》。

1103年 国子监设立医学，吸收儒生学医；各道、州、府设立地方医学，吸收儒生学医。设立修合药所，后来改为医药和剂惠民局。

1107年 陈师文等合编《太平惠民合剂局方》，在北宋末至元代的二百多年中应用极广。

1111—1117年 宋医官合编《圣济总录》。在理论方面，除引据《黄帝内经》《伤寒论》等经典医籍，亦注意结合当时的各家论说，并加以进一步阐述；在方药方面，以选自民间经验良方及医家秘方为主，疗效比较可靠。

1116年 澧州司户曹事寇宗奭编撰《本草衍义》。“以禹锡所修、慎微所续尚有差失，因考诸家，参以目验，拾遗纠谬，着为此书。”载药物470种，阐发药性较详尽，并指出用药要结合年龄老少、体质强弱、疾病新久等，对辨认药物的真伪优劣亦有详细阐述。推崇运气学说，提倡望、闻、问、切四诊及虚、实、冷、热、邪、正、内、外八要，于十剂外增加寒、热，成为十二剂。

1117 年 徐松的《宋会要辑稿》记载："使习儒者通黄素，明诊疗，而施于疾病，谓之儒医，甚大惠也。"第一次出现儒医名称。

1127—1279 年 镏洪著《河间伤寒心要》，宗河间学派，开启湖湘伤寒学派。

1150 年 刘昉著《幼幼新书》。刘昉收集宋以前医籍《颅囟经》《婴孺方》《婴童宝鉴》《张涣方》《谭氏殊圣》《华佗九候》《太医局方》《养生必用》《茅先生方》《灵苑方》《汉东王先生方》《庄氏家传》《疮疹诀》等百余种，并广泛采集世家祖传、医者、技士之禁方，以及民间百姓已试之秘诀，具有很高的文献价值。

1220 年 王执中在广泛引用前代针灸书籍的基础上，结合湖湘民间针灸疗法及作者的临床经验，完成《针灸资生经》。徐正卿序曰："针灸之书，至是始略备；古圣贤活人之意，至是始无遗憾。"

1201 年 耒阳县令曾之谨著《农器谱》，记述了耒耜、耨镈、车戽、蓑笠、至刈、条篑、杵臼、斗斛、釜甑、仓庾十项，还附有杂记，称为中国历史上第一部真正意义上的农具专著。其祖父曾安止弃官后作于江西泰和的《禾谱》合刊，《禾谱》包括稻名篇、稻品篇、种植篇、耘稻篇、粪壤篇、祈报篇等，周必大说"近岁移忠侄孙之谨已谱农器，成公素志，予尝为之序，其与《禾谱》并传无疑矣"。《农器谱》和《禾谱》合称为中国历史上第一关于水稻栽培专著。两书内容大部分保留在元代的《王祯农书》中。

1247 年 宋慈著《洗冤集录》。被誉为世界上最早的法医学专著，被翻译成朝鲜、日本、英、法、德、俄等多国文字，被西方人称作"法医学之父"。该书是中国法医学的里程碑。

1265 年 朱佐著《类编朱氏集验医方》，汇集宋代以前效验医方。不仅收录历代医书之方，而且收录了许多士大夫家藏秘方及笔记小说中记载的医方，内容丰富，颇具实用价值。

1270 年 朝廷设立广惠司。广惠司均为回回医生，按阿拉伯传入的各种香药配制有特效的良方，以阿拉伯医术治疗。该司还翻译回回药方，推广回回医药。

1294 年 曾世荣著《活幼口议》《活幼心书》。《活幼心书》决证诗赋便于习诵，《活幼口议》是曾世荣行医 60 余年认识和经验的总结。

1384 年 各地府州县设医学、阴阳学。农村设有社学。

1390 年 朱橚、滕硕、刘醇等汇编《普济方》，博引历代各家方书 150 余种，兼采笔记杂说及道藏佛书等，汇辑古今医方。包括方脉、药性、运气、伤寒、杂病、妇科、儿科、针灸及本草等多方面内容。

1403—1408 年 解缙、姚广孝等 147 人汇编《永乐大典》，内容包括经、史、子、集、天文地理、阴阳医术、占卜、释藏道经、戏剧、工艺、农艺，涵盖了中华民族数千年来的知识财富。被誉为“世界有史以来最大的百科全书”。

1445—1449 年 喻道纯在邵以正的监督下与汤希文等编撰了《正统道藏》5305 卷，其中有一部分医药书籍；又收集其师、其师祖及其他道派中关于胎产、小儿、追痨、济急、济阴、理伤、续断等著作及方剂，汇集成帙，编著了很有影响的道教医学丛书《青囊杂纂》8 种，包括《仙传济阴方》《徐氏胎产方》《仙传外科集验方》《新刊小儿痘诊证治》《秘传外科方》《济急仙方》《上清紫庭追痨仙方》《仙授理伤续断秘方》等，并附有《秘传经验方》1 种。为道教医学的收集、整理与传播做出了特殊贡献。

1453—1510 年 王伦历任湖广右布政使、湖广巡抚等。1496 年著《本草集要》。1502 年撰《明医杂著》，在湖南、湖北等刊行。

1522—1566 年 《济生产宝》是宋代隐士宋永寿所著的医书佚本，徐明善校正并记录自己的从医经验，雷大震刊行为《济生产宝论方》。

1518—1593 年 李时珍于 1551 年及 1556 年任太医院判，有机会饱览了王府和皇家珍藏的丰富典籍。1565 年起，李时珍先后到武当山、庐山、茅山、牛首山等名山及湖南、安徽、河南、河北等地收集药物标本和处方。1590 年完成《本草纲目》，收药 1892 种，参考历代书籍 925 种。达尔文评价《本草纲目》为“中国的百科全书”“东方医药巨典”。

1574—1586 年 缪仲醇四处采药行医，游寓多省，到过湖南。在周游之时，到处为医，寻师访友，采药搜方。在行医之余，总结整理秘方医案，诉诸文字，潜心著述。经历30年积累，1625年著成《本草经疏》等。

1586年 杨拱集成《医方摘要》，以病类方，末附方剂（770余首），对于病症之机理、方药，均有明确而之叙述。

1603年 艾应期著《经验积玉奇方》（又名《积玉单方》），选方药之奇及疗效之奇者230余方。余瀛鳌认为“该书突出治方中的内容，颇多未见于前人方书，是较有特色的方书著作，这和历代方书著作中属于因循抄袭者有实质性区别”。

1617年 滕弘著《神农本草经会通》，以《神农本草经》为据，参诸家之论，并新增500余种药物。其主旨重视治验，“并附载于集，最有益于用药者”。

1647—1648年 方以智隐姓埋名避难湖南2年，浪迹黔阳、沅陵、芷江、洪江、辰溪、耒阳、靖州、衡阳、武冈、城步、洞口、新宁等地，以“吴石公”假名行医、买药、授徒为生，强调医家“历症以征常变”。传播《物理小识》《医学会通》等。

1650年 江苏吴县人劳宁国、劳澂在长沙坡子街创建药铺，立下“吾药必吾先尝之”的店规。劳辑于1709年举家迁楚。药店第四代传人劳禄久于1782年取劳澂晚年回苏州所绘《天香书屋图》“植双桂，桂生九芝”之意而为店名。

1684年 康熙时期的《宝庆府志》和《邵阳县志》称辣椒为“海椒”，这是目前所见国内最早的关于辣椒称为“海椒”的记载。

1685年 法国人穆迪我来湘潭传教，新任知县姜修仁受洗入教，在湘潭建立了湖南省内第一家西方传教士的教堂。标志着在内陆湖南，西方文明逐渐移植过来。

1697年 陶憺庵著《伤寒源流》，源集叙述六经标本、传变、并合、在经、越经与汗、吐、下、后诸证之原；流集条分各证、经络归属、表里浅深、施治主方之要。书中附《伤寒源流》药方240首，除《伤寒论》原113方外，另集后世名方，注于诸证主治之下，并作方解，专置篇后。

1723年 陈梦雷等主编《古今图书集成》，采撷广博，内容非常丰富，上至天文，下至地理，中有人类、禽兽、昆虫，乃至文学、乐律，等等，包罗万象。《古今图书集成》集清朝以前图书之大成，是各学科研究人员治学、继承先人成果的宝库，其中有《医部全录》520 卷。

1726 年 魏鉴乃术数古籍择吉堪舆大家。所著《幼科汇诀直解》（附《痘疹汇诀直解》），症求无渗漏缺憾，治求必审慎灵动。魏鉴编集诗歌，参究前贤，备载良方，汇纂医案。

1736—1820 年 萧培仁著《医学引路》。对于如何选读方药类书、如何灵活处方用药等，萧培仁结合切身经验，提出了许多切合实际的建议，对从医者具有较大的指导作用和参考价值。

1742 年 吴谦等编著《医宗金鉴》，包括《订正伤寒论注》《订正金匮要略注》《删补名医方论》及四诊、运气、伤寒、杂病、妇科、幼科、痘疹、种痘、外科、刺灸、眼科、正骨等心法要诀，使其成为教材。

1749 年 常朝宣著《医学脉灯》。卷一，首列张景岳的脉神篇，首重明示脉象的基本特点和活动规律；次述十二经，与脉神篇相呼应；接述五脏正脉、五脏平脉、五脏病脉、五脏死脉、五脏真脉，及二十八脉象，阐述诸多病脉之体状、析义、主病及相关脉之对比、鉴别等内容。卷二，列各病宜忌脉，以《黄帝内经》理论为据，以四字歌赋的形式，阐释了临床常见病的主脉和忌脉。

1763 年 吴德汉著《医理辑要》十三卷。抉医经之要，参景岳之说，以实例证之。

1772—1781 年 纪昀等 360 多位高官、学者编撰《四库全书》36300 册，分经、史、子、集四部。在编纂《四库全书》的过程中，还编《四库全书荟要》《四库全书总目》《四库全书简明目录》《四库全书考证》《武英殿聚珍版丛书》等。

1779 年 据《湘潭县志》记载："湘潭大疫，湘潭城内居民患臌胀病，县令白景将槟榔分患者嚼之，臌胀病消失，尔后原患者常嚼之，以致使未患者也随嚼之，久而成习。"

1783 年 贺升平著《脉要图注详解》。卷一，论三部九候诊法、小儿诊法、五运六气。卷二，论二十八脉脉象及主病。卷三，论经络循行及主病。卷四，论身形脏腑、阴阳五行、骨度气血、颜色声音诊法。

1785 年 熊廷良著《金针三度》《金针并度》。相传其家 50 余代行医，其能记忆者：大高祖绍森，高祖继周，曾祖君寄，祖考微北，父文佐，大兄时安，四弟廷武。堪为湖湘医经学派代表。

1789 年 罗国纲著《罗氏会约医镜》。守济世安民之初心，撷取历代医籍精华，分类论述。首述脉法；次论治法精要、伤寒、瘟疫、杂证、妇科、本草、儿科、疮科及痘科；间附临证考脉法及治疗经验。所制新方，多切实用，记载着大量临床验方。

1793 年 陈鄂著《一见知医》，附有方歌，全科、简捷、实用。

1794 年 周冠著《痘疹精详》，乃据张逊玉《种痘新书》、朱纯嘏《痘疹定论》合璧，删繁取要，参以各家之说而成。

1795 年 郑玉坛编撰《彤园医书》4 集，分为《彤园初集大方脉》（附《医方合编》）六卷、《彤园二集小儿科》四卷、《彤园三集妇人科》六卷、《彤园四集外科》（附《医方便考》）六卷。系在《医宗金鉴》编次的基础上，旁采诸家医论、医方补订而成。

1780 年 黄钤汇集《勿药单方》800 余首，后增加验方 470 余首，撰成《验方增辑》，选方多系食物及常用之品，均为经验有效者。

1801 年 文起著《痘疹科辑要》，乃据聂久吾《活幼心法》、张逊玉《种痘新书》、朱纯嘏《痘疹定论》为蓝本，删补为临病检书捷径。

1803—1851 年 邹汉潢有家学渊源，著述颇多，尤以医著突出。撰《宝庆大政纪》《齐民经》《萝谷诗集》《萝谷诗钞》《南癸词》《明季湖湘乱离志》《八识规矩解》《群经百物谱》《周易卦气解稽览图》《周易卦气序解》《归藏序卦解》《稽览图序卦解》《干支论》《山经类谱》《丹论》《虫谱》《医书经论通解》《外台秘要千金方类解》《产育宝庆集博论》《痢论》等，以及《邹氏纯懿庐集》丛书，包括《素灵杂解》《难经解》《伤寒卒病论笺》《伤寒翼》《寒疫论》《金匮要略解》《千金方摘抄》《疮疡》等 8 种。

1804 年 黄朝坊编撰《金匮启钥》，其中，《伤寒杂病》大多为医学萃要；《妇科》多为阐述祖传、匡翁所授及黄氏平生之经历，为黄氏著述之汇要。另如《幼科》系陈飞霞《幼幼集成》；《痘科》系聂久吾《活幼心法》；《眼科》系傅仁宇《审视瑶函》，无甚发明。

1806 年　魏瑶著、谭艺园编著《雪堂公医学真传》。卷一为经络、藏府四诊；卷二为杂症；卷三为汤头；卷四为医案。

1811 年　陈宏晓因其弟药误惨变，弃文从医，著《新订痘疹济世真诠》三集。乃小儿痘科、麻科的实用性专著。

1812—1822 年　蔡贻绩著《医学四要》。其中，《医学指要》为脏腑系属图说、改正内景图、三焦图、先天根本论、后天根本论、运气论、二十八脉指要、脉义、脉度之要、伤寒证治指要、伤寒用药举要、六治法提纲、用方举要等。《伤寒温疫抉要》共有医论四十篇，如伤寒温疫释疑、治宜知要论、温疫脉法、寒疫脉证提纲歌括、温疫病原歌括、伤寒温疫宜辨、阳证似阴宜辨、阳毒阴毒、似表非表似里非里、瘟疫下证五十二条、妇人伤寒、小儿温疫证治等；《医会元要》以论经络为主，如十二经穴脉筋主病图注、任督二经穴脉筋主病图注、十二经每日应候、十二经之原等，又包括妇科经胎等内容；《内科集要》又名《虚损失血集要》，包括内伤虚损经旨、内伤虚损病源、内伤虚损证治、内伤失血经旨、内伤虚损方法、内伤备用选方等，后附论说二则：素问浊气归心辨讹、考正古方权量说。

约 1821 年　袁于江著《生生宝录》。对孕妇提出的应注意事项，即胎前十字真言：一需节“嗜欲”，二宜节“劳逸”，三慎“起居”，四节“饮食”，五节“见闻”。书末附录胡瀛国《生生外录》。

1827 年　周学霆著《三指禅》。对于脉诊诊察部位，重视寸口诊法，还强调诊足的冲阳、太冲、太溪三部。重视足部冲阳、太冲、太溪脉三诊，除诊察胃气外，还注重肝、肾动脉之气，可更为全面地获悉生气之机，以此亦可决人之生死；强调论脉建立在以二十七脉为基础上的继承和发展。立缓脉为标，余下 26 种为病脉，阴阳对比，体现脉理特点。

1830 年　周诒观得周于纶、陈树蕙两师秘旨，著《秘珍济阴》。所载调经种子、胎前产后及杂病的遣方用药与验案，反映了周氏临证的机圆法活，时人称其“询医家之圭臬，证治之准绳”。

1832—1839 年　清代经世派主要代表人物陶澍提出加强海禁主权约《严禁鸦片章程八条》，在江苏试点禁烟政策，推行焚烧鸦片、烟土等物，是全国最早的大规模的禁烟、销烟活动。陈蒲清所著《陶澍传》载有，“如果陶澍不是重病不起，根据陶澍的威望与道光对陶澍的信任程度，派到广东禁烟的首选大臣很可能是陶澍”。林则徐视陶澍为心中的泰山北斗，魏源做过陶澍的幕僚，他们都与陶澍有很密切的关系。萧一山说：“没有陶澍之提倡，则湖南人才不能蔚起。是国藩之成就，亦赖陶澍之喤引尔。”

1836 年　马渭龄著《喉科大成》。卷一综述历代医家对咽喉藏象经络之论述要点；卷二详述咽喉的各种病证；卷三论古代对咽喉病证治法十六条；卷四主要介绍方药及主治分类。尤重于各种病证的发挥及证治法则的阐述。

1840—1848 年　吴其濬“宦迹半天下”。于 1840 年—1843 年任湖南巡抚。1847 年死。依据耳闻目见并辑录古籍中的有关记载，积 30 年之功的《植物名实图考长编》《植物名实图考》于 1848 年刊行。它所收录的植物遍及中国 19 个省，包括在湖南的植物考察成果。1840 年前往广州查禁鸦片的钦差大臣林则徐在南下路过吴其濬治所时，特意逗留与其商讨禁烟的方略。

1845 年　何本立撰《务中药性》，载药物 560 种，以药类法象之理指导临床用药，阐发药性不喜空谈，尤重临床实际应用。宗张洁古《脏腑标本虚实寒热用药式》，从脏腑的性能、本病、标病、寒、热、虚、实等方面，结合主治药物，丰富和发展五脏六腑的用药式。

1846 年　鲍相璈汇集《验方新编》。涉及范围非常广泛，总计 120 多个门类病证，举凡内科、外科、伤科、妇产科、小儿科、五官科、急救、食疗无所不及。论病仍然注重辨证施治，重视脏腑理论为指导，即使是许多外治方法亦体现外治之法不离内治之理的学术特点。其收载内容不仅包括民间流行的验方、偏方、便方，也收集了古代医学名家的各科名方，以及各种治法共 6000 余条。在具体施治方法上，凡内服、外敷、热敷、冷敷、穴位贴敷、取嚏、烟熏、热浴、蒸汽浴、针灸、耳针、按摩、捏脊、拔罐、刮痧、引流、放血、祝由，以及相当于现代手法的心脏按压、人工呼吸、心理治疗等无所不包。可见其主旨是收集容易施办、价格不贵、疗效明显的验方。体现了“是编方多奇验，药料亦价廉工省，贫富皆宜，家置一部，最为方便”的编著原则与特色。

1847 年　刘序鹤撰《喉科心法》，潘诚增订又称《增删喉科心法》。共记述 32 种咽喉、舌牙病证的辨证及治法。

1851—1861年 罗世瑶著《行军方便便方》。据历代医籍及笔记杂说，汇集军旅行军所用各科验方，以外伤、解毒、急救方为主，分备豫、杜防、疗伤、愈疾、救解及遗余六门，录诸葛干粮方、辟山岚瘴气方、治鸟枪铅子及箭簇入肉方、治瘟疫方、救中恶卒死方等684方。

1856年 孙泽霖著《医门摘要》。治冬温宜用栀子金花汤加人中黄、黄连等；治春温宜用柴葛解肌汤；治风温宜用葳蕤汤；治湿温宜用苍术白虎汤；治温疫宜用解秽神术散。

1856年 杨尧章著《温疫论辨义》。治温疫以吴又可《温疫论》为正宗，并对《温疫论》逐条剖析，于当从者，疏其蕴；于不当从者，抉其蔽，使之治温疫提纲挈领，多有发又可未发之论。对温疫论进行了辨义，并从温疫初起、感邪轻重、温疫治之大法，辨识温疫与温病的区别；从感气、传变、证候、治则等方面辨别伤寒与时疫之异同。

1856年 何绍京书宗颜真卿，晚兼董其昌。与兄绍基、绍业、绍祺时称何氏四杰。汇集《何氏经验良方》，囊括各科。

1859年 陈德懋著《陈氏注解伤寒论》。主错简重订之说，成其一家之言。根据自己的临床经验和理解，将三阴三阳病诸篇大加改订，将各篇条文重新编次。与成无已之“三纲鼎立”又有不同，认为“风寒原一气，营卫分深浅”，有其独到之处。并据营卫深浅，阐制方之理。

1863年 郭传铃著《癫狂条辨》。癫症专责乎痰，痰火夹攻则狂。本书是我国现存第一本精神病学专著。

1863年 安濂著《泄痢全生》。提出泄痢真诀及治痢四大忌，并指出治时疫痢宜用三黄汤加桔梗，治实热痢重症宜用治痢散、蜜萝饮、痢疾三方等。

1869年 张绍修著《白喉捷要》。提出白喉证治有“十难”，其治白喉，一般病情用除瘟化毒散、神功辟邪散、神仙活命汤，重症病情用龙虎二仙汤，并反对“咽喉病忌用寒凉”之说。

1874年 廖润鸿著《考正周身穴法歌》。将十四经穴及一些经外奇穴编成五音歌诀，并加注释。书末附铜人图。

1878年 陈惠畴著《经脉图考》。取材《类经图翼》《医宗金鉴》等。卷一总论人体内景、周身骨度及经脉循行要穴等；卷二、卷三为十二经脉的循行路线、经穴的部位名称和主病、图像及歌诀；卷四论奇经八脉的循行主病及诸部经络循行发明，对于全身各部的经络分布考证较详。书中的经脉、经穴插图亦较细致精确，并对一些穴位的考证提出了作者个人的看法。

1879 年　王裕庆著《疟痢成法》。论治疟疾、痢疾，着意于分步、分阶段论治，用药宜循序渐进，创制治疟三方、治痢三方。

1886 年　黄廷爵系军医，依据家藏秘传《青囊集》，著《黄氏青囊全集秘旨》。内载取割铅码之术，针刀灸法之巧，寒热虚实之详，爽若列眉。接骨难道说，总要套正挪捻，形复如初，杉木皮或竹片捆夹绑上。

1887 年　黄惺溪著《集喉证诸方》。论述喉风 36 种证治。

1891 年　朱兰台著《疫证治例》。创芦根方，治疫力主透发，反对肆用寒凉。

1897 年　黄彝鬯著《药性粗评全注》载药 600 余种。对常用药物之药性、功能及主治进行了辨析。

1899 年　刘钟衡著《中西汇参铜人图说》。爰照旧册，参以西法，图绘脏腑，注其节略，以明其体。宗前贤手足六阴六阳，图绘经络部位，缀以歌诀，以标其用。

1901 年　唐成之、罗绍传合著《缠足受病考》，从医学上阐明解放妇女缠足的重要性。

1902 年　王裕庆著《白喉辨证》。力辟白喉非疫，列辨证法、辨脉法、汇方备用、吹啥法、治验略述、补录良方、补录名案数则。

1904 年　易风翥著《外科备要》。卷一、卷二首论外科脉候、病发部位所属经络、五指经脉所属、引经报使、各部引经，继按人体部位分为 35 门、380 证；卷三为痈疡主治汇方，收仙方活命饮、神授卫生汤、荆防败毒散、内疏黄连饮等 335 方；卷四收肿疡托里、溃疡补养、疮疡洗涤、吹药、敷贴、麻药、膏药，去腐、生肌等类方剂，以及灸治、针刺法、验方等。

1909—1911 年　孙鼎宜著《孙氏医学》丛书 6 种，包括《伤寒杂病论章句》《伤寒杂病论读本》《难经章句》《明堂孔穴》（附《针灸治要》）、《脉经钞》《医学三言》。

1911 年　袁仁贤著《喉科金钥》。以喉科无全书，乃采喉科书之精华，附以己见。上卷论病，下卷论方，后附祝由科。

1912—1917 年　施今墨应湖南督军谭延闿之邀，出任湖南教育厅长。

1905—1927 年　1905 年夏，爱德华·胡美接到雅礼会邀请，携妻带子前往长沙。1906 年，创办湖南省雅礼医院。1914 年，与颜福庆共同努力，促成雅礼会与湖南育群学会合作，成立湘雅医学专门学校。此后，担任湘雅医学专门学校校长，直至 1927 年返回美国。在华期间，积极传播基督教，提倡现代科学的教学和研究，致力于提高中国教育和医学工作水平。1940 年，时任海外基督教医务理事会秘书的爱德华·胡美，向世界推出了英文版《中医之道》，从西方人的视角，以一种开放的态度，从中医的天人合一理念、中医的主要奠基者以及中医的一些杰出贡献三个方面系统讨论了中国医学，引用了大量的中医典籍，同时穿插了一些小故事和中医经典案例，兼具学术性和趣味性。

1913—1934 年　1913 年，国民政府教育部公布《大学规程》医学 51 门、药学 52 门，医科大学按照西方医学科目设置，中医没有纳入近代教育体制。1929 年，卫生部通过了余云岫、褚民谊等人提出《废止旧医以扫除医事卫生之障碍案》《统一医士登录办法》《制定中医登记年限》《拟请规定限制中医生及中药材之办法案》（合并为《规定旧医登记案原则》）废止中医案。中医界对废止中医案进行了规模宏大的抗争，1929 年 3 月 17 日撤消一切禁锢中医法令。此后，将每年 3 月 17 日定为“中国国医节”。1933 年，张牧庵、刘岳仑、吴汉仙、王纡青、郑守谦、易南坡、黄菊翘、郭厚坤等成立校董事会，张牧庵任董事长（后易南坡继任），何健任名誉校长，刘岳仑任校长（后吴汉仙继任），吴汉仙任副校长（后罗振湘继任），在长沙共同创办湖南国医专科学校，1934 年春学校正式成立并招生。

第一章 历史回声

梁斌在所著的《播火记》中说过，一方水土养一方人。湖湘大地，在古代和近代养育出了几乎完全不同的两种湖南人。湖湘文化在历经先秦楚文化的孕育，宋明中原文化等的洗练之后，近现代丰厚宏博，从而组合、建构出一种新的区域文化形态。近代著名文化学者钱基博在《湖南近代百年学风》一书中说过：『湖南之为省，北阻大江，南薄五岭，西接黔蜀，群苗所萃，盖四塞之国。其地水少而山多，丛山叠岭，滩河峻激，而舟车不易为交通。顽石赭土，地质刚坚，而民性多流于倔强。以故风气锢塞，常不为中原文明所沾被。抑亦风气自创，能别于中原人物以独立。人杰地灵，大儒迭起，前不见古人，后不见来者，宏识孤怀，涵今茹古，罔不有独立自由之思想，有坚强不磨之志节。湛深古学而能自辟蹊径，不为古学所囿，义有淑群，行必厉己，以开一代之风气，盖地理使之然也。』根据邱鸿忠的说法，医学是大众民俗生活中实现人的健康生存需要的生存技艺和实践智慧，包括所有的医学理论和一切的医疗技术，以及旨在预防疾病和保障人类健康所采取的法令、政策、群众运动的各种措施及其进行的广泛实践。因此，医学不仅是智力意义上的科学，也是人类学意义上的文化。医学文化具有多元价值尺度，多种医学流派的并存、争鸣、嬗变、分合，导致某些医学流派在产生、在传播，某些医学流派在式微、在消亡。

第一节 湖湘医学的土壤

一、历史上的湖南

湖湘，本指洞庭湖和湘江，由于这两处大部分在湖南境内，故以湖湘代指湖南。湖南地形地貌交错分布，东南西三面环山，中部、北部低平，形成向北开口的马蹄形盆地。江南丘陵，属于亚热带季风气候，雨热同期，旱涝多发。昼夜温差大，湿度高。夏季炎热难当，冬季则寒气袭人。《史记》说“江南卑湿”，“长沙卑湿”。湖南境内山地约占总面积的一半，平原、盆地、丘陵、水面约占一半。主要山脉有雪峰山、武陵山、幕阜山、罗霄山及南岭山脉。湘南有南岭山脉，是长江和珠江水系的分水岭。五岳中有南岳，是纪念人文祖先祝融氏之地。省内最高峰为炎陵县的酃峰，海拔 2122 米；最低点为临湘市的黄盖镇，海拔 21 米。主要水面有洞庭湖及湘江、资水、沅江、澧水，资水入湘，澧水入沅，四水由西南向北汇聚洞庭湖，洞庭湖是我国三大淡水湖之一，经岳阳城陵矶注入长江。山川之美，古今共谈。

湖南历史悠久，旧石器时代就有人类活动，古为三苗、百濮、扬越和巴楚人的生活地区。夏、商和西周时期为荆州南部，春秋战国时期纳入楚国苍梧郡、洞庭郡版图。秦统一中国后，实行郡县制，湖南地区设置有黔中郡、洞庭郡、长沙郡。西汉时湖南境内设有武陵郡、桂阳郡、零陵郡和长沙国。王莽新朝曾废长沙国改立长沙郡，桂阳郡改南平郡，武陵郡改建平郡，零陵郡改九嶷郡。东汉时恢复原郡名，但长沙不再立国而保留长沙郡。唐广德二年（764 年）在衡州设立湖南都团练守捉观察处置使，简称湖南观察使，至此中国行政区划上开始出现湖南之名。宋朝湖南分属荆湖南路和荆湖北路，元朝湖南属湖广行省，明朝湖南属湖广布政使司。清康熙三年（1664 年）置湖广按察使司，湖广右布政使、偏沅巡抚均移驻长沙。湖广行省南北分治，湖南独立建省。至此，现行的湖南省行政区域作为独立的地方一级政权组织才基本确立下来。

湖南是中国古代文化文明的重要发源地，湖湘历史一脉相承。考古发掘了距今约 10 万年的新晃侗族自治县兴隆乡柏树岭村大桥溪旧石器时代遗址，具有独特的本土风格。1.2 万～1.4 万年前的道县玉蟾洞遗址发现了最早的人工栽培稻标本。5500～8000 年前的桂阳高庙遗址发现双凤朝阳及八角星图案，可能是最早的易图，并在陶片上发现了中国最早可辨认的称为陶文的文字“帝”“君”“昊”“火”“日”等，早于甲骨文 1000 多年，堪称中华文明的里程碑。7500 年前的长沙大塘遗址里的陶纹中发现塔式神庙。5000～6500 年前的澧县城头山古城和稻田遗址考古发现，澧县八十原是神农时代的城市中心地。4500 年前的宁乡罗家冲遗址出土青铜器、玉器、陶器、石器等，其青铜器接近中国青铜器年代的上限，陶纺轮上也有八角星纹。由于神农最早开辟农耕活动，故人们将三皇中的炎帝尊为神农。据《帝王世纪》载，神农文化源头在中原的伊洛地区。第一代炎帝承当以中原为活动地，最后一代炎帝榆罔部落因战败迁徙江南，后定居于湖南茶乡其寝陵附近。另有一说，2009 年 5 月一些专家在湖南会同的考察，可以初步断定，湖南民俗学者阳国胜《华夏共连山》一书提出的炎帝故里会同说是有一定根据的，湖南会同就是南方炎帝发祥地。会同境内也有常羊山，它既是炎帝的出生地，也是炎帝的居住地，更是炎帝尝百草、获嘉谷之地。炎帝所尝“断肠草”，据考证“断肠草”即为《本草纲目》记载的“钩吻”，钩吻只适宜生长在长江以南部分地区。阳国胜研究的“炎帝故里会同说”主要内容已入编《中国大通史·史前卷》，这标志着“炎帝会同说”已正式得到中国学术界的认可。李学勤说：“黄帝、炎帝代表了两个不同地区，一个是中原的传统，一个是南方的传统，这种地区的观念对我们研究古史传说颇有意义。在这里，我们可以着重申明两点：第一，中华文明的起源要比很多论著设想得早，甚至要早一个相当长的历史时期；第二，中华文明在相当早的时候，包括它刚在萌生的过程中，便有颇广泛的分布。”尽管炎帝与远古湖湘文明的渊源难以考证，在近代中国文化史上，湖南却一直是最可信的神农故地，具有最浓厚的炎帝文化氛围。早在 747 年，唐代开始祭祀三皇五帝，神农以祝融配；963 年，宋代朝廷置守陵五户，岁春秋祠以太牢；966 年，历史上首次将潭州炎帝陵明确为中央朝廷祭炎帝神农的陵寝所在地；976 年宋太祖就“立庙陵前”；1371 年明洪武帝又“考君陵墓在此”；到清乾隆年间祭道旁刻下“邑有圣陵”的石刻。因此，湖南炎陵县鹿原陂（“茶乡之尾”）作为始祖长眠之地的历史地位稳定（图 1－1）。王大有《三皇五帝时代》推论，榆罔在江南行医 20 年，直至病逝。托名的《神农本草经》，系东汉医家修订前人著作而成，奠定了中医药的基础。

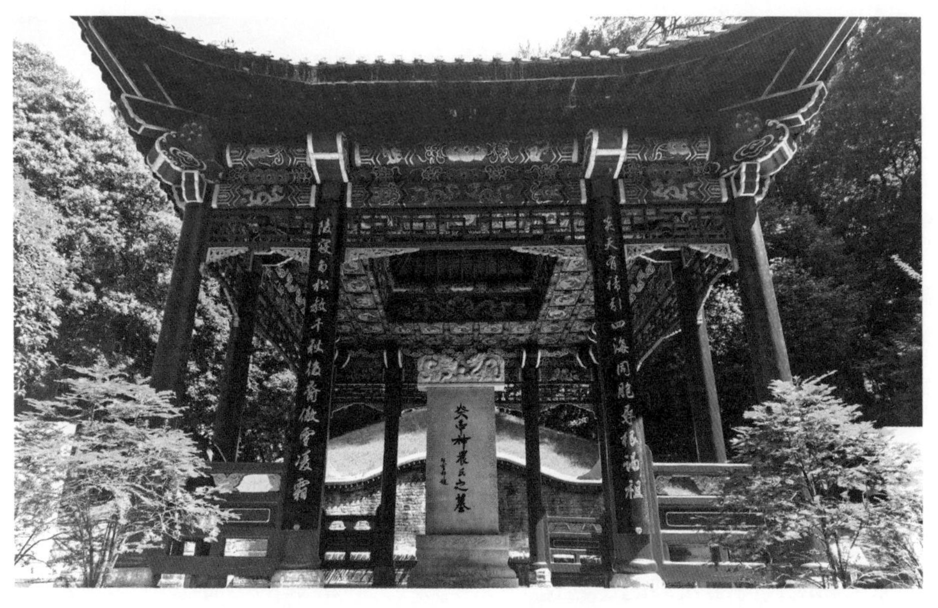

图 1－1　炎帝陵，现位于湖南省株洲市炎陵县鹿原镇鹿原陂

根据《尚书》与《国语》等多种古籍及其传、注记载，三苗出自九黎，而为九黎之后。黄帝战胜蚩尤以后，蚩尤统领的九黎部落部分成员向南迁徙湖湘。罗泌《路史》记载：“蚩尤姜姓，炎帝后裔也。”孔安国《史记集解》曰：“九黎君号蚩尤。”九黎与两湖地区的三苗等土著居民融合，成了后天苗

族的祖先。黄帝胜利之后成为华夏正统，择蚩尤之善者而用之，其不善者而弃之。根据刘俊男《华夏上古史研究》记载，尧是黄帝的第五代孙，许慎注《淮南鸿烈解》谓“尧以楚伯受命”为天子，尧的活动范围主要在南楚，尧帝时期的丹陵即今湖南株洲攸县的丹陵，正在苍梧之阴，有尧之长子丹朱之陵。道光版《永州府志》记载“帝舜封象有庳即今道州地”，舜帝思念自己的弟弟象，在南巡中病逝于苍梧之野，葬于苍梧之阳。另有一说，黄饮冰著《尧舜禹时期之中国和大禹之都及夏代都城之变迁》认为，古本《竹书纪年》记载“帝舜有虞氏四十九年，帝居于鸣条……鸣条有苍梧之山，帝崩，遂葬焉，今海州”。夏桀“三十一年，商自陑征夏邑，克昆吾。大雷雨，战于鸣条。夏师败绩，桀出奔三朡。商师征三朡，战于郕，获桀于焦门，放之于南巢”。其中“鸣条”就是现在的湖南“九嶷山”一带。帝舜是很凄苦的，他实际是被大禹驱逐到了南方苍梧之山。东汉赵晔所著《吴越春秋》及郦道元所著《水经注》均记载，大禹登衡山，得金简玉字之书，刻有禹王碑石刻，又称岣嵝碑、禹王碑，刻字 5 行 55 字，另在斜线外有 22 字。南宋嘉定五年（1212 年），学者何致将衡山母碑上碑文摹刻于岳麓山巅，碑文 9 行，改为每行 9 字且使其方正整齐，但字的大小和结构均当不变，共 77 字蝌蚪文。明代杨慎释文：“承帝曰：‘咨！翼辅佐卿，洲渚与登，鸟兽之门，参身洪流，而明发尔兴。久旅忘家，宿岳麓庭。智营形折，心罔弗振，往求平定，华岳泰衡。’宗疏事裒，劳余神禋；郁塞昏徙，南渎衍亨。衣制食备，万国其宁，窜舞永奔！”人类与自然的博弈应有相互尊重的默契。大禹文化表现为亲民德政、顺应自然，开启传统医学天地人合一思想。夏朝灭亡后（约公元前 1600 年），夏桀带着不少夏后氏人员被放逐于南巢，这便是南支。夏桀归于南方，夏后氏早期的活动区域，就在四川到湖南、湖北，迁移的方向是由西向东入湖南，向北入湖北、河南。以前说过，湖南幕阜山有湛姓族谱记载，湛姓是在躲避后羿寒浞之难而回到南方幕阜山的，同样是《竹书纪年》记载“帝颛顼高阳氏三十年，帝产伯鲧，居天穆之阳”。湖南幕阜山也叫天岳幕阜山，就是伯鲧之“居天幕之阳”。据《九疑山志》记载，最早的舜庙建于夏朝，地点在大阳溪，白鹤观前；第二座舜庙建于秦代，旧址在九嶷山玉管岩旁，2000 年该遗址被发现。禹征三苗，三苗分布于洞庭湖和彭蠡湖之间，属于湖北屈家岭—石家河文化范畴；禹在治水过程中走遍天下，巡行四岳，远及荆州衡湘之地。夏朝时，相柳（又作相繇）为共工之臣，以蛇为图腾，建立相国，在今河南内黄县一带。商汤灭夏，相国被灭，相人后南迁到湘江流域，后又西迁川黔一带。

考古表明，炭河里古城始建于商末，西周早中期达到鼎盛，西周晚期走向衰落。显而易见，炭河里古城与这里青铜文化的兴衰是一致的。学者喻立新认为古三苗国创造了灿烂的青铜文明。商代三苗国地域包含了赣西北、鄂东南、湘水下游和资水下游，而西周时期仅留有湘水下游和资水下游。炭河里遗址的生活族群是三苗，且炭河里遗址是古三苗国在商末西周时期的都邑所在地。1938—2004 年炭河里遗址出土商（约前 1600—约前 1046 年）、周（约前 1046—前 256 年）时期的青铜器 300 多件。根据 1959 年出土的“大禾人面方鼎”，在殷墟甲骨文中有“上丝禾侯”的辞句，专家认为出土地曾是殷商王朝后期的一个方国，即“大禾”侯国。又根据 1976 年陕西扶风庄白一号窖藏中出土的三件“析器”，析尊、析卣、析觥三器铭文都记载，周昭王（？—前 977 年）巡视南国的过程中，曾在行馆接见了一位称为析姓“相”侯的人物，并对他进行了赏赐。著名历史学家李学勤认为，所谓“相”侯即为“湘”侯，其封国在鄂国之南，很可能就在今天的湘江流域内。湖南出土的商周青铜器佐证了当时湖南存在发达的种植、饲养、渔猎、制陶、冶炼技术，始建于商末周初的宁乡炭河里遗址为商周时期方国都城所在地。以“盘庚迁殷”为界，考古学习惯将商代分为前后两个阶段。商代前期，商王朝国力强盛，积极向南方扩张，带来了青铜文化的扩散，湖南开始出现与中原地区特征完全一致的青铜器。商代后期，商文化在南方逐渐消退，但以尊、罍为代表的南方特征青铜器在区域间文化交流的背景下沿长江水系进入湖南，促成了湖南青铜文化的继续发展。炭河里考古学文化不仅在日常生活，而且在礼制习俗方面，均受到了以中原地区商周文化为代表的外来文化的较大影响。但是从整体文化面貌看，又绝对不属于商文化和周文化范畴。因此，湖湘地域“北阻大江，南薄五岭，西接黔蜀，群苗所萃”，虽四塞之地，仍为中原人文所沾被的文明奥区。以炭河里为代表的考古学文化，应该是一支地方青铜文化，与中原文化显然还有着密切的关联，表明中原文化势力的一次次南下深刻影响着湖湘地区的文化发展。先楚时代，湖湘并不完全是蛮夷聚居之地，但先楚医学已经无从考证。伊尹辅佐汤打败了夏桀建立商，相传伊尹制汤液。清华简《汤处于汤丘》记载："小臣善为食，烹之和。有莘之女食之，绝肪、滞以粹身，体痊、平；九窍发，明以道心；咽舒、快以恒。汤亦食之，曰：允！此可以和民乎？小臣答曰：可。"马王堆汉墓出土的帛书有伊尹篇。《辅行诀脏腑用药法要》载有："商有圣相伊尹，撰《汤液经》三卷，为方亦三百六十首。上品上药，为服食补益方者百二十首；中品中药，为疗疾祛邪之方，亦百二十首；下品毒药，为杀虫辟邪之方，亦百二十首。凡共三百六十首也。实万代医家之规范，苍生护命之大宝也。"

黄帝时期有神仙浮邱子者，"洗药道水，修道太浮"，或为湖湘地区道医之鼻祖。《湖南通志》《澧州志》《安福县志》在纪闻篇中均载曰："昔有浮邱子者，得道于水阳一山曰太浮山；浴舟于山阴之水中，曰道水。其名至今已五千年矣。"浮邱子太浮山得道之后，曾去黄山拜见黄帝和容成子两位神仙，研讨修炼法门。因此，后世有慕其名而自称浮邱者。《历世真仙体道通鉴》记载东周李浮邱伯世号浮丘公，作《原道歌》，可能由稷下学宫的楚人环渊整理，系马王堆帛书《黄帝四经》之《道原经》，环渊同时整理了《道德经》，是黄老之学的主要经典之一。环渊著有《琴心》《天地人经》《蜎子》《上下篇》等，弘扬稷下学派。托名的《黄帝内经》，系战国时期医家汇集，被称为医之始祖。刘宋时潘子良仰慕神仙浮邱子，也以浮邱子自号，于浮邱山炼丹修仙，明清两个朝代朝廷专门在浮邱山设立了"道纪司"，管理湖南道教各方丛林。清朝道光年间进士汤鹏著有《浮邱子》一书，大概也是仰慕先秦浮邱子或因家乡之浮邱山故有此名。《清史稿》说："立一意为干，一干而分数支，支之中又有支焉，支干相演，以递于无穷。大抵言军国利病，吏治要最，人事情伪，开张形势，寻蹑要眇，一篇数千言者九十余篇，最四十余万言。"

在湖湘地区，黄老之学传播广泛。楚文化之祖屈原（约前 340—前 278 年）与宋玉（约前 296—前 222 年）一道，创作出万世经典《楚辞》。秦国占领楚国郢都的 18 年间，屈原居住于沅水、澧水、湘水及西洞庭湖一带。黄展岳《关于中国开始冶铁和使用铁器的问题》一文认为："最早冶炼和使用铁器的地区很可能是在楚国。”如长沙龙洞坡楚墓出铁削一件；六合程桥楚墓出铁块一件、铁条一件；长沙识字岭楚墓出铁锸一件；长沙一期楚墓出铁锸、铁削数件；常德德山楚墓出铁削一件等。武陵有三闾大夫祠、招屈亭，汨罗有罗子国城遗址、屈原墓、屈子祠，汉寿考古发现了武王授予屈原先祖屈瑕统帅军队的“武王之童督戈”、楚国郢都守护长官印“郢室畏户之鉨”，等等。临澧考古还发现了宋玉城、宋玉庙、宋玉墓等遗址。宋玉《大言赋》曰：“方地为车，圆天为盖。”是我国古代最早的“盖天说”宇宙观。张正明《楚文化史》说：“老子学派的发展有两个趋向：其一是发展为庄子哲学，其二是发展为稷下精气说。稷下精气说在南方的代表是屈子哲学。”另外，王夫之《楚辞通释》说：“（屈原）所述游仙之说，已尽学玄者之奥。”自古文医不分家，老子学派尚虚和尚实的历史思潮都成为湖湘医学的哲学基础。

公元前1042年，周成王封熊绎于荆楚，建立了楚国。湖湘进入楚国时代以后800年间，与黄河以南的楚人土著共同创造了丰富灿烂的楚文化，对后来的湖湘文化乃至整个中华文化的发展，均产生了极大的影响。楚族的族源是多元的，以楚地而得名。春秋中期，楚国在湖南建立了罗子国和麋子国。楚悼王时整个湖南全部纳入了楚国版图，融合原生文化，渗透嬗变壮大，此后湖南、江西成为楚文化的中心地区，越文化和蛮濮文化渐渐式微。公元前223年，秦始皇派屠睢领50万大军南征岭南，兵分五路，进攻镡城（今湖南靖县境）、九嶷（今湖南宁远南）、番禺（今广东广州）、南野（今江西南康境）、余干（今江西余干境）。其中有两路大军，约20万人马位于湖南境内。公元前224年，秦国武将王翦灭楚。不过，秦始皇白起大军征服岭南之后，并未回到北方，而是让他们驻军下来，张若抵黔中郡筑城，以镇守岭南，以避免当地土著反叛。公元前214年，开通人工运河灵渠，接通珠江水系漓江与长江水系湘江，湖南以其特殊的地理条件，成为中原南下岭南的主要水道交通枢纽。自秦始皇征服岭南起，湖南真正意义上的走向“汉化”。1985年及2002年，湘西龙山县里耶镇考古发掘出10余枚残破的楚简和37000枚以上的秦简，有部分秦简记载有医方。其中，记载有专职的医者“迁陵医静”。其中发现了秦始皇求“仙药”的诏令及地方献药情况的记载，甚至可能已形成较规范的“官定处方集”。春秋战国之际的医学家扁鹊（前407—前310

年）行医到过楚国，总结的望、闻、问、切四诊方法一直被中医沿用。范文澜《中国通史简编》说他是“总结经验的第一人”。扁鹊著有《扁鹊内经》《扁鹊外经》以佚，秦越人托名扁鹊《黄帝八十一难经》也成为医学经典。2012 年 7 月至 2013 年 8 月，成都天回镇老官山西汉时期 4 座墓地考古，发现失传已久的《五色脉诊》《敝昔医论》《脉死候》《六十病方》《尺简》《病源》《经脉书》《诸病症候》《脉数》等扁鹊学派经典书籍及人体经穴髹漆人像。老官山汉墓出土的医简中基本没有巫术，刻有巫术的木牍与墓葬中出土的专门医学论著的竹简是分开的。相较于马王堆医书巫医不分，扁鹊医学对巫觋文化的态度，证明西汉早中期“医”“巫”已分家。中医吸取了神仙方术中的可取之处，完善了中医理论构建，提高了行医技艺，对传统医学产生了良好的促进作用。目前已经明确，湖湘医学的发展与繁荣，在春秋战国时期已经达到了相当高的程度。马王堆汉墓出土的《五十二病方》等，基本上反映了战国时期楚国的医学成就。其中出土的辛夷、花椒、杜衡、佩兰等中草药，在《楚辞》中亦有记载。出土的古女尸，手里紧握着两个绢包，内装有佩兰、香草等多种药物，大多性味辛温。经对古尸的病理检查，死者生前患有冠心病、胆石症等疾病，故常服用此类药物（图 1－2）。该墓时间在公元前 160 年前后，离楚亡时间不久，故其时医药学成果当是承袭楚人。

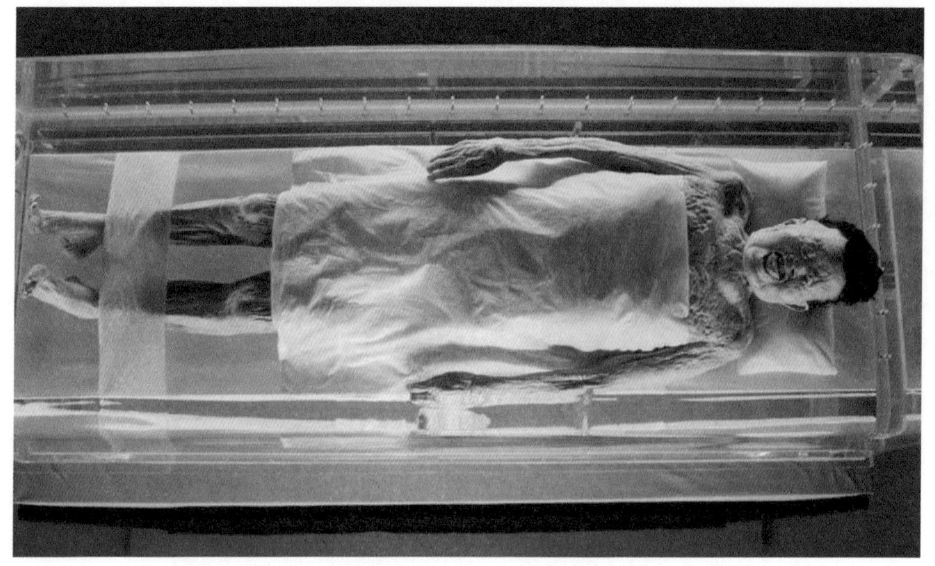

图 1－2　马王堆女尸“辛追夫人”，现存于湖南省博物馆

西汉后期刘向撰写的《列仙传》载："桂阳人苏耽于汉文帝三年（公元前177年）得道，人称苏仙。得道第二年，郴州暴发瘟疫，白骨蔽野，凡来求医者，每人赐给院内井水一升，橘叶一片，饮之立愈。"三国时郴人、东吴左中郎张胜的《桂阳先贤画赞》和晋代名道葛洪的《神仙传》也有类似记载。此后，便有了"苏耽橘井"这个典故（图1-3）。"橘井"也慢慢演化为

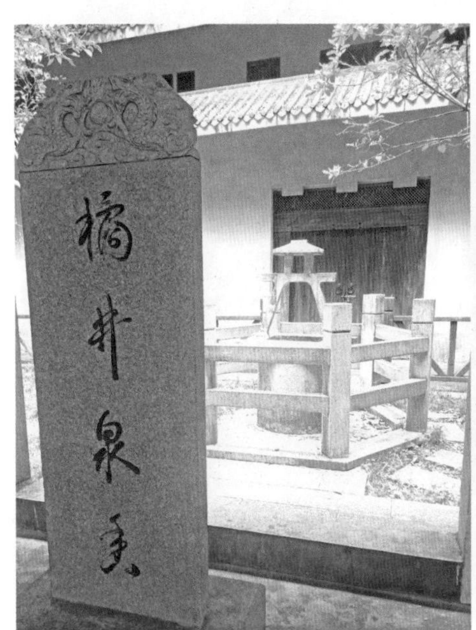

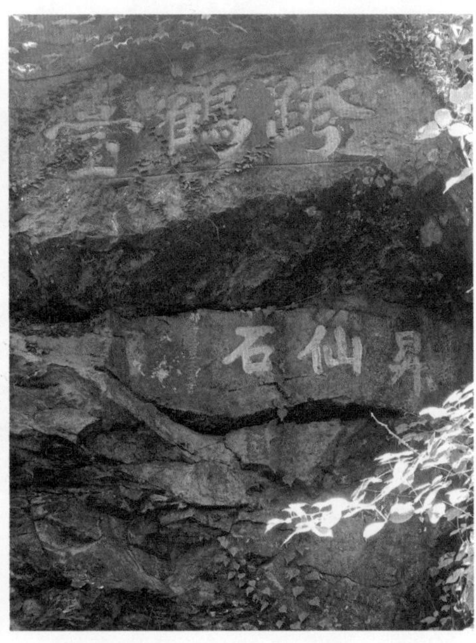

图1-3　橘井泉香与升仙石，现位于湖南省郴州市苏仙岭

中医药的代名词。清代沈德潜选编的《古诗源》中有《苏耽歌》。南阳张仲景（约142—219年）学医于同郡张伯祖，唐代甘伯宗的《名医录》说张仲景于汉灵帝时举孝廉任长沙太守。清代孙鼎宜《仲景传略》考证，张仲景即张羡。《长沙市志》中记载："建安十三年（208年），是年长沙瘟疫流行，太守张仲景通医术，坐公堂为庶民义诊，活人甚众。"1981年，河南省南阳市医圣祠院内地下发掘出一块带有碑座的墓碑，碑正面刻着"汉长沙太守医圣张仲景墓"，碑座刻着"咸和五年"（图1-4）。"咸和五年"是指东晋成帝司马衍时期，即330年。此碑距张仲景逝世（219年）只有111年，因此是可信的。然而按照东汉的规定，官员不能随便进入民宅，接近百姓。因此，张仲景在衙门的大堂上行医，此为中医"坐堂"之由来。仲景于建安十年

张仲景祠故址
张仲景祠又名张公祠，故址位于今蔡锷北路湖南省中医院内，始建于清乾隆八年（1743年），毁于抗日战争时期。张仲景（约公元150年-219年），东汉时人，中国古代杰出的医学家，著有《伤寒论》，被誉为"医圣"。建安七年（202年）出任长沙太守。任期内值长沙瘟疫流行，乃坐堂行医，为民治病，拯救众多百姓。
长沙市人民政府立
二〇一九年六月

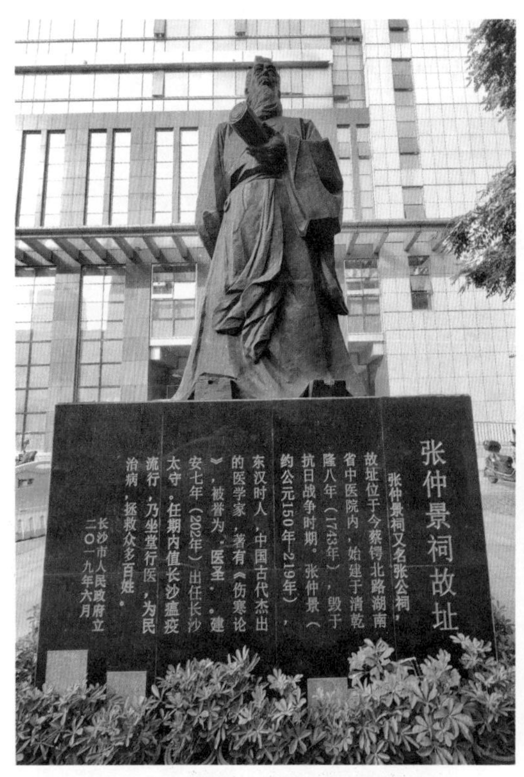

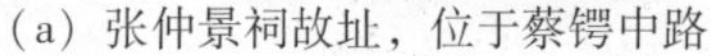
（a）张仲景祠故址，位于蔡锷中路

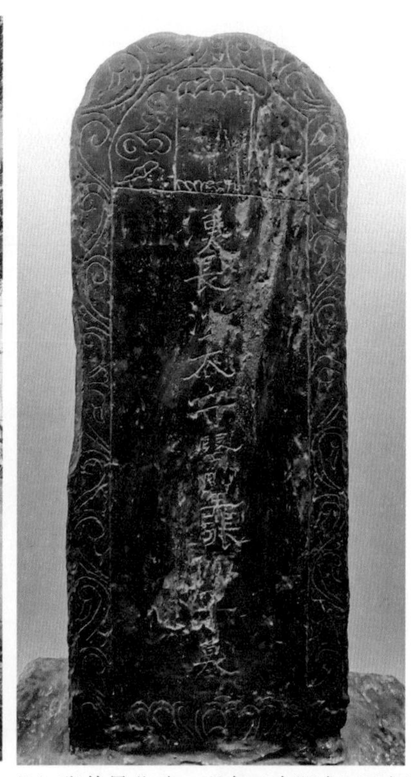

（b）张仲景墓碑，现存于南阳市医圣祠

图 1－4

（205 年）着手撰写《伤寒杂病论》，历经 5 年完成。《针灸甲乙经》说："伊尹以亚圣之才，撰用神农《本草》以为《汤液》，汉张仲景论广《汤液》为十数卷，用之多验。"晋朝太医令王叔和，整理为《伤寒论》和《金匮要略》。许叔微说："不读仲景书，犹为不知有孔子六经也。"张仲景被后人称为"医圣"和"方剂学之祖"，对江南地区医学的长足发展影响巨大。湖南人口资料表明，公元 2 年为 71.7 万人，公元 140 年达到了 286.3 万人。湖南的社会繁荣，一定涵盖有先进的湖湘医学的贡献。

魏晋南北朝时期，北方战乱，惨烈无比，"襄邓百姓，两京衣冠，尽投江湘"（《旧唐书》），中原名门望族南渡，江南经济开发，学术迅速繁荣。梁代桂阳郡丞周兴嗣编写儿童启蒙读本《千字文》，融知识性、可读性和教化性为一炉。牟子最先在南方传播佛教并两次出使湖南，之后西晋竺法崇入岳麓山，梁代慧思高僧入衡山，东晋释慧远入武陵，佛教在湖南生根发展。据

《南岳总胜集》记载早在东汉明帝时“张道陵游南岳”，《水经注》载有汉末苏耽栖游马崇岭（今苏仙岭），晋太兴年间女官天师道祭酒魏华存在衡山授道《黄庭经》《上清经》，播下上清派的种子，道教即在湖南广为流传。特别是慧思深得法华三昧，既注重禅法之践行，亦注重义理之推究。得龙树菩萨真传，被封为大禅师，天台宗第二代祖师。慧思声誉远播，使湖南从佛教洼地一跃成为当时的佛教中心。原本恪守两汉经学的江南学者，开始重视三玄。既纳正始之余论，又纳释玄之义理。佛道与经学互相影响、互相渗透，逐渐形成了互补共存之“三教合一”格局。湖湘医学虽以《黄帝内经》《伤寒杂病论》等为正统，但是，也旁采佛道玄学观念，兼容古今，重视服食养生。楚地巫风助推方术仙道，祝由歌舞为常，炼丹之术盛行。如葛玄（164—244年）以左慈为师修习道术，历游灵岳、赤城、罗浮等诸山，在古南岳幕阜山筑坛立炉修炼九转金丹，后世尊称为“葛仙公”（图1-5）。“幕阜山”山名

炼丹井
炼丹井简介
炼丹井为东晋葛洪在天岳幕阜山炼丹留下的遗迹，葛洪登上伯祖父葛玄、师父郑隐炼丹的幕阜山上写下了《幕阜山记》并在此完成《抱朴子》一书后羽化成仙。现山上的丹崖、舍身崖、上下狮洞等地仍存留葛玄、葛洪的传说。唐代李白游至此赋诗《炼丹井》：“闻说神仙晋葛洪，炼丹曾此占云峰，庭前废井今犹在，不见长松见短松”；元代许元信《幕阜山》：“我来绝顶无他事，为访仙人葛稚川”；清代左宗棠书写“炼丹井”原因和时间不详；屠呦呦发现青蒿素是从葛洪著作中找到灵感后历经磨难而成的。
THE BRIEF INTRODUCTION OF THE ALCHEMY WELL
The alchemy well in Mufushan Mountain is the remains of alchemical activities in Eastern Jin Dynasty(317 to 420 AD). Ge Hong, an ancient alchemist ascended to heaven and became immortal after finishing The Mufushan Records and The Baopuzi (Master embracing simplicity), a Daoist treatise in Mufushan Mountain, where his grandfather's brother(Ge Xuan) and master(Zheng Yin) conducted alchemical activities. Tourists could still find the traces of legendary stories about Ge Xuan and Ge Hong when they visit Danya Cliff, Sheshen Cliff, and Lion Caves. Li Bai, a well-known ancient Chinese poet in Tang Dynasty(618 to 907 AD), composed a poem named The Alchemy Well in Mufushan Mountain,"I have heard of the immortal Ge Hong for years, knowing that he was engaged in alchemy on the summit of Mufushan Mountain. There is still an abandoned well in the front of the yard, however, we only see newly-grown pine trees rather than old ones. Xu Yuanxin in Yuan dynasty(1206 to1368 AD) composed a poem named "Mufushan Mountain" in which he said "The reason why I reach the top of Mufushan Mountain is nothing but a visit for immortal Ge Hong". Zuo Zongtang, a very famous politican and militarist in Qing Dynasty(1616 to1912 AD) also wrote about the Alchemy Well, but we cannot know exactly when and why. Tu Youyou, a female laureate of Nobel Prize, was inspired by Ge Hong's books and discovered artemisinin after going through ups and downs.
图1-5　炼丹井，现位于湖南省岳阳市平江县南江镇幕阜山

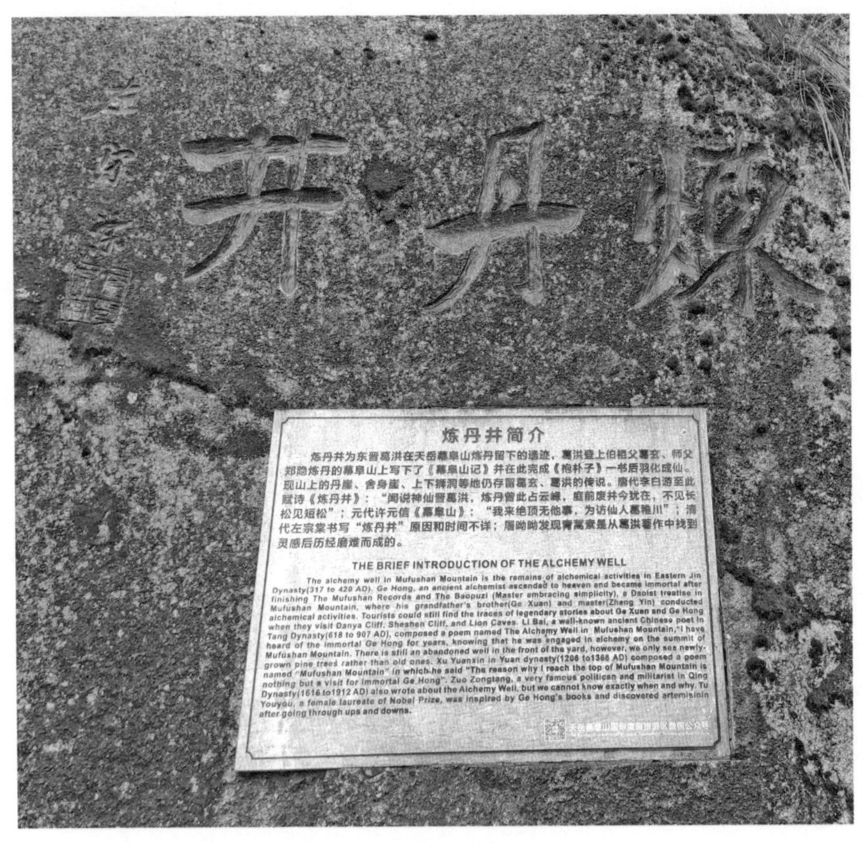

最早见于东晋葛洪（284—364 年）所著《幕阜山记》曰：“山，有石壁刻铭，上言：禹治水，登此山。高于平地一千八百丈，周五百里，二十四气。福德之乡，洪水之灾，居其上可以度世。又有列仙之宝坛场在其侧，旁有竹两本，修翠猗然，随风拂拂，名扫坛竹。其上有池，水正澄洁。时有二鱼，游泳其中。有葛仙翁炼丹井、药臼尚存。山无秽草，惟杞与芳之属。有石如丹珠。绝顶有石田树十亩，塍渠隐然，非人力所能为！有僧圆曰长庆；有宫曰玉清。鸟道断绝，不可登攀。左黄龙，右凤凰，皆在山麓。”葛仙翁即葛玄，葛洪为葛玄之侄孙，世称小仙翁。《晋书》记载葛洪父亲葛悌担任过邵陵太守，卒于官所（296 年）。《抱朴子》外篇自叙曰：“葛洪为第三子，年十有三，而慈父见背。”葛洪的祖父也成仙于幕阜山，他们当时炼丹的丹坛、杵臼石田遗迹尚在。李白《炼丹井》载有：“闻说神仙晋葛洪，炼丹曾此占云峰，庭前废井今犹在，不见长松见短松。”葛玄又以其书并炼丹秘术传郑隐，郑隐再传葛玄之侄孙葛洪。葛洪撰《抱朴子》《肘后备急方》《金匮药方》等。葛洪继承了《太平经》医身和医世一体两面为特色的医世思想，将修仙成仙在医世的背景下突显出来，将社会政治思想与修仙理论分内外篇，对政治实践的关心逐渐隐藏在修身养性的仙学理论之中。葛洪开辟了医世思想自《太平经》之后的理论新局面，明确了医世思想的修仙路径和方法，提出了“我命在我不在天”的自救口号，具有重要的意义和价值，影响了后世道教医世思想的发展。耒阳罗含（293—369 年）撰《更生论》不是“贵无”而是“崇有”，认为事物的更生，是天然界的一种普遍规则，太阳升降，四季轮回，草木隆替，人类无量繁衍，都是在自我更生中完结。陶弘景（456—536 年）受葛洪影响颇深，曾出任巴陵王侍读，罗含《更生论》也可能影响陶弘景《真诰》，“当生之时，即更收血育肉，生津成液，复质成形，乃胜于昔未死之容也。真人炼形于太阴，易貌于三官者，此之谓也”。《株洲市郊区志》记载：梁天监年间，陶弘景居临湘郡之霞山，后迁株洲之宰相坡。陶弘景著有《本草经集注》《肘后百一方》《效验施用药方》《服食草木杂药法》《药总诀》《陶隐居本草》《名医别录》等。

隋唐时期，湖南地区相对稳定，湖湘文化的地域特色逐渐显高，道家和南禅宗的发展令人瞩目。隋代改湖南衡山为南岳，灭林邑国（605 年），文明南迁。唐代凿通了中原至岭南的大庾岭古驿道（719 年），湖南经济高涨，铜官窑、茶叶、纺织品所代表的商贸一派欣欣向荣，直到唐朝中期（764 年）设湖南观察使为止，“湖南”这一名称才正式在中国历史上出现。李白、元结、柳宗元、刘禹锡、元稹、李泌、裴休等一大批文化政治名人贬谪于此，湖南成为文化中心区域与文化交融之地。柳诒徵在他所著的《中国文化史》中指出：“唐人学艺之精者，自诗文书画外，复有二事：曰音乐，曰医药。”长沙人欧阳询（557—641 年）与令狐德棻、陈叔达、裴矩、赵弘智、袁朗等十余人奉诏主编百科全书式的著作《艺文类聚》（引用书籍达 1431 种，可谓古文献资料的渊薮，它所援用的唐以前的古本，现存者所占比例不足百分之十），“使览者易为功，作者资其用”。其方术部（分为养生、卜筮、相、疾、医 5 个子目）与药香草部（共收载药物 43 种）涉及大量的医学文献（图 1－6）。据档案资料记载，唐代诗仙李白曾经六次到达岳阳，并留下吟诵洞庭湖、岳阳、君山的优美诗篇 20 多首。李白入湘 9 年之后，杜甫也来到湖南。杜甫在湖南约一年零九个月（768 年 2 月—770 年暮秋），留下了湖湘诗 98 首。从杜甫留给后人的吟咏自身疾病的 38 首诗中可以看出，他先后患有疟疾、慢性阻塞性肺气肿、慢性肺源性心脏病、糖尿病及其并发症等多种急慢性疾病。杜甫的以“病”入诗，成就了杜诗“沉郁顿挫”的诗歌风格。唐德宗贞元十九年（803 年）冬，时任监察御史韩愈，受人谗害贬官连州阳山（今广东阳山）。贞元二十一年（805 年）春，遇朝廷大赦，韩愈离开阳山，行至郴州（今湖南郴州）时，不幸染上了疟疾。韩愈《谴疟鬼》诗中，我们还能大致了解唐代治疗疟疾的方法是医师、灸师、巫师、符师轮番上阵，各显神通。唐代开湘状元宁远人李郃（808—873 年），据《灌溪李氏族谱》载有“经史百家诸言，研擘精究”，827 年状元及第，其多才多艺，于 831 年撰写《骰子彩选格》三卷，发明叶子戏（麻将、扑克之鼻祖），“咸通以来，天下尚之”，通过娱乐来陶冶性情、增进身心健康。契合了《素问》遗训，“圣人之术，为万民式，论裁志意，必有法则，循经守数，按循医事，为万民副”。李郃晚年度势辞官，摒弃浮躁，悟道独善，辞官而非致仕，寄情于九嶷山水之中。

隋代建立了中国历史上最早的医学教育“太医署”，属太常寺，为医学最

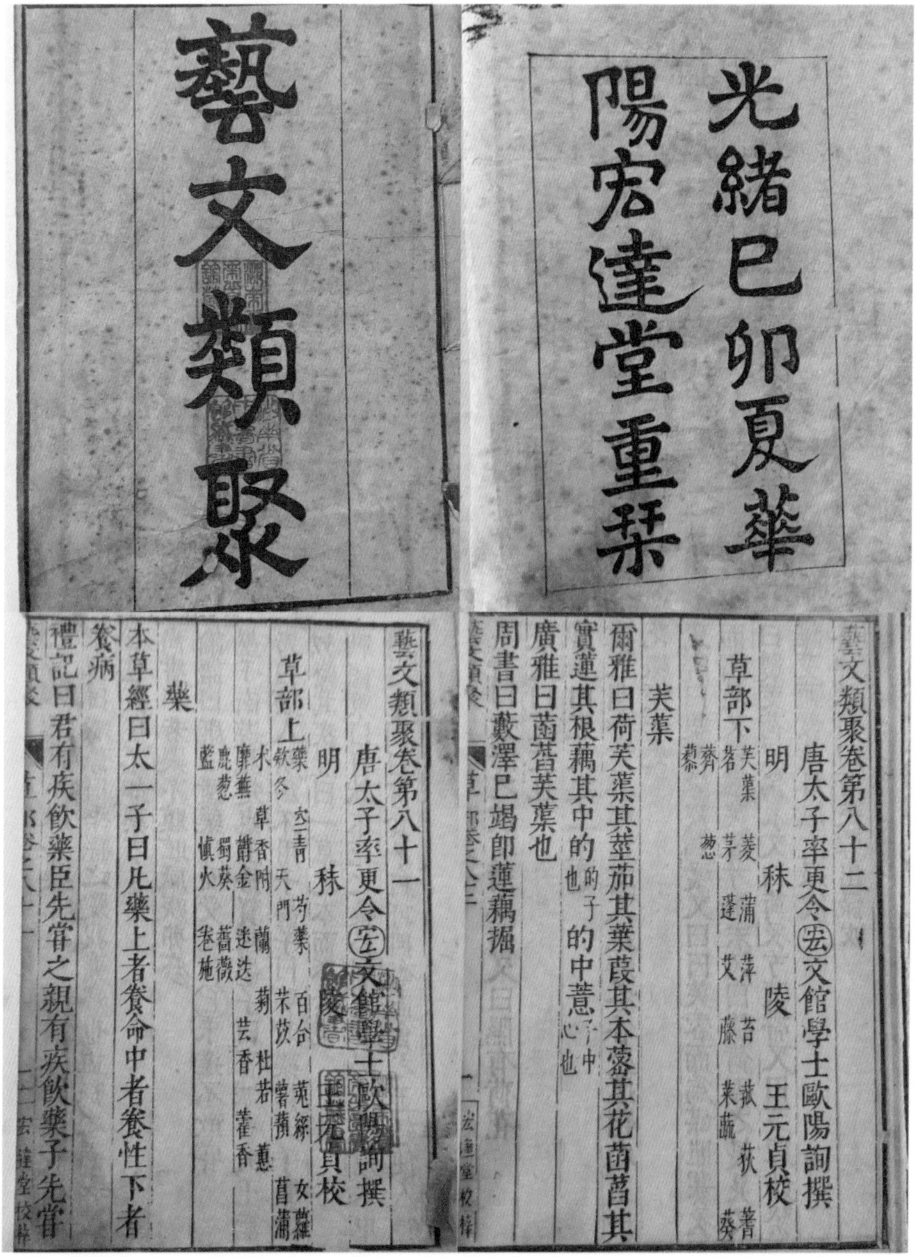

图1－6　《艺文类聚》——清光绪华阳宏达堂刻本，现存于湖南省图书馆

高学府。州县“依太医署”，官办医疗体系一直延续到基层，乡里也设有学校。医学教育分为医、针、按摩、咒禁，其中医又分为体疗、疮肿、少小、耳目口齿、角法。《诸病起源论》论述血吸虫病（古名为射工、溪毒、水毒

等）以三吴（江浙一带）东部、江南一带的山涧溪水、水泽沼地为该病流行区域。唐代宫廷医疗的完善，地方医疗机构的建设，社会医疗救助团体的出现，都在体现着唐代医疗的进步。据《旧唐书》所载，唐代已经建立了统一的道地药材制度。宝历元年（825 年）八月，唐敬宗“遣中使往湖南、江南等道及天台山采药”。《新唐书》记载的江南道土供药材包括：岳州，鳖甲；潭州，木瓜、葛；永州，零陵香、石蜜、石燕；道州，零陵香、犀角；邵州，犀角；黔州，犀角、光明丹砂、蜡；辰州，光明丹砂、犀角，等等。《新唐书》有“凡嫁娶，纳槟榔为礼”的记述。孙思邈（581—681 年）著有《千金要方》《千金翼方》《摄生论》等。孙思邈身为屈原后裔（《耀州志》），发现“江南诸师秘仲景方不传”，“身居魏阙之下，志逸沧海之隅”，也许会不远千里从荆州来湖南寻访。隋唐时期，湖南、江西两地已成为道家和南禅宗的腹地。据《浏阳县志》载，浏阳洞阳山在“县北六十里，道书第二十四洞天，唐孙思邈炼丹处”，山麓有升冲观、洗药桥、洗药井、炼丹台等胜迹，后人将此山命名为“孙隐山”（图 1－7）。笔者没有考证到孙思邈炼丹于浏阳孙隐山的客观依据。唐开元年间后期（737—741 年），始建于太宗朝的昇冲观每年二月设斋祭祀玄元皇帝及高祖、太宗、高宗、中宗、睿宗等，太宗敕封的“安乐真人”孙思邈可能配享其中。五代南唐（937—975 年）沈汾《续仙传》中，孙思邈的形象实现了由人向仙的重大转化，初列仙班，为下品仙。1103 年，孙思邈被追封为“妙应真人”。宋代昇冲观扩建。北宋末南宋初《高上神霄玉清真王紫书大法》中孙思邈为“天医真官”。据宋末元初林灵真《灵宝领教济度金书》，天医孙思邈真人掌大方脉科。1295 年开始有祀“先医”之礼。元末明初《道法会元》则记载孙思邈为“太玄真人”。另外，浏阳六碓陂头岭下药王庙，东厅祀药王韦慈藏，西庑从祀真人孙思邈。明代时期孙思邈上升为高品之仙。鄚州药王庙在万历（1573—1620 年）重建之后有扁鹊药王、韦慈藏药王、孙思邈药王神像，明崇祯年间（1628—1644 年）刻本《救苦忠孝药王宝卷》道书孙思邈被冠以“药王”称号。清顺治（1638—1661 年）奉孙思邈为“神医”。明清以后，药王孙思邈祀以为常。孙思邈在道教被尊为“九天采访三界药王天医大圣”“药王孙大真人”“开元普度天尊”“感应普救天尊”等，居天医采访院药王妙济宫、九天保莲宫等。道、

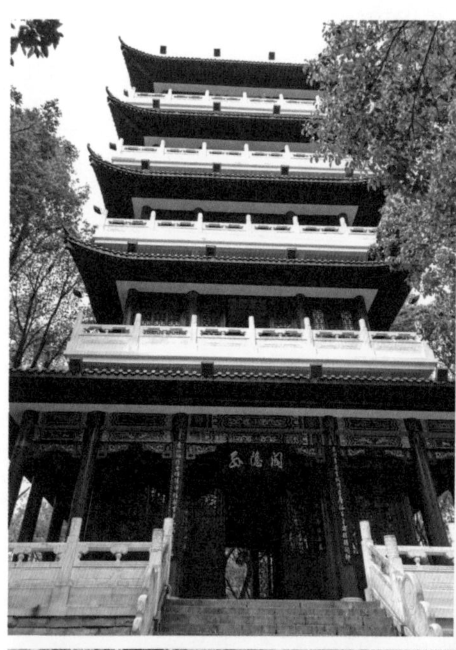

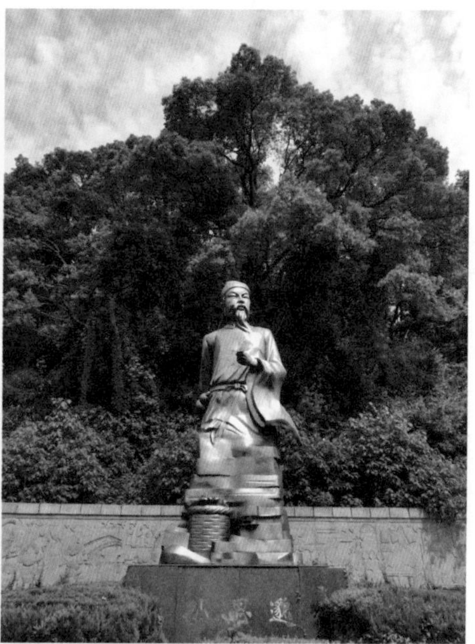

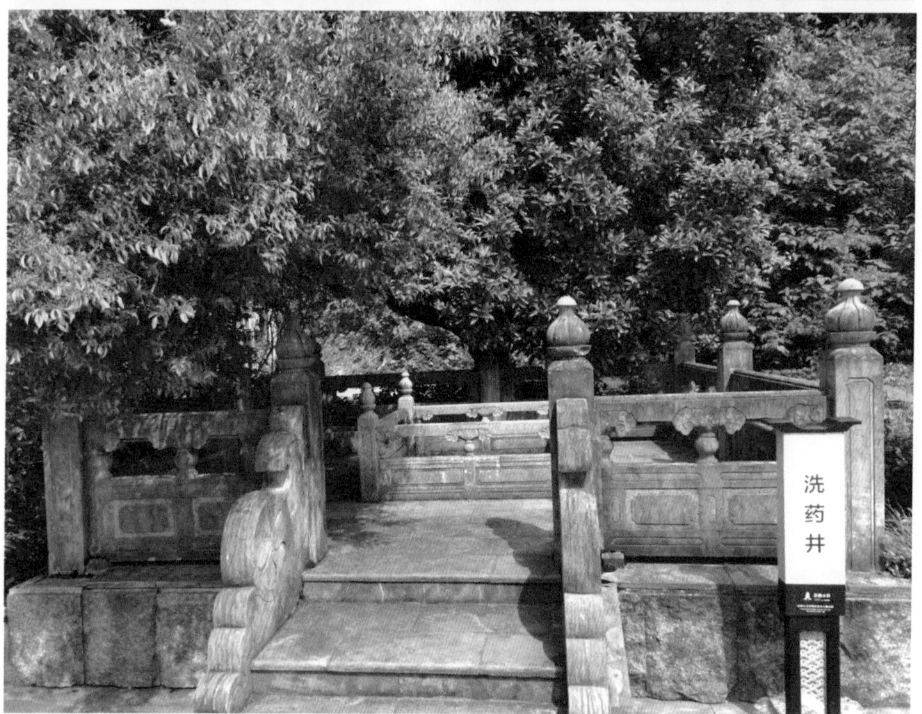

图1－7　浏阳孙隐山（药王山），相传为纪念唐代大医家孙思邈栖隐之处，有孙思邈塑像、昇冲观、洗药桥（济川桥）、洗药井、炼丹台、药王洞（半仙洞）、孙隐阁等遗迹。《大明一统志·长沙府》称洞阳孙隐山，“孙思邈炼丹于此”。

医共生，医、道一体，医道即仙道。因此，孙思邈有真人、仙人、天医、神医、药王等荣誉称号。

又，传说孙思邈曾在连道境域龙山一带炼丹、采药、验方，《宝庆府志》载“唐时孙真人修炼于此（龙山岳平顶寺）”（图1－8）。唐开元年间龙山即建有宗师殿（今药王殿），申泰芝曾在此采药炼丹，拜祭药王孙思邈。资江龙山区域居民是上古蚩尤部族嫡裔，“化外之地”，“不与中国通”，以血性著称。龙山是湖湘文化与梅山文化直接交汇达两千年以上的地理文化单元，古梅山峒区域是梅山文化中心，风行巫道。梅山即古楚芈山，实指楚人居住之地，衡山王吴芮将楚越大将梅鋗（元公前228—前196年）封为“十万户侯”（《资治通鉴》），因“梅王”而称梅山，“上下梅山峒蛮，其地千里”（《宋史》）（图1－9）。梅山即天吴山，别称有娘娘山、五龙山、朝阳山、小芙蓉山等，由鹞尖岭、錾字岭、据木岭、孟公岭、羊牯岭等五岭组成。是新化、安化两县及安化一、二都交界之山；是前乡、后乡交界之山；1072年开梅山以前，天吴山也是潭州益阳资江乡与置县后邵州新化石马乡交界之山。鹞尖岭又称鹞子尖（肩）、鹞麓山、碕砂岭，鹞子尖岭上刻“梅山”二字。天吴山境内有荆楚古道连接古京城长安到云贵、广西。相传轩辕黄帝征服蚩尤、南伐定荆州，此地尤酋部落化干戈为玉帛，黄帝在此封禅，为古荆州边陲，免徭役税；“莫徭”“徭轻”由此而来。天吴山群山簇拥，中心为小芙蓉

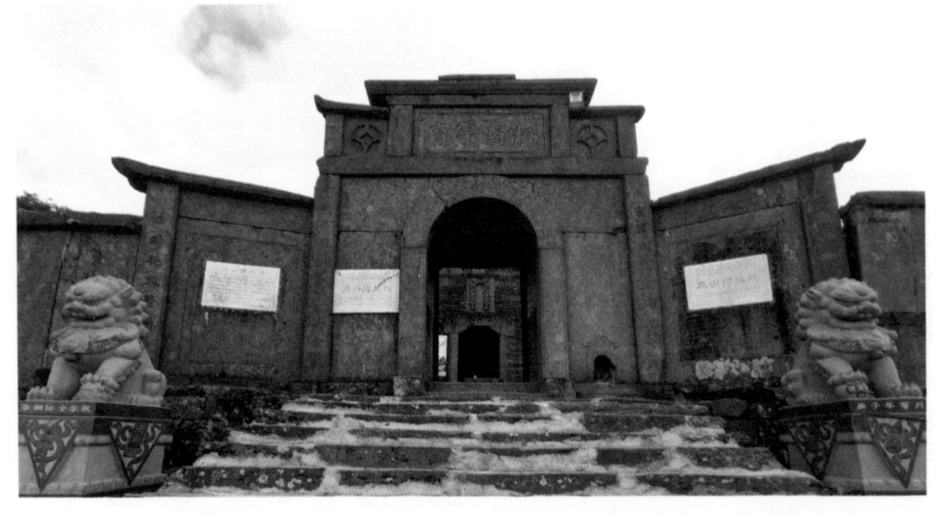

图1－8　龙山药王殿，现位于湖南省娄底市涟源市龙山岳坪峰

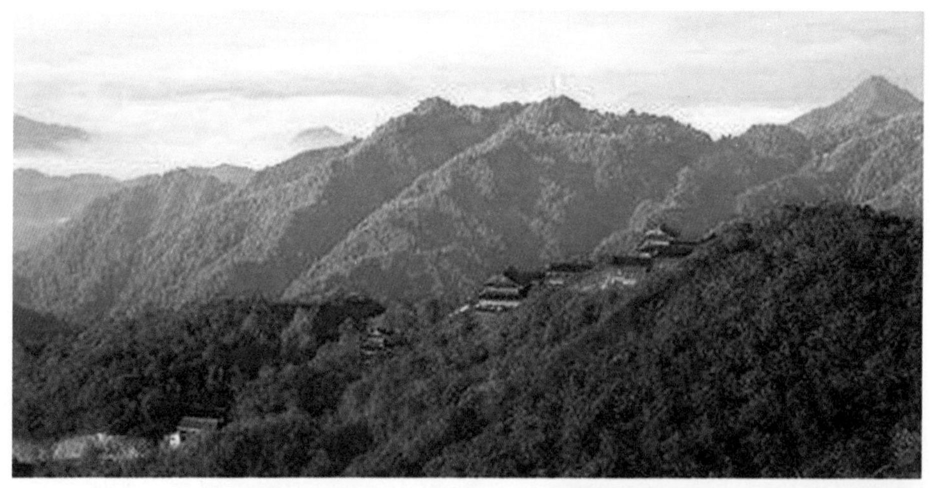

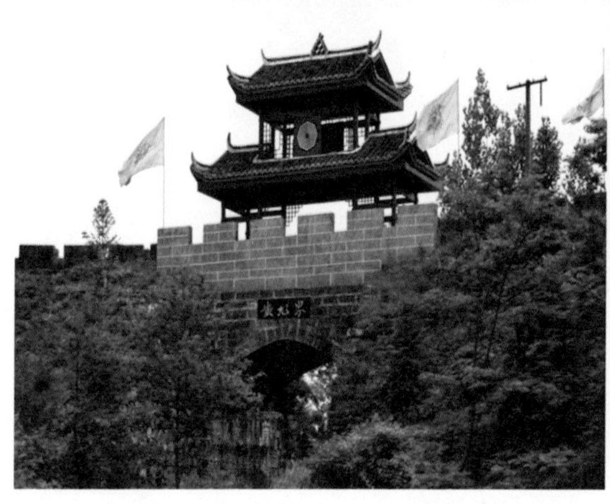

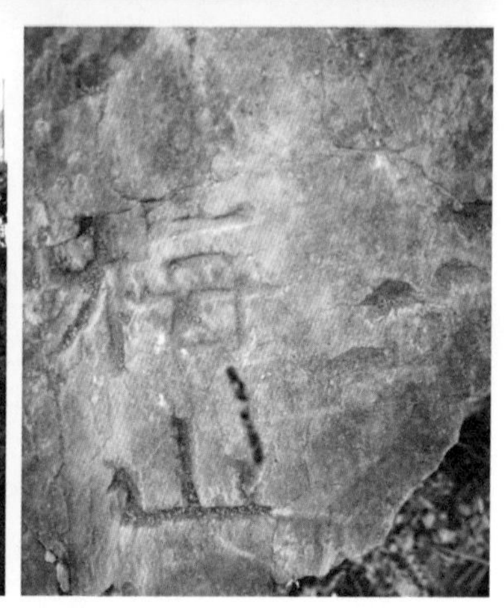

图1－9　蚩尤故里在安化思游，古名蚩尤界，1953年改名。界上石多、林密、水奇、洞幽，蚩尤遗存遍布，如蚩尤屋场、蚩尤衣冢等。《路史》说："蚩尤姜姓，炎帝之裔也。"中华三祖之一蚩尤发明了谷物种植、金属冶炼和金属兵器的制造；首创法规，实施刑事法，以肃纲纪。蚩尤还发明了十六两秤、秤砣、秤刀及量天尺（两脚规）。2006年10月，中国民间文艺家协会将"中国蚩尤文化保护基地"牌匾授予了冷水江市，同时授予安化县"中国蚩尤故里文化之乡"和"中国梅山文化艺术之乡"称号，提出了"梅山文化的核心是蚩尤文化"的观点。

寨，东望仙溪芙蓉山、南近鹅栗界、西与大熊山对峙、北极乌云界，俯瞰资江。浮青山又名熊耳山。《安化县志》（1543年）载："黄帝南巡，登熊耳即邑浮青山。"南京国子监学录方清有诗曰："鼎龙南战血成湫，驻节熊山击楚侯。祇恐天声惊欲碎，至今两耳半天浮。"

隋唐时期，随着中原文化的渗透，梅山文化与经学及佛道以碰撞为主。孙思邈深入江南，收集张仲景《伤寒论》传本，同时收集地方特色方药，与其兼收海外医方（《孙真人海上方》）的思想一脉相承。高祖李渊《先老后释诏》载："老教孔教，此土先宗，释教后兴，宜崇客礼。令老先，次孔，末后释。"三教并行，文士知医。王思璀在《唐代知识阶层笔下的医学叙事》中，对2337首与疾病相关的诗歌内容进行分析后发现，唐代医生的社会地位似乎仍然处于历史的低潮，佛教、道教思想对社会的影响广泛，对身体健康影响较大的病证依次是眼病、消渴、头风、疮疡、耳病、足疾、肺病、痹症与风病以及瘴、疟、痨等，唐代知识分子间流行避居静地、自修医药、参禅调气、撰遣病文等应对疾病的方法。如刘禹锡被贬至朗州（今常德），818年集有《传信方》；柳宗元被贬至邵州刺史和永州司马，久病成医，身验的《救死三方》治疗疮方、治霍乱盐汤方、治脚气方，寄给刘禹锡，纳入《传信方》。隋唐时期医学的发展重心开始向经方转移，士人搜集验方的风气更使得经方在医学知识中成为一门显学。

特别是五代十国时期，马殷与其五个儿子统一湖南建立南楚政权（907—951年）之后，据《十国春秋》记载，马殷大力发展南楚与中原和周边地区的商业贸易并免收赋税，湖南在短短三十年间崛起为南方一个富强之国。湖南、江南、岭南皆多瘴气，瘴气为害，湿热杂毒，古代曾盛行嚼食槟榔和饮酒防瘴，并以饮茶为时尚风俗。郴州及其附近州县有民谣："船到郴州止，马到郴州死，人到郴州打摆子。"《诸病源候论》重视瘴气病症防治，随着医学的进步，瘴气已经不再令人恐惧了。张谓撰《长沙土风碑铭（并序）》说："郡临江湖，大抵卑湿，修短疵疠，未违天常，而云家有重腿之人，乡无斑白之老，谈者之过也。地边岭瘴，大抵炎热，寒暑晦明，未愆时序，而云秋有爀曦之日，冬无凛列之气，传者之差也。巴蛇食象，空见于图书。鹏鸟似鸮，但闻于词赋。则知前古之善恶，凡今之毁誉焉，可为信哉？"南楚收服偏远之地五溪，对边远地区豪酋实施羁縻制度，五溪地区豪酋盟主彭士愁首创土司制度。土司连年征战，重视蛊毒、毒药、毒箭、金创之类，善用草药。同时，少数民族医学亦渐渐融入湖湘医学之中。

二、湖湘文化及湖湘学派

陶宗仪《说郛》云："湖南无荒田，粟米妙天下。"脱脱《宋史·食货志》："茶出潭、岳、辰、澧州。"江少虞《宋朝事实类苑》载有："长沙人常自吒吾州有三绝，天下不能及。猫儿头笋，一枝轻秤；敖黑潭取鱼，一网逾千斤；巨舰漕米，一载万石。"宋祁《渡湘江》诗曰："长沙千万户，游女似京都。"北宋时期，潭州不仅物产丰饶，经贸发达，还有发达的造纸业、制墨业、印刷业。但湖南士人社会处在以县域或州域为单元的分散发展过程之中，尚未形成湖南全域性的士人社会。据《宋史》记载，长沙、邵阳、沅陵、常德四州有大量"梅山蛮"聚居，他们长期深居山林，顽强凶猛，不服中原王朝统治。宋熙宁五年（1072 年）修筑湖南境内梅山道（今宝安益大道），商道与驿道合一，区域内部联系紧密。由赣入湘平蛮后军转民，成为入湘最早一批移民，世代定居湖南。1102 年北宋时，湖南人口数 247 万；1223 年南宋时，湖南人口数 379 万；1290 年元朝时，湖南人口数 572 万。人口繁衍，湖湘兴盛。

湖湘学派起于北宋湖南道州人周敦颐（1017—1073 年），著有《周元公集》《爱莲说》《太极图说》《通书》等，所提出的无极、太极、阴阳、五行、动静、主静、至诚、无欲、顺化等理学基本概念，为后世的理学家反复讨论和发挥，构成理学范畴体系中的重要内容。南宋时期，随着胡安国（1074—1138 年）、胡宏（1102—1161 年）、张栻（1133—1180 年）等一流名士移居湖南，以他们为中心逐渐形成了涵盖湖南大部的士人圈，胡安国、胡宏、张栻等人的理学思想也随着其众多湖湘弟子如胡寅（1098—1156 年）、胡宪（1068—1162 年）、谭知礼、韩璜、李椿、黎明、向沈、向涪、杨训、彪虎臣、乐洪、徐时动、向浯、彪居正等深入湖南社会，逐渐形成了湖湘学派，湖南士人也第一次有了共同的学术旨趣和价值取向。湘潭碧泉书院遂成为湖湘学派的发祥地，后湖湘学派又更大规模地盛行于岳麓书院和石鼓书院。张栻的跟随者胡大时、吴猎、彭龟年、游九言、游九功等，因缘际会，当时为盛。历经朱张会讲、朱子岳麓中兴，使得湖湘之学名扬于当时。湖湘学派构建了湖湘文化的精神柱石，铸就中华文化之一脉。

宋朝初期“兴文教，抑武事”（纪岩松《宋史笔谈》），专尚言辞，空谈心性，渐渐脱离现实。颜元《四书正误》说：“宋儒，峨冠博带，袖手空谈，习成妇人女子态。”两耳不闻窗外事，一心只读圣贤书。然而，湖湘学派最突出的思想特征是“经世致用”，倡导经世实学，重视事功。范仲淹《岳阳楼记》提出“先天下之忧而忧，后天下之乐而乐”；胡安国《春秋传》首开湖湘学派将义理之学与经世致用相结合的传统；胡宏所著《知言》主张“圣人之道，得其体，必得其用”，认为“道不能无物而自道，物不能无道而自物”，提倡体用合一、即物求道的经世之学，推崇“治事”能力和才干的培养，奠定了湖湘学派经世致用的理论基础；张栻《潭州重修岳麓书院记》提出办学的宗旨是“成就人才，以传道而济斯民”，将“明道”的价值理想与“求治”的政治追求结合起来，倡导致知力行、知行互发的“圣门实学”。湖湘学派注重引导人们走向实政、实用、实行的经邦济世之路，贵实践而耻空谈，主张通家国天下治安之计，通经学古而致诸用，以天下为己任，研究有用之学和社会实际问题，把研习经史和通晓时务结合起来。

宋代以前儒者注疏六经，遵崇一家一师之法，借经典阐发己意。儒之门户在宋代分化，理学、心学、数学、气学等学派争鸣。宋代以前人们以医为小道，宋代以后医儒关系密切，不为良相则为良医，将医道与孝道并提。理学思想以儒学为道统，其太极观、理气观、整体观、阴阳观、五行观对医学影响甚巨，几乎渗透到医学理论、临床诊疗和预防养生的每一个领域。《朱熹集》记载，张栻认同朱熹的“存养体察，固当并进，存养是本，工夫固不越于敬”的中和新悟，在湖湘学派亦厘清了胡宏《知言》“先察识后涵养”的工夫论观点。理学方法论对医者治学方法的影响有两方面：其一是不泥旧学，阐发新义；其二是格物致知，由虚转实。医家着力临床，创立新说，分立门户，学派纷呈，最终导致中医药体系的完善与变革。

宋代按等级任命医官，使儒医的地位得到确立，从而开辟了一条“医而优则仕”的道路。受宋代儒学“格物致知”学风的影响，不少宋儒也将研讨医学作为格物致知的对象。此外，儒医之说还适应了相当一部分落魄儒士的需要，既可满足他们的精神心理需求，又可用来谋求生计。因举业不成、国亡不仕或因忤罢官而改从医业并成为著名医家的不胜枚举。谢观在《中国医学源流论》中说：“中医学的学术发展表现出与儒学发展同步性。客观来看，就如同儒学的发展受四书五经的驱动，中医学的发展同样与中医经典的整理研究息息相关。”

宋代重视医学，认为医乃仁术，是一种实用技术。政府创办太医局、尚药局、和剂局，地方上也纷纷仿照太医局设立地方医学教学机构，翰林医官院（1078 年扩充为翰林医官局）向地方派驻医官。1103 年，国子监设立医学，吸收儒生学医。各道、州、府设立地方医学，吸收儒生学医。政府组织各种医学活动，如疫病应对、疾病治疗、医书编修、机构设置、人才选拔、控制和改造巫术等。重用道士医生和草泽医生。医教分离，分级管理。诏令全国进行药物普查，征集、校注、出版大量经典医籍，编纂颁行《嘉祐本草》《和剂局方》(扩充为《太平惠民和剂局方》)、《太平圣惠方》(精简本有《圣惠选方》《简要济众方》)、《圣济经》《圣济总录》等，铸造针灸铜人教具，统一针灸经络腧穴标准。医者、病者、医院、药商、药局等这些主体在宋代医药法律体系中遵循着各自的规范，有序运行。宋代对药材市场进行管控，从对药材市场“准入”关口严格把关，进而对药材税收进行调控，干预药材的对外贸易，依“伪造条例”打击假冒伪劣、以次充好药材的行为。在确立国家对药材市场的主导管理的同时，客观上的确对药品质量的整体提高起到了促进作用。李经纬《北宋皇帝与医学》一文认为：“纵观中国医学史，在历代皇帝中，重视发展医药卫生并主要发挥积极影响者，当以宋代为最，而宋代又以北宋诸帝最为突出。”宋太宗赵炅远在登基之前，在自己的封地里，便非常留心医术方药。经多年辛苦收集，竟“藏有名方千余首，皆有验”。当时潭州人释洪蕴，以医鸣人，赵炅闻讯，以皇太子身份，拜释洪蕴为师，请他为己讲解方药知识。地方官兼通医学者甚多，如刘昉历任荆湖转远副使、潭州知州兼荆湖南路经略安抚使等，心怀苍生，任潭州知州时开始，历时十余年，与王历及王湜共同编集《幼幼新书》三十八卷，“上取古圣贤方论，中取近世间人家传，下至医工技工之禁方，无不曲意寻访，兼收并录”，堪称中医历史上第一部育儿及儿科治疗的百科全书。刘昉让王历延请时任湘潭县尉的门生李庚，嘱托说：“《幼幼新书》未有序引，向来欲自为之，今不遑及矣，子其为我成之。”李庚应允为序。继任潭州知州楼璹，让李庚续写余下二卷，通审全书，还主持出版发行。王执中任澧州州学教授时，编著《针灸资生经》，罗列人体 365 个腧穴的位置、主治、刺灸法。其中，百劳、风市等 37 个腧穴为中医学史上首见。其同身寸取“男左女右手中指第二节内庭两横纹相去一寸”的方法，成为后世公认的标准。宋慈任直秘阁提点湖南刑狱并兼大使行府参议官，求实求真，“遂博采近世所传诸书，自《内恕录》以下凡数家，会而粹之，厘而正之，增以己见，总为一编”，编著《洗冤集录》“刊于湖南宪治”（图 1－10）。

宋代湖湘医学注重临床实用性。江西安福人（禹新初《湖南医籍考》认为是江西人，非湖南安福即今临澧县）刘元宾号通真子，仕履邵州及潭州，久居湖湘，沿途借佛寺、道观等房屋设立诊所，著有《洞天针灸注》《伤寒括要》《神巧万全方》《横天卦图》《注解叔和脉诀》等，对诊法、伤寒、针灸等科有较大贡献。流传下来的《神巧万全方》汇集了刘氏的经验，从八纲解析证候，以证统方，强调症状与证候的关系；《伤寒括要》勾勒了张仲景的精华，从六经研究证候，以方统证，采《伤寒论》31 首要方而编次。从其内容分析，刘元宾伤寒研究可与同朝朱肱、郭雍、庞安时、许叔微之著作相媲美。《神巧万全方》与许叔微《伤寒九十论》有许多内容相仿，可见刘元宾在当时的影响力。镏洪《河间伤寒心要》贯通寒温，拾刘完素余绪而有补充，切合湖湘地域特色。朱佐《类编朱氏集验方》收录了宋以前不传之秘的经验方 900 余首，并附录作者本人的临证医案及前人遗留下来的验案。如《神农本草经》中记录了服药时间：“病在四肢血脉者，宜空腹而在旦。”鸡鸣散由槟榔、陈皮、木瓜、吴茱萸、桔梗、生姜、紫苏叶组成，慢火煎，五更鸡鸣时冷服，用于治湿脚气，症见足胫肿重无力，行动不便，麻木冷痛，或挛急上冲，甚则胸闷泛恶。鸡鸣散即唐临治脚气攻心消肿气方（槟榔、生姜、橘皮、吴茱萸、紫苏叶、木瓜）加桔梗。唐显庆四年（659 年）长安人唐临任潮州刺史，著《脚气论》，原书久佚。考《肘后方》云：“脚气之病，先起岭南。”朱佐的经验之谈：“服此药至天明，大便当下一碗许黑粪水，即是元肾家感寒湿，毒气下来也；至早饭前后，痛住肿消；但只是放迟吃物，候药力过。此药不是宣药，并无所忌。”

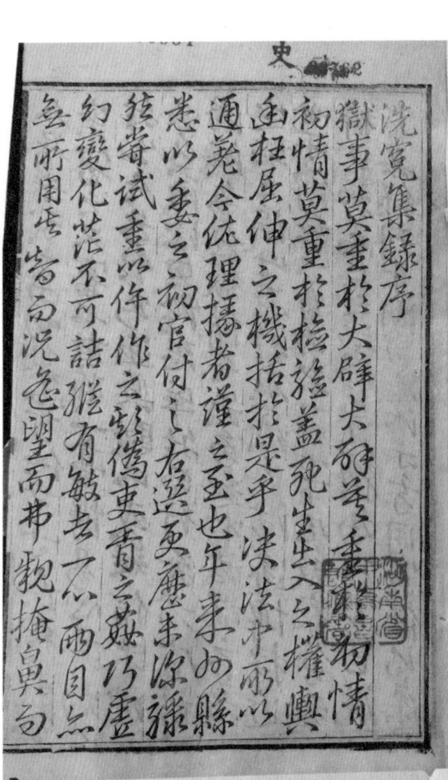

洗冤集録序
獄事莫重於大辟大辟莫重於初情初情莫重於檢驗蓋死生出入之權輿幽枉屈伸之機括於是乎決法中所以通著令佐理掾者謹之至也年來州縣悉以委之初官付之右選更歷未深遽於嘗試重以仵作之欺偽吏胥之姦巧虛幻變化茫不可詰縱有敏者一心兩目亦無所用其智而況遙望而弗親掩鼻而

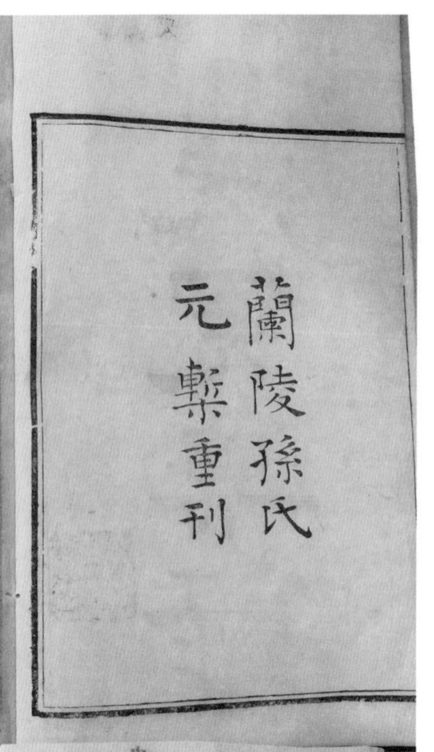

蘭陵孫氏
元槧重刊

不屑者哉慈四叨臬寄他無寸長獨於獄案審之又審不敢萌一毫慢易心若灼然知其為欺則亟與駁下或疑信未決必反覆深思惟恐率然而行死者虛被澇漉每念獄情之失多起於發端之差定驗之誤皆原於歷試之淺遂博採近世所傳諸書自內恕録以下凡數家會而粹之釐而正之增以己見總為一編名曰洗冤集録刊于湖南憲治示我同寅使得參驗互考如醫師討論古法脈絡表裏先已洞澈一旦按此以施鍼砭發無不中則其洗冤澤物當與起死回生同一功用矣淳祐丁未嘉平節前十日朝散大夫新除直秘閣湖南提刑充大使行府參議官宋慈惠父序

賢士大夫或有得於見聞及親所歷涉出於此集之外者切望片紙録賜以廣未備慈拜稟

洗冤集録序終

图1－10　《洗冤集录》——清嘉庆兰陵孙氏刻本，现存于湖南省图书馆

三、湖湘医学的整合与地方特色的形成

经过元末战乱，湖南于 1368 年纳入明朝版图。明朝时，1393—1578 年湖南人口一直不足 200 万人 。“湘江两岸，人烟几绝”，于是有“江西填湖广”（魏源《湖广水利论》），移民是湖南人口的主要来源，彻底改变了湖南人口结构。1786—1898 年清朝时，湖南人口达到了 1607 万～2117 万人。著名历史地理学家谭其骧在《湖南人由来考》指出：湖南人 90％来自东方 5 省，包括江苏、浙江、安徽、福建、江西；其中江西移民又占东方 5 省的 90％；而江西移民之中，90％来自江西的南昌、庐陵（现吉安）二府。湖湘医学也随着人口迁入输注了强劲的活力。“湖广熟，天下足。”（李釜源《地图综要》）在辣椒、烟草、槟榔传入之后，湖湘文化有了新的内涵和特色。明代继承元制，太医院设置了院使、院判、御医、吏目等职，负责宫廷医疗保健与国家医政的管理工作。1384 年，朱元璋下令各地府州县设医学、阴阳学，“府置医学正科一人、阴阳正术一人，秩从九品。州置医学典科一人，阴阳典术一人；县置医学训科一人，阴阳训术一人；皆杂职。”官方儒医比附儒学传统，编纂颁布《普济方》《古今医统大全》《御制医宗金鉴》等。明代将户口分为民、军、医、儒、灶、僧、道、匠等，规定各户必须子袭父业。一入医户，子孙就必须世代业医。明代医户，大多社会地位低下，衣食不得温饱，与乐工、厨师、班匠等同，常有逃户现象。

元末明初的战乱，湖南经济文化遭到毁灭性破坏。随着湖南经济迅速恢复发展，长沙不仅是南北交通枢纽，也成为东西交通要塞。以“文章领袖”李东阳（1447—1516 年）为代表人物，明代湖南人才群的出现，标志着元以后湖南思想文化的勃兴。王阳明（1472—1529 年）龙场悟道，悟出“格物致知，自求于心”的道理，有了“良知之学”后两次路过湖南。1508 年到长沙，经洞庭湖，溯沅江西上，经沅陵、辰溪等地，然后由沅江支流入贵州。1510 年由贵州至庐陵，经过溆浦、辰溪、沅陵、武陵，溯湘江南上。在长沙岳麓书院（与门人周金）、醴陵渌江书院、辰州虎溪龙兴讲寺（与门人冀元亨、蒋信、唐愈贤等）都有宣讲阳明心学，给湖南学术界注入了一支兴奋剂。认为“心”为本体，“气”是“心”的外化。心具万物，万物一体，知

行合一，心中有良知。阳明心学不仅是阐释道家内丹证成的端口，指向心体的生命自觉，而且对构建湖湘医派的医德、医学人文、医疗法律有重要作用。其湘籍和非湘籍弟子在湖南的学术活动，对湖湘学派影响甚巨。又如，王伦（1453—1510 年）历官礼部郎中、广东参政、湖广右布政使、副都御使、湖广巡抚，于 1496 年著《本草集要》545 种，1502 年撰《明医杂著》，在广东、湖南、湖北刊行。王伦在医理上主张，“宜专主《内经》，而博观乎四子”，认为张仲景、李东垣、刘河间、朱丹溪四子之书“各发明一义”，博观乎四子之学，“斯医道之大全矣”。王伦辑录《神农本草经》序例及金元医家论说，坚持药性与临证相结合，详述各种药物的具体用途及配伍等。李时珍（1518—1593 年）编写《本草纲目》，“采访四方”，足迹遍及湖广，强调“凡用药必择土地所宜者”，详细记述了湖南道地药材。如李时珍曰：“丹砂以辰、锦者为最，麻阳即古锦州地”；“下品生于衡、邵”；“柳州一种砂，全似辰砂，惟块圆如皂角子，不入药用”。缪希雍（1546—1627 年）曾游历湖南，结识名医，收集验方，著《先醒斋医学广笔记》与《本草经疏》等。1554—1622 年，“苗疆万里墙”南起与铜仁交界的亭子关，北到吉首的喜鹊营，全长 380 公里左右，成为汉地和苗疆的分割线。明代实行军籍制，卫所军士及子孙均入军户，世代为兵，不得更动，而且“军上起解者皆佥妻”，“如原籍未有妻室，听就彼完娶，有妻有籍者，着令原籍亲属送去完娶”，军人必须婚配，妻小跟随丈夫到戍守地点，不得随意迁徙或逃亡。30 万军队的大多数“家人随之屯堡”，一般沿线长期驻有 4000～7000 人的军队，一者传入了优秀的外来文化，二者保存了传统的土司文化和苗、瑶、土家族文化。因此，湘西区域的少数民族医学特色显著。

方以智（1611—1671 年）主张中西合璧，早年西洋传教士毕方济与汤若望交往甚密，著《物理小识》《医学会通》等，他是第一个将汤若望《主制群征》西医解剖学介绍给国人的人。明室南渡以后，时局变动，方以智隐姓埋名避难湖南 2 年（1647—1648 年），浪迹黔阳、沅陵、芷江、洪江、辰溪、耒阳、靖州、衡阳、武冈、城步、洞口、新宁等地，以“吴石公”假名行医、买药、授徒为生，强调医家“历症以征常变”。并在新宁著《旷达论》，调和儒道而合一；在武冈时，与王船山有交往，学术思想深入交流；在洞口著《屈子论》，以吊屈原；在芷江天雷苗地授徒论学，传播佛学、易学及自然科学。清代州县延续明制，典科、训科亦“未入流”。清代将八旗以外的民户按照职业或民族分类，医属于匠户。文人习医的现象更加普遍，民间医学教育有家传、师承、自学与私塾等模式，亦医亦儒的“儒医”成为民间医疗体系中的主要成分。曾勇《湘医源流论》考证：清代医家衡山熊应相（1702—1785 年，字廷良），堪称湖湘医经学派，相传其家 50 余代行医，其能记忆者：大高祖绍森，高祖继周，曾祖君寄，祖考微北，父文佐，大兄时安，四弟廷武。后家道中落，熊应相乃日事耕种，夜读祖传医书，勤奋不倦，终成一代名医，著有《金针三度》《四言脉纲》《三针并度》《医案》等。金针一度说脉，悉以平脉、病脉、死脉为之金针；金针二度说病，伤寒为百病之源，痨瘵为众损之宗，其余各病皆出伤寒、痨瘵之末；脉、因、证、治清晰；金针三度论方，法度有方有圆，施之以法度，济之以权宜，心法灵通活泼，久渐造入化境，暴病善用猛剂剿捕，务使邪退而正自安和。

唐宋变革以后湖湘文化经历了 3 次辉煌，即周敦颐时期、王船山（1619—1692 年）时期和曾国藩（1811—1872 年）时期。清中叶以后，湖湘文化发展到高峰，走向近代化。王船山强调“诚”，指真实的存在，包括当下经验中的“可见”（显）者以及那种超越了其当时经验畛域的“不可见”（隐）者，并维护可见与不可见之间的动态统一性。真实的存在是天道意义上的存在和人道意义上的存在之统一。走向真实存在，需要一种在不透明处境下的“技艺”，这就是“知几”“知时”的实践性智慧。曾国藩学宗孔孟而广收并蓄百家之优，近采周敦颐、易祓（1156—1240 年）、方以智、王船山、李文炤（1627—1735 年）、魏源（1794—1857 年）等，以经世致用为目的，修身齐家治国，立功、立德、立言，开拓中国近代现代化建设。曾国藩非常重视“心”的价值，以居敬、主静、慎独、思诚四项功夫全面提升修心境界；曾国藩训“格”为“相交”，“格物”为己心与事物相联系、相接触，以心物代身物，因格物正本心。

明清时期，是湖湘医派的中医经典学术体系全面完成、终结并有新意的重要时期。有以下几个标志性成果：

其一，在《明实录》和《明史》以及地方志等历史文献中，凡涉及地方、卫所医官及惠民药局时，都用“医学”一词代之。可见，“医学”已成为一个固定的历史名词。明代以医名者，见载于《古今图书集成医部全录》医术名流列传中的即有：江西丰城人、后家于邵阳的喻化鹏，人争迎治，或予之金，则市药以施贫家，或购秘论奇方以长其术，撰《医经翼》《医余诗草》等；石门人吴中允，精医术，凡贫富咸亲视诊，不索其酬，为乡党所推重；石门人祝文琳，精岐黄术，临证善诊幽察微，著有《黑将军传》《芋艿先生记》；炎陵人唐祖宦，幼攻岐黄，业精于长，延者日踵于门，于财利则弗计，尤悯恤贫病，辄自袖方药周旋之，品行端正，一时罕有出其右者；桃源人田养德，精于医，起死回生，大江南北全活者几万计；松阳道人云游至桂阳，行汤药、灌肠、按摩、气功诸法，善起疑难病症，授徒数人，皆为名医；江西金溪人、流寓武冈的江道源，能诗能医，著《尊生世业》。见载于省、府、县志书者亦复不少。如郴州人王相，喜施舍，生平业医，采药济人，活人甚众；浏阳人郑元龙以补虚为指归，医名著于湘，善起沉疴，决吉凶，名震湘南；邵阳人李春台，世业医，与人药不计其值，犹怜悯贫困患者，技精，就诊者众，卒后家无余资；常宁人阎文佗有神医之名，擅长针刺，精于妇科、杂病科；黔阳人丁应元以针灸术为世人所推重；沅陵人易山以外科见长；芷江人毛世鸿，擅长脉诊，医传子国旦、曾孙永篪、元孙会之等，亦儒亦医，名重一时，著《王叔和脉诀注》《李濒湖脉诀注》；长沙人张溛精医，撰医书四十卷；靖州人叶庭芝少业儒，后从医，著有《药性旨要》《神针简要赋》《脉学金丝灯》；新化人刘充沛、张圣陛精医术；桃源人冯躬甫精儿科，著《幼科大成》；邵阳人车大敬精医学、易理、星卜之学，授徒四十余年；沈鹤均为一代名医；桃源人白士伟治痈疽有奇效而名，著《痈疽摘要》。邵阳人徐明善则以妇科见长，著《济生产宝》。本草方面，明有邵阳人滕弘所辑《神农本草会通》十卷，是《神农本草经》较早的辑本；道州人许希周，对千余种药品之药性以骈语撰编成《药性粗评》，内容简明切用，为历代医家所称道。

其二，时至清代，湖湘医派得到了较快发展，涌现出了一批知名医家，也有一批有影响的专著问世，特别是在诊法、方剂、喉科、痘疹方面成就较大。于临证医名卓著者，仅见于《中医大辞典》《中医人名辞典》《湖南通志》及各州、府、县志等所载，据统计有450余家，且各科均名医辈出，形成湖湘地区名医群。诊法方面当首推邵阳人周学霆《三指禅》，倡言以缓脉为平脉，且以此定有病之脉，论病脉则以浮沉迟数为四大纲，再将余二十二脉成对辨析，使脉学纲目了然，既脉理清晰，又便于习学记忆。方剂方面，长沙人鲍相璈《验方新编》最为医界推重。鲍氏感于医有难逢，药或昂贵，贫者、偏远多有束手之时，遂搜采内科杂病、妇科、小儿科、外科急救及时症等方面的简、便、验、廉之方3240余首汇集而成。之后，各时期多有翻刻、增补者，如《增订验方新编》《重订验方新编》《增广验方新编》《正续验方新编》《选录验方新编》等，开集录单方验方学术之先河。另一较具影响的是新化人罗世瑶《行军方便便方》，分备豫、疗伤、解救三卷，方方皆简便易行，有利于军伍途中，亦便村乡民家。堪称巨著者则有长沙僧人通文所著《易简方》三十余卷；会同人杨盛芝《简易良方》三十卷；衡山人桂士元《医方》数十卷；永定人胡光桃《医方济世》十八卷等。本草学方面较有影响者，当数长沙人陈明曦《本草韵语》、长沙人黄彝鬯《药性粗评全注》、湘潭人王闿运辑《神农本草经》等。在时疫温病方面，长沙人杨尧章著《温疫论辨义》，对吴又可《温疫论》进行条分缕析，陈一己之见，有功于温病学说；湘乡朱兰台著《疫证治例》五卷，对疫病的传变、鉴别、治疗有精辟见解，用方以自立“芦根汤”为主。他如邵阳人刘纪廉《治疫全书》十卷、常宁人李泽《时气集要》六卷等书，惜未见行世。在免疫接种法应用之先，儿科麻、痘二证最为险恶，湖湘诸医尤重视二证，且在学术上有诸多建树，仅二证专著，有据可查者就有25种之多，尚未计见于其他综合医书内者，如长沙人陈宏晓《痘疹济世真诠》、衡山人文起《痘科辑要》五卷、耒阳人周冠《痘疹精详》十卷等。于五官科诸病中，湖湘医家尤精于白喉证治，如浏阳人张绍修《时疫白喉捷要》《时疫白喉证治》为较早以白喉病证为名的专著；湘潭人王裕庆《白喉辨证》，对白喉一证条分缕析，用药精详得宜；湘乡人易方《喉科种福》将白喉分为数十证型，详列治法；衡山人李纪方《白喉全生集》论白喉二十篇，以寒热为纲，分轻重虚实，用方精当明晰；安化人黄惺溪《集喉证诸方》亦多集治白喉方。在学术界影响较大者，尚有衡阳人熊应相，家业岐黄五十余世，精医理，尤精脉学，著有《金针三度》《三针并度》六卷；湘乡人罗国纲虽居官场，仍浸淫医学五十余载，著《罗氏会约医镜》二十卷；醴陵人黄朝坊精医，有“神医”之名，著《金匮启钥》三十五卷；攸县人蔡贻绩由儒而精医，阅五十余年，课徒无数，著有《医学四要》十八卷；长沙人郑玉坛医术精湛，学术上对《伤寒论》《金匮要略》及临床内妇儿外科均有重大贡献，著有《彤园医书》计二十七卷；新化人邹汉璜撰有《邹氏纯懿庐集》丛书，共计八种；宜章人吴德汉撰《医理辑要》十三卷，湘乡人人陈鄂著《一见知医》六卷，等等。

其三，在内陆湖南，虽有“华夷之辨”，仍开“铁门之城”，西方文明逐渐移植过来。1685 年法国人穆迪我来湘潭传教，新任知县姜修仁受洗入教，在湘潭建立省内第一家西方传教士的教堂。此后，西班牙、葡萄牙等国传教士接踵而来，在湘潭、长沙、永州、衡阳等地活动。1835 年 11 月由美国人伯驾创办的广州眼科医局，“中国历史以来第一次出现了完备的近现代医院架构，候诊室、诊室、配药室、留医室一应俱全，是中国近代第一间西式医院”。此后，西式医院从广州向岭南以外地区辐射，包括长沙在内。1856 年，罗马教廷将湖南划为拉萨利派传教范围，以衡州为中心，设立单独的湖南主教区，与北京、南京、澳门教区并立。据郭嵩焘日记载，1879 年就有长沙中医夏洛林向他索要西医书，他将《内科新说》《西药略释》等四本医书送给夏氏。1860 年之后，方济各派自广东越五岭入湘南、衡阳、湘潭、邵阳等地，大建教堂，“红墙栋宇，楼阁高耸”。1897 年 10 月，谭嗣同、皮锡瑞、唐才常、熊希龄、梁启超等在长沙创办时务学堂，教学内容包括经、史、诸子和西方的政治法律与自然科学，戊戌政变后改为求是书院。1898 年，美国传教士曼赫特·罗感恩受马里兰州坎伯兰长老会派遣，创办常德广济诊所（后扩充为广济医院、广德医院），系湖南省首家西医医院。1906 年，受雅礼协会派遣，美国医学博士爱德华·胡美在长沙建立了雅礼医院，1911 年开办雅礼护病学校，1914 年创立了湘雅医学专门学校，开创了我国中外合办高等医学教育的先河。

第二节 湖湘医学的渊源与湖湘医派的孕育

一、湖湘医学形成的原因与根基：相对稳定的区域环境与开放发展的思想体系

马克思、恩格斯在《德意志意识形态》中指出："人类社会历史，始终是不得不和产业史与交通史关联着，而被研究、被整理。"交通是人类生活基本要素，道路改变湖湘。司马迁《史记·夏本纪说》，大禹治水，"陆行乘车，水行乘船"。湖南省三面山地环绕，东有幕阜山、连云山、九岭山、武功山、万洋山、诸广山等，西为武陵山、雪峰山盘踞，南有南岭山脉，北为洞庭湖及湘、资、沅、澧四水尾闾的河湖冲积平原。山脉纵横，河网密布。水系主要为湘江、资江、沅江、澧水四水及其支流，顺着地势由南向北汇入洞庭湖流进长江，形成一个比较完整的洞庭湖水系。湘江是湖南最大的河流，也是长江七大支流之一，秦代灵渠沟通湘江和漓江。洞庭湖是湖南省最大的

湖泊，跨湘、鄂两省，经过长江沟通隋代京杭大运河，之后与黄河、钱塘江、淮河、海河连成一体，辐射全国。陆路交通方面，西周有道路由殷墟或成周南抵岳阳、湘西；楚国修建了途经南阳的中原大道；秦代有驰道经过衡阳北通咸阳东至崂山；东汉开通了零陵桂阳峤道；隋唐时期西京古道联通广州、西安，经过湖南宜章、临武、桂阳、耒阳；宋代修筑梅山道（即宝安益大道）；元代开通湖南怀化至黔东平溪卫路线，明代修复道路设置驿站；清代湖南建省，各县之间有驿道相联，溪岗山箐之间也有道路交通。湖南内陆，山道弯弯，水路迢迢，群苗杂处，相对稳定。

三湘四水，这块土地上孕育灿烂的湖湘文化。《史记·货殖列传》称江南“饭稻羹鱼，或火耕而水耨，果隋蠃蛤，不待贾而足，地势饶食，无饥馑之患”。明朝李釜源《地图综要》中提道：“楚故泽国，耕稔甚饶。一岁再获柴桑，吴越多仰给焉。谚曰‘湖广熟，天下足’。”湖南的物质生活丰富，湖南人们在勤奋耕作的同时，创造了屈原楚辞、周敦颐太极图说、胡宏卒开湖湘之学统、王船山为往圣继绝学、魏源师夷长技以制夷、曾国藩三立完人等。湖湘文化因固守理学本性，用理学经世、治军、济民、体道、养生。湖湘文化开放发展，淳朴重义、勇敢尚武、经世致用、自强不息。马王堆医书《五十二病方》医巫不分以治病。春秋战国至两汉时期仍然“学在官府”，张仲景为太守而兼医学，但医者也可以自由流放，家传或授徒。其后，医官世袭，医者可以官学、家学、授受、自学。湖南以小农经济占主体，人们的社会活动范围相对有限，地缘关系比较重要，医者大多行医乡里，少数有条件的医者才能流寓外地。唐代长沙人卢佩芝，“以医下游之”，徙居永绥。宋代潭州人洪蕴，以医术名，“后游京师”，“真宗在蜀邸，洪蕴以方药谒见”。宋代江永人管子和，以医名世，独行于乡里，子孙嗣其业。元代平江人黎茂材，工医术，四十年如一日，明初“湖广填四川”，黎茂材举家迁四川忠县。唐宗海先祖清初从武冈迁四川广汉，再迁彭县三邑。

湖湘文化的开放性，在湖湘医学中同样体现出来。其一，随着移民、戍边、商贾、游历、宦寓等外来人口进入湖湘，外来文化包括医学直接传入进来。特别是与历朝皇城的联系紧密，宣扬王化，正始之道。中原地区是中华中医文化的主要发祥地，周代以来中原医学一直是湖湘医学的主干成分。其二，随着佛教（268 年）、道教（318 年）、伊斯兰教（1404 年）、天主教（1636 年）、基督教（1863 年）传入湖南后的发展壮大，宗教文化增添了湖湘文化内涵，在湖湘医学中同样吸纳了宗教医学内容。其三，讲、注、编、刻、售，学术学问与书籍载体结合成为一体。书院、书坊、书肆、书商等促进了湖湘文化传播。特别是北宋以后，湖南商业空前活跃，市民阶层迅速兴起，书坊书架上多为市民喜闻乐见的实用医书、生活用书、世情小说、八卦小报、科考指南等。其四，湖湘医学一方面讲求整体、注重传承；另一方面又具有全方位的开放性。湖南省位于我国东南腹地，气候潮湿，雨水丰沛，尤多雾露，最易产生外湿；再有湖南人多嗜食辛辣，温热郁积体内，兼加外湿，造成温病多发。湖湘温病学派作为温病学派的组成部分，对温病学术发展做出了贡献。杨尧章著《温疫论辨义》，主辨温疫之论，创胃气论，立益胃三方，提出治温疫要处处顾护胃气，以求固本。朱兰台著《疫证治例》，创芦根方，治疫力主透发，反对肆用寒凉。王德宣著《温病正宗》，归纳总结治疗温病三十一法，丰富了温病治法。刘仲迈著《温病诠真》，认为伏气温病的治疗原则仍从四时之时而出，如春温宜小柴胡加黄连、丹皮主之。何舒著《时病精要便读》，重视斑疹、白痦验齿诊法，重视卫气营血辨证，如邪在营分，宜清营热而养阴液，用犀角、元参、羚羊角等药。罗国纲著《罗氏会约医镜》，提出瘟疫汗宜缓，下宜急，如下法用承气汤类或达原饮加大黄。蔡贻绩著《伤寒温疫抉要》，治温疫用升降散或增损双解散；治羊毛疔瘟用针挑手足背心，出羊毛而愈；治烂喉痧以解表透散为宜。孙泽霖著《医门摘要》，治冬温宜用栀子金花汤加人中黄、黄连等；治春温宜用柴葛解肌汤；治风温宜用葳蕤汤；治湿温宜用苍术白虎汤；治温疫宜用解秽神术散。张绍修著《白喉捷要合编》，提出白喉证治有十难，其治白喉，一般病情用方如除瘟化毒散、神功辟邪散、神仙活命汤，重症病情用方如龙虎二仙汤，并反对“咽喉病忌用寒凉”之说。王裕庆著《疟利成法》，论治疟疾、痢疾，着意于分步、分阶段论治，用药宜循序渐进，创制治疟三方、治痢三方。刘裁吾著《治疟机要》，论治疟病，首重营卫，并认为疟发之关卫，治疟必攻营舍。安濂著《泄痢全生》，提出泄痢真诀及治痢四大忌，并指出治时疫痢宜用三黄汤加桔梗，治实热痢重症宜用治痢散、蜜萝饮、痢疾三方等。罗振湘著《治痢南针》，论痢疾之病因，既有中医传统的病因湿热说，又吸取了西医的细菌说，其指出治湿热痢宜银花荆芥炭汤，治热痢宜归芍连枳香菔汤，并提出用六和汤加减治霍乱，且重视痢疾与霍乱的预防。由此可知，湖湘医学在基础理论及临床应用方面的发展情况。

二、湖湘医学渊源于周秦两汉时期：医学伴随楚文化与中原文化的双向扩散与融合

春秋战国之际，楚国以江汉平原为中心，社会生产蓬勃发展，政治局势迅速改观。到战国早中期，楚国在北面与中原诸国争雄，时有进退；西北、西南分别防御秦与巴蜀且主要是来自秦的威胁，以秦岭、巫山山脉相阻隔，并分别设立了汉中、黔中、巫郡等；东面是楚国发展相对比较顺利的方向，其军队多次出入齐鲁国境，并直至海滨，但战争频繁，建设难以持久；南面主要是蛮夷之帮，楚人沿洞庭湖两侧南进，直到五岭，这一区域基本没有大的战争，政局稳定，楚文明也得以持续发展。刘师培在《南北文学不同论》中说："大抵北方之地，土厚水深，民生其间，多尚实际。南方之地，水势浩洋，民生其际，多尚虚无。民崇实际，故所著之文，不外记事、析理二端。民尚虚无，故所作之文，或为言志、抒情之体。"南朝齐明僧绍《正二教论》说："老子之教，盖修身治国，绝弃贵尚，事止其分，虚无为本，柔弱为用。"楚人偏居南国，非夷非夏，亦夷亦夏。楚国推行"抚有蛮夷，以属诸夏"（《左传》）政策，协和夷夏，多民族共存。楚文化注重精神境界，乃地理及地域风尚起决定作用。考察楚地域文化特征，可以更好地理解湖湘文化。其一，尊凤尚赤，崇火拜日，尚东尊左。因此，产生了与稻作文化相关的图腾崇拜产物，帝君太一，炎帝神农，火神祝融，神鸟凤凰。《逸周书》称："天道尚左，日月西移。"楚人尚左，认为左阳右阴，左东右西，左吉右凶，男尊女卑。其二，民崇实际，"筚路蓝缕，以启山林"（《左传》）。崇实际者，即按照客观存在的事物与情况办事。楚人不安于现状，辛勤开拓，自强不息，开创了丰厚优雅的人文历史。其三，爱国，忠君，念祖，尊长。《汉书》说道家"历记成败存亡祸福古今之道"。郭店楚简《性自命出》云："道四术，惟人道为可道也"。楚简《成之闻之》云"天降大常，以理人伦，制为君臣

之义，作为父子之亲，分为夫妇之辨”。清华大学楚简《皇门》中将人道称为“嘉德之说”，保抱夏商周三代史官学术，构建了完整的古代伦理观念。其四，保持梼杌崇拜。传说梼杌心性顽固，能逆知未来，搅乱荒中，桀骜难驯。《左传》说：“颛顼有不才子，不可教训，不知诂言，告之则顽，舍之则嚣，傲狠明德，以乱天常，天下之民，谓之梼杌。”其五，屈诗庄文，幻想玄思，神游天地，上下求索；巧于比类，汪洋恣肆，主于意象；浪漫奇幻，绚丽多姿，大开大合，天马行空。王国维谓“南人想象力之伟大丰富，远胜于北人远甚，彼等巧于比类，而善于滑稽”。其六，楚人喜巫近鬼，尤重淫祀，“独与天地精神往来”（《庄子》）。《荆楚岁时记》载：“楚俗尚鬼，而傩尤甚。”傩道一家，三苗遗民利用巫傩惊驱疫厉之鬼。

中国古代历史上政治、经济、文化活动的核心地区在中原，中原地区是华夏文明的传承创新区域，是中医药文化的主要发祥地。中原文化由表层物质文化、中层制度文化和深层精神文化组成，特别是精神文化特征鲜明。《春秋公羊传》说：“内其国而外诸夏，内诸夏而外夷狄。”偃师二里头文化堪称“最早的中国”，已经播散到长江中上游甚至岭南一带。楚是夏人的后裔，季连举族南徙。宁乡炭河里考古，发掘出商周遗存的青铜器群。在总结三代文明的基础上形成诸子百家，奠定中原文化的地位，楚国有鬻熊的《鬻子》、屈原的《楚辞》、賨人隐士的《鹖冠子》、庄周的《庄子》。商鞅依据《法经》“乃西入秦”变法施治，秦始皇终灭六国而实现江山一统。龙山里耶考古，发掘出从秦王政二十五年至秦二世元年洞庭郡迁陵县档案的秦简。为避秦焚书，由咸阳起运“壁”藏之书，通抵二酉洞，之后伏生（前 260—前 161 年）献书汉高祖。汉代独尊儒术，吸收法家和阴阳家，以三纲六纪为规范；汉立五经，武帝以《春秋公羊传》首经为孔子正名分。长沙马王堆考古，发现了公元前 168 年下葬的汉代长沙国丞相利苍及其家属的墓葬，出土丝织品、帛书、帛画、中草药等重要文物 3000 余件。其中，里耶医简与《五十二病方》不但关系密切、部分内容相似，而且在文字使用方面，里耶医简比《五十二病方》更加古朴。帛书《五十二病方》早于《黄帝内经》，从《五十二病方》治疽方与《灵枢》药熨方、豕膏方与《灵枢》豕膏方等内容的渊源关系可以看出，《五十二病方》是我国方剂学发展史的源头；《五十二病方》使用的254种药物，部分药物未见于《神农本草经》记载。

战国中晚期，长江中游是楚文化的天下。湖湘是楚文化的重要腹地。从时空上说，湖南区域范围内的地域文化（即湖湘文化）曾经受到楚文化的影响，但实际上，湖湘文化和楚文化是完全不同的两种文化。湖湘医学成型之前，经历了楚医学阶段，包括苗蛮医学与南楚医学。据李今庸《楚医学对祖国医学的伟大贡献》的研究，对楚医学与中原医学交流、融合概述如下。其一，楚国是最早冶炼和使用铁器的地区，创制了坚固而又锋利的九针——九种不同形制的小针，铁制小针疗法即九针疗法，以适用各种疾病的治疗，大大优于砭石的治病疗效，从而在楚国淘汰了砭石疗法，普及了针刺治病，并将这种针刺疗法推广到中原。《素问·异法方宜论》所谓“故九针者，亦从南方来”，正是此意。由于针刺疗法临床实践经验的积累，使人们不仅认识了针刺治病的手法、反应和效果，而且还逐渐认识到人体由“点”到“线”即由俞穴到经络以至气血循行流注的规律，产生了经络营卫学说，这就表明了楚国创制的九针疗法，为经络营卫学说的产生提供了基础。长沙马王堆汉墓出土的《足臂十一脉灸经》《阴阳十一脉灸经》，显示了经络学说形成与楚国的渊源关系。其二，汤液和醪醴，都是以五谷作为原料，经过加工制作而成。古代用五谷熬煮成的清液，作为五脏的滋养剂，即为汤液；用五谷熬煮，再经发酵酿造，作为五脏病的治疗剂，即为醪醴。南方宜稻，为醪醴者“必以稻米，炊之稻薪”。《素问》中《汤液醪醴论》和《玉版论要》所载有关“汤液”“醪醴”之文，当为楚医学内容，而《腹中论》所论鼓胀病证及其治以鸡矢醴方，亦当为楚医学的医疗经验。古代的这种汤液醪醴，对后世方剂学的发展，有很深的影响。其三，《黄帝内经》中就包含有很多具有楚地方言的医学内容。例如，①《灵枢·九针十二原》说：“若行若按，如蚊虻止……毫针者，尖如蚊虻喙。”《灵枢·九针论》说：“故为之治针，令尖如蚊虻喙。”蚊，楚语。《说文》说：“蜹，秦晋谓之蜹，楚谓之蚊。”②《素问·五藏生成篇》说：“黑如乌羽者生。”《素问·平人气象论》说：“殆脾脉来，锐坚如乌之喙。”乌，楚语。《说文》说：“雅，楚乌也……秦谓之雅。”③《素问·脉要精微论》说：“白欲如鹅羽，不欲如盐。”鹅，楚语。《方言》说：“雁，自关而东谓之鴚鹅，南楚之外谓之鹅。”④《素问·平人气象论》

说："安卧脉盛，谓之脱血……溺黄赤、安卧者，黄疸。"《灵枢·海论》说："髓海不足……懈怠安卧。"《灵枢·论疾诊尺》说："……黄疸也，安卧，小便黄赤。"安卧，为"安䝉"。䝉，楚语。《说文》说："䝉，楚谓小儿懒䝉，从卧食。"此处"儿"字为衍文。然《玉篇·卧部》说："䝉，女厄切，楚人谓小懒曰䝉。"⑤《灵枢·肠胃》说："回肠当脐，右环回周叶积而下，回运环反十六曲……广肠傅脊，以受回肠，左环叶脊（积）上下……"叶，楚语。《方言》说："扑、翕、叶，聚也。楚谓之扑，或谓之翕。叶，楚通语也。"⑥《素问·通评虚实论》说："跖跛，寒风湿之病也。"此文"跖""跛"，叠词同义，今谓之"相同连合词"。跖，楚语。《说文·足部》说："跖，楚人谓跳跃曰跖。"《方言》说："巩、瓯、瘘，跳也，楚曰卢……楚曰跖。"⑦《灵枢·口问》说："人之唏者……阴气盛而阳气绝，故为唏……唏者，阴与阳绝。"唏，楚语。《方言》说："唏，痛也……哀而不泣曰唏，于方则楚言哀曰唏。"⑧《灵枢·本神》说："实则喘喝，胸盈仰息。"盈，是"凭"字之改。《素问·调经论》王冰引此文作"凭"。凭，楚语。《楚辞·离骚》说："凭不厌乎求索。"王逸注："凭，满也。楚人名满曰凭。"⑨《灵枢·经脉》说："故旦占夕死，夕占旦死。"《灵枢·玉版》说："窥门而刺之者，死于家中。"占、窥，楚语。《方言》说："窥，占，伺，视也。凡相窃视南楚谓之窥……或谓之占……"这些楚地方言论述的医学内容，自当是属于楚医学的组成部分。其四，李耳《道德经》说："盖闻善摄生者，陆行不遇兕虎，入军不被甲兵。兕无所投其角，虎无所措其爪，兵无所容其刃。""蜂虿虺蛇不螫，猛兽不据，攫鸟不搏"，一切邪气都是无法伤害的。他吸收了中原的养生思想，提倡自然无为，恬淡寡欲，并在此基础上进行自我强身的"行气导引"活动，吐故纳新，运动肢体，以期达到"深根固柢，长生久视"的目的。《道德经》说"人法地，地法天，天法道，道法自然"，"道常无为，而无不为"，"为无为，则无不治"，"恬淡为上"，"见素抱朴，少私寡欲"，"虚其心，实其腹，弱其志，强其骨"，"甘其食，美其服，安其居，乐其俗"，"知足不辱，知止不殆，可以长久"，"谷神不死，是为玄牝。玄牝之门，是谓天地根。绵绵若存，用之不勤"，等等。老子的这一养生思想和方法建立了楚医学的强身保健学说。长沙马王堆汉墓出土的《十问》《天下至道谈》《合阴阳》《养生方》《却谷食气》和《导引图》，充实了楚医学的养生内容。其五，楚人在长期的生产生活实践中，发现了不少南方物产药材，如犀角、丹砂、橘柚、鸡头、紫菀、猪苓、桂、兰、术、姜、干姜、黄芩、薇衔、麻黄、射干、鸢尾、杜仲、牡丹、檗木、败酱、山茱萸、干漆、梅实、防己、蜚虻、紫草、栀子、百合、蜀漆、恒山、雷丸、巴戟天、水银、石硫黄、假苏、乌头、石斛、决明子、茅根、苍耳子、五加皮、虎掌、矾石、蜣螂、蛇蜕、白蔹，等等，为楚医学治疗疾病的一个重要手段，促成着楚医学的向前发展。马王堆汉墓中发现中草药实物有茅香、佩兰、辛夷、高良姜、桂皮、花椒、藁本、杜衡、姜、朱砂等10余种，是现存较早的中草药实物。

三、湖湘医学全面发展于魏晋南北朝至隋唐五代时期：以中原医学为主体的宏博成熟

魏晋南北朝“不尊儒术”（《晋书》），以追求精神自由为时代风尚。古代南岭地区经济中心郴州桂阳开发矿产资源，主要是铁、铜、锡、铅、银等，春秋战国时期以铜矿开采为主，汉晋时期主要是开发铁和银。湖湘医学丹道养生盛行，《五十二病方》有用丹砂合鳣鱼血治疗皮肤病“白疟”的记载。葛洪的祖父葛玄曾在平江幕阜山炼丹，年十三时其父葛悌迁邵陵太守卒于官，葛洪十六岁开始在江南从郑隐学炼丹秘术，至八十一岁去世前基本上往来游历于江苏、河南、江西、湖南、广东等地之间。葛洪的《抱朴子》写作于广东罗浮山，文章有益于世，在《抱朴子》内篇中的《金丹》和《黄白》篇中，系统地总结了晋以前的炼丹成就，具体地介绍了一些炼丹方法，记载了大量的古代丹经和丹法，勾画了中国古代炼丹的梗概。《抱朴子》内篇即将丹砂列为二十八种上品药中的首位，认为欲长生不老就需服用以丹砂为主炼制的神丹大药。葛洪发现了某些化学知识，如“丹砂烧之成水银，积变又还成丹砂”。红色硫化汞（丹砂）氧化生成汞，汞和硫在一起研磨生成黑色硫化汞。特别是源于行气、导引、胎息等形成的内丹术，重视人体内之精、气、神三宝，与命门理论、医学养生、内丹医学关系甚巨。葛洪修道兼习医术，医道一体。又撰有《肘后备急方》（原名《肘后救卒方》）和《玉函方》等。“余所撰百卷，名曰《玉函方》，皆分别病名，以类相续，不相杂错，其《救

卒》三卷，皆单行径易，约而易验，篱陌之间，顾眄皆药，众急之病，无不毕备，家有此方，可不用医。”其养生思想和医学成就，可以窥见当时湖湘医学水平处于全国领先地位。葛洪促成了原始道教的分化，形成丹鼎派和符箓派。《抱朴子》中的《遐览》篇所录出自其师郑隐所藏《灵宝经》，又吸收了魏伯阳《周易参同契》，讲究斋醮、炼丹和内丹，葛洪扬弃符箓成为丹鼎派开山，在道教称为灵宝派。其后，陶弘景继承了葛洪内丹说，倡导佛道双修，道教称为上清派。

隋唐五代时期文化繁荣，是宏博、雍容、成熟、绚丽多彩而又比较开放、自然的时代。唐代官办医疗体系一直延伸到乡里，专科分化。隋唐五代时期佛道盛行，儒学家更是提出了“三教合归儒”的主张，又称“三教合一”。武则天组织张昌宗、李峤、徐彦伯、张说等编写大型类书《三教珠英》一千三百卷并颁行天下。裴休（791～864 年）集黄檗禅师（？～855 年）开示、法语、偈颂为《黄檗传心法要》《宛陵录》。之后，裴休任荆南节度使，沩仰宗祖庭密印寺是裴休上奏朝廷为灵佑禅师所建，影响遍及湖南。唐代有专门从事外丹黄白术的金丹派道士和以各类气法修炼兼服食药物养生的炼养派道士，这两类道士就是继承方仙道传统的神仙道教流派。民间游医及道教徒、佛教徒、景教徒等寺庙僧人等是百姓看病的主要医师。孙思邈既信奉佛道，也是民间游医。《千金要方》融合儒、道、释为大医之道，佛教方面如引述“水地火风，和合成人。四气合德，四神安和。一气不调，百一病生。四神动作，四百四病，同时俱发”四大说，以及介绍《天竺国按摩》方法，等等。唐太医署有医学四科（医科、针灸科、推拿科、咒禁科），另外，有部分医学著作和名医对祝由等神秘治病方法持肯定意见。《浏阳县志》载浏阳游医杨耀廷，生活在唐玄宗天宝年间，因孝心感动乡里，后人修庙祀奉，并以其悬壶济世经验及医书记载制成药签。参考宋代荆南府通判王质《雪山集》赠僧师能：“稽首十方大医王，乞我太素灵枢方。”自注曰：“虽杂学禅门所诃，然挟医养道，犹有愈于其他也。”尽管求签吃药是盲目的，仍然成为古代城乡人们的治病选择。此不赘述。

隋唐五代时期的医学呈现收集、编撰、整理趋势，使用药物经验交流广泛，外来药物大量传入。如木香，《本草经集注》谓“今皆从外国舶上来”；

《新修本草》称“当以昆仑（东南亚地区）来者为佳，出西胡（西域）来者不善”；《本草图经》曰：“今惟广州舶上有来者，他无所出。”湖湘医学以官方医学为主，推行中原医学，吸收、融合地方医学。宋人孙光宪在《北梦琐言》中记载：“医者，意也，古人有不因切脉随知病源者必愈之矣。唐崔魏公铉镇渚宫，有富商船居，中夜暴亡，迨晓气犹未绝。邻房有武陵医士梁新闻之，乃与诊视，曰：‘此乃食毒也，三两日得非外食耶？’仆夫曰：‘主公少出船，亦不食于他人。’梁新曰：‘寻常嗜食何物？’仆夫曰：‘好食竹鸡，每年不下数百只，近买竹鸡并将充馔。’梁新曰：‘竹鸡吃半夏，必是半夏毒也。’命捣姜捩汁，折齿而灌之，由是方苏。崔魏公闻而异之，召到衙安慰称奖，资以仆马钱帛，入京致书朝士，声名大振，仕至尚医奉御。有一朝士诣之，梁奉御曰：‘何不早见示？’风疾已深矣，请速归处置家事，委顺而已。朝士闻而惶遽告退，策马而归。时有州马医赵鄂者，新到京都，于通衢自榜姓名云攻医术士。此朝士下马告之，赵鄂亦言疾已危，与梁生所说同矣，谓曰：‘只有一法，请官人剩吃消梨（又称香水梨、含消梨），不限多少，咀不及，捩汁而饮，或希万一。此朝士又策马归，以书僮质消梨，马上旋到家，旬日唯吃消梨，顿觉爽朗，其恙不作。却访赵生感谢，又访梁奉御，具言得赵生教也。梁公惊异，且曰：‘大国必有一人相继者。’遂召赵生，资以仆马钱帛，广为延誉，官至太仆卿。”又《古今图书集成》医部全录：武陵人梁新“省张庭之有疾，谐赵鄂（陕西鄜州人），才诊脉，说其疾宜服生姜酒一盏，地黄酒一杯。仍谒梁新，所说并同，皆言过此即卒。自饮此酒后，所疾遂平。他日为相，坚虐一杯，诉之不及，其夕乃卒。时论谓之二妙”。生姜酒出自《肘后备急方》，治注痢不止而转筋入腹欲死者。地黄酒出自《崔氏方》，乃养性服饵专方，主虚羸，令人充悦能食，益气力，轻身明目，久服去万病，令人有子。《千金翼方》《外台秘要》均有引述。从食毒、风疾、虚劳医案推论湖湘医家梁新的医学思想，当时中原医学应当已经成为主流。

第三节 宋代以后湖湘医派的兴起与交融

一、理学湘学的深度渗透

随着人口数量的增加，经济重心、文化重心南移。《四库全书总目提要》曰："儒之门户分于宋，医之门户分于金元。"中医流派从河间学派与易水学派二者之争开始。考湖湘医学之分派，笔者认为仍然肇始于宋金元时期。易水学派的刘元宾治杂病以病为纲，攻邪为主，其中《神巧万全方》44 章，第 1 章至第 6 章记叙汗、吐、下，及汗后、吐后、下后之方剂；其余 38 章是论述伤寒的证候。以证候立论，有所创新，吸取了医经、医方之长，颇切合临床实用。强调辨证，以八纲立说，解析证候之实质，能揭示疾病辨证之共性，有效体现了中医的辨证施治；所载 99 首方剂，疗效有神巧之美誉；方剂用药较广而精细，有 146 种药物，补《伤寒论》《金匮要略》未载之药 89 种，秉承张仲景《伤寒论》之精微，又有创见，论述精当可取。另外，专科医学流派也开始显现，特别是儿科处于领先地位。河间学派的镏洪论伤寒以热病为主，任应秋《中医各家学说》将镏洪作为河间学派的私淑者。《伤寒心要》作者题为都梁镏洪，《湘医源流论》认为镏洪即邵州武冈人。关于古地名都梁，尽管创制"都梁丸"的北宋名医杨介是泗州人，决不能兼录盱眙、武冈二说而不作考究。武冈得名早于都梁，都梁乃汉代南方古侯国、古县名，590年废都梁县。北朝郦道元《水经注》、唐慧琳《大藏音义》、北宋《太平御览》所见记载都梁香草的盛弘之《荆州记》，今存南宋何季羽《都梁志》，都指武冈。南宋王观国《学林》记载都梁香皆蛮所产。明代荆王世袭中也出现了朱见溥、朱佑椆都梁郡王爵位。李时珍说都梁香草产地"都梁即今武冈州也"。虽然盱眙古称都梁，是因为隋炀帝在泗州建都梁宫，但在建置沿革上，盱眙境内从未出现过都梁这个行政区划，因此都梁并不是盱眙县。所以，我们以镏洪为湖湘伤寒学派代表医家。镏洪《伤寒心要》学术思想，一以刘河间主火学说为宗，认为伤寒病属热证者多，治热以寒，主张双解散、凉膈散、黄连解毒汤、白虎汤、泻心汤、承气汤、瓜蒂散等方为治疗伤寒之妙剂，镏氏学说对伤寒化热者相宜。朱佐《类编朱氏集验医方》涉及了内科、外科、妇科、儿科、五官科、外伤科等临床各科；管子和、汤夫人擅长女科；刘昉、刘茂先、刘思道、曾世荣擅长儿科；王执中以针灸闻名；宋慈立法医学规范，等等。湖湘医派已经萌芽，但学术争鸣尚未兴盛。迨至明清时期，才有了湖湘中医学术的繁荣和发展。

宋代理学的学术繁荣对中医学术流派、各家学说的形成和发展起到催化和直接的指导作用。探讨湖湘医学分派的原因，一个重要的因素是理学湘学的深度渗透。①理学观念下的湖湘医学正统观和"道学脸孔"。宋朝之后的明清时期，医学和理学的结合更是紧密，许多医家在理学中吸取精华来丰富自己的思想，"儒"与"医"相结合的局面形成。《中国医籍考》说："宋自建隆以来，甚重医学。干德初，考校医官艺术。太平兴国间，访求医书。其时，王怀隐成《太平圣惠方》，李勣详定《唐本草》。仁宗时，许希亦著《神应针经要诀》。宋重医学，几与唐之明法、明算等。"《宋会要辑稿》说："使习儒术者，通黄素，明诊疗，而施于疾病，谓之儒医。"如许希周医学得于家父许完斋，因为科考不中，从而深究诸家本草，并杂举众药意味相对者，各以所长著其功用，编成骈语五百三十一句，骈文之后，在所述药项下记述异名、性味及功能主治、产地、形态、采收等，按说略述，并附以单方，题为《药性粗评》。蔡贻绩《医学指要》武冈州事陈佐序曰："乃庵以理学为医学，其为名医也何待言？读其书而识其精神之所寄，医特其一端也。然非乃庵之明理，何能明医？非乃庵之善读书，又何能明理？范文正等为医于为相，是亦仁术也哉！"②诚如《叶劲秋医药丛谈》所言："中医学里面，包容着道家的色彩，佛家的意味，儒家的精神。尤其赵宋时理学的影响更大。"随着太极、气化、体用、先天后天等概念被吸收为医学理论的要素，理学对人体观、命门学说、养生方法等影响甚巨。宋明理学主导下的中原医学对湖湘医派的形成、构建和发展影响很大。如罗国纲《罗氏会约医镜》"会群籍之精蕴"，论脾胃体用秉承李东垣，尤重脾胃与五脏相关；论伤寒宗法张仲景，从表里虚实立论，注意脉证舍从。临床以"汗、吐、下、温、清、补六法，更以虚实二字为提纲，凭证察脉，变化治之，易于拾芥"。③格物致知方法论，推究事物的原理法则而总结为理性知识，为科学技术发展提供了合适的方法论。源于《礼记》云："致知在格物，物格而后知至。"湖湘医派格物致知，知行合一，重视临床实践，注重医案验方的收集整理。如陈惠畴《经脉图考》谓："窃谓治病者，必列别脏腑，端络经脉，周身部节，不爽毫厘，乃能由外达内，穷及根蒡，得其受病之由，而施其补救之术。"鲍相璈《验方新编》自序说，汇集各种单方、秘方用之有验者，"期于有是病即有是方，有是方即有是药，且有不费一钱而其效如神"。④因理学家倡言"守道循理"(《宋史》)，守旧不尚变革。明朝时期的湖湘医派有些"保守"，崇尚"正统"，理学的深度禁锢，导致湖湘医派整体的学术概况以专科名医推动为主，在理论传承、临床验证和学术推广方面贡献较多，在理论创新、临床突破和学术争鸣方面贡献较少。如喻化鹏《医经翼》，毛世鸿增补张仲景、陶节庵《伤寒金口诀》，滕弘《神农本经会通》，冯躬甫汇集《幼科大成》，白士伟《儒医选要》等。乃至清朝时期，因循先典，敷章研理，鲜有标新立异、敢为人先者。如常朝宣《医学脉灯》阐发脉学多宗张景岳，并以脉论病机；何本立《务中药性》继承张元素脏腑虚实标本用药式、色气味药性归经、引经报使诸说。

二、流域文化的交融发展

湖南很早就融入了长江流域文化区，又有自身的文化特征。湖湘文化以儒家文化为正统，受楚文化的熏陶以及湖湘学派理学思想的影响，又有南方文化的灵性飘逸与浪漫激情的双重品性。前已述及，湖湘医学以中原医学为主体，保存了楚医学的内涵，受理学湘学的深度渗透，以临床应用为圭臬。

在湖南历史各阶段，湖湘医学一直在交融整合。①湖湘医学多源头及多元性。考其源头有马王堆医学、楚医学、中原医学、外来医学等，并且呈现中原医学各种流派的思想及经验，还保留有道医学、佛医学、少数民族医学等多元医学成分。因此，比较董竞成《中国传统医学比较研究》的观点，湖湘医学是大中医体系，湖湘医派基本上以技术层面的多元性应用型流派为主，包括师承性学派、地方性学派和问题性学派。马王堆医学涉及方剂学、诊断学、治疗学、脉学、养生学、导引气功、经络学及临床各科等多门学科，其《足臂十一脉灸经》（所主病候有78种）和《阴阳十一脉灸经》（所主病候有147种）甲本、乙本，全面地论述了人体十一条经脉的循行走向及所主治疾病，未提及“针法”和“穴位”，是我国迄今已知最早论述经脉的医学文献。很可能为《灵枢》十二经脉学说的祖本。湘西自古毗邻巴国、楚地，土家族、苗族、侗族、白族等少数民族医学或多或少地保存了巫医文化。明代田汝成《炎徼纪闻》记载苗人“病不服药，祷鬼而已”。②湖湘医学相互渗透交融，通过不断的交流与整合后，推动了湖湘医派的进步。不但整合湖南地区的山地医学和江湖医学，而且自觉地整合民族医学和外来医学。如湖南乃卑湿之地，重视辛香药物的应用。柳宗元《捕蛇者说》称“触风雨，犯寒暑，呼嘘毒疠，往往而死者，相藉也”。《九歌》描述楚国习惯尚辛香，“蕙肴蒸兮兰藉，奠桂酒兮椒浆”。《离骚》中更是有着大量江离、辟芷、秋兰、木兰、宿莽、申椒、菌桂、蕙、茝、荃等香草的描述。马王堆出土植物性香料十余种，经鉴定有茅香、高良姜、桂皮、花椒、辛夷、藁本、姜、杜衡、佩兰、干姜等。诸伤病、寒病、疽病、痈病、痂病等七个病方中有用蜀椒等入药。滕弘《神农本经会通》有蜀椒、秦椒、胡椒之分别。《本草纲目拾遗》记载：“辣茄性热而散，亦能祛水湿。”辣椒作为舶来品在明末清初传入中国，湖南作为全国食辣成性最早的省区，形成了特色鲜明的辣椒文化。

但是，湖湘医派发展具有特色不显著、学科不平衡、时序不渐进、人才不成链的特征。中医流派多样性的重塑是学术繁荣的动因，尽管湖湘医家参与了中医主要学术流派的学术争鸣，但是并不是学术流派中的主力军，个人学术特色不显著。综观湖湘医派，《湖南中医源流》载有医经研究著作 12 种，大多亡佚；《湖湘名医典籍精华》医经卷收入 5 种，汉代以后至明代不见有湖湘名医的医经著作流传下来。但有较多的伤寒、温病、方剂、本草、喉科类著作流传至今，中医学科发展不平衡。湖湘医派宋金元时期医家较少，基本上集中在明清时期，且明清医家缺乏传承性，学术上也缺乏循序渐进特征。湖湘医派涌现出了曾世荣、周学霆、杨尧章等一大批著名医家，但是多局限于一时一地，除本章学术以外的其他领域，看不到奠基者、追随者、实践者、继承者、推广者等学术群体组成的人才链。

三、启蒙思想的医学表达

湖湘文化的启蒙思想包括屈贾骚赋、宋明理学湘学、王船山趋时治道、魏源经世致用、谭嗣同仁学、曾国藩修心正心等，博采众家，融会贯通，务实力行，敢为人先。湖湘文化以湖湘学术为灵魂。

湖湘文化的启蒙思想为湖湘医派的发展提供了思想和理论上的武器。湖湘医派务实、兼容、求真、创新，驱动湖湘医派的发展。①务实：湖湘历史上疫情高发时段为明末清初以及清嘉庆、道光之后；西南靖州、湘南郴永等地为湖湘传统疫病高发区域，在清以前湖湘疫病流行历史上应占主要位置；清代中期以后，受全国连年疫病大流行的影响，湖南亦出现大范围较严重的疫情流行，除了四次全省范围的大流行，其余区域按疫情严重程度依次为湘中、湘南、湘西；民国以前，湖湘疫情暴发流行的疾病种类，应主要包括霍乱、天花、白喉、疟疾、痢疾等。从疾病社会史的角度，考察官医民三个阶层在大疫中的应对与作为，揭示出湖湘疫病流行史中官方整体反应消极，只有少数官员做出有限的个人努力；民间医生是医疗救治的主角，但也存在良莠不齐、人员不足等客观现实；随着时代的变化，民众对疫病由恐惧、逃避的心态逐渐转变为一定程度的理性认知；整体来说，民间自助是最主要的疫病救疗力量，尽管实际效果并不突出。严重的疫病灾难激发着湖湘医家不断实践，务实进取，各医家在尊崇张仲景《伤寒论》和吴又可《温疫论》疫病治疗学术主旨思想的基础上，结合丰富的疫病临证经验，以寒温立论，注意顾护胃气，注释发挥，创论新思，涌现出了一批专业优秀的医家和疫病著作，在疫病证治理论、医著刊刻发行、种痘术推广普及、白喉中医理论创新及治疗等方面做出了卓越贡献。②兼容：清末刘月恒《生草药性方谱》是一部生用草药使用规范，药性部分基本参考清代张璐《本经逢原》，诸病验方部分参考清代长沙人鲍相璈的《验方新编》。但是，《生草药性方谱》加入了浏阳刘氏家族广善堂的许多经验认知，有些方药经过了刘月恒亲自试用和检验，提出了自己的见解。如治吐血，刘月恒就补充记载了“荠菜三斤（俗名地菜），连根带叶煮鸡蛋三四十个，七昼夜不断食，随时取食，即愈，极效方也”。治脚趾烂方，“马齿苋捣汁，和青黛调擦，即好”。大便下血可食用辣椒条文后，指出：“人多以辣椒性热，岂知此物能去火，（下血）及肠之热，故奏功如神也。”其蔓草部收录了大量湖湘草药以及湖湘民间单验方，体现了刘月恒作为民间医生务实、兼容、求真、创新的态度。③求真：湖湘医家在注解《伤寒论》和《金匮要略》时精究考据，以《伤寒杂病论义疏》为代表，提出新说；在病因病机上，陈德懋提出“风寒原一气，营卫分浅深”，并据营卫浅深阐制方之理，与成无己“三纲鼎立”有别；孙鼎宜指出“三阴经中，寒入则寒，热入则热”；对伤寒传变途径；邹汉璜提出“邪干气街”为伤寒传变的途径，无论循经传还是越经传，均为邪干气街的结果；湖湘医家罗国纲结合湖湘地域特点，提出伤寒辨证应分表里虚实，以虚实为纲，提出“汗、吐、下、温、清、补六法”，创制新方，重视散寒祛湿，处方注重配伍，深合湖湘地域特点。因此可见湖湘仲景学派的求真精神。④创新：如湖湘脾胃学说源于马王堆医学，以及张仲景《伤寒杂病论》和李杲《脾胃论》关于脾胃病治疗的经验与学术思想。湖湘人多生湿邪，湿易困脾，不能运化水谷精微，导致气血生化无源，人体正气不足致病。另外，湖湘人饮食也极具特色，首先喜食粳米，常用于补益脾胃之气，方有白虎汤、泻白散、桃花汤等。其次嗜酸、喜辣，好食肥甘厚味，如熏制腊肉、咸菜等，易使体内累积亚硝酸盐类致癌物质。湖湘人常饮茶来清火解腻、通肠胃，但过量易损伤脾胃，甚至脾肾阳虚。湖湘医家根据地域特色，注重不同体质对疾病发生发展的影响，尤其重视脾胃保健；湖湘脾胃学派代表医家有罗国纲、蔡贻绩、刘世祯、萧琢如、刘炳凡、李聪甫等。

四、经学方法的医学实践

《范文澜历史论文选集》指出："五四运动以前两千多年里面，所谓学问，几乎专指经学而言。"经学是中国古代学术的主体，原本是泛指先秦各家学说要义的学问，但在中国汉代罢黜百家独尊儒术后，特指五经或十三经，宋代理学兴起后重新定义为四书。皮锡瑞《经学历史》序中总结说，今文学家将孔子视为政治家，古文学家将孔子视为史学家，而宋学家将孔子视为哲学家。湖湘经学流派，清代前中期以文炤、王文清、余廷灿等为佼佼者；清代前中期湖湘经学家多重视礼学，强调践履与实用，不分汉宋而博采诸长。湘学理学以曾国藩、王先谦、罗泽南、刘蓉、郭嵩焘等为代表，内圣外王的本质色彩得到了复兴。今文经学主要以魏源、王闿运、皮锡瑞等为代表，魏源多方论证经学应重返西汉之微言大义，王闿运引庄入经颇具独创意识，而皮锡瑞治经多公允持平，为当时学界折服，有大师之称。古文经学主要是以王先谦和叶德辉为典型，既重义理又不轻视考据的特色，叶德辉擅长旧学反对今文学派。晚清湖湘经学进入鼎盛时期蔚成大观。

湖湘医派的医家对中医典籍辑佚、考证、训释、阐发、践履，是经学思想的医学实践，在此过程中倡导经世学风的湖湘士子及学人，不仅从传统学术文化中阐释通经致用的重要性，更注重发掘其微言大义，强调躬行践履，而且随着民族危亡的加深，亦从西学中吸取养料丰富其学术思想以求为现实服务。这一学风的兴起与演变大大地推动了湖湘医派的发展。①辑佚：王闿运素不解医事，为研习《尔雅》之助，辑复校刻的"嘉祐官本"《神农本草经》（据《湘绮楼日记》，底本实质上是《政和本草》的明刻本）。叶德辉汇编刊印了中国古代房中派名著如《素女经》《素女方》《玉房秘诀》《玉房指要》《洞玄子》《天地阴阳交欢大乐赋》等。玄素之道，是长生丹法中一品，以男女合气双修为要，因男子外阳而内阴，女子外阴而内阳，男欲成纯阳，故以女子先天真阳补其内阴，女欲成纯阴，故取男子先天真阴补其内阳。丹

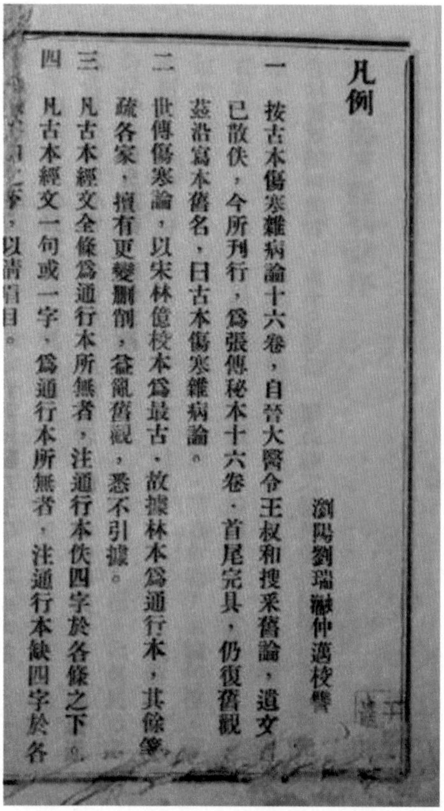
凡例

瀏陽劉瑞瀜仲邁校讐

一 按古本傷寒雜病論十六卷，自晉大醫令王叔和搜采舊論，遺文已散佚，今所刊行，爲張傳秘本十六卷，首尾完具，仍復舊觀，茲沿寫本舊名，曰古本傷寒雜病論。

二 世傳傷寒論，以宋林億校本爲最古，故據林本爲通行本，其餘箋疏各家，擅有更變刪削，發亂舊觀，悉不引據。

三 凡古本經文全條爲通行本所無者，注通行本佚四字於各條之下。

四 凡古本經文一句或一字，爲通行本所無者，注通行本缺四字於各

以清眉目。

图 1-11　长沙古本《伤寒杂病论》乃浏阳刘世祯在民国初年得自于江西张隐君秘本，刘世祯、刘仲迈《伤寒杂病论义疏》书中载有长沙古本《伤寒杂病论》原文，1934 年于长沙商务印书馆刊行

道中有阴阳双修之派，是清净丹法外又一品。房中术有三等：上者，利己利人；中者，互有损益；下者，损人利己，魔道之行。②考证：浏阳人刘瑞瀜从其师刘崑湘得到秘本《伤寒杂病论》，古本载文与通行本不同者甚多，1932 年何芸樵手写石印公世，即长沙古本《伤寒杂病论》（图 1-11）。刘瑞瀜“秉承师说，述义成疏”，于 1934 年刊行《伤寒杂病论义疏》。刘氏《伤寒杂病论义疏》为古本详注，探奥发微，足资研究诸本之参考。特别是刘氏根据古本理论，倡导“平脉辨证，见病知源，相体制方，活法一贯”之宗旨。在阐述“外感明六气杂合之分，内伤有腑脏干移之变”的同时，提出“病由体变，乃百病之通例”。因人之秉赋不同，病机病变皆由体质所决定，故应“法因人异，相体定治”。若仅以方药之效验用于临床，既不足以应病之万变，更“难求体秉之合，其弊则离体求证，得失参半”。说明不论从诊断到治疗都必须辨体。刘氏这种“相体辨治”的精辟理论，不仅对指导临床有着重要的意义，对完善中医体质学说亦有一定参考价值。1995 年叶发正在其《伤寒学术史》中说：“湘古本与宋本《伤寒论》相对照，新增条文 148 条，主要分布在平脉、温病、伤暑、热病、伤燥、太阳、太阴、霍乱等篇中。增加方剂 85 首，主要表现在伤寒例、温病、太阳、太阴、霍乱等篇。订正经文 5 条，订正方剂 2 个，删字 67 个，全书共增字 1051 个。”③训释：龙伯坚著有《黄帝内经素问集解》《黄帝内经灵枢集解》等，其子龙式昭整理为《黄帝内经集解》。龙伯坚解经方法，除了注重

校勘和训诂外，还特别注重本经前后经文的互证，特别注重以经解经，如人迎、尺肤、五脏脉等，都以本经前后经文为根据来加以解释，所采用的集解也以合乎这一原则为要；亦注重同时代其他书籍的旁证，如采用日本丹波元简的《素问识》，丹波元坚的《素问绍识》。胡天雄有感于“读多纪氏书，遂觉灵钥顿启，视野廓然，乃知群公注释、其精辟独到、直撷精华者固多，而委屈使通、臆度为解者正复不少；此无他，全文通注之难也”。胡天雄剖析《素问》中的重点、疑点、难点，再著《素问补识》。④阐发：周学霆在《黄帝内经》《难经》《脉经》基础上，将《黄帝内经》《难经》中关于寸关尺的定位以及与脏腑相表里、相配属的关系延承了下来，同时，其《三指禅》提出了“分而不分，不分而分”的观点，认为诊脉时应从多角度切按对比，结合四诊后具体分析，不能机械运用《黄帝内经》中三部候脏腑的理论孤立地诊脉。人是一个有机的整体，脉诊时必须要结合季节、体质等多方面因素对疾病进行诊断；另一方面，六部脉各属其脏腑，在脉象上虽有时会出现相同的脉，但所主的病却不相同。周学霆的“分而不分，不分而分”的理论，符合中医学的基本观念，他的这种思想对后世运用寸口诊法诊病提供了很大帮助，是后世医家诊脉的基本原则。⑤践履：萧伯章崇尚仲景学说，临证善用经方，用方灵活，疗效卓著，师古而不泥于古，堪为后世楷模。其《遯园医案》辑录30年所治之疑难验案150余例，其中运用经方收效者达80余例。例如，“谷某之子，年十余岁，其父携之求诊。据云咳嗽、发热、口渴，小便不甚利，服发散药不愈，已数日矣。同道二人先后拈脉毕，皆主小青龙汤，正写方未毕，余适自外归，询知其状，即持脉，浮而微数，心知方错，未便明言。写方者询方是否？即慢应曰是。病者去，乃谓之曰：‘顷间方症不对，试再细思。’一人曰：‘总裁必别有妙方，请明示之。‘余曰：‘小青龙证，仲师虽未言脉，然即表不解三字推之，则可知其脉必浮紧也。’今脉浮而微数，乃是猪苓汤证，试取《伤寒》《金匮》细阅自知。吾意病者明日必来，当照方更正。次日，其人果来，谓方无效，乃为疏猪苓汤，一剂知，三剂疾如失。”此咳嗽之疾有虚有实，然多择之于肺失宣发肃降，宣肺止咳是其常法，而此案利水养阴而咳止，是其变。《伤寒论》第319条“少阴病，下利六七日，咳而呕渴，心烦不得眠者，猪苓汤主之”。即言治咳之变法，此案即其佐证。案中“小便不甚利”，说明气化不利，水邪内停；水液代谢失常，津不上承则“口渴”，更有“咳嗽，发热”之类表证，看似外寒里饮之小青龙汤证，然脉见浮数，数为热，即内有热邪。以小青龙汤辛温之剂治水热互结之证，故用之不效。后改用猪苓汤育阴利水清热，阴复热清水利则渴止、热解、小便利。水邪去则肺气调，咳嗽自止。

第二章

千秋前贤

惟楚有材，已是一种社会历史认同。王夫之自题画像堂联：『六经责我开生面，七尺从天乞活埋。』医之良，在工巧神圣；医之学，在脉症方药；医之功，在仁术济人。综观历代湖湘医家所著，学科全面，琳琅满目，『医家—医著—医术链』形成湖湘中医文化体系。唐瑾谨序何舒的《灵素阶梯》时感叹『兴道不远人』，『医术导源轩岐，历传罔替，能文之士，源本师承，著于竹帛，要其所述，固亦轩岐之言也』。骥尾之蝇收壶瓶，沧浪之水入洞庭，圣哲洒尽苍梧泪，愚瞽酒醒湖湘尘。郴天尝苏凭口传，仲景坐堂著史篇，命中有病方为贵，谁说大医不留名。归纳湖湘医派的代表著作及主要成就，在中医药学中占有一席之地。

湖湘医派的代表著作及主要成就表

学科	作者/著作	学术贡献
传染病学	刘世祯、刘仲迈《伤寒杂病论义疏》	注释湘古本《伤寒杂病论》
	杨尧章《温疫论辨义》	创寒疫理论
精神病学	郭传铃《癫狂条辨》	中医精神病学的第一部专著
神经病学	刘裁吾《痉病与脑膜炎全书》	中西医结合脑膜炎专著
内科学	刘元宾《神巧万全方》	以病为纲，开脏腑辨证之先河
	郑玉坛《大方脉》	择诸家伤寒杂病医方合编
外伤科学	黄廷爵《青囊全集秘旨》	家传损伤、金疮、疔疮经验
妇产科学	徐明善《济生产宝论方》	胎前产后诸病专著
	周诒观《秘珍济阴》	集妇产科各家大成，附方歌医案
儿科学	刘昉《幼幼新书》	中医第一部育儿及儿科治疗的百科全书
	曾世荣《活幼心书》《活幼口议》	活幼宗师，力主攻邪
五官科学	潘诚《喉科心法》	喉科诸病八纲辨证，附医案
	黄朝坊《金匮启钥眼科》	依据《审视瑶函》增补重排，附证治歌诀
针灸学	陈惠畴《经脉图考》	考据经络腧穴，分图立说
	王执中《针灸资生经》	考订腧穴，临床实证
法医学	宋慈《洗冤集录》	世界法医学鼻祖
养生学	罗含《更生论》	六合崇有，万物更生
	李笃斋《五禽戏》《易筋经》	功法养生，图文并茂
	郭敬纶《饮食卫生编》	分四季阐释食物，四字韵语
脉学	刘元宾《通真子补注王叔和脉诀》《补注通真子脉要秘括》	引经注诀，弘大七表八里九道说
	周学霆《三指禅》	以缓脉为准，以浮、沉、迟、数为纲，统领诸脉
民族医学	向家湘、周通群、赵善林《七十二症卷》	土家医学
	陈发武《看病吉凶科》	苗医学
	吴田禄《医方济世》《药品总簿》	侗医学
	赵辛保《湖南瑶医瑶药》	瑶医学
医案学	萧伯章《遯园医案》	经方医案，擅长脉诊
	周声溢《医学实验》	说理透彻，补偏救弊

续表

学科	作者/著作	学术贡献
医学文献学	欧阳询《艺文类聚》方术部/药香草部	唐代以前的医学文献
	何舒《何兢心医学丛书》十九种	宗内经荟诸家，理法方药悉备
	唐成之《编辑古今医书书目录》五十余种	集古今医书书目之大成
方剂学	马王堆医书《五十二病方》	楚医学经验方
	朱佐《类编朱氏集验医方》	宋以前不传之秘的经验方
	鲍相璈《验方新编》	专科专病，内治外治兼收
本草学	寇宗奭《本草衍义》	十剂之外，增加寒剂、热剂
	许希周《药性粗评》	杂举众药意味相对者，编成骈语
	何本立《务中药性》	以经营药材、精于鉴别药材真伪优劣、潜心本草之道，编成歌诀
	刘月恒《生草药性方谱》	生草药使用规范
中西结合医学	方以智《医学会通》	引解剖学、生理学阐释《内经》未发之理
	刘钟衡《中西汇参铜人图说》	以生理解剖图及十二经脉图标注腧穴、阐释脏腑功能
	吴汉仙《中西病理学合参》	中西汇通病理学
	何舒《方药研究初编》	中西汇通药物学

第一节 湖湘医派及湖湘医家概况

湖湘名医不可胜数。初有炎帝神农氏“尝味草木，宣药疗疾，救夭伤人命”；汉代苏耽曰“庭中井水，檐边橘树，可以代养。井水一升，橘叶一枚，可疗一人”，世传“橘井泉香”佳话；长沙马王堆汉墓出土古医书15种，医经、经方、房中、神仙四者毕具，可谓中国医学稀世之璧玉。

唐宋以后，“不为良相，便为良医”者不乏其人，汇聚成浩瀚的湖湘医派，留下了宝贵的财富。如宋代有刘元宾，通阴阳医药、术数，宋真宗曾赐名“通真子”，著作有13种，二十余卷，尤精脉诊；朱佐著《类编朱氏集验医方》十五卷，采掇议论，详尽曲当，所载多为宋及宋以前不传之秘籍，有很高的临床实用价值。元代有曾世荣著《活幼心书》二十卷，精研小儿之生理、病理、诊断、治疗、药物、方剂及预防。明代有郑元龙，可使“躄者弃杖，蛊者约带，羸者控拳”，来诊者，轮蹄争门；许希周著《药性粗评》，杂举诸药中性味相对者，属之以词，言其用途则缀成骈句以便记诵。清代有郑玉坛著《彤园医书》，阐发《伤寒论》“三纲鼎立”之说，倡言三阴病阴邪阳邪之论；杨尧章善医而长于辨治瘟疫，有《温疫论辨义》行世，为医学名家中之佼佼者；朱增籍集30年之经验，撰《疫证治例》五卷，对疫病之传变、鉴别、治疗见解精辟；刘裁吾“稽诸皇古往哲，参诸海内时贤，而以三十余年之经验”，撰成《痉病与脑膜炎全书》，独倡“宣发太阳”“开泄厥阴”；鲍相璈著《验方新编》，荟萃宏富，各门俱备，且具简、便、廉、验之特点，广为流传；周学霆著《三指禅》以缓脉说明正常脉象，阴阳对待发微脉学，开创脉学研究新思路；熊应相著《金针三度》，千古疑城，经先生点破，虽圣人复起不能易；黄朝坊著《金匮启钥》，凡三十六卷，具有医学全书的特点；民国孙鼎宜，毕生从事古典医籍的整理，著述甚丰；何舒所著《何竸心医学丛书》，凡十九种，三十六卷，理法方药自具特色。

综观历代湖湘医家所著，医经、伤寒、金匮、温病、诊法、本草、方剂、针灸、内科、外科、妇科、儿科、眼科、喉科、医史、医案、医话、养生面面俱到，形成湖湘医派之大观。近年来出版的《湖湘名医典籍精华》丛书可见一斑。

一、先秦时期

上古时代，炎帝神农“宣药疗疾，遍尝百草，一日而遇七十毒”，终因误食断肠草而死，葬于长沙茶乡之尾。黄帝时代，有浮邱子种苦荬于浮邱冈，洗药于道水的记载。这些只是湖南中医在形成、发展过程中的最早溯源，是人类医学史中的点滴记忆。

1973 年，长沙马王堆汉墓的发掘，改写了先秦时期湖南医学史。共出土古医书 15 部，包括：《足臂十一脉灸经》《阴阳十一脉灸经》（甲本、乙本）、《脉法》《阴阳脉死候》《五十二病方》《养生方》《杂疗方》《胎产方》《却谷食气》《十问》《合阴阳》《天下至道谈》《杂禁方》《导引图》。内容广泛涉及中医基础理论，临证内科、外科、妇科、儿科、五官科各科，以及养生保健、药膳等。在现存传世医书中，有学者认为其成书甚至早于《黄帝内经》，且补充了先秦时期仅有理论医学，而无临证文献的空白。全部医书均不著撰人，难以认定其作者是否有湖湘医家，但是，即便是其他地区医学传入湖湘，至少也应当对湖湘地区的医学发展起过重要作用。

从出土的全部文献看，大部分应当是抄录西汉时期前的已有文献，如有《老子》《易经》《战国策》等，医书亦应不例外。但《五十二病方》《杂疗方》二书则具有明显的湖湘地区特征。如《五十二病方》中"牝痔"的治疗中，言青蒿与时苗曰"青蒿者，荆名曰荻""苗者，荆名曰芦茹"。显然，该书或为湖湘医家所撰，至少该书在传授过程中经过湖湘医家的整理增益，故或可认为该书的成就是湖湘地区医学成就的反映。《杂疗方》有关于"蜮"伤人的防治。《五行传》谓蜮"生南越"，即南方水泽之地。防治法中有"每朝啜蒜二三颗"的记载，《说文》谓"蒜，菜之美者，云梦之荤菜也"；亦用菱芰，即菱角，《字林》云："楚人名菱，曰芰可食。"二物均产于湖区，故本书亦具浓厚的湖湘特色。据此言之，马王堆医书在一定程度上反映了湖湘地区的医学水平。

（一）最早经络学著作——《足臂十一脉灸经》《阴阳十一脉灸经》

1.《足臂十一脉灸经》

《足臂十一脉灸经》，是迄今为止我国发现的最古老的一部经脉学著作。现存文字大部分完整。书中简要而完整地论述了全身11条经脉的生理、病理和治疗方法，分为"足"（代表下肢）与"臂"（代表上肢）两篇。"足"篇又分足太阳脉、足少阳脉、足阳明脉、足少阴脉、足太阴脉、足厥阴脉6节及死与不死候1节；"臂"篇又分臂太阴脉、臂少阴脉、臂太阳脉、臂少阳脉、臂阳明脉5节。以上11条经脉均分别记述其在体表的循行路线、所主病症及用灸法治疗。

与现行的经脉学理论不同的是，《足臂十一脉灸经》只记录有11条经脉，并且所述11条经脉的循行方向全是向心性的，治疗则全是灸法，只说灸某某脉，没有穴位名称，更没有针治记载。病候描述简单而原始，臂太阳、臂阳明、臂少阴三脉，每脉仅主1病，最多者如足少阳脉主16病，足太阳脉主15病。诸脉无理论和治则上的阐述，仅足厥阴脉后面有一些关于病候预后的记述，较为特殊。故可认定是我国经络学说形成的雏形。

2.《阴阳十一脉灸经》

《阴阳十一脉灸经》，因墓中有同一内容的两种写本，故又有甲本和乙本之分。甲本共37行，现存583字，和《足臂十一脉灸经》《脉法》《阴阳脉死候》《五十二病方》同抄在一张帛上；乙本抄在另一幅帛上，上接《却谷食气》，下接《导引图》，首尾较完整，但中间缺文较多，共18行，现存793字。甲本与乙本可相互弥补，内容基本完整。

全书分为“阳”（代表阳经经脉）与“阴”（代表阴经经脉）两篇。11条经脉排列次序是阳脉在前，阴脉在后，不像《足臂十一脉灸经》那样以足臂分前后。阳篇又分足巨（太）阳脉、足少阳脉、足阳明脉、肩脉［相当臂（或“手”）］太阳脉、耳脉［相当臂（或“手”）］少阳脉、齿脉［相当臂（或“手”）］阳明脉；阴篇又分足巨（太）阴脉、足少阴脉、足厥阴脉、臂巨阴（相当手太阴）脉、臂少阴（相当手少阴）脉。

是书论述内容较《足臂十一脉灸经》大大进步和丰富，经脉循行方向开始出现远心循行，如肩脉的“起于耳后”“乘手北（背）”，太阴脉的从“被胃”，最后“出内踝之上廉”。所主病从《足臂十一脉灸经》的78病增加到147病，而且是最早记录两大类病症［即“是动病”与“所生（原作“产”，系“生”字之通假）病”］的灸法治疗。

（二）最早脉学理论——《脉法》《阴阳脉死候》

1.《脉法》

《脉法》，仅300余字，抄录在《阴阳十一脉灸经》甲本之后，是记录医家传授弟子应用灸法和砭法的一种民间教材。书中所说“脉法”与《黄帝内经》以后历代诊断学中的诊脉法不同，它是通过灸法，呈现脉的感传现象来提高治疗效果（所谓“导脉”），以及用砭法治疗由于血脉感邪所致痈肿（所谓“启脉”）的有关理论与方法。《脉法》是最早提出人体气与脉的关系和确立治病“取有余而益不足”的虚实补泻以及养生“寒头而暖足”的阴阳调养的古医籍。

2.《阴阳脉死候》

《阴阳脉死候》和《脉法》一样，都是抄录在《阴阳十一脉灸经》甲本的尾部，全文约100字。论述在三阴脉和三阳脉疾病中所呈现的死亡证候及有关理论。它认为三阳脉属天气，主外、主生，三阳脉病一般不至于死，其中只有折骨裂肤才有死的可能性；三阴脉属地气，主内、主杀，其病多为腐脏烂肠，常易引起死亡。

（三）最早的医方书——《五十二病方》

《五十二病方》，因卷前有疾病标题“凡五十二”，故以此定名，共462行。分别记述了52类疾病的医疗方法，卷首列有目录。每类疾病均应作为篇目标题，记于各篇之首。除3类病名篇目缺文不详外，其余49类，涵盖内科、外科、妇科、儿科、五官科各科疾病103种，现存医方283个，用药达247种之多。绝大多数是外科疾病，包括各种外伤、动物咬伤、痈肿、溃烂、肿瘤、皮肤病及痔病等；其次为内科疾病，包括癫痫、痉病、疟病、食病、疝病、癃病、淋病及寄生虫病等；再次为儿科疾病，包括小儿癫痫、瘛疭、脐风及所谓“魃”病（谓羸瘦如魃鬼也）；至于妇科疾病，马王堆帛书整理小组将“婴儿索痉”（小儿脐风）认为是产妇子痫一类病证。全书现存291条，每条一方，个别有两方者，各方均以用药为主，包括外用、内服等法，此外尚有灸、砭、熨、熏等各种外治法及若干祝由方。书末附有卷末佚文若干，系52篇目以外经后人续增的若干病名及医方。

《五十二病方》是迄今为止发现的最早的医方书，它真实地反映了西汉以前楚国的临床医学和方药学发展水平。

（四）最古老的气功导引书——《导引图》《却谷食气》

1.《导引图》

《导引图》是一部古代医疗体育的“导引”图谱，是我国现存最早的气功养生文献。全书共绘有44个不同姿态的男女，分为上下4层排列，每层分绘11图，每图各有一标题，别无文字说明，各图均用彩色绘以多种运动姿态的人形。根据能辨认出的各图标题，有的仅记病名者，如烦、颓、聋、膝痛、胠积、温病等；有的记以动物形象者，如龙登、鹞背、鸟伸、熊经等。此外，各图除大多数系徒手运动外，尚有呼吸运动，及少数利用器械如盘、球、棍、袋等辅助运动者。

2.《却谷食气》

《却谷食气》是一部在道家思想影响下利用呼吸运动进行个人保健的秘籍，也属于气功之类的著作。书中提出在一年四季应当有选择地，在特定的自然环境中进行呼吸的方法和要求，同时也论述了各种环境中的自然之气名称、性质及对人体的影响。

（五）最早的房中养生学著作——《十问》《合阴阳》《天下至道谈》《杂疗方》《养生方》

1.《十问》

《十问》是一部有关房中养生的方技书。分为10篇，各篇分别以群臣问答形式编写。共有：黄帝问天师，黄帝问大成，黄帝问曹敖，黄帝问容成，尧问舜，王子巧父问彭祖，帝盘庚问耆老，禹问师癸，文挚问齐威王，王期问秦昭王。内容主要论述房中养生、服食、呼吸吐纳及房中诸法。

2.《合阴阳》

《合阴阳》为房中类方技书。共分9条。集中讨论了阴阳交合即男女交媾之事，分别记述房事活动的准备、进程以及有关房事养生的意义等。

3.《天下至道谈》

《天下至道谈》全书共分27条。所谓天下至道谈，顾名思义，谈的是天下至道，也就是高深的养生之道。实质上主要讨论了有关性保健的问题，即寓于房中术中的养生之道。内容丰富，其中对“七损八益”等问题更是做了具体详尽的描述。

4.《杂疗方》

《杂疗方》为古佚医方书的一种，但已残损近半。内容主要有益气补益药方，新生儿埋胞衣法，治疗“蜮”虫、蛇螫咬方，以及阴道坐药方等，现能辨识者共38方。

5.《养生方》

《养生方》是一部以养生为主的方书，共32篇，前面是正文，最末是目录。本书以医方为主，其中可以辨出的至少88方，其主要是用于滋补强壮，增强体力。此外还有一些黑发方、健步方以及治疗偏枯、阴部肿胀等医方。书中还提供各种制药、用药方法及药名等。书末附有妇女外阴部位名称的残图。

（六）最早的妇产科学文献——《胎产书》

《胎产书》基本保存完整，内容主要是有关妇女胎产的方技书。全帛的外观呈方形。其上半部的右方绘有两幅根据胎儿出生日期进行占卜命运的人形图，左方绘有选择埋葬胎儿胞衣的方位图。帛的下半部为文字部分，记有十月胚胎形成，产母调摄及20余首医方。

二、汉唐时期

在这一段漫长的历史时期，湖湘地区名医名著较少，他们或医或仙，大都无医籍存世。如汉初桂阳人苏耽，相传汉文帝时得道，人称苏仙。成仙升天时曾告知其母："明年天下疾疫，庭中井水橘树，患疫者，与井水一升，橘叶一枚，饮之立愈。"后果然，求水叶者，远至千里，应手而愈。遂留"橘井泉香"于医林，现今郴州仍有"苏仙观"古迹，香火鼎盛，历久不衰。

这一时期，长沙太守张仲景对湖湘医派的发展却起着巨大的推动作用。张氏生于河南南阳，学医于同郡张伯祖，唐代甘伯宗《名医录》记载其"官至长沙太守"，所著《伤寒杂病论》素称医方之祖。是书奠定了临床辨证论治的基础，中医史上临床医学文献也自此发端。因为他治守于长沙、曾行医于长沙，并创医生"坐堂"之先河，故明清时长沙建有贤良祠，嘉庆二年（1797年）重修改称"张公祠"，长沙、湘潭医家每以正月十八日为仲景诞辰而行集会纪念。《千金要方》又谓："江南诸师秘仲景要方不传，所传于世者，《伤寒杂病论》十卷。"据此说，则张仲景在长沙既官且医，并传有秘籍于此。

晋代服石之风盛行，广炼丹药，石门县有许旌阳、葛位以炼丹闻名。许旌阳，初为旌阳令，后弃官归田，在草赤如茵的方顶山铺毡炼丹，修炼136年成仙，举家飞升，鸡犬亦随之而去。宋时封许为妙济真君，清人张应湘有诗叹曰："一席寒毡去不留，仙踪只在此山头。几从踯躅红铺地，借问樵夫认得不?"葛位，据《石门县志》方技载，其在石门北二十里，石屋修炼，寻以丹术授弟子郑隐，尽得其传。至今，其炼丹之地山名"葛仙"，即志葛氏之迹。

唐代邵州人申泰芝修道炼丹并以医药济人，在龙山岳平顶建药王殿祭祀孙思邈。疏言禅师太原取经，其中有大量的医药内容，藏于长沙道林寺。武陵人梁新以医名，镇守江陵的崔铉推荐其到京城，名声大振，官至尚药奉御。郴州人韩宗劭，以医称著于时，曾任皇室侍诏、翰林医官。令人惋惜的是，在咸通十一年（870）八月，同昌公主因病而亡，唐懿宗悲痛不已，认为是御医医治不力，下令将韩宗劭等20多名皇家医官全部诛杀。长沙人卢佩芝，本不懂医，偶遇雷万春传授其秘方，逃荒至永绥，恰逢瘟疫流行，医家均不敢前往诊治，佩芝却朝夕往视，毫无难色，并不收诊金，人们都称赞其医德高尚。

三、宋元时期

时至宋元，史传名家渐盛，专著渐多，专科则以妇产科、小儿科较著。以医术名者，宋代有长沙人洪蕴，13岁在开福寺出家，禅诵馀暇，兼攻医术，后游京师，以医闻名。宋太祖赵匡胤赐紫方袍，称“广利大师”。宋太宗赵匡义太平兴国年间，诏求医疗经验，洪蕴录数十处方以献。宋真宗咸平初，洪任僧官，补右街首座，转左街副僧录。洪蕴尤工切诊，每先岁时，言人生死，无不应。其汤剂精，贵戚大臣生病，一般多请其诊治。都梁人镏洪，学术思想宗刘完素之说，著有《伤寒心要》，书中论伤寒，大都以热病为主。平江汤姓女精于女科，荐入京师，曾为宋真宗皇后诊病，进药有效，被赐予金牌，称汤夫人。湘阴僧大椿精于医，荐入当朝，赐居雪峰山，其九十八岁的时候，还自赞云：“头秃矣，无杀人心肝；而须矣，有活人手段。身披坏衲，残云消横按扶黎，刚有断，雪峰顶上八千椿，佛果一枝大半。”衡阳刘茂先为宋翰林侍御世医戴克臣弟子，为当时儿科名家，其第五世孙刘思道，由于家学渊源，亦以儿科名于时。元代曾世荣，精儿科，在元代颇具声誉。长沙县黎茂材，早年参军，性好读书，尤善医术。凡有患者来求治，欣然往诊，不计报酬，四十年如一日。黎氏经常说：“吾以齐人志，若责其报，是售术也。”世称“笃行君子”。还有永明人徐渊，以孝顺闻名，一次山中砍柴，遇一异人，对他说：“子隆眉广额，世外人也，吾有丹书，当以授予。”徐渊拜谢，此后则穷心医学，为人治病。后正值瘟疫流行，远近求治者接踵，皆获全效。

在学术上影响较大的有朱佐、刘元宾、曾世荣等。朱佐系宋代湘麓人，著《类编朱氏集验方》十五卷，是中医学较早、影响较大的方书之一。其主要学术成就，一是所搜采内容多为宋以前不传之秘籍，保留了古代医籍的重要内容；二是采收了大量经验方；三是医案部分不仅著录本人验案，还整理了前人不少案例，是撰著医案较早的著作。其医评、医说、医论、医案均对研究中医及湖湘地区医学具有重要价值。

安福县人刘元宾，从其初主邵阳县簿，后任潭州（长沙）司理来看，他大半生的时间在湖南。刘氏因母病多年不愈，而寻求方书，习业医学，在伤寒、针灸、脉学等方面均有成就，终为一代名医。方剂学上的代表作是《神巧万全书》，宋代医家陈无择在《三因极—病证方论·大医习业》中曾把刘氏及《神巧万全方》与仲景、华佗、《圣惠》《名医别录》相提并论，足以证明本书在医学上的价值非比寻常。此外，刘氏还著有《集正历》《注解叔和脉诀》《伤寒括要》《通真子伤寒诀》《脉要新括》《脉书训解》《脉诀机要》《通真子续注脉赋》《洞天针灸经》《横天卦图》，现均未见。

衡阳人曾世荣，幼从李月山习儒学，及长，从世医刘思道学医，后又继承其师五世祖先刘茂先及宋代御医戴克臣两位儿科名家的学术经验，以儿科知名于时。其活人之幼无数，被誉为“活幼宗师”。其重德爱幼，把广大患儿当作自己的儿孙看待，对患儿不分贵贱贫富，全都一视同仁。凡有请召，不以昼夜寒暑、远近亲疏、富贵贫贱，闻命即赴，举切其身，药必用真，财无过望，推诚拯救，勿惮其劳。其在《活幼心书》中说：“为医先要去贪嗔，用药但凭真实心，富不过求贫不倦，神明所在俨如临。”其医德高尚，治学严谨，学识渊博，经验丰富，疗效显著，深得大家的爱戴。《衡州府志》载：“大德丙午，衡民不戒于火，延及二千余家，火迫世荣宅，四顾无以为计，忽飙尘中但闻人声宣呼：‘此曾世荣宅！’并力进水百余器，烟止风收，而宅与书版俱得不焚。”曾世荣还在《活幼心书》中首先提倡“戒毁同道”，主张对待同道要谦虚谨慎，互相学习，不嫉妒贤能，不诽谤他医。曾世荣将其师所遗方论、诗诀等详加编次，删增补缺，又汇集其平时的论证和方剂，上探三皇前哲之遗言，下探克臣、茂先之心法，实则其心固有之理，旁求当代明医之论，于1294年撰成《活幼心书》三卷，刊行于世。此书乃曾氏毕生儿科医学经验之精华，对小儿疾病的诊疗具有很好的实用价值，是我国儿科文献的重要著作，在中医儿科医学史上具有重要地位，对后世儿科发展影响很大，并传至日本。

其余尚有隐士宋永寿著《产经》，永明人管子和世传《治产秘方》，平江令吉谦伯集有《宝童方》《联珠论》《吉氏家传》等医书，长沙郑愈著《郑愈方》《聚宝方》，平江人万应雷著《医学会同》二十卷。但惜其大部分已亡佚无存。

四、明朝时期

明代270余年间，湖湘地区虽然名医辈出，但学术上除方以智、喻道纯以外有突出贡献者则不多，所撰医籍存世者也较少。

这一时期以医名者，见载于《古今图书集成·医部全录·医术名流列传》中的即有：本为江西丰城人，后客籍邵阳的喻化鹏，人争迎治，或予之金，则市药以施贫家，或购秘论奇方以长其术；石门人吴中允，精医术，不论贫富，均亲诊视，不索其酬，为乡党所推重；石门人祝文琳，精岐黄术，临证善诊幽察微；炎陵县人唐祖宦，幼攻岐黄，业精于长，延者日踵于门，于财利则弗计，品行端正，一时罕有出其右者；桃源人田养德，精于医，起死回生，大江南北全活者以万计；松阳道人云游至桂阳，善起疑难病症，授徒数人，皆为名医。见载于省、府、县志者亦复不少。如郴州人王相，生平业医，专事采药以济人，活人甚众。浏阳人郑元龙，以医名于湘，可使躄者弃杖，臌者约带，羸者控拳。来诊者，轮蹄争门，礼币接席，湘南湘东，诸多达官贵人，皆以翁之至否自决其吉凶。当问其医术时，郑元龙回答说："天地之气常有余，而人之气常不足；惟不足，故有余者恒乘之，而夺其舍以居，于是纵横驰突，其病百出。粗工惊之以为是人之有余也，遂从而损之；不能损天地之余，而恒损人之不足。是犹盗者凶于人之室，而执挞其主人也。吾恒厚恤其主人而治其客，是以病四至而应之恒一也。"邵阳人李春台，世业医，不计诊酬，犹怜贫户，技精，就诊者众，卒后家无余资。常宁人闫文佗有神医之名。黔阳人丁应元以针灸术为世人所推重。沅陵人易山以外科见长。芷江人毛世鸿，医传四代，亦儒亦医，名重一时。长沙人张溎、新化人刘充沛和张圣陛、桃源人冯躬甫、邵阳人车大敬和沈鹤均为一代名医。桃源人白士伟治痈疽有奇效而名，邵阳人徐明善则以妇科见长。

学术方面有所建树者，本草方面明代有官吏邵阳人滕弘所辑《神农本草会通》十卷，是《神农本草经》较早的辑本。道州人许希周少即知医，后举进士，对千余种药品之药性以骈语撰编成《药性粗评》，内容简明切用，为历代医家所称道。另有长沙人杨溥撰《用药珍珠囊》、常德人陈大忠撰《药性录》，惜二书已佚。脉诊方面有芷江人毛世鸿著《王叔和脉诀注》《李濒湖脉诀注》，靖州人叶庭芝撰《脉学金丝灯》。临床方面有邵阳人江道源著《尊生世业》、邵阳人徐明善著《济生产宝》二卷、桃源人冯躬甫著《幼科大成》。上述诸书除《济生产宝》外，其余医书皆未见传世。

五、清朝时期

时至清代，湖湘医派得到了较快发展，涌现出了一批知名医家，也有一批有影响的专著问世，特别是在诊法、方剂、喉科、痘疹方面成就较大。

于临证医名卓著者，仅见于《中医大辞典》《中医人名辞典》《湖南通志》及各州、府、县志等所载，据不完全统计，便有450余家，且各科均名医辈出，形成湖湘地区名医群。

在学术上卓有建树者，诊法方面当首推邵阳人周学霆所著《三指禅》，是书倡言以缓脉为平脉，且以此定有病之脉，论病脉则以浮、沉、迟、数为四大纲，再将余22脉成对辨析，使脉学纲目了然，既脉理清晰，又便于习学记忆。方剂方面，长沙人鲍相璈所著《验方新编》最为医界推重。鲍感于医有难逢，药或昂贵，贫者、偏远多有束手之时，遂搜采简、便、验、廉之方汇集而成。道光以后，各时期多有翻刻、增补者，如《增订验方新编》《重订验方新编》《增广验方新编》《正续验方新编》《选录验方新编》等，开集录单方验方学术之先河。另一较具影响的是新化人罗世瑶所著《行军方便便方》，分备豫、疗伤、解救三卷。方方皆简便易行，有利于军伍途中，亦便村乡民家。堪称巨著者则有长沙僧人通文所著《易简方》三十余卷、会同人杨盛芝所著《简易良方》三十卷、衡山人桂士元所著《医方》数十卷、永定人胡光桃所著《医方济世》十八卷等，惜皆未见行世。本草学方面较有影响者，当数长沙人陈明曦所著《本草韵语》、长沙人黄彝鬯所著《药性粗评全注》、湘潭人王闿运所辑《神农本草》等。在时疫温病方面，长沙人杨尧章著《瘟疫论辨义》，对吴又可《温疫论》进行条分缕析，敷陈一己之见，有功于温病学说。湘乡人朱兰台著《疫证治例》五卷，对疫病的传变、鉴别、治疗有精辟见解，用方以自立“芦根汤”为主。邵阳人刘纪廉著《治疫全书》十卷、常宁人李泽著《时气集要》六卷等书，惜未见行世。

在免疫接种法应用未推广之时，儿科麻、痘二证最为险恶，湖湘诸医尤重视二证，且在学术上有诸多建树，专病专著，有据可查者就有25种之多，尚未计见于其他综合医书者。长沙人陈宏晓所著《痘疹济世真诠》三卷、衡山人文起所著《痘科辑要》五卷、耒阳人周冠所著《痘疹精详》十卷，已收入《湖湘名医典籍精华》丛书。其余诸书则多半未见于世。于五官科诸病中，湖湘医家尤精于白喉证治。如浏阳人张绍修著《时疫白喉捷要》《白喉时疫方论》，为较早以白喉病证为名的专著。湘潭人王裕庆著《白喉辨证》，对白喉一证条分缕析，用药精详得宜。湘乡人易方著《喉科种福》将白喉分为数十证型，详列治法。衡山人李纪方著《白喉全生集》论白喉20篇，以寒热为纲，分轻重虚实，用方精当明晰。安化人黄惺溪著《集喉证诸方》亦多集治白喉方。以上诸书均已收入《湖湘名医典籍精华》丛书。

而在学术上卓有成就、对中医学术贡献较大、在学术界影响较大者，尚有衡阳人熊应相，家业岐黄五十余世，精医理，尤精脉学，著有《金针三度》《三针并度》六卷；湘乡人罗国纲虽居官场，仍浸淫医学五十余载，著《罗氏会约医镜》二十卷；醴陵人黄朝坊精医，有“神医”之名，著《金匮启钥》三十六卷；攸县人蔡贻绩由儒而精医，阅五十余年，课徒无数，著有《医学四要》十八卷；长沙人郑玉坛医术精湛，学术上对《伤寒论》《金匮要略》及临床内科、妇科、儿科、外科均有重大贡献，著有《彤园医书》二十七卷；新化人邹汉璜撰有《邹氏纯懿庐集》丛书，共计八种；宜章人吴德汉撰《医理辑要》十三卷，湘乡人陈鄂著《一见知医》六卷等。以上诸书均已收入《湖湘名医典籍精华》丛书。

六、民国以后

民国以后，湖湘中医发展进入百花齐放时期，加之社会变革，西学东渐，中医在西医的影响下发展、前行。湖湘涌现出一批名医，他们致力于捍卫中医，发展中医教育，开办中医医院，设立中医学校，创办中医刊物，主张中西医汇通。

岳阳人吴汉仙，为人聪明颖悟，初习举子业，17 岁补博士弟子员。既而废科举，遵母愿从祖父吴南塘习医，尽得其传。曾做过国民革命军军医。1928 年秋，悬壶于长沙市，时值消灭中医之风盛行，吴氏毅然以捍卫中医学为己任，愤慨声讨、请愿，全国景从。继而着手培育中医人才，发展中医事业，与湖南中医药界同道倡议创办湖南国医专科学校、湖南国医院和中医报刊等。为祖国医学的兴废继绝，做出了不可磨灭的贡献。

长沙人郑守谦，祖父辈七代行医，自幼随父郑修诚学医，克绍家传。1928—1933 年创办湖南国医专科学校，任学校教务处主任，兼授杂病、药物、方剂等课程。郑氏在学术上能博采百家之长，融会贯通，择善而从，有所创新。他明示学生："医学岂易言哉！炎黄以后作者代出，言人人殊，其下焉者，朱紫混淆，龃龉层见，使读者无所适从。如子和主攻，河间主火，东垣以专理脾胃擅长，丹溪以气血痰郁食湿分治，四家为世所崇，而其派实别。倘或偏执拘守，则学有异同，不能集思广益，讵足以符博审慎明之旨，而成望、闻、问、切之功。"

湘潭人孙鼎宜，"少时承父师之教，求通经致用之学"。1899 年，孙氏因其父孙文昱"严冬得寒，庸医误以戴阳为热，竟以不起，哀痛之余，于是专宗张书，上稽《灵》《素》《难经》，下逮隋唐以来之籍"，读书不辍，未及数年，医术精湛。1905 年，其世丈湘阴人郭复初，"猝发疾，几殆，为处方得痊，因言于巡抚端方咨，送其去日本，俾参知西法"。时值中医"取缔事起"，孙氏则"愤然曰：'中法独不能活人耶？'遂拂衣归"。以医济世，活人甚众。晚年执教于湖南国医专科学校，为培养中医人才贡献毕生精力。

双峰人刘裁吾，祖父六代均系当地名医。他自幼习医，精研医籍，"上窥黄岐之书，中研长沙之论，下及《千金》《外台》，金元四家，清之叶、王，罔不食跖盈千"。又继承了祖父六代的学术经验，理验俱富，故声誉日振，远近"求治者踵相接"。1931 年，悬壶长沙市，设西湖医社于西湖路。1934 年兼任湖南国医专科学校教师。刘氏著述甚多，主要有《伤寒汇方》《金匮鉴别》《千金外台发挥》《金元四家节要》《景岳选瑜》《喻氏节要》《叶案选粹》《王案类编》《温热精言》《喉科扼要》《余氏医学驳议》《痉病与脑膜炎全书》《中西病理学合参》等，尤其对脑膜炎的治疗，认为本病发病之时，“冬寒未尽，重袭未脱”，治之之法，不外“宣发太阳”或“开泄厥阴”，或者“宣发太阳”与“开泄厥阴”同时运用，确实别具匠心，有裨于后学。

邵阳人何舒，克绍家传，从叔父何居鹤习医，并倡办“邵阳中医灵兰学会”，撰写中医著作，广收门徒，培育人才，为发展中医学术，维护人民卫生健康，数十年如一日，深受人民爱戴。何氏著作宏富，部分编入《何兢心医学丛书》，是湖湘地区早期中西汇通学派代表人物，其“治医学有年，既究中医，兼通西法，且精通外语，涉猎西学，从而和之”，他从临床实践着手，探索药物的中西医汇通，撰《方药研究初编》，结合西医的病名、病理、药理论述中药 280 种。揆之临床，亦有至理存焉。

第二节 湖湘医派的主要医家

一、刘元宾

（一）名医小传

刘元宾（1022—1086年），字子仪，号通真子，江西庐陵人，连魁乡举，因母病习医。借佛寺房屋设诊所，医道大行，远近闻名。宋真宗为太子时召与论道，刘元宾脉诊某妊妇，断定为龙凤胎，遂用银针扎其妇掌，针刺催产一男一女，颇为契合，获赐号“通真子”。曾主邵州邵阳县簿，“熙宁四年，予亲老在邵阳”（《神巧万全方》诸痢门）；续任潭州司理参军。后调入翰林医局，官至殿丞。精于医学，尤其是脉学和针灸方面颇有研究，亦通术数、阴阳之学。

（二）著作简介

1.《神巧万全方》分为44章，现存方剂240首。第1章至第6章记叙汗、吐、下，及汗后、吐后、下后之方剂；其余38章是论述伤寒的证候。所补载99首伤寒方剂，疗效有“神巧”之美誉；其方药多采《太平圣惠方》，论说亦本古人，间附己见。秉承张仲景《伤寒杂病论》之精微，又有创见，论述精当可取。

2.《通真子伤寒括要》《伤寒辨类括要》：金礼蒙《医方类聚》收集有《通真子伤寒括要》诗歌 120 首，方剂 31 首。另外，有《伤寒辨类括要》，分为 107 条目。论述伤寒辨证论治，对伤寒疑难病证及类伤寒证辨析较明，对伤寒传变、瘥后劳复等亦加详述，并论其预防。

3.《通真子补注王叔和脉诀》《补注通真子脉要秘括》两书均从日本影印归来。见郑金生《海外回归中医珍善本古籍丛刊》（第一册）。明刘浴德《壶隐子医书四种》之一《脉赋训解》，为刘元宾所著《脉赋》之注释本，取夹注形式，详加训释、注解或发挥。其《伤寒脉辨类诀要》，今存有抄本行世。另外，有《脉诀机要》（可能即《通真子补注王叔和脉诀》）、《脉要新括》（可能即《补注通真子脉要秘括》）、《通真子续注脉赋》（可能即《脉赋训解》）、《脉书训解》、《诊脉须知》等均未见。

4. 其他著作。如《洞天针灸经》《通真子伤寒诀》《集正历》《横天卦图》等，均未见。

（三）学术思想

刘元宾通阴阳、医药、术数，尤精脉学。论说原本医学经典，间加己见；方药大多采之《太平圣惠方》，多可施用。

1. 引经注诀阐脉学

这种以较通俗的歌诀形式阐述脉理，反映了宋金元时期脉学发展的主流。《通真子补注王叔和脉诀》引经注诀，多引《难经》《素问》《诸病源候论》之说，以注释高阳生的《王叔和脉决》，以浮芤滑实弦紧洪七表脉为阳正脉、微沉缓涩迟伏濡弱八里脉为阴正脉、细数动虚促结散代革九道脉为相通脉；《补注通真子脉要秘括》为七言歌诀 103 首。张璧《云岐子七表八里九道脉诀论并治法》大张其说。《医学入门》说：“《脉诀》世俗诵习已惯，表里名义，初学不可不知。”

2. 方证结合释伤寒

《神巧万全方》以证统方，以《伤寒论》证候、补亡证候、《金匮要略》证候为纲，从八纲分析证候实质，强调症状与证候的联系；《神巧万全方》

记载的38种证候，用八纲释义的有30种。以证候立论，有所创新，吸取了医经、医方之长，颇切合临床实用。强调辨证，以八纲立说，解析证候之实质，能揭示疾病辨证之共性，有效体现了中医的辨证施治。方剂用药有146种，补《伤寒论》《金匮要略》未载之药89种。《通真子伤寒括要》以方统证，以《伤寒论》31方为纲，除附子散、犀角散外，其余29个方证均从六经角度解析六经实质，又不囿于六经。《通真子伤寒括要》延续了《太平圣惠方》的框架，又结合自己的临床实践有所发展，“恪守阴阳，不妄汗下”。总之，《神巧万全方》汇刘元宾之经验，应用八纲辨证，揭示疾病的共性；《通真子伤寒括要》括张仲景之精华，应用六经辨证，揭示疾病的特性。

3. 以病为纲辨杂病

辨治各科疾病，开脏腑辨证之先河。《神巧万全方》以病为纲，分证附方，包括刘元宾自验方剂。如中风病，后有总论、急风、五脏中风、瘫痪风、中风半身不遂、风痱、风痉、风寒热候、风眩、大风、风诸杂候等。病机方面主内虚邪中说，谓“人以身之虚”，“风中之，随其虚实，而有浅深，故人病有轻重”。将中风病分为急风和五脏中风两大类，急风即卒中，五脏中风乃证候分类方法；其他为中风病突出症状，如风癔即球麻痹；或中风病类似疾病及类似症状，如大风即麻风病、风寒热候包括中风病感染症状及外感病表证在内。治疗上，结合辨证，益其不足，损其有余，结合多种治法变化，构建了新的治风模式。成方援用《太平圣惠方》生地黄饮子、牛黄丸、龙脑丸、天麻散、羚羊角散、皂荚煎丸、葛根散、阿胶散等；创制新方有白龙丸、石膏散、竹沥饮子、大驱风散、小驱风散、防风散、独活散、大铁弹丸等，不乏寒凉药物及驱风活血化痰药物，融入了芳香开窍、平肝熄风、涤痰通络、活血化瘀、益气和血、养阴清热、滋补肝肾等多种治法。

（四）评价

从刘元宾的学术内容分析，其伤寒学术思想可与同时期韩祗和、朱肱、郭雍、庞安时、许叔微之著作相媲美。其脉学学术思想承前启后，诚有功于王叔和、高阳生者，对宋以后脉学由繁趋简影响极大，如《崔真人脉诀》及《濒湖脉学》多有征引。根据相关资料，朱熹、蔡西山、吴草庐、滑伯仁、戴启宗、朱丹溪、李时珍、徐春甫、张世贤、李延昰等对刘元宾脉学均有深入研究。昔人诟病脉诀行而脉经隐，孰知作者苦心，正在于文词浅鄙通俗易晓。其杂病学术思想，如丹波元坚称其“辨中风诸证，最为赅备，颇有发明”。《三因极一病证方论》将《神巧万全方》与同时期的《太平圣惠方》《崇文总目》《名医别录》《朗简集验方》等相提并论。《幼幼新书》将《神巧万全方》与同时期的《太平圣惠方》《圣济经》《太平惠民和剂局方》《证类本草》《小儿药证直诀》《鸡峰普济方》之类等量齐观。虽然较早的针灸学专著《洞天针灸经》已佚，高忻洙、胡玲《中国针灸学词典》仍称“刘元宾为宋代针灸家”。可见，刘元宾开启了湖湘医派伤寒学、脉学、杂病学、针灸学研究的新局面。

二、镏　洪

（一）名医小传

镏洪（生卒年不详），号瑞泉野叟。金代都梁人。宋代欧阳忞《舆地广记》记载“武冈县，二汉都梁地，属零陵郡，晋武帝分置武冈……后省入都梁县”。宋淳熙年间（约1174年）武冈教化何季羽曾经编著过《都梁志》。又武冈有武陵井，是湖南二十八古井之一，清深甘洌殆“瑞泉”乎。或以隋炀帝在盱眙置都梁宫，认为都梁为江苏盱眙，非是。镏洪精于医术，是金代医学家刘河间的私淑弟子，其生平欠记载。《中国医籍考》作“刘洪”。

（二）著作简介

《伤寒心要》约成书于南宋端平元年（1234年）；后人又有修补，《伤寒心要序》作于元至元十五年（1278年）。附于《河间六书》之后，又名《河间伤寒心要》。全书简明扼要，大旨秉刘完素之说。在卷首与卷尾能用简洁的文字，阐明伤寒六经病证辨治心要，卷中则以较多篇幅论述伤寒热病证治方药，次列双解散、防风通圣散、小柴胡汤、凉膈散等30方及新增病后4方，以证类方，以方类证，等等，参杂其间，末则列伤寒心要余论。

（三）学术思想

1. 继承刘完素火热学说，以伤寒为温热病

《伤寒心要》专为伤寒而设，但在学术上，则多从河间“火热”立论。阐释伤寒六经生理病理，注重五运六气的变化影响。大体以伤寒为热病，所用方药，亦多系寒凉之剂。即使是伤寒表证，亦主张施用寒凉。如其在《伤寒心要论》中说：“夫伤寒者，前三日在表当汗，可用双解散，连进数剂必愈。”若病不解，病已传变，遂成结胸、虚痞、懊侬、斑疹、发黄之证，治则主用平和之药，“宣散其表，和解其里”，如小柴胡汤、凉膈散、天水散之类。镏洪谓“双解、凉膈、白虎、泻心，此理伤寒之妙剂”。伤寒阳厥者，寒剂热剂俱不可投，但进凉膈散合黄连解毒汤，以养阴退阳，宣散蓄热，“调和阴阳，洗涤脏腑”，庶不失命。

2. 拓展伤寒类疾病证治，补充临床应用经验

《伤寒心要》所论广义伤寒，包括伤风、伤寒、中暑等。如镏洪宗法河间，“伤寒疮疡、破伤风，与伤寒治法一同，但以双解散与白虎、承气临时斟酌用之”。如赤白痢，先服黄连阿胶丸，次服解毒汤。

临床上，镏洪用河间之法又有发展。“伤寒下后，自汗，虚热不已，白虎加苍术、人参，一服如神，汗止身凉，此通仙之法也。如此则汗下之后热不退，无问有汗无汗，通宜白虎加苍术解之，又加人参亦妙。仍服凉膈、解毒调之。”“小便不通，五苓泄之。大便闭结，承气下之。更有外证，加减防风通圣散方内随证用药。”

“妇人证治皆然，惟三四月并七八月不用硝，其余月分、用之无妨。”孕妇伤寒合用益元凉胎，产后伤寒以凉膈与四物合煎。“甚者，大承气合四物，乃泻中之有补也。凉膈同四物，名玉烛散，妇人产后之妙剂。凉膈、四物合大承气汤，名三和汤。大承气合四物，治妇人一切血积血聚等疾，加红花尤妙。”

小儿伤寒“小儿减剂服之”。初生儿五七日，有热证，不得已，只用益元散。小儿夜啼用凉膈散。

（四）评价

根据杨鹏程《湖南疫灾史》记述，湖湘是瘟疫高发地域。湖湘卑湿之地，多病寒湿、暑湿，或湿热、湿温；伤寒多见寒包热证，其传变易化为湿热。《难经·五十八难》曰："伤寒有五，有中风，有伤寒，有湿温，有热病，有温病。"镏洪基于经旨辨证论治，继承补充了刘完素火热学说，辨治广义伤寒切合湖湘地域特色，有重要的理论意义和临床价值。《伤寒心要》称："此中有古人治伤寒不传之妙，后之学人，其慎宝之。"然而，镏洪概将伤寒从"火热"立论，则似乎有些偏颇；又拾刘完素之余绪而衍其说，学术发明较少。汪琥《伤寒论辨证广注》曰："此得河间之一偏，其用药混淆，不足法也。"平心而论，镏洪追随刘完素贯通寒温，奠定其在湖湘伤寒学领域的地位，开启了湖湘医派之路径。《四库全书提要》云"医之门户，分于金元"，湖湘医派面貌亦为之一新。

三、朱　佐

（一）名医小传

朱佐，字君辅。湖南省湘乡县人，具体生卒年代不详，约生活于宋代咸淳年间。从传世的《类编朱氏集验医方》序言及验案来看，朱氏是一位临床经验丰富的医师，在当时也很有影响力。

（二）著作简介

《类编朱氏集验医方》，简称《朱氏集验方》，共十五卷。此书最初刊行于宋代咸淳元年（1265 年）。卷一至卷九为诸风、伤寒、诸气、脾胃、痰饮、积聚、黄疸、虚损、头痛之方；卷十为妇人方；卷十一为小儿方；卷十二至卷十四为痈疽、补损、中毒方；卷十五为拾遗门、载养生、杂论、养性等内容。全书共载方 900 余首，均为临床上行之有效之经验方。每一种疾病都是先立论，后列方，间附效验之医案。该书一直为临床医家所重视，如明代《普济方》及朝鲜的《医方类聚》等均收录了本书内容。书中有一些方剂成为历史名方，如首见于《朱氏集验方》卷一的“鸡鸣散”，燮理脾胃，行气降浊，化湿通络，是后世治疗湿脚气的名方。

（三）学术思想

朱氏广泛收集当时民间医生尤其是湖湘名医及历代方书的有效经验方，结合自己的临床经验加以整理，撰成《类编朱氏集验医方》。该书集中体现了他的学术思想与临床经验。

1. 详论虚损

朱氏论虚损病证甚详，其在第八卷中列有治虚损方共58首，基本包括了虚损病证的各方面。认为虚损一证，得病的缘由多种多样：或大病未复，便合阴阳；或筋力疲倦，饥饱失时，用心计算，高呼大叫；或极目观书，精思文字，是致气血耗散，百病顿生；或吐衄交作，或白浊遗精，下部虚冷，洞泄下利，盗汗自汗，潮热发热；或手足厥冷，或便数溺溲，咳嗽吐痰，种种不一；或呕吐不食，日久羸黄；或饮食虽多，不生肌肉，日久月将，积微成损，气血愈微，微则衰矣。在治疗虚损证时，朱佐认为要注意很多方面，如妇人产后营卫虚耗，其为虚也尤甚，当大补血虚亏损；对于潮热患者，不可过用寒凉之剂；秘结者，不可倍使疏泄之药；咳嗽者，不可妄施发散；咯血者，不可误以为热，是必调和卫气，滋养营血。朱佐同意古人所谓补肾不如补脾的说法，认为精气、血气，未有不自谷气以为本也。认为虚损治疗的大法，在于察其脉理，随其证候。常用方剂有治食积浊聚的原朴丸，治脾胃虚滞的安脾散，治气血虚损的大养脾丸，治水火不济的既济固真丹，治诸虚不足的聚宝养气丹、十补丸、腽肭脐丸等，足见朱氏辨证分治之精细。

2. 论治伤科病方

对伤科病证，历代方书收录较少，但在《类编朱氏集验医方》中列为一卷，既有总论又分列各病证方药，实属难能可贵，亦可知其类聚之全。朱佐在伤损证治方面指出：“伤损一科，尤为难事。假如刀伤一证，甚至破肚出肠，头破出髓，又有断指断臂者，诚然可畏。然切观被伤之人，不在致命处，尚可治疗。如破肚肠出，大小肠不曾伤破，则以桑皮使香油浸，用药散止血；次以香油洗去血秽，内入却以针穿桑白皮线，缝合伤处；续以生肌活血药敷之，自然无事。”朱佐重视香油的使用，认为香油乃伤损上药，一则止血，二则不出虫，三则生肌。如被伤处口未合聚，常用之自有奇效。对于严重的外伤，如头破髓露者，服药的重点在于治血祛风，然后敷以祛风生肌之剂，如天南星、血竭、柏皮之类。

对于各种骨折，朱佐的论述也很详细："外有斗殴磕损，坠与损伤，折足断臂，或有碎骨者，必须刮开去其碎骨，整顿条理，以绵帛缚定，敷以祛风生肌之剂，服之以活血接骨之药，如自然铜、血竭、乳香、没药之类。其间腰腹内恐有败血，必须除去，卒急无药可办，急以火麻骨烧灰为末，热酒调服，或以童便一半相投，服之为妙。如无麻骨，用麻布亦可。然后用桃仁、大黄、川乌、血竭，无不效者。曾有腰内瘀血不除，年老为终身之病者，医者须以意调理之。或有闪挫及脱臼之类，治之又有手法。"

朱氏除记述损伤各种病证外，尚根据伤损的各个阶段分列不同的方药治疗，共记载治伤损 13 方。

3. 论治痰饮

朱氏论治痰饮强调气的作用，认为人之一身，无非血气周流，痰亦随之。夫痰者，津液之异名。流传于上者为痰饮，散周于下者为精液。其所以使之流行于上下者，亦气使之然耳。大抵气滞则痰滞，气行则痰行，故三生饮佐之以木香无有不效。人之气道贵乎顺，顺则津液流通，决无痰饮之患。一失其宜，则气道闭塞，停饮聚于膈上，结而成痰，其为喘、为嗽、为壅、为呕、为眩晕、为风痫、为狂迷、为惊悸，或吞酸，或短气，或痞膈，或肿胀，或寒热，或疼痛，其证不一。朱佐有很多观点是来源于临床的真知灼见，如论头风证，眉棱、耳角俱痛，治以风则不效，治以痰则收功；又如饮酒之人，有时臂痛，时或麻痹，治以二陈汤、白丸子、消饮丸无不作效。疗痰之法，调气为上，和胃次之，故治痰多用半夏。半夏性利，以其能利痰饮。朱氏记载了治痰饮的玉壶丸、半夏汤、煮浮丸、玉浮丸、玉液汤、白术丸、参苓散、灵砂白丸子等方剂，为后人保存了诸多有实用价值的治痰饮方药；或启朱丹溪治痰之端绪，丹溪治痰先治气，实脾燥湿为大法，用二陈汤为主，随病选方。

（四）评价

朱氏是一位临床经验丰富的医家，其把自己收集的常用方剂编成《类编朱氏集验医方》，其学术涉及内科、外科、妇科、儿科、养生等方面，收录了宋以前诸多医学著作的内容，如《小儿病源方论》及士大夫家藏秘方和笔记小说中记载的医方，保留了一些古代已佚书籍的资料，是其可贵之处。

四、曾世荣

（一）名医小传

曾世荣，字德显，号育溪，衡州烝西（今衡阳市）人，约生于（南宋）1252 年，卒于（元代）1332 年，著名儿科医家。曾世荣幼从李月山先生习儒学，后跟从世医刘思道学医，后又继承其师五世祖刘茂先及宋代御医戴克臣两位儿科名家的学术经验，活人之幼无数，被誉为“活幼宗师”。其重德爱幼，把广大患儿当作自己的儿孙看待，对患儿不分贵贱贫富，全都一视同仁。凡有请召，不以昼夜寒暑、远近亲疏、富贵贫贱，闻命即赴，举切其身，药必用真，财无过望，推诚拯救，勿惮其劳。其在《活幼心书》中说：“为医先要去贪嗔，用药但凭真实心，富不过求贫不倦，神明所在俨如临。”其医德高尚，治学严谨，学识渊博，经验丰富，疗效显著，深得大家的爱戴。《衡州府志》载：大德丙午年间，衡州居民用火不慎引起火灾，延及二千余家，火迫世荣宅，四顾无以为计，忽闻人喊：“此曾世荣宅！”于是大家齐心合力打水救火，世荣之宅与藏书俱得不焚，足见百姓对之爱戴之情。曾世荣医德高尚，为人谦逊，他在《活幼心书》中首先提倡“戒毁同道”，主张对待同道要谦虚谨慎，互相学习，不嫉妒贤能，不诽谤他医。

曾世荣将其师所遗方论、诗诀等详加编次，删增补缺，又汇集其平时的论证和方剂，上探古籍之理，旁求当代明医之论，于 1294 年撰成《活幼心书》三卷，刊行于世。此书乃曾氏毕生儿科医学经验之精华，对小儿疾病的诊疗具有很好的实用价值，是我国儿科文献的重要著作，在中医儿科医学史上具有重要地位，对后世儿科发展影响很大，并传至日本。

（二）著作简介

1.《活幼心书》

《活幼新书》主要论述了小儿生理、病理及各种儿科疾病的诊断、治疗和处方用药。全书分上、中、下三卷，刊于1294年。上卷为“决证诗赋”75则，以歌诀形式简要介绍儿科观形、望色、诊脉等诊断方法，并择要论述了一些儿科常见病证，内容多用歌赋七律写成；卷中为“明本论”43则，主要论述儿科各种常见疾病的病因、病理、病证和诊断治疗方法；卷下为“信效方”，载有治疗小儿疾病的各种方剂230首，其中有不少方剂为曾氏所独创。总之，全书内容丰富，辨证详明，处方精审，又以歌诀列于卷首，利于初学者记诵。

2.《活幼口议》

《活幼口议》共二十卷。本书对于小儿生理病理、平素乳保鞠养、初生儿证候、小儿伤寒、小儿形证歌诀、小儿面部气色、胎中受病、治诸病杂方及前人方书等均有详细的论述。对小儿保育、审脉、辨证、用药等提出了许多新的见解。

（三）学术思想

曾世荣医德高尚，医技精湛，治病因人、因地制宜。对儿科病证，主张积极攻邪，对惊风论治加以发挥，治疗疳证重视理气，提倡积极预防保健，提倡科学养育观。其在小儿养育和病证的辨证论治方面有许多独特见解。

1. 首倡惊风四证八候

曾世荣在多年临床经验的基础上，对惊风的病机和临床表现作了概括，提出“四证八候”。其于《活幼心书·明小儿四证八候》中说：“四证者，惊、风、痰、热是也。八候者，搐、搦、掣、颤、反、引、窜、视是也。搐者两手伸缩；搦者十指开合；掣者势如相扑；颤者头偏不正；反者身仰向后；引者臂若开弓；窜者目直似怒；视者睛露不活。”曾世荣在钱乙、刘昉等人关于小儿惊风有关论述的基础上提出自己的创见，认为惊风是外感风热，暴受惊恐，郁热于心，传之于肝，而发为病。把惊风病变主要归咎于心、肝二脏，“气促痰喘，忽而闷绝，目直上视，牙关紧急，口噤不开，手足搐掣，此热甚而然，况兼面红脉数可辨。盖心有热，而肝有风，二脏乃阳中之阳……二阳相鼓，风火相搏。肝藏魂，心藏神，因热则神魂易动，故发惊也。心主乎神，独不受触，遇有惊则发热，热极生风，故能成搐，名曰急惊”。认为“惊生于心，风生于肝，搐始于气，是为三证”（《活幼心书·急惊风》），故其将惊风分为三证论治。急惊风乃由“热积于心传于肝”所致，治疗当以清热为主。急惊当先定搐，搐由风也，风由热也，搐既已作，方可下热退惊，热若不退，惊亦不散，不移其时，抽搦又作。曾氏治疗急惊风善用五苓散，用五苓散治疗小儿惊风实为首创，且多获奇效。其认为：五苓散内有泽泻导小便，心与小肠为表里，小肠流利，心气得通，其惊自减；内有桂，木得桂则枯，是以有抑肝之气，其风自停。将五苓散灵巧应用于惊风、痰搐、疮疹等疾病。

对于急惊风，曾氏认为首先要及早防治。大抵婴孩得疾，如火燎原，扑之在微，不致有蔓延之盛，疗病亦是如此。受惊伤风发热之初，便与疏解，怎会有传变之误？其次，反对滥用金石之品治惊风。曾氏尝感慨诸人，每见惊风搐作，不明标本，混为一证，全用金石、脑、蜈、蚕、蛇、蝎，大寒搜风等剂投之，耗伤真气，其证愈甚，多致弗救。

治疗小儿病，曾氏注重气机升降出入，他说：“盖其气也，四时平和则身安，一息蹇滞则疾作。况小儿啼哭不常，其气蕴蓄，内则不能升降，外则无由发泄，展转经时，亦能作搐。”“大抵治搐之法，贵以宽气为妙，气顺则搐停，此自然之理。”（《活幼心书·急惊风》）在治法上，“若阳实证，煎平和汤调三解散主之，此急惊有搐之类。若阴虚证，煎固真汤调宽气饮治之，此慢惊有搐之类。若暴感此证，未别阴阳虚实，先用五苓散和宽气饮，及少加宽热饮，三药合用，姜汁沸汤调灌即解。”（《活幼心书·急惊风》）

对于慢惊风，曾氏认为慢惊风多属阴证，急惊风、洞泄、过用下药都可致慢惊风，需根据病因来施治。如因急惊风传变者当以截风药治之，因洞泄成风者当以补药治之，因服寒凉药太过而成风者当以助气醒脾药温之。

2. 主张攻邪和发散外邪

迨至宋代，儿科形成了寒凉与温补两个学派。钱乙主张以辛凉、清利之味治疗痘疹，陈文中倡导用温补方药治疗痘疹。曾氏受张子和影响，认为“病由邪生”，治疗当“攻邪已病”，主张积极攻邪治病，药用寒凉之品，并提出了“攻中有补”的学术观点，有异于张子和的汗、吐、下三法。根据小儿病多由外感而生的特点，主张攻邪治病，攻邪应以发散外邪为主。他在《活幼心书·及幼攻补》中说：“张子和曰：人身不过表里，血气不过虚实，此言其大略耳。惟庸工治病，纯补其虚不敢治其实……所谓攻者，万病先须发散外邪，表之义也；外邪即去而元气自复，即攻中有补存焉，里之义也。”曾氏主张“攻邪”，但同时主张用药当以辨证为先，不可妄用。如其治疗急惊风一证，主张以五苓散加黄芩、甘草水煎，或百解散发表。百解散由干葛、升麻、赤芍药、黄芩、麻黄、薄桂、甘草组成，能和解百病，其药以发散为主。《活幼心书》中论治43个病证，所收之方也多以发散为主。其治疗慢惊风一证，则根据不同的致病原因，而用不同的方法和药物来治疗，用药不一，治疗不等。由于发作不同，并不一味强调攻下。

曾氏主张攻邪，但也注意顾护脾胃。如夹食伤寒皆因饮食过伤，又感风寒，激搏而热。其热气与食熏蒸于胃，胃为水谷之海，脾实则能克化，今脾胃因饮食所伤，致有斯疾。提出在治疗后期宜调理脾胃以善后的原则，如先煎小柴胡汤，加生姜自然汁同服，或五苓散入姜汁沸汤调下，与解寒邪，温胃止吐；次用百解散及当归散，水姜煎服，疏解外邪，温正胃气，乌犀丸去积，匀气散止补，参苓白术散调脾胃则愈；有食饱伤脾，脾气稍虚，物难消化，留而成积，积败为痢，腹肚微痛，先调胃气，次理积，却止痢，则病根自除。曾氏于《活幼心书》中明确指出：“脾虚胃弱病根源，水谷如何运化行，清浊相干成吐泻，久传虚渴便风生。”

3. 注重辨证，尤重望诊

曾氏非常注重辨证论治。他于《活幼心书》中说：“色脉参详贵造微，早凭疾证决安危，时医怕触病家讳，病稍差池便怨咎。”“善医者审察病源，从而疗之，万无一失。更辨阴阳虚实，不可轻忽。”例如对吐泻的辨证，他指出：论吐之原，难以概举，有冷吐、热吐、积吐、伤风嗽吐、伤乳吐。其吐则同，其证有异。论泻之原，有冷泻、热泻、伤食泻、水泻、积泻、惊泻、风泻、脏寒泻、疳积酿泻，种种不同，各分于后；倘不辨其虚实冷热，妄行施治，必致脾胃愈虚，不能乳食，成噤口痢者，则难疗矣。其不仅提出了先后缓急证治的原则，还指出妄行施治会导致严重后果。

曾氏认为治病应先分表里、寒热、虚实，治疗上应遵循先表后里或表里同治以及攻补先后的原则。曾氏业医五十余载，凡调理旬月婴孩有病，所用寒凉温燥之剂，必先明标本，辨虚实，然后处之以药，屡试辄效，此特又在察色听声，心诚求之而得，非假脉取。三岁之上小儿，以色合脉，尤其为妙。曾氏辨证注重因人因地制宜。其于《活幼口议》中曰："殊不知南人得病以北人处方，自是地道相反，意义不同，所谓北人水气多，南人瘟疫盛，地气天时使之然也。北人水气盛，盛则就湿，湿即与燥之；南人瘟疫盛，盛即作热，热宜发散。"

四诊之中，曾氏尤重望诊。《活幼口议》曰："凡理婴孩先看面部，定气察色最为要也，良由内有疾而形于外，是以本位与他位一体。"同时在望诊之中，他认为要"精观形气""细察盈亏"。并对"观形气"作了论述，认为形者面色也，气者神色也，指出"观形气"主要观察小儿面部气色和精神状态两个方面。其分别从"五脏五色本立""分定五位所属""五脏伏敌喜伤""面中气色忽现""五脏分部定位"等方面论述。曾氏认为望诊不应只局限于外部形态，而应重视"气色"。小儿虚实不在于肥瘦，而在于气色。有肥而气怯，瘦而气壮，气怯则色必嫩，其为虚可知矣；气壮则色必盛，其为实可知矣。

4. 提倡科学养育和保健

曾氏在书中提出："与其病后求良药，不若病前能自防。"认识到预防小儿疾病发生的重要性，竭力提倡正确的护养观，认为"四时欲得小儿安，常要三分饥与寒；但愿人皆依此法，自然诸疾不相干"(《活幼心书·决证诗赋》)。为避免对小儿过分溺爱而使小孩易于发病，曾氏提醒后人"殊不知忍一分饥，胜服调脾之剂；耐一分寒，不须发表之功"。并指出："大凡幼稚，要其常安，在乎谨寒温，节饮食，夫复何虑。""孩提之童，食不可过伤，衣不可太厚，此安乐法也。为父母者，切宜深省"(《活幼心书·明本论》)。对于世人养育小儿的误区，他尤为感慨，认为世间父母不察其详，随意判断小儿哭闹为饥渴，不断给予乳食，或者是娇惜太过，不问生冷、甘肥、时果，任由小儿贪食，这样做名为爱之实则害之。又如对小儿爱护太过，稍冷即加厚衣，或烤火，或暖抱，导致积温成热，热极生风，小儿面赤唇红，惊掣烦躁，变证多出，都是养育太暖之故。

（四）评价

曾世荣医理精通，尤擅长儿科病症诊治，于儿科病证治多有发挥，提出了许多独特的观点，对后世儿科的临床及研究产生了深刻影响。他说："不拘长幼儿童，均称是小"；"若年至十二三以上，又当参诸大方脉，以明得病之由，因其所制之方以为治，斯不误矣。"其撰写的《活幼心书》《活幼口议》，极大地丰富了中医儿科学内容，对中医学的发展也产生了重要的影响。

五、喻道纯

（一）名医小传

喻道纯（生卒年不详），湖南宁乡人，明代清微宗师。大约在明宣德八年（1433 年）皈依道教，修炼于浏阳东门外洗药桥（因孙思邈在此洗药而得名）的升冲观。正统丙辰（1436）来游京师，闻邵以正在京师领道教事，遂诣邵而受其法，获授"清微诸阶符法、净明、观斗、禳星、炼度、玉清、混元、五云、金箓、火符之秘"。跟随著名的道士邵以正（约 1368—1463 年，号承康子，别号止止道人，被赐"悟元养素凝神冲默阐微振法通妙真人"）在京师领教而继承其法旨。因此，清微派法脉传承：赵宜真徒有刘渊然，刘渊然徒有邵以正，邵以正徒有喻道纯。如上授受者，皆为一代宗匠。

天顺五年（1461 年）喻道纯参与升冲观重修。明宪宗成化二年（1466 年）被授封为"体元守道悟法高士"；成化十年（1474 年）被赐"诰体玄守道安恬养素冲虚湛默演法翊化普济真人"，任道录司左正一，领道教事，代皇帝郊外祭祀天地。成化十一年（1475 年）复封"安恬养素冲虚湛然演法靖化普济真人"，仍领道教事，赐二品银章。赐二品银章，其父宗敬被追赐为太常寺寺丞，其母杨氏被赐为安人。受统治者恩宠至极。

成化十二年（1476 年），为其师邵以正建祠堂于滇南龙泉观，《龙泉观通妙真人祠堂记》曰："诚者，万事万物之本。"

（二）著作简介

1.《正统道藏》：他主持京师的灵济宫，因道行高深、医德与医术冠绝一时而为信人所奉为仙师。于正统十年（1445 年）在邵以正的监督下，任自垣主编的《道藏》基础上校勘和增补，与人共同编撰了《正统道藏》，1459 年完成，按三洞四辅十二部分类，共 1476 种 5305 卷，成为道家最具盛名的经典；遍涉道教的教义救理、戒律清规、符箓章奏、斋醮科仪、修炼摄养、灵图象数、名山宫观、神仙谱籍、道士传记等方面。除道教经籍外，还收入一部分医书药方、诸子著作。

2.《青囊杂纂》：收集高师祖赵宜真、其师祖刘渊然、其师邵以正及其他道派中关于胎产、小儿、追痨、济急、济阴、理伤、续断等著作及方剂，汇集成帙，间有补充发挥，编著了很有影响的道教医学丛书《青囊杂纂》8 种，包括《仙传济阴方》（刘渊然）、《徐氏胎产方》（徐守贞）、《仙传外科集验方》（元杨清叟撰，明赵宜真集）、《新刊小儿痘诊证治》（钱仲阳）、《秘传外科方》（赵宜真）、《济急仙方》（刘渊然）、《上清紫庭追痨仙方》（"盖出紫庭法中，皆前代明师所论"，赵宜真手编，刘渊然重编）、《仙授理伤续断秘方》（蔺道人）等，并附有《秘传经验方》（邵以正）1 种。弘治十五年（1502 年），明政府曾将《青囊杂纂》赠予朝鲜。

（三）学术思想

1. 岐黄源于道，以医载道。道教文化与中医学的关系最为密切，喻道纯《正统道藏》众术类包括外丹炉火、五行变化和一切术数等方术书。通检全编目录，颇多医学著作。如"洞神部・灵图类"中收有《图经衍义本草》（居竞—严字号），"众术类"中收有《石药尔雅》（居似字号）等药学之书，"太玄部"收有《黄帝内经素问》《黄帝内经灵枢》《素问遗篇》《素问入式运气论奥》《素问六气玄珠密语》《黄帝八十一难经》（以上诸书居慎—籍字号）等医论之书，"太平部"收有《孙真人千金方》《急救仙方》《仙传外科秘方》（以上居投—造字号），"正乙部"收有《葛仙翁肘后备急方》（居陛宇号）等方剂之书。以其尚属五百年前旧刻，即所谓“正统道藏本”者，故向为医家所重，每取为校仇之资焉。

此外，道家向以摄生、服饵、调息炼气、导引诸术为重，著述亦极繁移，多散见于“三洞”部之玉诀、灵图、方法、众术诸类之中。如“洞真部·玉诀类”中有《胎息经注》《胎息秘要歌诀》（居成字号）。“洞玄部·灵图类”中有《黄庭内景五脏六腑补泻法》（居国字号）。又“众术类”中有《摄生纂录》《养生秘录》（居大字号）。“洞神部·方法类”中有《太上导引养生经》《太上养生胎息气经》《上清调气经》《太上老君养生诀》（以上居尽字号）。《 胎息精微论》《服气精微论》《气法要妙至诀》《神气养形论》（以上居命字号）。《养生延命录》《孙真人摄生论》《抱朴子养生论》《神仙服食灵芝菖蒲凡方》《混俗颐生录》《保生要录》（以上居临字号）等。固以此等著作，率多道家隐言，不易卒晓，且以个人不谙此术，难辞谬误遗漏之消，深望海内方家补而正之。民国时期汇编有《正统道藏养生书选录十六种》《正统道藏导引气功选录书二十二种》《正统道藏外丹书选录四十四种》。

2. 借道医弘扬道法“暗助王纲”。“青囊”有神圣和世俗的双重取义。以“仙道贵生、无量度人”为修行本旨的道士们也纷纷携“青囊”入世，治病救人、弘扬道法。“杂纂”有别于正式编撰，它不拘品目、不限内容，常以鄙野俚俗为特色，兼具劝善风化、寓教于乐之特点。赵宜真云：“杂病有方，伤寒有法，二者兼尽其道，乃为良医。”故《青囊杂纂》兼及虚劳、胎产、小儿、疮疹、骨伤续断等各类病症，所选之用药俱为“穷乡下邑贫窭之家皆得易而求之，虽一草一木足以收效”之类的常见草药，各篇目序言不断强化“以医行道”“以医行孝”“医以度人”“修己利人”之理念，兼俱教化世风之功用。《青囊杂纂》的成书是道教在形式和内容上突破旧有符水传统的神秘医疗手段，向纯粹医学实践转向的重要标志，也是明代医学方书“善书化”“医身治心”的成功例证。他们秉承理学家“爱物济人”之心，刘渊然将药方“间尝以之施人，无不奇验”；邵以正更是以身试药，凡有未闻之医方皆收集储备，并将已试而效者附于诸方之后。正是由于这些即行即验的高超医术，才使得受益者们积极出资出力，勠力刊行药方，玉成济人之功德。

（四）评价

李约瑟说："在中国古代科学技术中，哪里萌发了科学，哪里就能寻觅到道家的足迹。"《正统道藏》包含不少中国古代宗教及哲学、历史、文学、艺术、医药学、化学、天文、地理等学科的重要史料。《青囊杂纂》对所收大量临证方剂的功用、主治 、配伍、用法一一予以介绍，在临床治疗上有重要参考价值。喻道纯正是在遵师学道中学得医学，在临床治疗上才屡有异绩。《仙授理伤续断秘方》被视为我国现存的第一部骨伤科专著，《上清紫庭追痨仙方》乃我国现存的第一部结核病专著。明清以来诸家医书频频征引《青囊杂纂》，为道医学的收集、整理与传播做出了特殊贡献；以"青囊"代指医术、医书，与"悬壶""杏林"等并为中医之代称。

六、方以智

（一）名医小传

方以智（1611—1671 年），字密之，号曼公，又号鹿起，别号龙眠愚者，出家后改名大智，字无可，别号弘智，人称药地和尚（图 2－1）。安徽桐城人。其父方孔炤亦通医学。《清史稿》本传说："以智生有异秉，年十五群经子史略能背诵。博涉多通，自天文、舆地、礼乐、律数、声音、文字、书画、医药、技勇之属，皆能考其源流，析其旨趣。"有家学渊源，博采众长，纷纶五经，融会百氏，并与西洋传教士毕方济与汤若望交往，并阅西洋之书，第一个将汤若望《主制群征》西医解剖学介绍给国人，主张中西合璧，儒、释、道三教归一。

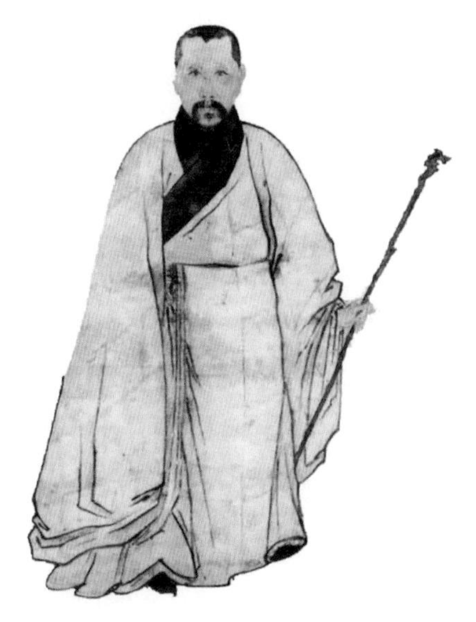

图 2－1　方以智自画像

画如其人，既有佛禅思想的自然天成、淡泊高远，又具遗民不落凡俗、桀骜不驯的个性。安徽省博物院藏品，收入《方以智文物集萃》

时局变动明室南渡，方以智隐姓埋名避难湖南二年（1647—1648 年），浪迹黔阳、沅陵、芷江、洪江、辰溪、耒阳、靖州、衡阳、武冈、城步、洞口、新宁等地，以“吴石公”假名行医、买药、授徒为生，强调医家“历症以征常变”。并在新宁著《旷达论》，调和道而合一；在武冈时，与王船山有交往，学术思想深入交流；在洞口著《屈子论》，以吊屈原；在芷江天雷苗地授徒论学，传播佛学、易学及自然科学。

（二）著作简介

1.《方以智全书》：一生著述 400 余万言，多有散佚（王夫之《方密之先生年谱》记述达 288 种之多），存世作品涉及经学、天文、地理、历史、物理、生物、医药、文学、音韵、书画等。黄德宽主编《方以智全书》十卷，所收的三十五种著作，从内容上分，包括文集五种：《庐墓考》《膝寓信笔》《浮山文集前编》《浮山文集后编》《浮山此藏轩别集》；诗（含词）集十七种：《博依集》《永社十体》《流离草》《痒讯》《瞻旻》《流离草》《虞山后集》《无生呓》《借庐语》《鸟道吟》《信叶》《建初集》《合山栾庐占》《无老约》《正叶》《药集》《禅药府》，等等。训诂学著作一种：《通雅》；物理学著作一种：《物理小识》；音韵学著作一种：《四韵定本》；医学著作二种：《医学会通》《内经经络》。又有禅师语录二种：《青原愚者智禅师语录》《冬灰录》；哲学著作六种：《易余》《东西均》《象环寤记》《性故》《一贯问答》《药地炮庄》。这几类著作，再加上首册所收的方以智书画（绘画四幅、书法两幅），足以反映方以智一生学术之全貌。

2.《医学会通》等：与医药有关者，有《物理小识》《通雅》中所含的医学专论，以及《内经经络》《医学会通》《删补本草》，其中部分已佚失。《物理小识》内容十分广泛，内分天、历、风雷雨旸、地、占候、人身、医药、饮食、衣服、金石、器用、草木、鸟、兽、鬼神、方术、异事等 17 类，共 12 卷，是一部自然科学方面的百科全书。其中涉及物理知识，有光学、电学、磁学、声学、力学诸多方面。它不仅总结了中国古代许多科学成就，批判地吸收当时西欧传来的科学知识，而且对其中不少问题提出自己的独特见解，尤其在光学方面成就更为突出。《通雅》55 卷，专释名物和训诂、音韵的著作。其中《身体》《饮食》《植物》《动物》《脉考》《古方解》专门分卷与医学有关。《内经经络》及《医学会通》是方以智专门的医学著作。

（三）学术思想

1. 主张中西医学汇通

方以智将西医学中生理学、解剖学的研究成果结合到中医理论中来，提出了不少发“《内经》之未发”的见解，力图开创一条中医发展的新途径，他的医学哲学思想在我国医学史上具有重要的地位。

一是站在唯物主义的立场看待生命现象。他认为世界是由物质构成的，人身也是由物质构成的，离开物质就无从侈谈性命，并且认识到人脑是产生意识的基础，得出“人之智愚系脑之洁浊”的论断。

二是用运动的观点看待生命现象。认为“天恒动，人生亦恒动”，人生的运动应与天的运动与相适应，如此才能健康无病。

三是用联系的观点看待生命现象。认为人与外部世界息息相关，正常的运动表现为正常生理功能，反常的运动表现为病理反应。

四是用发展的观点看待医疗活动。认为人的疾病与社会生活方式密切相关，古今社会变迁，疾病亦随之演变，故不能以古法治今病。

五是用对立统一的观点看待医学活动。认为药物具有“效”和“忌”，“利”和“害”的两重性，医家必须具有对人身疾病和药物的全面认识，才能对症下药，药到病除。

六是用可知论的观点看待生命现象。将医学当作认识外部世界的关键和窗口，从人的生理活动可以类推而获得对外界的认识，对外部世界规律的认识，也可以深化对人体生理活动的理解。

七是重视临床实践在医学的重要作用。强调医家必须“历症以征常变”，历症是医家积累经验、深化认识的重要途径。

八是用变化的观点看待医学活动。认为常和变均贯穿于人和自然界的运动过程之中，常中含变，变中有常，只有善于从临床实践中学习，才能执常御变，鲜不偾事。

九是注重矛盾的普遍性和独特性。认为“公性”是指某一类事物共有的属性，“独性”是指某一具体事物所特有的属性，研究独性，抽绎公性，辨析同异，才可能在医学上触类旁通。

十是注重心理健康。认为心治则身治，身治则国治，心治即心灵的治理，包括讲究心理卫生和注重道德修养两个方面。心治导致心气安和，阴平阳秘，对健康养生极其重要，从而把心理卫生、体魄健康、情操高尚和国家安治有机结合起来，看作一个辩证过程。

十一是注重医学研究方法，强调“通几”与“质测”的重要性。通几是指概括地把握物之共同机理，质测是指严密地进行物之质和量的测定。认为西医“详于质测，而拙于言通几”，中医则重在通几，忽于质测，中西医学各有千秋，亦备有偏颇，只有融会贯通，取其所长，才能更好地治疗疾病。

2. 主张历症以征常变

方以智是明末清初著名的思想家，在哲学、史学等领域多有建树，他一生经历坎坷。动荡的时代背景和丰富的文化思潮深深地影响着方氏的哲学思想、史学思想和科学思想。《物理小识》总论说：“因地而变者，因时而变者，有之。其常有而名者，则古今殊称，无博学者会通之耳。……常统常变，灼然不惑；治教之纲，明伦协艺，各安生理，随分自尽，中和易简，学者勿欺而已。”历史是永远在发展变化的，历史的发展“有常有变”“有理有则”；作为天地万物的主宰，人都应该充分发挥自己的主体性作用。他的史学思想的最显著的两个特征，一是实证精神，他主张“待证乃决”“扩信决疑”，二是通变意识，提倡“寻委溯源、通相为用”，方法上重视推理与归约。

将这种方法论应用到临床医学中，其理一致。对医者而言，方以智主张“历症以征常变”。由于医学的实践性，医者应知常达变，从生理测知病理，从单纯疾病认识复杂疾病，才能取得较好的临床疗效。

3. 主张阳统阴阳火运水火

方以智结合中西学术之长，昭示着中西交融的学术前景。在中国古代哲学中，水、火是物质运动或存在的基本形式。方氏继承中国哲学的气火一元论思维，同时融汇西方哲学的自然知识，提出“凡动，皆火为之”，“气动皆火，气凝皆水”。以“气以运火”“气动有火”“气盈天下”“天地一物”为核心要素，创立其“气火共构”的自然哲学。火为气的产物，同时又以火为天地万物生生不息的内在根源。既彰显了传统气论哲学的人文主义关怀，又提供了生命义理命题的自然哲学基础。

《物理小识》说："天道以阳气为主，人身亦以阳气为主，阳统阴阳。"方以智认为《黄帝内经素问》中的"五行尊火"，故因涉明代温补学派的命门学说内涵，提出了"阳统阴阳，火运水火"的思想，推崇的方剂如嗣寿饮、菟茯莲丸、胡麻丸、良姜香附散等。方以智火论直接导源衍生出王夫之的"相火"学说，开后世火神派扶阳之先河。

（四）评价

方以智是明代思想家、哲学家、科学家。在《物理小识》中，记述有大量动植物的生态学内容和栽培、管理等知识。引述了传教士"脑主思维"之说，介绍了西方关于人体骨骼、肌肉等方面的知识，认为中西之学各有所长，尝言西医"详于质测而拙于言通几"，故引用汤若望之《主制群征》中西医之解剖学，介绍于国人，但剔除了传教士所说的"全能的上帝创造世界"之类的内容。对于传统医学也素有研究，撰有多种医学著作。遗憾的是这些著作传世不多，我们难以窥其全貌。方以智可视为我国早期汇通思想医家之一，于我国近代医学发展史上有一定影响。

方以智不但医术高超，而且医德高尚。"内治诸寮病不受谢，而外以卖药伯休不二价，强仲有三易，济人娱老裕如也。"实践着他"救疗功德，诚最切也"的愿望。

七、罗国纲

（一）名医小传

罗国纲，字振召，号整斋，湖南湘乡人。约生于清代康熙五十四年(1715 年)。罗氏为家中长子，辅佐家政，督率兄弟，后因四弟罗国俊身居高官，获敕封三代，罗国纲也受封承德郎。罗氏少时即致力科举，好读医书，有不为良相、愿为良医之志。从《灵枢》《素问》之书，到仲景、河间、东垣、丹溪辈的著作，皆能深究其理，出所心得，成一家之言，对于古人的偏误也能积极予以辨识。正如《罗氏会约医镜》自序所言：“自少治举子业，即好读医书，朝夕研求，意欲于世稍效一得于病患者。又思古人座右语：‘绵世泽莫如为善，振家声还是读书。’遂矢志于医学，至七十余岁，勤竟于斯，以终其生。”

（二）著作简介

《罗氏会约医镜》全书共二十卷。该书初刊于乾隆五十四年（1789 年）。该书是罗国纲七十多岁时的精华著作，正如他在书序中说：“纲今者七旬有余，优游杖履，披览医书，随境施方，其治痼疾以登寿域者，难以数记。恐后失传，将平日所考脉法治法，得诸心而应之手者，会约为一集。”全书卷一论脉法，卷二论治法，卷三、卷四论伤寒，卷五论温疫，卷六至卷十三论杂症，卷十四、卷十五论妇科，卷十六至卷十八论本草，卷十九论儿科、疮科，卷二十论痘科。本书从理论到临床各科理法方药俱备，其论病先别病变类型、病症性质，博采前人论治，间评得失；次括证列方，详述加减变通，并于各证之后，广收实用单方以备急需。本草论及五百余常用药，要言不烦，并多有比较，切于实用。全书资料丰富，内容精炼，理法严谨，选方切用，于临床具有重要参考价值。

（三）学术思想

罗氏宗《黄帝内经》《难经》之旨，其学术及经验涉及脉法、治法、伤寒、温瘟、杂症、妇科、本草、儿科、痘科、外科等方面，备拣古来切要方论，无一不验者录之以备取用。间附临证考脉法及治疗经验，所制新方，切合实用。

1. 论脉法治法精要

由于古今之人论脉者不一，有深远而不明者，有繁多而无用者，有简略而不赅者，有臆撰而背谬者，后人学习脉法多不能领会。罗氏在自己五十余年从医经验基础上将脉法心得进行了概括。认为一脉一形，各有主病，脉有相兼，须当细论。如论二十七种脉象、脉证就十分详细；论胃脉、尺脉、阴阳真假脉、从症从脉、脉证真假辨、论气血衰微脉、论脉之有神无神等。

"胃脉关病吉凶，欲察病之进退吉凶者，当以胃气为主。察之之法，如今日尚和缓，明日更弦急，知邪气之愈进，则病愈甚矣。如今日甚弦急，明日稍和缓，知胃气之渐至，则病渐轻矣。即如顷刻之间，初急后缓者，胃气之来也，初缓后急者，胃气之去也。胃气来或不药而愈，胃气去大非佳兆。"对于脉象和病证的真假辨识，《罗氏会约医镜》脉法曰："脉有真假，证亦有真假。病而遇此，最难明析。证实脉虚者，必其证为假实也；脉实证虚者，必其脉为假实也。何以见之？如外虽烦热，而脉见微弱者，必火虚也（火即阳也）；腹虽胀满，而脉见微弱者，必胃虚也。虚火虚胀，其堪攻乎？宜从脉之虚，不从证之实也。其有本无烦热，而脉见洪数者，非火邪也；本无胀满，而脉见弦强者，非内实也。无热无胀，其堪泻乎？此宜从证之虚，不从脉之实也。凡此之类，但言假实，不言假虚，果何意也？盖实有假实，虚有假虚。假实者，病多变幻，此其所以有假也；假虚者，亏损即露，此其所以无假也。大凡脉证不合者，中必有奸，必先察其虚以求根本，庶乎无误。此不易之要法也。"

2. 元气宜早培补

上古之人气运浑厚，人心淳朴，故得高寿。其后则不然，气运不同，浑噩之风日远。六淫七情，皆伤人体，因此难以长寿。罗氏说自己年二十以前体弱多病，年二十以后知看药书，至生病陨身之处，至再至三，谆谆恳恳，读之痛心，不觉毛骨悚然。故凡一切损身耗神之事毫不敢犯，并调养药饵，常年服之，所以年近七旬，未有老迈光景，正是得力于保养之力。一般人若能惜身重命，戒除损身之行，早为培补后天元气，则可以体旺而寿长也。

3. 论伤寒

罗氏在伤寒总论中指出：自仲景以来，名贤论伤寒病支离繁碎，令人难用。他认为治伤寒的要领是确立汗、吐、下、温、清、补六法，更以虚实二字为提纲，凭证察脉，变化治之。虽伤寒变证不一，能明虚实，则宜表宜里，宜攻宜补，而立方用药，无不曲中。治伤寒最忌拘泥于方书，以某方治某病，因某病用某药，恐病合而人之虚实不合，以及孰宜急、宜缓、宜重、宜轻，不能神明变通，亦非上医。

罗氏在伤寒脉论中提出杂病与伤寒之脉的区别："杂病以弦为阳，以缓为弱。伤寒以弦为阴，以缓为和。寸为阳，或沉细而无力者，为阳中伏阴。尺为阴，或见沉数者，为阴中伏阳。寸口数大有力，为重阳；尺部沉细无力，为重阴。寸脉浮而有力，主寒邪，表实宜汗；浮而无力，主风邪，表虚宜实。尺脉沉而有力，主阳邪在里，为实，宜下；无力，主阴邪在里，为虚，宜温。寸弱无力，忌吐；尺弱无力，忌汗，忌下。汗下后脉静者生，正气复也；躁热者死，邪气胜也。温之后，脉来歇至者，正气脱也。纯弦者名曰负，按之如解索者曰阴阳离，皆死。阴病见阳脉者生，正气在也。阳病见阴脉者死，正气绝也。"（《罗氏会约医镜·伤寒上》）

对于感冒伤寒的传变，罗氏认为六经传变是常理，也有越经传变，有不拘日数传者，有二经三经同病者，因此宜见病治病，不可拘泥，其脉其论，俱于调治各证各方。"凡治伤寒，历祖仲景。但仲景所制麻、桂、硝、黄等剂，峻猛已极，原因当时人气禀强壮，且为冬月感冒重邪而设，自然适中。"但是古今气候、体质、病因不尽相同，凡寒热感冒，及伤食房劳等候，皆有头痛、发热、口渴等症，若泥执古方，通治今人弱质，夭枉者必多。因此对伤寒的治疗，罗氏既保留古人传经之论，集诸贤之说，又因时、因人而权衡之。

4. 论温疫与伤寒不同治法

罗氏在论述伤寒病的同时，强调温疫与伤寒的不同，他指出："温疫之病，不与伤寒同也。"伤寒，感天地之常气；疫者，感天地之厉气，无论老少强弱，触者即病。邪自口鼻而入，内不在脏腑，外不在经络，舍于伏膂之间，去表不远，附近于胃，乃表里之分界，是为半表半里，即《针经》所谓横连膜原是也。"其病初起，先寒后热，日后但热而无寒，脉则不浮不沉而数。此邪不在经，若用麻、桂强发其汗，徒伤表气，热亦不减。此邪又不在里，若用硝、黄早为之下，徒伤胃气，其泻愈甚。"（《罗氏会约医镜·瘟疫》）"伤寒者，感冒寒气，初起发热恶寒，头痛身疼，其脉浮紧无汗者为伤寒，浮缓有汗者为伤风。瘟疫初起，原无感冒之因，忽觉凛凛，以后但热而不恶寒。伤寒投剂，一汗而解；瘟疫发散，汗不易出，即强逼出汗，亦不能解。伤寒之邪，自毫窍而入，不传染于人；瘟疫汗解在后。伤寒解以发汗，瘟疫俟邪内溃，汗自然出，不可以期，且汗出多战，方得解也。伤寒发斑则病笃，瘟疫发斑则病衰。伤寒感邪在经，以经传经；瘟邪感邪在内，内溢于经，经不自传。伤寒感发甚暴，瘟疫多有淹缠一二日，或渐加重，或淹缠五六日忽然加重。伤寒初起，以发表为先；瘟疫而起，以疏利为主。其所同者，邪皆传胃，悉用承气汤类导邪而出也。伤寒下后，脱然而愈。以其传法，始终有进而无退也。瘟疫下后，多有未能顿解者，何也？盖疫邪有表里分传者，一半向外传，则邪留肌肉，一半向内传，则邪留胃家。邪留于胃，故里气结滞，里气结滞，表气因而不通，于是肌肉之邪不能即达于肌表。下后，里气一通，表气亦解，则肌肉之邪发于肌表，或汗或斑，然后脱然而愈。伤寒下后，无有此证，所谓病不同而治法亦异者，此也。”（《罗氏会约医镜·瘟疫》）

5. 内科杂病论治

《罗氏会约医镜》中对内科杂病加以重点论述，其中对常见的五十多个内科杂病，从脉证方治详加论述，可见其临床经验之丰富。

如论脾胃则继承东垣的学术思想和经验，认为人之始生，本乎精血，以立形体之基，其司在命门。人之既生，养以水谷，以成形体之旺，其司在脾胃。胃主纳，脾主运。经曰：脾胃者，仓廪之官，五味出焉。又曰：人受气于谷，谷入于胃，以传于肺，五脏六腑，皆以受气。所谓阳明者，十二经之长也，人或先天不足者，但是后天培养之力，则补先天之功，亦可居其强半。此脾胃之所关于人者为甚重也。而人之伤其脾胃者有二：其伤于外也，惟劳苦最能伤脾，脾伤，则表里相通，而胃亦受其困矣。其于内伤者，惟忧思忿怒最为伤心，心伤，则母子相关，而化源隔绝者为甚。此劳倦情志之伤，较之饮食寒暑为更多也。脾胃属土，恶寒喜暖，使非真有火邪，则寒凉之物，最宜慎用。罗氏指出，人之元气充盈，脾胃健旺，则诸病悉除。

罗氏论脾胃尤重与五脏的关系，其认为五脏皆通脾胃，治者当知权宜，“如肝邪之犯脾者，肝脾俱实，单宜平肝；肝弱脾强，舍肝而治脾也。心邪之犯脾者，心火炽盛，清火为急；心火不足，补火以生脾也。肺邪之犯脾者，肺气壅塞，当泻肺以疏脾之滞；肺气不足，当补肺以防脾之虚。肾邪之犯脾者，脾虚则水能反克，救脾为主；肾虚则启闭无权，壮水为先。至若胃不能纳，脾不能运，大虚之证，即速用十全大补，六味回阳，尤恐不及，而尚欲

以楂、枳、曲、蘖为永赖乎！是以脾胃受伤，但使能去其伤者，即是脾胃之药。”（《罗氏会约医镜·杂症》）

又如真中风和似中风病症。罗氏认为中风之证，有真中风和似中风，真中风为外感之表证，似中风为内伤之里证。二者不明，未免误人。外感中风自有表证可以疏散，但也有中经中脏、寒热虚实之分。中经者，邪在三阳，其病尚浅；中脏者，邪入三阴，其病则深。在经不治，则渐入脏，由浅而深也。因寒者，则拘急挛痛而脉浮紧；因热者，则弛缓不收而脉浮洪。内伤也可中风，如病机篇所云：诸暴强直，皆属于风；诸风掉眩，皆属于肝。是皆属风，而非外中之风也。夫肝藏血，其主风，肝血病而筋失所养，筋病则掉眩强直，以及神魂昏愦，口眼㖞斜，牙紧语涩，吐沫遗尿，痰壅瘫痪之类，无所不至。此皆属于肝，皆属于风，即木邪也。假若以风药而散厥逆，则伤元气，真阴愈伤，真气愈失，患者必然速死。治疗内伤中风，当以补气血为主，元气复，则诸症自愈，但须分寒热、气血、阴阳，孰轻孰重，权变用药。至于偏枯瘦弱之类，本由血虚，然气血不相离，补血者，当知血以行气而行；补气者，当知气非血不化。二者各有偏重，但不得偏废耳。人生于阳而根于阴，根本衰败，则人危矣。所谓根本者，即真阴也。然阴虚有二：有阴中之水虚者，则多热而燥，宜六味地黄丸主之，彼参、术、羌、桂辛温之类，不宜轻用；有阴中之火虚者，则多寒而滞，宜八味地黄丸主之，彼生地、麦冬、石斛清凉之类，皆非所宜。中风还有脱证，若气虚猝倒，或汗出尿遗，口开涎流，瘫软不言，此气脱危候也。倘无痰火等症，必须大剂参、附、芪、术，或可挽回元气，随以归、地、枸杞补真阴以培其本，盖精即气之根也。对古人治疗中风的经验罗氏进行了中肯的评价，认为刘河间用汗下，多治实证，东垣、丹溪用方以小续命汤，此治外感则可。又以大秦艽汤为养血，而散寒之药，居其大半。若羌活愈风汤，更觉不可，后之医者，千万不可拘泥古方。

6. 论治妇科病症

罗氏论治妇科病证认为：“妇人之证与男子无异，惟经、孕、胎、产、崩、淋、带、漏、乳、阴之不同耳，故别著方论，不得混同。”（《罗氏会约医镜·妇科》）从论月经、论经先期、论经后期、论经乱常、论经期腹痛、论经水多少、论血色、论经不行、论崩、论漏、论血崩心痛、论热入血室、论赤带白带白浊白淫、论五色带下、论癥瘕等常见病证，此外还论及胎、产等病证。其在嗣育门中强调“天地之道，阴阳和而后万物育，夫妇之道，阴阳和而后男女生”（《罗氏含约医镜·嗣育门》）。“和”之一字，妊娠之精义也。

罗氏特别注重区分男女、老少、贵贱用药。少年生子多虚弱者，多因欲甚而精薄也；老年生子多强壮者，为欲少而精厚也。富贵亦有乏嗣者，以富多纵欲，贵每劳心。然肾精虚耗，由心火妄动而相火翕然从之，虚火之炎，阴虚内热，劳瘵丛集，燥热甚焉，而世之多欲而无子者，不知肾虚。只谓女之血冷，男之精寒，遂用一切燥热之药，岂知水亏不能制火而真精益耗，嗣育更加无望。罗氏认为欲要得子，必先修阴德，然后清心收敛，复补真阴。使肾中有阴阳，补得其宜，则有益无损。

罗氏认为肥瘦之人不能育子的原因是不一样的，“凡肥盛妇人，禀受甚厚，不能成胎，宜燥湿痰，如星、半、苍术、台芎、香附、陈皮，或导痰汤之类。所忌者熟地，所爱者补脾，土旺可水克火也。若是瘦怯性急之人，经不调，不能成胎，谓之子宫干涩，无血不能摄精。宜凉血降火，如四物加黄芩；养阴补血，如六味地黄丸之类。”

《罗氏会约医镜·论男女用药》提到治疗务使夫妇之脉，和平有神，不妄用药，乃能生子。若脉微弱而涩，皆无子也。夫妇一定要平和心厚才能有子，故凡唇短而嘴尖，耳小轮薄，身细体弱，发焦齿豁，睛露臀削，山根唇口青黑，脉见紧数弦涩之类，甚或横面竖眉，声如豺狼，心如蛇蝎者，皆难有子。

（四）评价

罗氏学宗《黄帝内经》《难经》《伤寒杂病论》，集五十余年之经验，“会群籍之精蕴”撰成《罗氏会约医镜》。他说：“在深于医者，不得视为陈言；即初学者，开卷亦可朗然。其于医道，不无小补。”罗氏重视脉法，重视人体正气的培补，强调表里、寒热、虚实，尤重视虚实，并创制各科新方202首，对后学颇有裨益。

八、周学霆

（一）名医小传

周学霆（1741—1834 年），字荆盛，号梦觉道人，人呼其为小癫。邵阳（今新邵县）人，享高寿，年九十余尚存。出身书香世家，幼聪慧，工诗文，年十三应童子试，名列前茅。后居旅馆感风霜，归患水肿，误服桂附，几至于死，遂弃儒习医。周氏由儒而医，且仰慕佛道之学，以深厚的儒学功底，精研《黄帝内经》《难经》及金元四大家学说，此外，受道家及佛教思想影响极深，羡慕“自在菩萨”，常与郡人谢际洛、刘宗因同居于梅城雷公洞（现新化县梅城区，洞迹尚存，在城南九十里，洞境幽深，山环水复，地极幽静）求养生导引之术（图 2－2）。《邵阳县志》说他年七十可于大雪中单衣

夢覺道人
蒲團靜坐
獨掃
塵緣
不莊
不老
道契元元

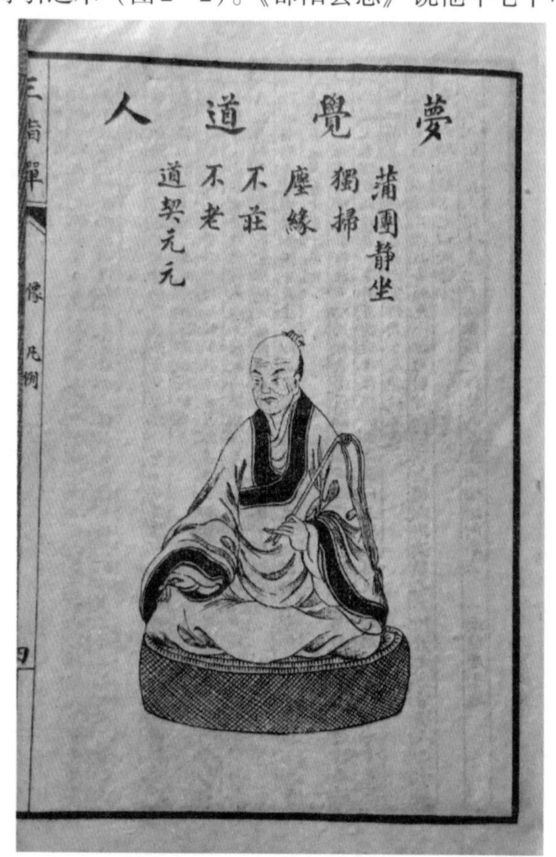

图 2－2　《三指禅》附梦觉道人周学霆绣像，道光年间超然道人左晴山写并题

而无寒栗状，或盛暑衣重裘坐烈日中而不热，饮酒尽十斗而不乱，或经旬不食亦不饥，颇有仙风道骨。周学霆晚年崇信佛道，行为怪诞，不修边幅，乡人称之为梦觉道人，或称小癫。但是周氏的医术神奇，往往妙手回春，治人所不愈之疾，道光年间的《宝庆府志》为他作传记，记载了一些妙手医案，如有妇人难产而死，周氏见棺问病之后，判断产妇及胎儿皆可救治，遂用银针起死回生。周氏临证屡起沉疴，声誉日盛，终成一代名医。

（二）著作简介

《三指禅》全书共三卷，为周学霆的代表作。周学霆认为医理无穷，脉学难晓，会心人一旦豁然，全凭禅悟。一旦掌握了脉学精要，则“全身脉症，于瞬息间尽归三指之下”。《三指禅》自总论以下设有 81 个论题，遍涉诊脉部位、方法、诸脉特点、相似脉的区别、诸脉主病、诸病常见脉象等，并精选前人效方及本人经验方，附载相关病中。全书上遵《黄帝内经》《难经》，下承王叔和，旁及高阳生、李濒湖诸家脉象，研而发挥。推一缓脉为平为准，以别于病脉，次以阴阳对待，浮、沉、迟、数为四大纲，详论脉象 27 种，并就舍脉从证、余证从脉述有专论。余论脉论证，微词奥旨，自成一家之言，于探取病情，无一不验，实乃道人得心应手，有功世道之作，为清代脉学的重大贡献者，为后世所赞许。此外，周氏尚著有《医学百论》《外科便览》《医案存》《梦觉道人诗集》，惜均遗失无存。

（三）学术思想

周氏穷毕生的精力，探究脉学奥理，着意阐发脉诊方法、部位、凭脉诊病等方面，现就《三指禅》探讨其学术思想及临床经验如下。

1. 阐发缓脉

“医理无穷，脉学难晓，会心人一旦豁然，全凭禅悟。余未及冠，因病弃儒，留心医学，研究诸书，并无一字之师，独于脉稍得异人指示，提一缓字而融会之，全身脉症于瞬息间尽归三指下。距今四十余年，所过通都大邑，探取病情，无一不验。”（《三指禅・总论》）可知周氏论脉以“缓脉”为平脉以定病脉。脉学专籍继西晋王叔和《脉经》后，有六朝高阳生撰《脉诀歌括》，明代李时珍撰《濒湖脉学》等，但究未得平脉诀，医无权度，殊失《黄帝内经》以平人定脉之旨，周氏"诀以缓为极平脉，余二十六为病脉。定清缓脉，方可定诸脉，精熟缓脉，即可以知诸病脉，脉之有缓，犹权度之有定平星也。"（《三指禅·二十七脉名目》）"四至调和百脉通，浑涵元气此身中。消融宿疾千般苦，保合先天一点红。露颗圆匀宜夜月，柳条摇曳趁春风。欲求极好为权度，缓字医家第一功。四时之脉，和缓为宗，缓即为有胃气也。万物皆生于土。久病而稍带一缓字，是为有胃气，其生可预卜耳。"（《三指禅·有胃气者生》）"无病之脉，不求神而神在，缓即为有神也，方书乃以有力训之，岂知有力，未必遂为有神，而有神正不定在有力，精熟缓字，自知所别裁。"（《三指禅·脉贵有神》）

以上说明周氏论缓脉为正常生理征象，缓脉为有胃气、缓脉为有神。那么缓脉的脉象是"不浮无沉，恰在中取；不迟不数，正好四至；欣欣然，悠悠然，洋洋然，从容柔顺，圆净分明"（《三指禅·四时平脉》）。这种立缓为标，言平脉，是体现在四时平脉之中的，春为肝木脉弦，夏为心火脉洪，秋为肺金脉毛，冬为肾水脉石，惟胃气属土，其脉从容和缓，散布于洪弦毛石，以默运于春夏秋冬。四季脾胃之气最重要，其脉宜缓，这也是平脉的主要特点。盖平者，和也，所以和其脉，使无急躁也。平者，准也，所以准其脉，使无偏胜也。以缓平之，而后四时之脉得其平耳。周氏认为诸脉皆以胃气为本，诚得诊脉之大宗也，同时以浮、沉、迟、数四脉为大纲，主缓为标，言平脉，既统该乎弦、洪、毛、石；提病脉，先分着于浮、数、迟、沉。而二十二脉之旁见侧出者，无不寓于其中，举其纲而目自见。

2. 对病理脉象的认识

周氏对病理脉象探讨采取对比分析的方法，使学习者便于掌握。

微与细脉：微为阳弱欲绝，细乃阴虚至极，二脉实医家剖阴阳关键，最宜分晓。微者，微脉有如无，难容一呼吸。阳微将欲绝，峻补莫踟蹰。细者，细脉一丝牵，余音不绝然。真阴将失守，加数断难痊。

虚与实脉：二脉举按皆得，而刚柔异质。实为邪气实，虚乃本气虚。虚者，虚脉大而松，迟柔力少充。多因伤暑毒，抑或血虚空。实者，实脉大而圆，依稀隐带弦。三焦由热郁，夜静语尤癫。

长与短脉：寸关尺为脉本位，长则过乎本位，短则不及本位。欲辨长短，先明本位。长者，长脉怕绳牵，柔和乃十全，迢迢过本位，气理病将痊。短者，短脉部无余，犹疑动宛如，酒伤神欲散，食宿气难舒。

弦与弱脉：脉而弦，脉之有力者也。雄姿猛态，可以举百钧。脉而弱，脉之无力者也，纤质柔容，不能举一羽。弦者，弦脉似长弓，肝经并胆宫。疝癥瘕疟，与伤寒同。弱者，弱脉按来柔，柔沉不见浮，形枯精日减，急治可全瘳。

滑与涩脉：脉之往来，一则流利，一则艰滞。滑涩形状，对面看来便见。滑者，滑脉走如珠，往来极流利，主气虚多痰，女得反为吉。涩者，涩脉往来难，参差应指端，只缘精血少，时热或纯寒。

芤与革脉：同一中空，而虚实两分焉。虚而空者为芤，实而空者为革。悟透实与虚，旁通芤为革。芤者，芤字训慈葱，中央总是空，医家持以脉，血脱满江红。革者，革脉惟旁实，形同按鼓皮，劳伤神恍惚，梦破五更遗。

紧与散脉：松紧聚散，物理之常。散即松之极者也。紧则聚之极者也。紧如转索，散似飞花，紧散相反，形容如生。紧者，紧脉弹人手，形如转索然，热为寒所束，温散药居先。散者，散脉最难医，本离少所依，往来至无定，一片扬花飞。

濡与牢脉：浮之轻者为濡，平沙面雨霏千点；沉之重者为牢，锦匣内绵裹一针。濡者，濡脉按须轻，萍浮水面生，平人多损寿，莫作病人评。牢者，牢脉实而坚，常居沉伏边，疝癞犹可治，失血命难延。

洪与伏脉：浮之最著者为洪，水面上波翻浪涌；沉之至隐者为伏，石脚下迹遁踪潜。洪者，洪脉胀兼呕，阴虚火上浮，应时惟夏月，来盛去悠悠。伏者，伏脉症宜分，伤寒酿汗深；浮沉俱不得，著骨始能寻。

结与促脉：迟而一止为结，数而一止为促，迟为寒结，则寒之极矣。数为热促，则热之至矣。结者，结脉迟中止，阳微一片寒，诸般阴积症，温补或平安。促者，促脉形同数，须从一止看，阴衰阳独盛，泄热则宜寒。

动与代脉：动则独胜为阳，代则中止为阴。动代变迁，阴阳迭见。动者，动脉阴阳搏，专司痛与惊，当关一豆转，尺寸不分明。代者，代脉动中看，迟迟不复返，平人多不利，惟有养胎间。

此外，周氏还对特殊人群的脉象细加分析，如“室女脉数”“纯阴脉”给予论证，认为室女脉数是因室女血盛，脉上鱼际，为常脉，而且脉数惟有儿童作吉脉看。周氏还进一步补充，认为脉数室女亦应作吉脉看。周氏还论证了纯阴寿脉，《脉经》曰：“有生来脉旺，谓之纯阳，未言及纯阴脉。”周氏以自己临床实例论证纯阴寿脉：“余弱冠时，尝至一地，见二妇人，一妇二子，一妇三子，家皆饶裕。按之至骨，丝毫欲绝。问其体，一毫无病，过十年三至其地……，诊其脉依然如初也。距今又十有余年矣，二妇白发齐眉，青衿满眼，其发达更有未可限者。”（《三指禅·纯阳脉症》）可见，周氏论述病理脉象，别具一格，尤其对二十二种病理脉象的鉴别，可谓内容翔实，词旨晰明，切合临床。

3. 重视足脉的作用

脉之诊法自《黄帝内经》有遍身诊法，而至东汉《难经》时代倡独取寸口，汉末《伤寒杂病论》有人迎、趺阳、寸口三部九候诊法。后世则以独取寸口为主。周氏主张宗《难经》寸口脉法的同时，还强调结合临床实际诊察足部的冲阳、太冲、太溪三部。他指出：“人之两手为见脉之所，而不知足尤为树脉之根。冲阳动脉在足跗上五寸陷中，属阳明胃经。太冲动脉在足大趾本节后三寸陷中，属厥阴肝经。太溪动脉在足踝后跟骨间，属少阴肾经。病当危殆，寸关尺三部俱无，须向三脉诊之。如往来息均，尚有可生之路。试观小儿二三岁时喜赤足，八岁好趋，十岁好走，阳气从下而升也。五十足渐畏冷，六十步履维艰，阳气从下而耗也。两足无脉，纵两手无恙，其命不能久留。两手无脉，而两足有脉，调治得宜，亦可挽转生机”。（《三指禅·太阳太冲太溪解》）

4. 重视脉证合参

周氏主张以脉证病，以病证脉，脉证合参，以定其治之原则。首先强调医师诊脉要保持诊脉的基本要素，并归纳为“七诊辨”。其指出：“七诊者，一静其心，存其神也；二忘外意，无思虑也；三均呼吸，定其气也；四轻指于皮肤之间，探其腑脉也；五稍重指于肌肉之际，取其胃气也；六再重指于骨上，取其脏脉也；七详察脉之往来也。”（《三指禅·七诊辨》）周氏认为脉诊用功不在临时，而在平时。平居一室之中，内以养己，恬静虚无，一存其神，二忘其虑，三均呼吸，沉潜于脉理之场，从容于脉理之圃，将心所存之神、意所忘之虑、鼻所出入之呼吸尽附指头。以上探脏腑，取胃气，察脉之往来，无论燕居闲暇，即造次之时，颠沛之际，得之于手，应之于心矣。盖手中有脉，而后可以诊他人之脉。

周氏在此基础上列举临床常见39个病证所见脉象，详加论证。如论痢，“如果脉虚自汗，赤白将尽，真人养脏汤、诃子散，俱可酌而用之。夫痢不分赤白，既出于热，翻服辛热而愈者，此乃从治之法。盖人之禀赋，有寒有热，邪热之中人，每从其类而化。辛热药能开郁解结，使气血得以宣通，特宜于以寒化热之人，若遇以热化热而误用之，其祸将不可胜言矣。存心济世者，倘遇以寒化热之痢，用温补而大获其效，慎无执以为例”。（《三指禅·痢症脉论》）又如消渴症，其发于阳也，阳明被火煎熬，时引冷水自救，脉浮洪而数。其发于阴也，阳明无水涵濡，时引热水自救，脉沉弱而迟。发于阳者，石膏、黄连可以折狂妄之火，人所共知。发于阴者，其理最为微妙，非三折其肱，殊难领会。人之灌溉一身，全赖两肾中之水火，犹之甑乘于釜，釜中水足，釜底火盛，而甑自水气交流；倘水涸熄，而甑反干枯缝裂。余尝治是症，发于阳者十居二三，发于阴者十居七八，用桂附多至数斤而愈者。彼《本草》所著，无非治气分之品，而治血分之药性，不著于《本草》。方实始于仲景八味汤，至喻嘉言而昌明其说。上消如是，中下消可以类推矣。

5. 舍脉从证辨证施治

周氏虽着意发挥脉学，重视凭脉辨证，但临床辨证治病，并不拘泥于脉，根据临床实际，主张脉与病、因、证、治相结合，在全面分析的基础上有时甚至舍脉从证。如论治痿症时指出：方书多杂见于风痹论中，将经文混淆，后学迷离莫辨。按四体纵弛曰痿，与风相近而实相远。不仁不用，究非瘓非瘫，不痛不肿，实非瘛非疭。有即发即愈者，有历一二日方愈而复发者，有周年半载而不愈者，语言依然爽朗，神气依然清明，饮食形体依然不变不减，令医有莫知所适从者。考《本草》所著，黄柏、苍术为治痿之要药，医多不解，不敢轻用，而以为脾主四肢，纯以补脾温脾之品治之，致痿成终身者比比矣。间亦有幸用获效者，第知患者愈而不知病之所以愈，盍读《黄帝内经》而恍然焉！经曰：治痿独取阳明。阳明主润宗筋，为湿热所伤，宗筋不润，弛而不能束骨，发而为痿。苍术陡健阳明经，黄柏清热而坚骨，药到病除，而后叹古人名为二妙，实有妙不可言者。“夫病源不清，见其方而不敢用其药；病源既清，推其类可以尽其余。麦冬能治痿者，湿热蒸肺，肺叶焦而难以宣布；干地黄能治痿者，湿热伤血，血脉涸而不能养筋。《本草》所著，可以清热而凉血者，皆可以治痿也。病自我识，方自我立，即不用黄柏、苍术可，即倍黄柏、苍术亦可。其或兼风、兼痹、兼虚，杂用治痹补虚有何不可？至于脉，置之勿论可也。”（《三指禅·痿不从脉论》）

（四）评价

周学霆发挥《灵枢》《素问》《难经》《脉经》之旨，“是编取缓字为平脉以定病脉，根据《内经》以平人定病脉之谛，其余阴阳对待，恰好安置二十七脉。一奇一偶，配合天成。”（《三指禅·凡例》）《三指禅》是周学霆五十余年经验的总结，阐发了《黄帝内经》未发之旨，透写了世人难写之情，论症自痨至咳嗽篇，溯源先天主宰；自泄至哮喘篇，发挥后天功用；自室女以后杂症，可引申而触类旁通；自春温至温疫篇，所有外感诸症，都注意了四季变证、五行生克之理；其所著之方，皆道人临床经验，具有极高的参考价值。

九、何本立

（一）名医小传

何本立（1779—1852 年），字道生，号务中（人们多尊称为“务中先生”）。祖籍江西清江。何氏幼习儒学，中年从事药业。其长年奔波于各地采购药材，到过四川、湖北、山东、广东等许多地方，见识较广，善于识别药材，精通药物的性能。何氏潜心于本草之道，探源究旨，在研究本草的同时，研习《黄帝内经》诸医书，兼习医术，享有“品重儒林、学通医术”之美称。五十岁左右，何本立从四川迁居湖南衡阳，继行医药，开设何泰安堂。何本立经多年苦心，近七十岁时，著成《务中药性》这一药物学专著。何氏曾说：“大家希望我长寿，可是，我却更愿意人人都长寿。”尔后，将其所著

《务中药性》一书出示予众人。道光二十五年（1845年），由其子何晴皋（1818—1884年）以何怀仁堂的名义将此书刊刻发行。何氏医学药学兼精，尤精药物之性能。其认为施方用药前应熟练掌握相关中医理论、经络等知识，主张将药理与医理结合运用于实践，主张医药学知识实用化。

（二）著作简介

《务中药性》全书共二十卷，其中药物部分十八卷，卷首及卷末各一卷。药物分草部（七卷）、木部（二卷）、果部（一卷）、金石部（一卷）、卤石水土部（一卷）、谷部（一卷）、菜部（一卷）、禽兽部（一卷）、鳞介部（一卷）、虫部（一卷）、人身部（一卷）。该书是一部本草学著作，载药五百余种，每药将其药性、功用、主治等编成七言八句的歌诀，附加注解说明，并标注音释，附上图识。书中卷首及卷末附有药性总义、脏腑标本用药式、内景真传图、十二经脉、奇经八脉、脉诊、五运六气等歌诀，还附有十二经循行图、中指定同身寸图、督脉经图、任脉经图、十四穴动脉图、五脏六腑腧穴图等图表。

该书引经据典，论断精细，考核详明，药味齐全，歌诀流畅，便读易记，通俗易懂，适于初学药物者习用。何本立认为，历来的本草学著作大都卷篇繁杂，不易习记，难以领会，故其将《本草纲目》中最重要的药物选出约560种，以歌诀形式精心编著而成《务中药性》一书。如何氏在《务中药性·自序》中说："《本草》一书，撰自轩皇，药分三品，凡365种，法周天365度，与《内经》诸书并为世宝。梁陶通明增药一倍，唐、宋重修，各有增附，此历季之旧本也。其编辑为纲目者，于明万历年初，楚黄李东璧集诸家为大成。自金石、草木、禽兽、虫鳞、器物、菜果以及人身肤发垢腻，通列16部为纲，60类为目，使温凉、燥湿、宜忌，无微不录，诚为济世要编。但卷篇繁赜，未易领会，人多苦之。鄙欲就简，浩浩茫茫，无从而入，旦夕翻阅，何法贯之？久思乃悟《本草纲目》五十二卷，1892种，有有名而无用者，或有功用而人卒未识者，置之后续，兹以最要者编为歌诀，俾学者便于诵读，默记胸中，由是再玩全书，则易读易解，有会心之乐，而无望洋之叹矣。然鄙年近七秩，忘其固陋，恭逢盛世，光天化日之下，草创成稿，不敢自是，而必就有道以正之，庶几匡我所不逮欤！”

《清江县志》如此评论《务中药性》：“论脉经则综乎五运六气，论物性则极于五味六淫。举凡禽兽草木之由，以及鳞甲昆虫之细，无不缕晰条分，详《本草》所未详，载《尔雅》所不载。”

（三）学术思想

何本立所著的《务中药性》是一部以本草学内容为主的著作，在此书中，何氏对五百余种药味的药性、功用、主治、用法、注意事项等进行了精辟的论述，书中亦涉及了大量有关中医基本理论、脉法、经络、病证治疗等方面的内容，体现了何氏高深、渊博的医药学学识。

1. 总结药物之药性

《务中药性》之卷首，即为“药性总义”篇，对药物的五色、五味、归经、药用部位、制备、禁忌等内容做了全面而又简要的总结。

如关于药味，其总结为：药有五味，酸、苦、甘、辛、咸也。酸者属木入肝；苦属火入心；甘属土入脾；辛属金入肺；咸属水入肾。此五味，五行入五脏。药之味酸者，能涩能收；苦者，能泻能燥；甘者，能补能和能缓；辛者，能散能润能横行；咸者，能下能软坚；淡者，能利窍，能渗泄。此五味之用。味酸者伤筋（敛则筋缩），辛胜酸；苦者伤气（苦能泻气），咸胜苦；甘者伤肉（甘能壅气），酸胜甘；辛伤皮毛（疏散腠理），苦胜辛；咸者伤血（咸能渗泄），甘胜咸。此五行相生之义。五味酸者，走筋，筋病毋多食酸，筋得酸则拘挛，收引益甚也。苦走骨，骨病毋多食苦，骨得苦则阴益甚，重而难举。甘走肉，肉病毋多食甘，肉得甘则壅气，胪肿益甚。辛走气，气病毋多食辛，气得辛则散，而益虚也。咸走血，血得咸则凝涩而口渴（咸能渗泄津液）。此五病之所禁。五味毋多食，适可而止。多食咸则脉凝涩而变色（脉即血，心合脉，水克火）；多食苦则皮槁而毛拔（肺合皮毛，火克金）；多食辛则筋急而爪枯（肝合筋，爪，筋之余，为金克木。肝喜散，故辛能补肝，惟多则为害）；多食酸则肉胝皱而唇揭（脾合肉，其华在唇，木克土）；多食甘则骨痛而发落（肾合骨，其华在发，土克水）。此五味之所伤。

如关于五行相生与药物补泻的关系，总结为：人之五脏应五行，木、火、土、金、水，子母相生。《黄帝内经》曰："虚则补其母，实则泻其子。"《黄帝内经》又曰："子能令母实。"如肾为肝母，心为肝子，故入肝者，并入肾与心，肝虚补母（地黄、黄柏），实则泻子（甘草）。肝为心母，脾为心子，故入心者，并入肝与脾，心虚补母（生姜），实则泻子（甘草）。心为脾母，肺为脾子，故入脾者，并入心与肺，脾虚补母（炒盐），实则泻子（桑皮）。脾为肺母，肾为肺子，故入肺者，并入脾与肾。肺虚补母（五味子），实则泻子（泽泻）。肺为肾母，肝为肾子，故入肾者，并入肺与肝，肾虚补母（五味子），实则泻子（芍药）。此五行相生，子母相应之义。

如关于六淫所致疾病的用药宜忌，总结为：风、寒、暑、湿、燥、火，六淫所伤，佐使宜忌。若风淫于内，治以辛凉，佐以苦甘，以甘缓之，以辛散之。热淫于内，治以咸寒，佐以苦甘，以酸收之，以苦发之。湿淫于内，治以苦热，佐以酸淡，以苦燥之，以淡泄之。火淫于内，治以咸冷，佐以苦辛，以酸收之，以苦发之。燥淫于内，治以苦温，佐以甘辛，以苦下之。寒淫于内，治以甘热，佐以苦辛，以咸泻之，以辛润之，以苦坚之。此六淫主治各有所宜，故药性宜明，而施用贵审。

2. 重视脏腑虚实标本用药式

在《务中药性》一书中，何氏从脏腑的性能、本病、标病、寒、热、虚、实等方面，结合主治药物，列出了五脏六腑的虚实标本用药式。

如五脏中"肝脏"之虚实标本用药式：

肝藏血，属木。胆火寄于中。主血，主目，主筋，主呼，主怒。

本病：诸风眩晕，僵仆强直，惊痫，两胁肿痛，胸胁满痛，呕血，小腹疝痛，痃瘕，女人经病。

标病：寒热疟，头痛吐涎，目赤面青，多怒，耳闭颊肿，筋挛卵缩，丈夫癞疝，女人少腹肿痛、阴病。

有余泻之

泻子：甘草。

行气：香附、川芎、瞿麦、青橘皮、牵牛。

行血：红花、龟甲、桃仁、荆三棱、莪术、大黄、苏木、穿山甲、水蛭、虻虫、牡丹皮。

镇惊：雄黄、金箔、铁落、代赭石、珍珠、胡粉、铅丹、夜明砂、银箔、龙骨、石决明。

搜风：羌活、荆芥、薄荷、蔓荆子、槐子、独活、防风、白花蛇、皂荚、乌头、僵蚕、白附子、蝉蜕。

不足补之

补母：枸杞子、杜仲、狗脊、熟地黄、苦参、萆薢、阿胶、菟丝子。

补血：当归、牛膝、续断、白芍、血竭、没药、川芎。

补气：天麻、白术、菊花、谷精草、细辛、柏子仁、决明、密蒙花、生姜。

本热寒之

泻木：芍药、乌梅、泽泻。

泻火：黄连、黄芩、苦茶、猪胆、龙胆。

攻里：大黄。

标热发之

和解：柴胡、半夏。

解肌：桂枝、麻黄。

又如六腑中“胆”之虚实标本用药式：

胆属木，为少阳相火。发生万物，为决断之官。十一脏之主。主同肝。

本病：口苦，呕苦汁，善太息，憺憺如人将捕状，目昏不眠。

标病：寒热往来，痁疟，胸胁痛，头额痛，耳痛，鸣聋，瘰疬，结核马刀，足小趾次趾不用。

实火泻之

泻胆：龙胆、牛膝、猪胆、生蕤仁、黄连、苦茶、生酸枣仁。

虚火补之

温胆：人参、细辛、半夏、炒蕤仁、当归、地黄、炒酸枣仁。

本热平之

降火：黄芩、黄连、芍药、连翘、甘草。

镇惊：黑铅、水银。

标热和之

和解：柴胡、芍药、黄芩、半夏、甘草。

3. 重视归经用药

何本立非常重视归经施药，重视经络学知识在临床用药上的应用。药之性有走太阳者，有走少阳者，有走阳明者，有入太阴者，有入少阴者，有入厥阴者，人体共十二经。十二经脉不熟，则不知某病属某经，某经用某药。因此，《灵枢》十二经脉之循行、穴位，习医者宜熟练掌握之。

在《务中药性》一书中，何氏总结了许多经络学知识，并将其编著成歌诀，或以图表表示，如有：十二经脉歌、奇经八脉总歌、八脉分经异病歌、中指定同身寸图、督脉经图、督脉分寸歌、任脉经图、任脉分寸歌、十四穴动脉图、五脏六腑腧图、内景真传图。

如督脉分寸歌：督脉龈交唇内乡，兑端正在唇中央。水沟鼻下沟中索，素髎宜向鼻端详。头形北高面南下，先以前后发际量。分为一尺又二寸，发上五分神庭当。发上一寸上星位，发上二寸囟会房。发上前顶三寸半，发上百合五寸央。会后寸半即后顶，会后三寸强间明。会后脑户四寸半，后发入寸风府行。发上五分哑门在，神庭至此十穴真。自此项骨下脊骶，分为二十有四椎。大椎上有项骨在，约有三椎莫算之。尾有长强亦不算，中间廿一可排椎。大椎大骨为第一，二椎节内陶道知。第三椎间身柱在，第五神道不须疑。第六灵台至阳七，第九筋束中枢十。十一脊中之穴在，十二悬枢之穴奇。十四命门肾俞并，十六阳关自此知。二十一椎即腰腧，脊尾骨端长强随。

如任脉分寸歌：任脉会阴两阴间，曲骨毛际陷中安。中极脐下四寸取，关元脐下三寸连。脐下二寸为石门，脐下寸半气海全。脐下一寸阴交穴，脐之中央即神阙。脐上一寸为水分，脐上二寸下脘列。脐上三寸名建里，脐上四寸中脘许。脐上五寸上脘在，巨阙脐上六寸五。鸠尾蔽骨下五分，中庭膻下六寸取。膻中却在两乳间，膻上六寸玉堂主。膻上紫宫三寸二，膻上华盖四八举。膻上璇玑五寸八，玑上一寸天突起。天突结喉下四寸，廉泉颔下骨突已。承浆颐前唇稜下，任脉中央行腹里。

4. 重视脉诊诊法

何本立亦非常重视脉诊诊法在临床上的应用。其将各种脉法、脉象、脉候的基本内容以四言歌诀形式编著成《四言脉诀》，让人读之，朗朗上口，极易记诵。如：浮沉迟数，辨内外因。外因于天，内因于人。天有阴阳，风雨晦明。人喜忧怒，思悲恐惊。其大意是指：浮脉法天，候表之疾，即外因也。沉脉法地，候里之病，即内因也。外因者，天之六气，风淫木疾、寒淫阴疾、暑淫心疾、湿淫腹疾、燥淫涸疾、火淫阳疾是也。内因者，人之七情，喜伤心、怒伤肝、忧思伤脾、悲伤肺、恐伤肾、惊伤心也。

对一些有关脏腑脉象的歌赋，何氏亦进行了精辟的解释。如“春得脾而莫疗，反以微邪为可畏”，何氏解释为：是春中独见脾脉也，春乃肝令，而不见肝木之脉，是木自衰矣。木衰则土盛，土盛则生金，金来克木，故可畏也。若春中脉得微弦带缓，是本脉尚存，虽脾土乘之，则为微邪，不足虑也。若本脉全无，独见脾脉，是则害。余脏仿此。另外，何氏还就四时与五脏脉象的对应关系以图表和歌诀相结合的形式加以概括，让人阅之，一目了然。

（四）评价

何本立出身药商，是以药学闻名，然其医理亦精，其注重将中医基本理论、经络、脉法等知识与中药学知识结合起来，融会贯通，灵活运用。何氏编著的《务中药性》，内容全面，论述深刻，形式新颖，通俗易懂，具有较高的实用价值。

十、鲍相璈

（一）名医小传

鲍相璈，字云韶，善化（长沙市）人。生活于清代道光至咸丰年间，曾任职广西武宣县。鲍氏自幼爱好医药之学，心存济世救人之情，他在《验方新编》序中自谓幼时常见人有良方，秘而不传世，心中鄙视之。于是立愿广求秘方，不遗余力，或见于古今之载籍，或得之戚友之传闻，皆手录之。久之，荟萃甚富，各门俱备，乃斟酌删取而成书。鲍相璈深知医有时而难逢，药有时而昂贵，富者固无虑，贫者时有束手之忧，因此最注重民间有效单方的收集。单方虽多，选择宜精，果能方与症对，则药到病除，无医亦可。故鲍氏“区区救世之苦心，校雠不倦，寝食与俱”，倾二十年精力而完成《验方新编》的编搜辑考。

（二）著作简介

《验方新编》共十六卷。按病证分为99类，广收民间流行的单方、验方，各种治疗方法近6000条，涉及内科、外科、妇科、儿科、五官科等，在具体的治疗方法上，灵活运用了内服、外敷、针灸、按摩、捏脊、拔罐、刮痧、引流、放血、祝由及人工呼吸等各种方法。既简既便，亦精亦博，“虽至穷乡僻壤之区，马足船唇之地，无不可以仓卒主办，顷刻奏功”。（《验方新编·序》）该书问世之后，深受民众喜爱，多次重梓与增辑，自道光丙午年刊行后，先后有《增订验方新编》《正续验方新编》《选录验方新编》等数十种版本和百余家书局印行，是资证明该书的价值。

（三）学术思想

鲍氏虽言治病以简、便、廉为宗，外治法为主，但其论病仍然注重辨证，以脏腑理论为指导，体现“外治之理亦不离内治之理”的特点，现将其学术思想与临床经验总结如下。

1. 外治重脏腑病机

鲍氏论病简明扼要，抓住病机之所在，示人治疗要点。如在“目部”论洗眼仙方时指出：凡患肝虚目疾，虽双目不见，洗至年余复明。平日宜养心息气，切忌怒怯。又如在“耳内时闻蚂蚁战斗之声，时开时闭”中指出：此肾水亏极，兼怒气伤肝所致。用柴胡、栀子、白芥子各三钱，熟地黄、白芍、茱萸肉各三两，麦冬一两，水煎服。方中纯是补肾平肝之圣药，饮之数日，其声渐息，服至一月痊愈。可知此药用治肾水亏，水不涵木，肝气横逆上冲之证。又如在“牙根腐烂”病证时指出：名走马牙疳，凡大人热病之后，及小儿痘症之后，火毒流于胃经。致有此患，势甚危急，甚则落牙穿腮透鼻，一二日即能致命，故有走马之名，言其骤也。此症有五不治：不食、烂舌根不治；黑腐如筋者不治；白色肉浮者为胃烂不治；牙落、穿腮、鼻臭不堪闻者不治；山根上发红点者不治。如是凶险，命在须臾。急用生大黄三钱，丁香十粒，绿豆二钱，共研末，热醋调敷两足心，最为神效。仍照后金鞭散治之，庶几十可救五。又如论“胸腹腹胀证”时指出：此脾土衰弱，肝木气旺，木来喜土故也。甚至身面黄肿，亦有不黄肿者。用苍术二斤（淘米水泡一日两夜，烧存性），甜酒曲四两（烧存性），皂矾一斤（醋泡，晒干，入瓶内，煅存性），加平胃散。共为末，醋为丸，如梧子大，每服三四十丸，酒下，米汤亦可，日服两次，神效。此仙方也。在“痰疾”中论“痰疾癫狂”时指出：狂病有因伤寒而得之者，此一时之狂也。照仲景张公伤寒门治之，用白虎汤以泻火矣。更有终年狂病而不愈者，或持刀杀人，或詈骂人，不认儿女，见水则喜，见食大恶，此乃心气之虚，而热邪乘之，痰气侵之，遂成狂矣。此等欲泻火而火在心，不可泻也；欲消痰而痰在心之中，不易消也。惟有补脾胃之气，则心自得养，不必祛痰痰自化，不必泻火火自无矣，方为化狂丹。此上诸例可知鲍氏虽取验方，并非不辨阴阳虚实、脏腑表里，而是有是证方能用的。

2. 阐发微理妙论

鲍氏对中医理论的阐发多结合临床实践，结合相应的病证而阐发之，并以为多有效验而后发之。如在论“痢疾”时认为，痢为险恶之症，生死所关，不惟时医治之失宜，而古今治法千家，多不得其道，是以不能速收全效。今立方何以为奇，不泥成法故奇也；立论何以为妙，不胶成说故妙也。然其药品又不外乎常用而已，有识者切不可更张，勿为庸医所误，遵而用之，百试百效者也。古今治痢皆曰：热则清之，寒则温之，初起热盛而下之，有表证则汗之，小便赤涩则分利之。此五者为治痢准绳。鲍氏认为这五者，惟清热一法无忌，其余四法均有忌讳。一曰忌温补，痢之为病，由于湿热蕴积，胶积于肠胃中而发，宜清邪热，导滞气，行瘀血，其病即去。若用参、术等温补之药，则热愈盛，气愈滞，而血亦凝，久之正气虚，邪气盛，不可疗矣。此投温补之祸为最烈也。二曰忌大下，痢因邪热胶滞肠胃而成，与沟渠壅塞相似，惟用磨刮疏通则愈。若用承气汤大下之，譬如欲清壅塞之渠，而注狂澜之水，壅塞必不可去，无不岸崩堤塌矣。治痢而大下之，胶滞必不可去，徒伤胃气，损元气而已。正气伤损，邪气不可除，壮者犹可，弱者危矣。三曰发汗，痢有头痛目眩，身发寒热者，此非外盛，乃内毒熏蒸，自内达外，虽有表证，实非表邪也。若发汗，则正气既耗，即邪气益肆，且风剂燥热，愈助热邪，表虚于外，邪炽于内，鲜不毙矣。四曰忌分利，利小便者，治水泻之良法也。以之治痢，则水乘矣。痢因邪热胶滞，津液枯涩而成，如用五苓等药分利其水，则津液愈枯而滞涩愈甚，遂至缠绵不已，则分利之为害也。若清热导滞，则痢自愈而小便自清，又安用分利为哉。予于此一症，素畏其险恶，用心调治，经今二十余年，初起煎方、加减煎方、补理煎方随病初中末使用，痢疾三方，百试百验。既而身自患之，试验益精，然后能破诸家之迷障，而为奇妙之方论，用是述其颠末，以拯斯人之疾苦，而悉登诸寿哉也。

3. 论儿科外治九法

鲍氏论儿科病证颇为详细，从麻、痘、惊、疳，到儿科杂病外治诸法，十分丰富。现列举其外治九法如下。其一疏表法：小儿发热，不拘风寒饮食，时行痘疹。以葱一握，捣烂取汁，少加麻油在内和匀。指蘸葱油摩运儿之心口、头顶、背脊诸处，每处摩擦十数下，运完，以厚衣裹之，蒙其头，略疏微汗，但不可令其大汗。此法最能疏通腠理，宣行经络，使邪气外出，不致久羁营卫，而又不伤正气，诚良法也。其二清里法：小儿发热二三日，邪已入里，或乳食停滞，内成郁热，其候五心烦热，睡卧不安，口渴多啼，胸满气急，面赤唇焦，大小便秘，此为内热。以鸡蛋一枚去黄取清，以碗盛之，入麻油约与蛋清等，再加雄黄细末一钱，搅匀，复以妇女头发一团，蘸染蛋清于小儿胃拍之，寒天以火烘暖，不可冷用，自胸中拍至脐口，只须拍半时之久，仍以头发敷于胃口，以布扎之，一炷香久取下，一切诸热皆能退去。盖蛋清能滋阴退热，麻油、雄黄又能拔毒凉肌故也。此身有热用之。倘身无热，惟啼哭焦烦，神志不安，不用蛋清，专以麻油、雄黄，乱发拍之，仍敷胃口，即时安卧，屡试屡验。其三解烦法：凡小儿实热之症，乃麻症毒甚热甚者，其候面赤口渴，五心烦热，啼哭焦扰，身热如火，上气喘急，扬手掷足。一时药不能及，用水粉一两，以鸡蛋清调匀略稀，涂儿胃口及两手心。复以酿酒小曲十数枚研烂，热酒和作二饼，贴两足心，用布扎之。少顷其热散于四肢，心内清凉，不复啼扰。或用鸡蛋清调绿豆粉，贴足心亦佳。其四开闭法：凡小儿风痰闭塞，昏沉不醒，药不能入，甚至用艾火灸之亦不知痛者，盖因痰塞其脾之大络，截其阴阳升清之隧道也。原非死症。用生菖蒲、生艾叶、生姜、葱各一握，共捣如泥，以麻油、好醋同煎，四味炒热布包之，以头顶、背胸、四肢乘热往下熨之，其痰亦豁然而醒。此方不特治小儿，凡闭症皆效。其五引痰法：凡小儿痰嗽，上气喘急，有升无降，喉中牵锯之声，须引而下行。用生矾一两研末，少入面粉（米粉亦可）。盖生矾见醋即化成水（入面粉取其胶黏故也），好醋和作二小饼，贴两足心，布包之，一宿其痰自下。其六通脉法：凡小儿忽尔手足厥冷，此由表邪闭其经络，或风痰阻其营卫，又或大病后阳不布和散于四肢，速用生姜煨热捣汁半小杯，略入麻油调匀，以指蘸姜油涂小儿手足往下搓挪，以通其经络，俟热回，以指拭去。其七暖痰法：凡小儿胸有寒痰，不时昏绝，醒则吐出绿豆粉，浓厚而带青色，此寒极之痰。前法皆不能化，惟以生附子一枚、生姜一两，同捣极烂，炒热一包。熨背心及胸前。熨完，将姜附捻成一饼，贴于胃口，良久，其痰自下。其八纳气法：凡小儿虚脱大症，上气喘急，真气浮散，不得归元，诸药莫效。用吴茱萸五分，酒和作饼。封肚脐，以带扎之，其气自顺。其九定痛法：凡小儿胸中饱闷，脐腹疼痛，一时不得用药，将食盐一碗，锅内炒极热，布包之，向胸腹从上熨下。盖盐走血分，最能软坚，取以止痛。冷则又炒又熨，痛定乃止。此方男妇气痛皆可治。

4. 临床验案

鲍氏积累了十分丰富的临床经验，在《验方新编》中既记录了先贤之心得，又实录本人临症之体会，某些医案颇有临床启发性。

阴疽治验案

王姓媳，颈上瘰疬数个，两腋生恶核三个，大腿患一毒，不作疼痒，百余日后日渐发大，形大如斗，按之如石，皮现青筋，常作抽痛。经治数人，皆称曰瘤。余曰：瘤乃软者，世无石硬之瘤耳。此是石疽，阴症也。问：可治否。答曰：初起时皆可消，日久发大，上现筋纹，虽按之如石，然其根下已成脓矣，如偶作一抽之痛，乃是有脓之证也；上现青筋者，其内已作黄浆，可治；如上现小块，高低如石岩者不治，三百日后主发大痛，不溃而死。如现红筋者，其内已通血海，不治；倘生斑点，即自溃之证，溃即放血，三日内毙。今患所现青筋，医其至软为半功，溃后脓变厚可冀收功也。外以活商陆捣涂，内服阳和汤，十日则止一抽之痛，十三剂里外作痒，十六剂项软，十八剂通患软，其颈项之疬块、两腋之恶核，尽行消散，一无形迹。只剩石疽，立起内脓袋下，令服参一钱，因在筋络之处，先以银针刺穿，后以刀阔其口，以纸钉塞入孔内，次日两次流水斗许，大剂滋补托里，删去人参，倍增生芪，连进十剂，相安已极。适有伊戚亦行外科道者，令其芪、草换炙服，不三日，四周发肿，内作疼痛，复延余治。余令以照前方服，又服二十余剂，外以阳和膏随其根盘贴满，独留患孔，加以布捆绑。人问：因何用膏贴，又加捆绑。答曰：凡属阻疽，外皮活，内膜生，故开刀伤膜，膜烂则死，所出之脓在皮里膜外，仅似空，又不能生肌药放入，故内服温补滋阴活血之剂，外贴活血温暖膏药，加之以捆，使其皮膜相连，易于脓尽，且又易于连接生肌。果绑后数日，内脓浓厚，加参服两月收功（《验方新编·阻疽治验》）。

遍身瘙痒案

一人浑身上下四肢俱生风热疹子，成颗成片，耳孔、鼻孔俱已生满，心中发热闷燥，头眼俱肿，以滚水烫之，自在一时，少刻又痒，百药不效。后以灯火烧背脊两旁共六下，心口一下，乳下二下，软胁眼左右二下，肩尖左右二下，手弯上左右二下，脉门左右二下，虎口左右三下，小指节缝中左右二下，圆膝下外左右二下，腿肚之下左右二下，大脚趾丫左右二下，天庭中、太阳共五下，随用糯米擂浆，调水服一菜碗，精神松爽；并用糯米浆以鹅翎蘸扫浑身二三次方愈（《验方新编·遍身瘙痒》）。

治痘四宜四忌论

治痘有四宜：一宜补气。真阳充足，方能送毒出外以成痘。倘痘顶不起等症，皆元气不足之故，宜服党参、白术、黄芪、甘草之类以补之。二宜补血。真阴充盛，方能随气到苗以成浆。空壳无脓等症，皆阴血不足之故，宜于补气药中加熟地黄、当归、丹参、川芎之类以补之。三宜补脾肾。脾土壮健，气血自充。饮食减少，口淡无味等症，皆脾土虚弱之故，须脾肾双补，即于前气血药中加枸杞、补骨脂、附子、肉桂等药，痘疮自无陷塌泄泻之患。经云：虚则补其母。此之谓也。四宜察虚实。小儿饮食有味，二便如常，不服药最为稳当，设或灌浆不满，烧浆不干等症，必察其气分血分何处亏虚，照症调补，不可妄用凉药。必口鼻臭，尿臊便结，有实火可据者，方可暂行缓解。治痘有四忌：一忌清热败毒。凡胎中阴毒，必赖阳气托送，方能发出。阳气被削，阴毒内归，痘之塌陷，实由于此。是连翘、生地黄、黄芩、泽泻等药，非有实火者，万不可用。二忌克伐气血。气血充畅，痘易成功。克削下咽，中气亏而毒乘虚深入，泄泻塌陷诸症作矣。是大黄、芒硝、穿山甲、山楂等药，在所必禁者也。三忌妄投医药。小儿出痘，延医诊治，求其有益也。岂知近代医师不分虚实，总是凉药，毒轻者几死，毒重者不生，是以不如不服药之为妙。客问曰：痘之顺症，可以下药，我知之矣；痘之险症，可以不用药乎。余曰：若纯用凉药以治险证，但见治毙，未见治愈也。客猛然省悟而去。四忌服医家小丸。近代痘师所带小丸总是巴豆丸，彼以为痘是胎毒，巴豆下行，自必可以泻去之，岂知中虚下陷，性命休矣！小丸数粒，所非温补气血之药，即抱龙、牛黄等丸，亦与痘症大有防碍，是以最不可误服。亲友处受此害者甚多，目击心伤，故特表而出之耳。至于前人所制人牙散、独圣散、鸡冠血、桑虫之类，逼毒外出，旋即收陷，皆非正理，何曾见其治愈一人，断不可用（《验方新编·小儿科痘症》）。

（四）评价

鲍氏立愿不遗余力，广求医药验方，荟萃甚富，取其精华，弃其糟粕，分门别类，共收单方、验方及各种治疗方法6000余条，充分体现简、便、廉、效的特色，其中亦有鲍氏自己的学术观点、方法、临床经验，“既简且便，亦精亦博”（张绍索序），“随时随地，均可济物”（潘仕诚序）。

十一、蔡贻绩

（一）名医小传

蔡贻绩，字乃庵，约生卒于1752—1823年，清代楚攸（今攸县）人。因母亲“晚年生予，负体羸弱，由童而冠，而壮，廿余年间，每患外感者十常二三，患内伤者十常七八，屡濒于危，均赖陈学周先生极力调救，三旬外始安健。而陈先生尝劝勉习医，于是自补弟子员后，辄殚心医道。”（《内伤集要·自序》）蔡氏爱好医学，苦于习读，上溯《黄帝内经》《难经》、仲景等活人之书，博采良方，三十岁左右开始学医，殚心医道四十余年，活人无数，从习者众。而活己、治人，多历年所，似觉胸有把握，差无贻误。爰举先贤脉理，于蒙晦处则汰之，于明确处则录之，辑成《医学指要》，欲以明乎脉之要，斯得其治之要尔。

（二）著作简介

《内伤集要》又名《虚损失血集要》，共六卷。卷一至卷四首先论述内伤虚损经旨、脉法、病源、证治，次述饮食伤病源与内伤传尸劳瘵证治，继述内伤虚损失血经旨、脉法、症治，然后对内伤虚损宜耐医说、内伤虚损宜重保养说进行了阐述；卷五、卷六汇集内伤虚损的治疗方剂178首，分为内伤虚损方法，内伤失血方法、内伤备用选方三部分，重在对药物配伍与治病机制进行了探讨；卷末附《素问》浊气归心辨讹、考正古方权量说二则。该书体现了作者论治内伤血证学术思想和临床经验，是一本不可多得的内伤疾病专著。另外，其还著有《伤寒温疫抉要》《医会元要》《医学指要》，以上四书汇成《医学四要》。

（三）学术思想

蔡氏对内伤、虚损、失血的文献资料有较深入的研究，结合自己的临床实践，在学术上提出：“创立方法，不外补之以味，调之以甘，惟以培元、养阴为务。”（《内伤集要·内伤虚损证治》）这对当今内伤证治仍然具有临床实用价值。

1. 论内伤虚损详述经旨脉理

蔡氏对内伤虚损病证，详述经旨究其蕴，深晰脉理探其本。取《黄帝内经》内伤经旨为总纲，归纳出该病的主要精神，如：久视伤血，久卧伤气，久坐伤肉，久立伤骨，久行伤筋为特点的行为损伤致病原因。又有营气虚，则不仁；卫气虚，则不用；营卫俱虚，则不仁且不用，内如故也。人身营卫与五脏神志不相依附曰死的营卫气虚观。从五脏而言，虚者有肝虚，则目了无所见，耳无所闻，恐惧如人将捕之。心虚，则胸腹大，胁下与腰相引而痛。脾虚，腹满肠鸣，飧泄，食不化。肺虚，则少气不能报息，耳聋嗌干。肾虚，则胸中痛，大腹、小腹痛，清厥，意不乐等五脏虚损的具体病证。又有气与血关系在虚损病证上的反映，主要体现在气与血并走于上，则为大厥，厥则暴死。气复反则生，不反则死。气之所并，为血虚；血之所并，为气虚。有者为实，无者为虚，故气并则无血，血并则无气，今血与气相失，故为虚焉。从形与气的关系方面看，形气不足，病气有余，是邪胜也，急泻之；形气有余，病气不足，急补之。形气不足，此阴阳俱不足也。俱不足也，不可刺也，刺之则重不足，重不足则阴阳俱竭，血气皆尽，五脏空虚，筋骨髓亏，老者绝灭，壮者不复矣。在论内伤虚劳之脉时，蔡氏认为："虚劳之脉，大抵多弦。或浮大，或数大者，易治；弦者，难治。若双弦，则为贼邪，尤为难治。如数极，则殆。凡诊虚、弱、细、数，皆为不足，阴阳俱虚之脉，惟平旦见之；日中，则必洪数；浮而大、浮而弦者，皆为火盛阴虚之脉，暮多见之。凡六部重于沉取损小，轻手浮取实，谓之阳盛阴虚。以寸尺论之，阳主寸，阴主尺。寸浮者损小，尺沉者实大，谓之阴盛阳虚；寸浮者实大，尺沉者损小，谓之阳盛阴损。脉浮属阳，沉属阴。阴虚则浮之洪大，沉之空虚。"（《内伤集要·内伤虚损脉法》）同时，蔡氏论及虚损之脉与虚损病证的关系时指出："虚损之脉，凡甚急、甚数、甚洪、甚实者，皆虚劳太甚。然惟渐缓则有生意，若弦甚病甚，数甚病危。若弦细而加紧数，则百无一生。脉芤，为血虚；沉迟而小，为脱气；大而无力，为阳虚；数而无力，为阴虚；大而芤，为脱血；微细，为盗汗。寸弱而软，为上虚；尺弱软涩，为下虚；尺软滑疾，为血虚；两关沉细，为胃虚。脉来软者，为虚；缓者，为虚；弱者，

为中虚；细而微小，气血俱虚。”（《内伤集要·内伤虚损脉法》）

2. 论内伤虚损病源

蔡氏论内伤虚损之病源，主要分为二途：其一是劳伤虚损；其二是饮食内伤。《黄帝内经》之论虚劳，惟气血两端。盖以人过于劳，气血受伤，伤则五脏六腑气血不足为虚，虚甚而脏腑经络有亏为损，故劳有七情之伤，而遂致五极之应。劳伤乎肝者，应乎筋极；劳伤乎心者，应乎脉极；劳伤乎脾者，应乎肉极；劳伤乎肺者，应乎气极；劳伤乎肾者，应乎骨极。毋论劳心、劳力，皆能损其精血；而其房劳更甚者，则以形与神俱劳，而精与气均损矣。此《黄帝内经》论虚损之主旨。但在劳伤虚损之中，五脏各有所主，而惟心脏最多，因为心为君主之官，一身生气所系，而五脏之神皆禀于心。故忧生于心者，肺心应之，忧之不已，则阳气日索，营卫日消，劳伤及肺，弗亡弗已。如经言：尝贵后贱之为脱营，尝富后贫之为失精，暴乐暴苦，始乐后苦，皆伤精气，精气竭耗，形体毁沮。益因脱势而虑竭将来，追究已往，故二阳并伤，潜消暗烁于冥冥之中矣。此外，蔡氏还认识到情志与虚损之间存在着联系，喜因欲遂而发，似乎无伤，实际上暴喜过甚则伤阳，而神气因以耗散矣，或纵喜无节，则淫荡流亡，以致精气疲竭，不可救药矣。又如淫欲邪思又与忧思不同，而损惟在肾。益心耽欲念，肾必应之。凡君火动于上，则相火应于下。相火者，水中之火也，静而守位，则为阳气；动而无制，则为龙雷，而涸泽燎原，无所不至。故其为病，则为遗淋带浊，而水液渐以干枯；炎上入肝，则逼血妄行，而为吐衄血，或为营虚，筋骨酸疼；又上于脾，则脾阴受伤，或为发热，而饮食悉化痰涎；再上至肺，则皮毛无以扃固而亡阳喘嗽，甚至音哑声嘶。是皆无根虚火，阳不守舍，而光焰滔天，自下而上，由肾至肺，本原渐槁，上实下虚，是诚剥极之象也。凡男女失偶之辈，虽非房劳之伤，而私情系恋，思想无穷而欲不遂，则欲火摇心，真阴日削，遂至虚损不救。凡五劳之中，莫此为甚也（《内伤集要·内伤虚损病源》）。人自有生以后，惟赖精气以为生命之本，故精强神亦强，神强必多寿；精虚气亦虚，气虚必多夭。其有先天所禀原不甚厚者，有知自珍而培以后天，则无不获寿。设禀赋本薄，而又恣情纵欲，戕伐后天，则必成虚损劳瘵也。

虚损之由，无非酒色劳倦、七情饮食所致。故或先伤其气，气伤必及于精；或先伤于其精，精伤必及于气。而精气在人，无非谓之阴分。因为阴为天一之根，形质之祖，故凡损在形质者，总曰阴虚。然分而言之，则有阴中之阴虚者，其病为发热躁烦、颧红面赤、唇干舌燥、小便痛涩等症；有阴中之阳虚者，其病为怯寒憔悴、气短神疲、头晕目眩、呕恶食少、腹痛胀泄、二便不禁等症，甚至咳嗽吐痰、遗精盗汗、气喘声喑、筋骨酸疼、心神恍惚、肌肉尽削、梦与鬼交、妇人经闭等症，此皆由于真阴之败耳。蔡氏对饮食所致的内伤虚损之因，强调指出："夫饮养阳气，食养阴气。过于大饮则气逆，形寒饮冷则伤肺，肺伤气逆，则为喘满、咳嗽、水泻等症矣；过于饮食而脾与胃并伤，形与神俱困，则为呕吐、痞满、筋脉横解、肠澼痔漏等症矣。此饮食不节而为内伤如此。"（《内伤集要·饮食伤病源》）

3. 详证治及方法以明其用

蔡氏认为：秦越人始发虚损之论，谓虚而感寒则损其阳，阳虚则阴盛，损则自上而下。主要表现在如下几方面：一损损于肺，皮聚而毛落；二损损于心，血脉不能荣养脏腑；三损损于胃，饮食不为肌肤。虚而感热则损其阴，阴虚则阳盛，损则自下而上；四损损于肾，骨痿不起于床；五损损于肝，筋缓不能自收持；六损损于脾，饮食不能消化。自上而下者，过于脾则不治。盖饮食多，自能生血；饮食少，则血不生，血不生则阴不足以配阳，势必五脏齐损。对具体虚损病证，蔡氏强调，无非脏腑之虚损所成也，故心劳血损，肝劳神损，脾劳食损，肺劳气损，肾劳精损，其大端也。至其见证，忽生喜怒，大便苦难，口内生疮，此为心劳；短气面肿，不闻香臭，咳嗽唾痰，两胁胀痛，喘息不定，此为肺劳；面目干黑，精神不定，不能独卧，目视不明，频频下泪，此为肝劳；口苦舌燥，呕逆恶心，气胀唇焦，此为脾劳；小便赤涩，兼有余沥，腰痛耳鸣，夜多异梦，此为肾劳。然忧未已也，曲运神机，为心之劳，其症血少面无色，惊悸盗汗，梦遗，极则心痛咽肿也；尽力谋虑，为肝之劳，其症筋脉拘挛，极则头目昏眩也；意外过思，为脾之劳，其症胀满少食，四肢倦怠，极则吐泄肉削；预事而忧，为肺之劳，其症气乏，心腹冷痛，津枯咳嗽，极则毛焦烘热也；矜持志节，为肾之劳，其症腰背痛，遗精白浊，极则面垢脊痛也。然要不外乎阴阳气血之虚损焉。凡见面红颧赤，或唇红者，阴虚于下，逼阳于上。虚而多渴者，肾水不足，引水自救。咳嗽声不出者，由肾气之竭者，盖声出于喉，而根于肾。经曰：内夺而厥，则为喑痱，此肾虚也。虚而喘急者，阴虚格肺，气无所归也。喉干咽痛者，真水下亏，虚火上浮，不眠恍惚者，血不养心，神不能藏。时多烦躁者，阳中无阴也。易生嗔怒或筋急酸痛者，水亏木燥，肝失所资也。饮食不甘，肌肉渐削者，脾元失守，化机日败。心下跳动，怔忡不宁，气不归精，盗汗不止者，有火则阴不能守，无火则阳不能固。吐而多痰，或如清水，或多白沫者，此水冷为痰，脾虚不能制水也，骨痛如折者，真阴败竭也。腰胁痛者，肝肾虚也，膝以下冷者，命门衰绝，火不归元也。小水黄涩淋沥者，真阴亏竭，气不化水也。足心如烙者，虚火燥阴，涌泉涸竭也。劳瘵之证，无非由于内伤虚损也。此为蔡氏论内伤虚损的主要证候和临床表现。

对虚损的治疗原则，蔡氏提出："劳瘵治法，当以脾肾二脏为要。肾乃系元气者也，脾乃养形体者也，经曰：形不足者温之以气。气谓真气，有少火之温以生育形体。然此火不可使之热，热则壮，壮则反耗真气也。候其火之少壮，皆在两肾间。经又曰：精不足者补之以味。五味入胃，各从所喜之脏以归之，以生津液，输纳于肾者。若五味一有过节，反成其脏有余胜克之患起矣。候其五味之寒热，初在脾胃，次在其所归之脏，即当补其不足，泄其有余，谨守精气，调其阴阳，夫是故天枢开发而胃和脉生矣"。(《内伤集要·内伤虚损证治》）就具体的病症而言，蔡氏认为："虚损伤阴，本由五脏，虽五脏各有所主，然证治有可分、有不可分者。如诸气之损，其治在肺；神明之损，其治在心；饮食、肌肉之损，其治在脾；诸血、筋膜之损，其治在肝；精髓之损，其治在肾，此有可分者也，然气立于肺而化于精，神主于心而化于气，肌肉主于脾而土生于火，诸血藏于肝而血化于脾胃，精髓生于肾而受之于五脏，此其不可分者也。故凡补虚之法，但当明其阴阳升降、寒热温凉之性，精中有气、气中有精之因。但上焦阳气不足者，下必陷于肾也，当取之至阴之下；下焦真阴不足者，多飞越于上也，可不引之归源乎。所以治必求本，方为尽善也。元气虚与虚损不同，元气虚可复，虚损难复也。故因病致虚，东垣、丹溪法，在所必用。若虚上加虚，而致于损，元气索然，丹溪每用人参膏至斤余，多有得生者。其见似出东垣之右，然则丹溪补阴之论，不过救世人偏于补阳之弊耳，岂遇阳虚之病，而不捷于转环耶。且丹溪

不尝云：虚火可补，参、芪之属；实火可泻，芩、连之属。初何尝不拘于滋阴降火之法乎哉。”（《内伤集要·内伤虚损证治》）

4. 治虚损经验举要

蔡氏在《内伤集要》中指出：“是书言虚损、失血，虽未分男女若何，究之妇人惟产有异，其余病症、治法，何尝有异。然不异而异，异而不异，会心不在远耳。”（《内伤集要·凡例》）尤其是在“本书只明内伤、虚损、失血，未及详其杂症，然杂症孰有重于此者。矧能细心会通，则凡杂症之治疗，自无不得其要矣”。（《内伤集要·凡例》）可见蔡氏对本书的立意主旨及临床经验之特色。现举例证之。

“凡治血症，须知其要，而动血之由，惟火及气耳。故察其有火、无火，气虚、气实，而得其所以，则治血之法无余义矣。凡治血症，前后调理，须按三经用药，以心主血、脾统血、肝藏血，而归脾汤一方，三经之主剂也。远志、枣仁，补肝以生心火；茯神、龙眼，补心以生脾土；参、芪、术、草，补脾以固肺气；木香者，香先入脾，总欲使血归于脾，故以归脾汤名。有郁伤脾、思虑伤脾者，尤宜。火旺者，加山栀、丹皮；火衰者，加丹皮、肉桂。又有八味丸，以培先天之根。治无余法矣。夫血病而有血药，亦必兼气药为主。经曰：无阳则阴无以生血。血脱者益气，为血不自生，必得阳和之药乃生，阳生则阴长也。若单用血药，血无由而生，反有伤犯中州之患矣。东垣云：人参甘温，补肺气。肺气旺，则四脏之气皆旺，精自生而形自盛也。自王好古、节斋之论出，而天下皆以人参为虚劳毒药，殊不知肺家本有火，右脉必大而有力，东垣所谓郁热在肺者，诚为勿用；若肺虚而虚火乘之，肺已被病，非人参何以救之。古方治肺寒以温肺汤，肺热以清肺汤，中满以分消汤，血虚以养营汤，皆用人参。自《内经》以至诸贤，谆谆言之以气药有生血之功，血药无益气之理，可谓深切著明，人亦奈何不察耶。”（《内伤集要·内伤虚损失血症治》）

对妇人血证，蔡氏亦例举之。如“室女有月经不来，腹大如娠，面乍赤乍白，脉乍大乍小，此为鬼凭，非血枯经闭也。盖心邪则鬼来，或梦里求亲，日中相狎，或托戚属贪欢，或言仙子取乐，久之精神仅供腹中邪，邪旺正衰，必经闭血枯。欲导经，邪据腹，经难通；欲生血，邪引精，血难长，因成痨瘵，至死不悟。悲夫！宜先去邪，后补正。用荡邪丹下秽物，后再用调正汤。”“妇人每战即如血崩，人谓胞胎有伤，触即动血，此乃子宫血海因热不固也。子宫在胞胎下，血海在胞胎上。血海，冲脉也。冲脉寒，血亏；冲脉热，血沸。血崩正冲脉热，然冲脉热何以交战始血来？盖人未入房，君相二火不动，虽冲脉热，血不外泄；及战，子宫大开，君相火齐动以鼓精房，血海泛溢不可止遏，肝欲藏血而不能，脾欲摄血而不得，故经水交随交感而至。必绝色三月，用滋阴降火药凉血海，则终身之病可半载愈。用清海丸。”（《内伤精要·内伤虚损失血症治》）

（四）评价

蔡贻绩治学以《黄帝内经》《难经》为宗，博采众家，广泛收集整理了有关内伤、虚损、失血的文献资料，集其旨要，并结合自己四十余年的临床经验，编著成《内伤集要》。在学术上提出：创立方法，不外补之以味，调之以甘，惟以培元、养阴为务的治内伤虚损的思想，一洗从前坚僻之说，入深出显，典制亦较详核，尤为后学津梁，至今仍有临床指导价值。

十二、杨尧章

（一）名医小传

杨尧章，字芝樵，生活于清代道光至咸丰年间，长沙人。杨氏自幼丧母，事父以孝。好读书，于学无所不窥，自少留心医学，用以养生除病。尝言：“医非通儒，不能精，非至诚，不能任。”强调临病重在医德，心系患者，喜济人急，故先生虽不以医名，而求治者众，治无不效。出游四方，所交多知名人士。杨氏所处时代正是温疫流行之际，“道光己酉、庚戌两年，湘中时疫流行，兼值下游遭水难民，流离省会，塞巷填街，十人九病，枕骸载道，惨不可言”（《温疫论辨义·胃气论》）。“夫以疫为病，互相染易，由一人传之一家，甚则传之遍村，市死者，十常七八，害綦烈矣。”（《温疫论辨义·瞿序》）但温疫一证，自仲景以下，前人论之者多矣，然未辨明病属何经，显示途径，致学者茫然，无所问津。杨氏以吴又可所著《温疫论》为正宗，治疫重在说明邪伏膜原附近，于胃为表里之分界。法以治里为主，里气通，伏邪自然由里达表。治疫最忌辛温发散。杨氏认为同是疫病，也有体强、体弱之分，新病久病之异，专事攻下，则体强者生而体弱者死，新病者生而久病者死。在审脉辨证之余，杨氏提倡察本气而悟病情，临机应变，他补充了吴又可疫病理论中的不足之处，偶有一得，随时笔记，积累成编。《温疫论辨义》将吴又可的原文逐条辨析，多能结合自己的临证体会提出一家之言。

（二）著作简介

《温疫论辨义》共四卷，附胃气论、寒疫论 2 篇。本书是杨氏研究温疫的代表作。卷一至卷三于《温疫论》原文之辨义，并摘录瘟疫重证、损证、坏证，汇总出十余案。对表里虚实，审脉辨证，穷原竟委。对吴又可言之不足之处则长篇大论详细说明，务求明白晓畅，令阅者了然于心。“惟当时匠心独运，立法定分固多引而不发之旨。则变通之妙，救弊补偏，实有赖于后来辅翊之人，此余《温疫论辨义》之所由作也。”（《温疫论辨义·凡例》）卷四为“胃气论”和“寒疫论”，亦摘录医案数十案。补其不足，匡其所失，以期治疫之旨益明。

（三）学术思想

杨氏以吴又可的《温疫论》为正宗，名为“辨义”，一是因为此书在吴又可原文后，另加文字阐述解释，特别是在证脉要点处圈点说明精要，以便省览，二是“辨义”指辨明是非疑似。对于吴又可原文逐条剖析时杨氏不敢凡事因循，也不敢妄加驳斥，只期望折衷至当，于世有补而已。

1.《温疫论辨义》：温疫传变与胃气之要

杨氏有感于温疫一证，自仲景以下，前人论之者多，但切合临床实际者少。至明末吴又可《温疫论》出，始有发明。但“又可论温疫传里，只有阳明胃一条，至三阴则略而不讲，创主六经分治之法，自矜之得，不知六经皆受气于胃。胃为六经之母，母病移子，母安而子俱安，法以治胃为主”。（《温疫论辨义·凡例》）杨氏在其临床多次观察验证，发现邪越阳明居多，少阳次之，太阳其次也。若离膜原而内陷于胃，是为火实胃中。胃为十二经之海，火郁于中，十二经受困。故火乘心肺，发狂谵语，口臭气粗；火乘肝脾，扬手掷足，逾垣升屋；火乘肾水，目睛直视，烦躁不眠，所谓中土者，万物所归，邪归胃府，府之为言聚也。火愈聚则愈炽，水谷莫能容，气血无从化，是生死一大枢机也。虽疫邪发作有迟、速之别，潮热有短、长之殊，但从外解者顺，从内陷者逆。从外解者，或发斑，则有斑疹、桃花斑、紫云斑；或为汗，则有战汗、自汗、盗汗、狂汗。从内陷者，则有苔刺、胀满、燥渴、谵语等证。其里而传变先后不同，一视乎禀气之强弱，感邪之轻重，参错以尽其变耳。二要仰赖中土健运有权，则清气升而浊气降，清气升，则邪热易从外解；浊气降，则邪热不致内陷。有时浊降而清气乃升，有时清升而浊气自降，转移妙用，全在斡旋。胃气得其要领，虽证变各殊，而理可一贯，自无胶柱鼓瑟之病矣。疫邪亦与疟证、伤寒仿佛。邪客于风府，卫气一日一夜大会于风府，阴阳相薄，故先憎寒而后发热。伤寒由卫及营，邪从太阳递传，自表入里，故发热而兼恶寒。惟疫邪从口鼻直趋中道，不由外廓，始则凛凛恶寒，继则纯热而不恶寒。其见证不同，故其治法各异，学者当详辨之。

杨氏根据吴又可论治温疫初起之法，提出了辨义："温疫初起，舌显白苔，胸胁苦满，人事恹恹，语言不爽，或头眩鼻塞，或痰壅气促，或于足微厥遍身疼痛，先憎寒而后发热也，疫毒蒸郁于上，而舌苔纯白，头眩鼻塞阳滞于中，痰壅气促，浮溢于筋络，而肢体疼痛，微见厥逆。凡此皆由邪气固蔽，阳气抑而不伸，表里为邪所束。故起病之时，必先憎寒，迨阳气郁而忽通，则与邪气混而为一。发热而不恶寒，日晡益甚者，申酉戌为阳明胃旺时，邪气乘之而愈炽耳，且浊邪上干清道，令人神志皆迷，故人事恹恹，语言不爽。其脉不沉不浮而数，右关为盛，亦何有全伏者。惟达原饮直达病所，兼能鼓动胃气。俾中枢转运有权，疫邪由是表里分传，洵乎第一良方也。"（《温疫论辨义·温疫初起》）对疫邪感之轻者，苔薄而热轻，口不大渴。服达原饮一二剂，或从汗解，或从衄解，或从发斑解，或从吐痰解，脉静身凉，舌苔悉退。或现微黄色，人事清爽，二便如常，此邪从外溃者也。用葛根、苍术、神曲、枳壳、陈皮、甘草等药，解散余邪。口苦，加黄芩；喜冷饮，加知母；血燥，加生地黄、白芍；小便短赤，加栀子、泽泻清利之，无余患矣。又如“服达原饮后，舌苔或黄或黑，或无苔而色紫赤，下证悉具者，以三承气酌量下之，此言其常也。另一种白苔，布满无隙，按之如沙皮。服达原饮后，毫不变色，已见腹满便闭，或臭粪黏胶，燥渴喜饮，潮热等证。由胃中津液素亏，苔色无从蒸化，宜重佐二地、知、麦等药，徐徐下之，舌苔自退。如下证已除，苔仍未退者，宜用葛根、陈皮等药，加入润燥药中，外发胃中清阳。胃气升，津液自回，苔即随之溃散矣。又有服达原饮后，苔转黄黑，经下后黄黑苔退，转现白苔者，或宜外散，或宜清润，当按脉证而施治之。”（《温疫论辨义·温疫初起》）吴又可认为三大承气汤，功用类似。杨氏却认为三大承气汤治疗各不相同：胸腹胀满，便闭潮热，此邪热在气分也，小承气用大黄佐枳实、朴者，宣通其气而热自解；若加谵语、烦躁、宿粪坚结不行，或溏粪色如败酱，臭恶不堪，胶滞难出，此邪热兼伤阴分也，大承气用大黄，虽借枳朴行气，而必佐芒硝者，取其咸寒纯阴之性，软坚润燥，滑而善下，则邪热速解，即兼救阴分也；若宿结不行，反攻于上，头痛欲吐，谵语神昏，此邪热上干清道也，无痞满证，气分无病，调胃承气汤用大黄去枳、朴者，恐伤胃气。佐芒硝、加甘草者，兼和胃阴也。三承气汤的功效俱在大黄，但体强脉实邪重者，大黄用至两许尚不胜邪，体弱脉虚邪轻者，一钱许则伤正。其他如枳实、厚朴、芒硝、甘草，佐使各有所宜，因证增减，不可紊乱。杨氏认为大黄与芒硝相须而用才能发挥涤荡之效，尝见时师治疫，遇宿结不行，及溏粪臭恶难出者，大黄辄放胆用至一二两，而不敢佐芒硝少许，致大黄失其荡涤之能。不能速下，转觉劫精耗气，邪热未行，真元先败。伐害生灵，其谬甚矣。且火邪入胃，燥伤津液，生地黄、金银花，宜借以滋津养液。口苦，加黄芩；心烦，加麦冬、连翘；燥渴喜饮，加石膏、知母；痰滞，加草果、陈皮；食滞，加谷芽、神曲；升发胃中阳气，加葛根；清解火毒，加人中黄、马勃；阴虚，加熟地黄、当归、白芍；气虚，加人参。审脉察证，虚实了然，佐使得宜，斯邪去而正气易复。全在临机应变，得心应手，收效捷如桴鼓耳。

2. 辨伤寒与时疫之异

伤寒与时疫之不同，是因伤寒感天地之正气，时疫感天地之戾气。气既不同，为何俱用承气汤，又何药之相同也？医家认为伤寒与时疫，有霄壤之隔，但病情发展传至胃家时，并用承气汤，至是亦无复有风寒之分矣。推而广之，是知疫邪传胃，治法无异也。故又可辨伤寒、时疫受邪之不同，治法始异终同而又不同。杨氏认为：时疫受邪与治法，始终不离伤寒要旨，只是其间受邪之参错不同，治法之顺逆不一，总体来说其理可一以贯之。伤寒之邪，从卫营入，由太阳而传阳明，由阳明而传少阳，所谓经证则递传也。至入阳明之里，则无所传，惟有下夺之法耳。时疫之邪，从口鼻入，舍太阳直犯阳明。症见目胀、鼻塞、头重、口臭、气粗，兼有少阳之胸胁苦满、心烦喜呕，是阳明少阳合病也。少阳居表里之界，邪入里则寒，邪出表则热。故初则凛凛恶寒，继则纯热而不恶寒，其受邪也深，其见证也故缓，又可立达原饮。槟榔、厚朴、知母，治阳明药也；白芍、黄芪，治少阳药也；草果开发胃气，兼破胁下之结，阳明少阳互治药也。时疫邪气先入里，治宜攻里，承气诸药是也；里气通，余邪传为腑热，白虎诸药解之；再传而为燥结，承气诸药攻之。故解表为重，攻里为轻。必见谵语、潮热、汗出、硬满诸证，方主大承气汤。治伤寒之邪，由表而腑而里，其法从顺治也。治时疫之邪，由里而脏而表，即从治伤寒之法，从逆治也。通斯义者，则谓伤寒为万法之祖，不诚足启发千百世之聋聩哉。或谓自汗、盗汗、狂汗，伤寒邪解之候恒有之。若战汗一症，时疫尤多，则宜专属时疫。对此，杨氏进一步加以发挥，惟疫邪阳阴居多，必候邪毒攻下，胃气流通。然后少阳表里互结之邪，始从战汗而解，必然之理也。且《伤寒论》第101条云："凡柴胡汤病证而下之，若柴胡证不罢者，复与柴胡汤，必蒸蒸而振，却复发热汗出而解。"振即战也，下后复与柴胡汤，以取战汗，本伤寒法也。惟时疫邪毒最重，传染于人，却与伤寒迥别。然受病者从口鼻而入，染病者亦从口鼻而入，皆不越阳阴经。又如：对疫邪解后调理问题，杨氏指出："疫邪未解之先，下之阴液重伤，暴解之后，郁阳骤伸，元阴未复，阳无阴辅，即丹溪所谓气有余便是火也。火非实邪，乃阳亢阴燥耳。使用参、术助阳之品以愈劫其阴，变生种种异证。诚有如又可所云者，医者茫不知悟，仅为舍本治标，愈误愈深，贻毒岂可胜言哉。凡疫邪暴解者，若里气得和，饮食渐进，津液逐日滋生，阴血易复，勿药为上。如内热未除者，清燥养营汤；表热未退者，柴胡养营汤；元阴大亏者，六味地黄汤，去山萸肉，加当归；里气不和，宜酌加陈皮、木香醒脾开胃；兼气虚者，合生脉散以滋化源，此常法也。然亦有下汗之后，实热甫除，虚寒之起。中气虚者，宜用参、术、砂、半、苓、草之类，理中扶脾；下元虚者，宜用参、附、归、地、姜、桂等药，温经回阳，此变法也。学者详审脉证，知其常法，通其变法，头头是道矣。”（《温疫论辨义·解后宜养阴忌投参术》）

3. 治温疫立益胃三方

自《黄帝内经》详述脾胃之生理与病理之后，历代医家均以“土为万物之母”“胃气为本”“饮食自倍肠胃乃伤”，其言治法则在“劳者温之”“损者益之”等基础之上加以发挥，然最著者有金元李东垣，倡“脾胃内伤，百病由生”，以补中益气汤、升阳散火汤等论治脾胃虚弱。中气下陷，谷气下流，而致百病生焉。李东垣的重点是详于脾而略于胃，自温病学家叶桂创胃阴学说，主张用甘平或甘凉濡润，以养胃阴，补东垣脾胃学说之不足。杨氏在继承诸家的基础上，着意于胃气的发挥，并创立“胃气论”，“人身所赖以生者，水谷耳；水谷所赖以容者，胃耳。其水谷之津液，流布为精血，糟粕为浊秽者，皆胃气升降之权也。是故胃为水谷之海，五脏六腑之源，气血交会之所，即阴阳互根之基也。疫邪初起，从口鼻而伏于膜原，如阴翳四塞，白昼无光，胃阳为之不舒矣。疫邪中溃，从膜原而下趋胃腑，若火燎原，不可扑灭，胃阴为之失养矣。治初起者，宜疏利，所以升胃中阳气也。治入腑者，宜攻下，所以救胃中阴液也。然升阳气者，必兼救阴，所以防邪毒入腑之亢燥也。救阴液者，必兼升阳，所以引邪毒出表之顺利也。要之斡旋阴阳，不可偏废者，诚以胃为养命之源故也。”（《温疫论辨义·胃气论》）温疫之邪最易感者，多为老衰幼弱及素来虚怯之人，其人正气先亏，一感邪气，最易形成正不胜邪，而邪愈炽而正愈亏，故几微之正气，全赖胃中谷食为之滋养。若当火毒内焚之余，胃气上壅下闭，匪惟劫夺阴液，抑且阻遏阳气，断非攻下不为攻，在攻下中兼佐甘润之品，则胃阴不伤；间用升发之品，则胃阳不陷。当令得下后胃中渐纳谷食，庶几正气渐旺，邪气以渐而解，此必然之势也。有时更宜补阴以佐祛邪者，有宜补阳以佐祛邪者，有宜阴阳兼补佐以祛邪者，有宜先大补阴阳而后祛邪者。故临床上于常法中而通变法，成方中而参变方，无非保护真元，使不绝生化之机而已。至若下后邪气已解，饮食有味，胃气易复者，可以不必服药，若邪虽解，胃气难复者，审其内有余燥，则宜清燥，而清燥中宜兼养阴，间有宜兼扶阳者，若无余燥而专属正虚，或养阴，或扶阳，或阴阳兼补，务宜精心体察，计出万全，胃气大回，元神渐旺，始为医家能事。杨氏指出："每时师治疫，但务去标，不知固本，无论实证夹虚，莫辨属虚属实，以承气重剂，劫命者不少。即其证悉转为虚，渴为虚渴，烦为虚烦，热为虚热，脉为虚浮、虚数，犹复认虚为实，不知培养真元，反投寒凉疏散，甚至厥逆吐利，证变纯阴，六脉沉细，尚不敢议温补。坐令胃阴枯竭，胃阴消亡，谷粮日绝，生机立戕，至死不肯任咎，比比皆然，茫茫罗刹世界，良可慨已。余目击心伤，特立斯论，以宣又可未发之蕴。复立益胃三方，以补前法所未备，而治疫之要领，悉概括于方论中，未始非活人之一助云。"（《温疫论辨义·胃气论》）由此可知，杨氏立"胃气论"升阳益胃汤、养阴益胃汤、补元益胃汤主要是针对当时疗温疫"治不得法，致胃气大败者"的时弊而作，阐发了治疫病注意顾护胃阴，胃阴不虚，则胃气化生之源不绝，病可复也的指导思想。

另外，杨氏将此思想贯穿在自己的临床实践之中，在"胃气论"篇中附十余则医案证之。现录一则如下："袁椿年长子，体表虚弱，感受时疫，头身疼痛，发热，口燥渴、腹不胀满。医进表散之剂不效，继用桂枝五钱，大黄三钱，得大汗，大便日夜泻十余次，身热转加，夜间谵语不止，头身仍作疼痛，起则眩晕，不欲食，脉虚浮而紧。余曰：证本时疫，邪未传里，先投大黄，胃气受伤，故泄泻不止。正气素虚，重用表散，则汗出津液益伤，表邪愈陷，故热转甚。遂用熟地黄一两，当归三钱，人参三钱，生黄芪一钱五分，柴胡一钱五分，麻黄五分，白芍、丹皮各二钱，茯苓二钱，陈皮、甘草各一钱，姜枣为引，连进二剂，次早大作寒战，唇口刮白，牙关紧，重覆衣被，半时许，忽觉身热如火，烦躁异常，旋得通身大汗淋漓，衣被俱透，人事清爽，脉静身凉，胃饥思食，口不渴，泻不作矣。因其舌色纯赤而燥，里热未除，改进花粉、黄芩、滑石、生地黄、连翘、元参等药数剂。食量渐加，而大便三日不行，腹中微作胀闷，肛门发热，脉右关微数，乃余邪瘀热积胃中。原方加大黄一钱五分，服后大便通利，腹不胀满，舌亦回润，去大黄，仍投清润之品，十余剂而痊愈。是证也，前医先投大黄，则伤胃气，余继进大黄则去余邪；前医专用表散，则汗出而邪仍留，余佐补托表，则得战汗而邪退。先后虚实之间，设非精心体察，药不妄投，几何不误戕生命耶。”（《温疫论辨义·胃气论》）杨氏在此医案后加按语，进一步议论其治温疫要养胃阴的思想，“温疫初起，邪未入腑，无里证，宜兼表散者，葛根、柴胡、羌活是也。若脉紧无汗，邪溢营分，宜用麻黄发表者，邪火盛，则佐知母、石膏；真阴虚，则佐熟地黄、当归；气虚者，均酌加人参，此定法也。若下后里证已解，或邪去六七，现表脉证者，亦如法施之。惟桂枝辛温气烈，助火灼津，则在所禁。黄芪补中升气，内蕴实火者，尤忌之。若下后内结已开，实火去，或去其六七，正气下陷，夹表邪者，于养阴散表中，合人参补气托表，最为得力。但汗出清气升，不必再投。若阳去入阴，变为虚寒证，又非此论”。（《温疫论辨义·胃气论》）

4. 论寒疫证治

寒疫，是为寒邪入里，纯是阴气用事，惟有补火崇土，驱阴回阳，阳长则阴清，邪自解矣。其有宜用表者，则佐温补以取汗。脉证与三阴伤寒同条共贯，治法无异。非若温疫之倏表倏里，或一日而脉证数变，治法亦数变也。凡三阴证，原不必拘泥舌上白苔，寒疫亦有白苔。世医因此概以温疫治之，阴阳乖舛，伤生实多。故特揭明辨证之要，主治之方，与温疫大相悬绝。因吴又可论温疫，不言寒证，故杨氏在其著作中特立“寒疫论”篇，免致误治贻害，而反推咎于吴又可论之不详。杨氏认为疠气有温、有寒，其人感气之温者，谓之温疫；而感气之寒者，谓之寒疫。亦有真阳素亏，虽感温毒，外邪协水而动，阳热变为阴寒者，亦寒疫也。其证初起，舌显白苔，胸胁苔满，肢体疼痛，手足微厥，或鼻塞头眩，或痰壅气促，或吐或不吐，人事恹恹，与温疫诸证略同。盖固疫邪从口鼻而入，直犯太阳，脾土失职，阳气郁而不伸。寒邪上僭，故舌苔白而胸胁满，寒邪外溢，故头痛，而手足厥。其头眩痰壅诸证，无非寒邪阻隔中焦，清明之气下陷而然。且寒邪横肆，势必兼犯少阴，而为汗出亡阳，四肢厥冷等证。辨证之法：温疫多见舌苔白而燥，口渴喜冷饮；寒疫多见舌苔白而滑，口不渴，或渴而喜热饮。温疫多先憎寒而后发热，发热则不恶寒，热与热两相合也；寒疫亦先憎寒，而后发热，发热而仍恶寒，寒与热两相争也。温疫则躁烦不眠，气粗口臭，扬手掷足，谵语发狂，阳性主动故也；寒疫则虚烦倦卧，身重头眩，神弱气微，郑声多怯，阴性主静故也。治之之法，惟有驱寒辟疫，温经回阳，如严冬闭寒，雪结冰凝，唯有赖春回，则积冻潜消矣。只是真阳一点，镇摄坎宫，水火相济之妙。其专扶阳者，所谓阴从阳出，精生于气是也。亦宜兼养阴者，所谓阳根于阴，气化于精足也。此中消息精微，人命存亡，关系甚钜。故治三阴受邪之证，真阳虚而元阴未亏者，用辛温，专扶其阳，以御其阴，否则阴盛灭阳矣。真阳虚而元阴复亏者，用甘温，兼养其阴，以辅其阳，否则阳亢烁阴矣。里虚夹表者，解表必兼温里，扶正乃能祛邪也。里重于表者，温里不必解表，正旺而邪自溃也。杨氏治寒疫立醒脾饮、温经散寒饮。醒脾饮治寒疫不发热，脉沉迟，或虚浮无力，悉现前论诸证，宜用辛温解散者，此方主之。温经散寒饮治寒疫壮热无汗，脉浮紧，无力无神，悉现前论诸证，宜用甘温佐表者，此方主之。

杨氏在“寒疫论”篇中还列举自己治寒疫十余例以证之，如治彭芷亭案。秋初患寒疫十余日，舌苔满白，身重恶寒，壮热无汗，胃中积有寒痰，欲吐不吐，不得寐，不欲食，喜热饮而不能多。医者初进达原饮，加柴胡、羌活数剂，不效。继进白虎汤，转加呕恶，懊侬不宁，气怯声微，势增危剧。杨氏诊后，六脉浮紧无力，尺脉尤虚，其舌苔白滑多痰，不欲食者，邪侵太阴也；身重畏寒，气怯声微，邪侵少阴也；阳虚宜欲寐不得寐者，神明为邪所扰，精气不交也。寒邪入营，发热日久，阴血亦为焦灼，故不能作汗。乃定温经散寒饮，令速投之，汗出病当霍然。其父疑信参半，质之前医，咸谓：麻黄性烈，暑月最忌，熟地黄滞表，反引邪入阴分，尤不可用。然颇知凉药之误，用附子理中汤，连进二剂，舌苔稍退，呕恶亦止，转加烦躁，身热更炽。其父复求诊视，谓：前方即用麻黄，必请减去熟地黄。杨氏曰：经云汗者，津液之余也。熟地黄补元阴，而滋津液，助麻黄发汗，相辅而行，缺一不可。如法投之，即沉沉熟睡，少顷大汗透出，衣被皆湿，醒后神气顿清爽矣。次日身热尽退，惟头面手心微热，除麻黄，加陈皮、茯苓，服二剂，各证俱平，饮食渐进，除草果、柴胡、生黄芪，加炙黄芪、人参，大剂温补。时不大便者七日，忽得大下，先硬后溏，其父仓皇走告，疑为下脱。余曰：此正气健运有权，寒滞悉行，温化而出，无余患矣。原方除熟地黄、当归，加肉桂、补骨脂，十余剂而精神复原（《温疫论辨义·寒疫论》）。

（四）评价

杨尧章善医而长于辨治温疫，其学术遵吴有性《温疫论》之理，但认为其阐发未尽，多加补充，故著《温疫论辨义》。本书为阐发吴有性《温疫论》蕴义之作。杨氏于《温疫论》原文后逐条予以辨析，或阐发吴氏立论的精义，或参证个人的学术经验，着重辨明是非疑似之处。对《温疫论》有颇多的注释和发明，当从者疏其蕴，不当从者抉其蔽。卷末另撰胃气论、寒疫论各一篇，前者申明胃气升清降浊，治胃在补偏救弊中的重要性；后者辨明寒疫与温疫受气与主治的不同，并各附方案于后，对疫病诊治理论做出了重要贡献。

十三、吴汉仙

（一）名医小传

吴汉仙（1876—1948 年），字捷三，号祥湖医叟，岳阳祥湖鹿角南乡人，出身望族。吴氏两岁父亲去世，赖母刘氏教养。年十七，补博学弟子员。科举废除后，从祖父吴南塘习医，继承家传之学。数年之间敬德修业，名闻乡里。当时革命第八军军长吴棣庭患虚劳，历载二十余，无能治者，后由吴汉仙治愈。时军长欲保荐其任县长一职，吴氏以老母年高，辞而不就。1928 年，吴汉仙悬壶长沙。吴氏先后被聘为长沙市医师登记审查考试委员、《医药月刊》编辑部长、湖南国医分馆学术股股长、湖南国医专科学校副校长、湖南《长沙卫生报》报社社长、中央国医馆理事等，还在国内多处国医研究会所任过职，在日本、新加坡等海外国家医药界也有较高的声誉。1929 年 2 月 26 日，国民政府中央卫生委员会第一次会议议决废止中医，激起全国中医药界的强烈反对，吴汉仙被湖南中医药界公推起草反对通电，接着由上海医界春秋社张赞臣等发起，组织全国医药团体总联合会进行请愿斗争，他又被推为湖南中医药界请愿代表。1933 年参加反对湖南省卫生实验处制定《卫生医药十年计划》中有关消灭中医中药的斗争。1935 年 11 月国民党中央“五全大会议决案”有中西医平等待遇的条款，但一直没有公布。为此，湖南国医药界于1937年1月，趁国民党中央开会之际召开大会，吴汉仙和谢君塘等被公推为请愿代表，为实现上述决议而斗争。吴汉仙一生不但行医、著书、治学，还以发展中医事业为己任，致力于培育中医人才，发展中医事业，与湖南中医药界同道倡议并创办湖南国医专科学校、湖南国医院及中医报刊等，对“废中医论”大加批驳。

（二）著作简介

1.《医界之警铎》

吴汉仙仿日本和田启十郎所著《医界之铁椎》而取书名为《医界之警铎》，全书分为3篇（编）。第一篇为“西医正误录”，专为针对余岩对中医的误解和偏见而设。当时余岩诋毁中医的有关理论在社会传布较广，影响极大。吴汉仙阅读余氏其有关诋毁中医的理论后，认为其理论多与事实不合，如以伤寒为温疫，以虚损为痨瘵等，辨证不明，贻误后学。吴氏认为仅药物一项，如退热用安替比林、止疟用金鸡纳霜、通脉用樟脑等，不能一律通用而无害。于是在此编中，吴氏专取国医经验所得之事实，与西医研究所得之理论，以正余氏之误。第二篇为“中医破疑录”，此篇专以原因疗法，解决一切疑难证候而设，全篇共39章。吴汉仙认为我国治疗医学，以原因为本，证候为标，若不察识病因，但凭患者症状为根据，则遇证候变化，易以假乱真，方药乱投，误人性命。在此篇中，吴氏专研病因，如发热非热，不能用寒以胜热；恶寒非寒，不能用热以制寒。吴氏还在此篇中指出：药物方面，如大黄安胎、胆草解痹、熟地止泻、附子疗狂等，亦是根据病因，以因为本，舍标从本而得。第三篇为“国医存亡公理”，专为挽救国医国药，防止文化侵略而设。当时一些国人不顾中药可以治病的事实，对种种中药一概摒弃，不顾中国国情，崇尚西药。于是吴汉仙在此篇中互勘中西药之得失，根据事实而断之以公理。

2.《中西医学四系全书》等

成书于1946年。综合性中医著作，分为生理、病理、诊断、药物四卷。汇集中西之说，故曰全书。另有《雪鸿医学五种》《中西病理学合参》《吴汉仙医案》等。

（三）学术思想

吴汉仙在学术思想上，阐发中医气化学说，发展中医之原因医学，主张从因辨证破疑，主张形质与气化并重，值得后人研学。

1. 气化生菌及气化杀菌

吴氏认为气化为细胞之母，六淫为细菌之母。细菌之繁生，实胚胎于六气之变化。他指出：细菌之生，实由六气之酝酿，酝酿久，而细菌以成。盖物以腐而生虫，气以郁而化菌，此天下公理也。人体体中之菌，无论疠气传染，还是四时感冒，皆因六气而后成。菌之生，有根于一气以为之主者，有根于二气交感者。如古代战争期间，积尸遍野，热以蒸之，湿以蕴之，风以簸之，郁而为疫气，酿成鼠疫霍乱等传染病。此种菌类，实为六气中之二三气而成。人身皮肤孔窍，脏腑空隙，莫不有菌，病时有之，不病时亦有之。气盛则能抗，菌不滋育；气弱则为害，菌遂繁殖。菌非可以尽杀，亦视气化何如耳。菌之生死，孰生之，孰杀之，气化生杀之也。譬如湿地生虫，暄以烈日，烘以劲火，助物使燥，则虫绝灭，因燥胜湿也。物之至毒者，皆赋偏胜霸烈之气，能杀人生人。如砒石、水银、雄黄、槟榔、乌头之类，大毒也，用之得当，可以杀物而助体，用之失当，可以杀人而化物。其杀物，助人胜气，以治物不胜之气。

吴氏还认识到中医治病，即不杀菌而菌亦灭。如火邪致病，何以三黄汤降火，承气汤泻火，火邪去而病亦解乎？就令火能化菌，而火淫于内，治以咸寒，即不杀菌而菌亦灭也。又如风寒致病，何以桂枝汤驱风，麻黄汤散寒，风寒去而病亦解乎？就令风寒化菌，而风淫于内，治以辛凉，寒淫于内治以甘热，即不杀菌而菌亦灭也。又如燥湿致病，病之由于燥化者，感燥咳嗽，多病肺炎，白喉病菌，每发于燥令时期，然燥之为病，有燥热寒燥之分，病燥热者，治以甘寒，甘寒即所以灭菌也，病寒燥者，治以温润，温润即所以灭菌也；病之由于湿化者，感湿之为病，苦寒即所以灭菌也，病寒湿者，治以温燥，温燥亦所以灭菌也。又如暑邪致病，暑病即热病，火为热之极，热在气分，火在血分，故清气分之热者，治以辛凉与甘寒，辛凉甘寒，即所以杀菌也。而泄血分之火者，治以苦寒与咸寒，苦寒咸寒，亦所以杀菌也。气化之力量，有一种偏胜之气化以为害，必赖一种适当之气化以为调剂，否则即用对方一种偏胜之气化以相制伏，吴氏称其为天地自然之理。

2. 治病究因与辨证破疑

吴氏于临证之际，苟遇病理之微者，必再三审慎以推究其原因，权变以治之。其提出原因医学，中医西医各不相同。中医之原因医学，深远而微妙，不解剖而神于解剖，不化验而神于化验。吴氏认为盖原因为证候之本，既得其本，则虽遇证候之万变纷呈而不为所惑。临床之际，苟遇疑证不能尽知，何异操舟者鼓棹江中，猝遇狂风骇浪，雨暗云迷，而莫知所向，势必头眩心悸，神丧胆落，而有覆溺之祸；医者于此，苟方寸之疑不能决，则因疑生畏而不敢以进，因疑而生误而冒昧以进，皆足误人生命。其撰《中医破疑录》一篇，对“发热非热”“恶寒非寒”“口鼻臭烂非热”“小便清长非寒”“白虎汤可以解表”“大黄可以安胎”等三十九个疑证，逐一从因破释。

如论“小便清长非寒”，阴证似阳，阳证似阴，医家极难分辨。经云：“诸病水液，澄澈清冷，皆属于寒。”吴又可以小便清白，为阴证似阳之依据。唐容川注上为涎唾，下为小便，水液有澄澈清冷之状，即是三焦大虚之候，故曰皆属于寒。吴氏认为不得以小便清长而断为寒。本系火热谵语，口渴索冷，及察其小便，反如清水且长者，更有清长而多泡子者，究其原因，有热邪壅滞上焦，不能下行，则小便清利，至用清解之药，使热从膀胱下行，小便方变黄赤者。又有热在血分，小便亦见清长者。此证多见于少阴，经曰：“少阴之上，热气主之。”少阴上为君火，下为肾水，火亢于上，肾中之水阴，不能上济而惟下泄，且火性急迫，亦如邪热不杀谷，逼其水阴直走膀胱，不能化为津液而但为清水。

又如论“口大渴非热”，吴氏认为：大渴大饮，病在阳明，用白虎汤、承气汤之类，或清或泄，皆所以治热邪也。然有房劳太过，肾阴被伤者，此真水内涸而渴也，宜六味地黄汤补水；又有泄泻既久，脾阳受困者，此津液下夺而渴也，宜理中汤生津；又有肾气虚寒，频饮热汤以自救，若小便既清，外见厥逆恶寒证者，当益火以消阴翳，所谓釜底加薪，津液上潮而渴立止也，宜附桂回阳；更有阴虚火盛，精液内枯，三焦如焚，二便闭结，多见舌裂唇焦，大渴喜冷，惟先以冷水解其标，继以甘温培其本，水药并进，渴亦止矣；更有真寒假热，阴盛格阳而口大渴者，审其元气，必用甘温，察其喉舌，又忌辛热，惟用甘温大补之剂，或独参一味煎成汤液，用井水浸冷而饮之，以假冷之味，解上焦之假热，以真温之性，复下焦之真阳。

3. 主张形气并重

吴氏主张形质与气化并重。病在形质，为西医所专长之解剖、化验所能及；若病在气化，为解剖、化验所不及，乃中医之特长。当时上海律师公会会长蔡翔如患小便癃闭，西医日以导尿管排尿已二十余日，痛苦万状，久则涓滴不下。卒延中医苏允若诊治，断其病不在膀胱，而在肺，方用升麻、桔梗、紫菀、杏仁、甘草煎服，小便竟得通畅，癃便顿解。《黄帝内经》云："病在下，取之上。"陈修园云："上窍通，下窍泄，导水必自高原也。"西医重视形质而决膀胱之水，但不能通水道之源，此所以不能获寸效于数旬之内，而苏氏治之于气，竟奏奇功于指顾之间。

当时有人认为中药未经动物试验，不能确知其生理作用究竟何如，故不敢用中药。吴氏认为：我国药物，已由人体经验所得之事实，传播东方久矣。日医汤本求真谓中医自数千年前，就亿万人体研究所得之药能，历千锤百炼后，完成结论，立为方剂，故于实际上能奏赫赫之伟效也。此论实欲推翻数千年人体经验所得之事实，专取动物试验以概人类，不知动物与人类，秉气有清浊之殊，赋性有灵顽之异，以彼概此，非即孟子所谓犬之性，犹牛之性，牛之性，犹人之性乎？如：本草载钩吻，即黄藤，一名野葛，又名断肠草，羊食之而肥，人食之则肠烂而死；映山红，又名羊不食草，羊食之而死，人食之反能治贼风。

4. 灵巧施药

吴氏于《中医破疑录》中提出承气汤可解表、白虎汤可解表、温中饮可解表、大黄可以安胎、胆草可以解痹、熟地黄可以止血、附子可以疗狂等诸多独特的处方用药方法。

如论大黄可以安胎，吴氏认为：邪气与胎势不两立，邪气盛，则火毒内逼，胎自无容身之地，势必随之而堕矣。惟用承气汤逐去其邪，则炎热顿化为清凉，邪既退而胎自固，反见大黄为安胎圣药也。余屡见世医治妊妇温病，兢兢注意保胎，或以阿胶，或以黄芩、白术，下咽之后，而胎堕者，此何故哉？盖因邪火内郁，反进滋补以助其焰，何异火上加油，则所进之阿胶白术，不但不能保胎，反助邪火以促其胎之速堕也。惟用承气汤急去其邪，邪去而胎存。或疑大黄伤损正气，不敢轻用。不知大黄但攻肠胃之秽毒，胎附于脊，实在肠胃之外，用之得当，全无妨碍，但虚弱者，不可以常法正治，当从其损而调之。惟芒硝有化阴之说，孕妇不可轻用，然大便燥实，又不可去也。

（四）评价

吴汉仙学识渊博，医技精湛，中西医学兼通。时逸人推《医界之警铎》与日本和田启十郎《医界之铁椎》“殆无多让”，赞吴氏“询近今中医界之有心人也”。其于中医气化学说有独特的创见和阐发，主张形气并重，治病重视推究病因，对中医临证及研究有较大的参考价值。其心系中医学的发展，为中医学的发展奔走呼号。其与湖南中医药界同道倡议并创办湖南国医专科学校，为培养湖湘中医人才，为促进中医学的发展做出了不可磨灭的贡献。

十四、何　舒

（一）名医小传

何舒（1884—1954 年），字述榈，号竞心，自称会予居士，又称舍予老人，湖南邵阳人。世代业医，其祖父何振翰（字九皋）、叔父何骧（字云汉）均系当地名医。何舒少时随叔祖何居鹤学医，后毕业于江苏苏州东吴大学，精通外语。学成，行医上海。后因故返湘，旅居桃源县，适患瘟疫，几趟危殆，幸得长沙医界张必明（字韵章）先生诊治而愈。由此深感医术尚属浅陋，故再受业于张必明先生，精诚求学三年，尽得其术，乃随张公悬壶长沙。晚年因父病返乡，行医于邵阳市，并创办“邵阳灵兰中医学会”，招收门徒，培育人才，发展中医。其弟子有赵培元、张邵棠、曾绍裘、何致潇、何汉拔、何南元等人。何氏业医、执教数十载，撰医学著作 21 种，凡 36 卷，统称《何兢心医学全书》。部分书刊行于民国三十七年（1948 年）。所著书籍分门别类，涉及中医理、法、方、药等诸多方面的内容，多抒己见。

（二）著作简介

1.《灵素阶梯》

该书一卷。先于导言中论述“土为太极之廓、万物之母”“阴阳化为五运六气”“阴阳五行相生相成”，然后重点论述“气血精神”“升降出入”“承制生化”“虚实补泻”之医理，最后还附录“运气百问”“陆九芝六气大司天论二篇”“六气大司天上、下篇”。书中之内容，如“五运六气”之说，“阴阳大论”之文，出浅入深，如指诸掌，循流溯源。全书一本经旨，括以韵语，衍为问答，方便初学者习阅。

至于编著该书之目的，何氏于序中曾言：“当世之医，求能读越人、仲景以及孙真人之书而致用者，已非易易。至若《灵枢》《素问》全书之澈究天人，门墙高峻者，更非中下之士所能顿超而直入矣。舍予不揣陋劣，妄思于《灵枢》《素问》，原其始而究其归，廿年钻仰，窃叹高坚，一得之愚，尝草《运气百问》以引其端。继因避难山居，偶检医籍以消闲，见周氏之《读医随笔》之证治总论，原本经义，提纲挈领，发所未发。窃以为医家苟欲知病之所由生，与夫病之所由愈，舍此别无捷径之可求矣。爰取其论文，演为问答，并附《运气百问》于其次，即题曰《灵素阶梯》，或于困学之士，不无小补云尔。”（《灵素阶梯·序》）

2.《脉学纲要》

该书为脉学专著，仅一卷，分 3 篇叙述。首篇为“条辨”，宗滑伯仁，以浮、沉、迟、数、滑、涩六脉为纲统摄诸脉，详论各脉所主病证，附以表解，以诗概之，以便记诵。次篇为“问答”，先将“阴证见阳脉”“阳证见阴脉”“将死脉证”“有无胃气”“从症从脉”等问题，详设问答，细述脉理。另以附表形式，列咳嗽、骨蒸、伤寒等 34 种病证顺逆脉候。末篇辑录陈修园、崔嘉彦、周学霆等人所述脉诗。全书专研脉学，以诗诀、表解、问答分述，条理清楚，内容简要，于临床应用具有较大的参考价值。

3.《舌诊问答》

该书一卷，书分上、下篇。上篇论及察舌原理、分部诊法、舌质舌苔的变化。下篇主要论述正常舌苔、舌苔的色泽变化与疾病的关系。书以舌诊之基本原理设为问答形式，论述察舌诊病诸方法，对临证常见各种舌质、舌苔的诸般变化，尤对一些疑似而难以区分、理解与掌握不易之处，给以提纲挈领、简洁明了的阐示，词浅意赅，便于习阅。本书梓行时与《问诊实在易》合刊为1册，收入《灵兰医书六种》。

4.《问诊实在易》

该书一卷，分为2篇。首篇为杂辨，叙述辨痛、辨味、辨泾溲、辨胸项手膝等诊治内容，并指出临床辨证要点。次篇为诗诀，以“十问”为纲，将临床常见病列出七十六症，予以提纲挈领式剖析，对习医者研习问诊有重要参考价值。

5.《维摩医室问答》

该书分上、下两卷，列17个论题，以问答形式论述。每一论题设若干问答，穷极诸方面予以详细阐述，尤对疑难、临证易误之处反复设答，以期补偏救弊。是书乃为一部解疑释惑的中医著作。

6.《医门法律续编》

该书仿喻昌《医门法律》而作，仅一卷，共218条，涉及内科、外科、妇科、儿科各科临床易误诊误治之证治内容，每一条后均附录名家之相关论述，于一证一法之际，阐述证治精华，并补喻昌《医门法律》诸多未备之处。是书使业医者能更好地正确辨治，知所规避，减少医误。

7.《医理逢源》

该书据何氏家人所提供手抄本于1999年第一次刊行，共三卷。卷一论阴阳五行、水火寒热、生理病理；卷二论治法；卷三论病证方药。全书采用分条论述形式，于每一条下又分为若干小条，或辅以图表解说，条分缕析，言简意赅，便于业医者习阅。

8.《伤寒论发微》

该书共六卷。卷一论述与伤寒相关之要义；卷二、卷三论述六经病脉证；卷四分类表解六经要义；卷五列六经脉证分析表；卷六记述诸家名论、杂抄、杂记、心法等。全书前后连贯，条目清晰，论述精详，参诸家之言，发己之见解，乃一部阐发《伤寒论》要义之专著。

对于撰写该书的目的及本书特点，何氏于该书自序中说：“兹以邵阳市中医学会诸君子之请勉为说，其概略积累成帙，即题曰《伤寒论发微》，以示研读者之必须剖析毫厘，非谓浅尝如舍予即已得其精微也。区区之意，盖谓读《伤寒论》，必先识撰用之所本，与夫立论之纲领，则设为要义问答以发之，俾学者初入门墙便知富丽也。纲领既举，条目当分。其间辨证论脉，明微著隐，出浅入深，得其精粹者之一字一句，即能起死回生，终身受用无穷，则提要钩玄，撰为脉证歌诀以发之。俾学者于伏案时融会六经脉理证治，反复咏歌，深印于脑海而不忘，庶于临证时，自能辨别六经之病亦而不爽也。夫《伤寒论》全书之篇法章法，六经之互摄交关，当作空中之鸟瞰，方能一览而无余，故复以分类表解而发之。又以《伤寒论》一论如神龙之见首而不见尾，前贤各得其一鳞一爪，嘉惠来学，代不乏人，则以见闻所及，编为名论杂抄以发之。全书四篇，脉络一贯，如禅家之单提向上，一洗拘泥章句、纠缠训诂之翳障。明知徒述陈言，舍本务末，无当于至道；然而披沙拣金，颇费匠心，因指见月，尤具永怀。”（《伤寒论发微·自序》）

9.《伤寒金匮方易解》

该书首次刊于民国三十七年（1948 年），分为上、下二篇。上篇为《伤寒论》方，依《伤寒论读本》编次，以徐灵胎所述要义而歌括之，先列方名，方名之下先引《伤寒论》条文，再编歌括，最后选诸家精粹者以阐发。下篇为《金匮要略》方，以陈修园本为据，择其垂名歌括，以利初机，而修园歌括之精粹者，亦择而存之，以资对照互参。全书义理贯穿，方义清晰，既可资为教本，更有裨于自修。

10.《病因证治问答》

该书首次刊行于民国三十七年（1948 年），不分卷，以简御繁，注重原理、原则，故以八要、六气、诸气、诸血提纲，以问答形式，辅以表解，论述各病因证治。该书以《黄帝内经》《伤寒论》《金匮要略》为本，参考《医宗金鉴》《伤寒论集注》等 26 种医籍编著而成。

全书精选要义，剥落浮词，设为问答，以醒眉目，兼用韵语诗歌，提要钩玄，实为医药大全之缩影，亦即《黄帝内经》《伤寒论》《金匮要略》《千金要方》《外台秘要》之节本。该书综述病因证治，浅显适用，为初习医者之枕秘，亦适合深造者参考。

11.《病理方药汇参》

该书成书于民国三十七年（1948 年），并刊行于当年，共两卷。卷上分药物概观、药理一得、制方大法、方药 4 章，叙及方药功用、配伍及应用。卷下分病因证治表解、药性比较表解 2 章，叙及六气为病、虚损、咳嗽等 28 种病症的证治及所用方药。

全书取仲景《伤寒论》《金匮要略》所示之病理、药理、方义，会通诸家之说，演为问答，精制图表，论药疏方，各极其则，去除陈词，以方便学者即病以检方，因方而识药，了然心目。

12.《研药指南》

该书首次刊于民国三十七年（1948 年），共五卷。该书摘举邹润安《本经疏证》和《本经续疏》之精要，加注歌括，每药下分列经文便读、气味功能、特效、用法举例、维摩法语各项，条目清晰，易于研习。

13.《研方必读》

该书于民国三十七年（1948 年）初印。全书共三卷，分 39 节。卷一载方 125 首，分四时感冒、诸风类中、疟疾、痢疾；卷二载方 257 首，分诸血、诸气、诸痛、内伤、虚劳、痉病、痹病、痿病、脚气、遗精、浊带、痰饮、咳嗽、喘哮、肿胀；卷三载方 325 首，分头痛眩晕、消渴、神病、癫痫、噎膈翻胃、呕吐哕、诸泄、疸证、疝证、积聚、霍乱、痨瘵、自汗盗汗、眼目、牙齿口舌、耳鼻、咽喉、小便诸证、大便燥结、妇人方。该书重用方之理，明组方之药，且其中不乏救急诸方，方简而验，颇具实用性。

除上述 13 部医著外，何舒编著的医书还有《暑门普渡》《时病紧要便读》《天人要义表》《维摩医室要方百首》《方药研究初编》《方药实在易》《特效药选便读》《本草法语》等。

（三）学术思想

何舒一生行医几十载，“既究中医，兼通西法，且精通外语，涉诸西学”，力主中西医汇通，临床经验丰富。著述医著颇多，涉及中医学理、法、方、药各个方面，内容丰富，简明扼要，反映出其医学知识的渊博。

1. 重视中医经典

于中医学术，何舒极重视中医基本理论，重视中医经典，推崇《黄帝内经》《伤寒杂病论》等经典著作。如何氏认为《伤寒论》乃中医之经典，习医之人务必精研。其说："医家之有《伤寒论》，犹儒家之有四书六经也。欲求内圣外王之真诠，则四书六经外别无奇书。欲识万病之纲领，舍《伤寒论》则无从问津矣。顾《伤寒论》之全体大用，即《内》《难》之具体而微，天人之息息相通，万化之交流互摄。初学治此，徒叹高坚，甚或有十年钻仰，仍未得其精微而致用者。舍予治《伤寒》，初涉猎于修园之《浅注》，容川之《补正》。继沉溺于韵伯之《来苏》，石顽之《缵》《绪》，以及嘉言、坤载之《尚论》《悬解》，而仍未识其旨归。终乃寝馈于隐庵张子、九芝陆氏之所论述，始觉坐井观天，光明在望。"（《伤寒论发微·自序》）在何氏所编著的医书中，有许多书都是以《黄帝内经》《伤寒杂病论》等经典著作为蓝本，或是专门论述、阐发经典医籍。如《病因证治问答》，就是以《黄帝内经》《伤寒论》《金匮要略》为本，参考其他医籍编著而成；又如《病理方药汇参》，乃是宗仲景《伤寒论》《金匮要略》所示之病理、药理、方义，会通诸家之说，精编而成。而专门论述中医经典的著作就有：《灵素阶梯》《伤寒论发微》《伤寒金匮方易解》。

何氏采用多种形式阐述中医经典，以便于习阅。如《伤寒论发微》一书中，就采用了问答、歌诀、表解等表述形式。于此书中，何氏首卷即设 131 个要义问答，论述伤寒含义、伤寒传变、六经气化、六经纲要等，以有助于初习医者学习。指出：读《伤寒论》，必先识其撰用之所本，与夫立论之纲领，则设为要义问答以发之，俾学者初入门墙，便知富丽也，纲领既举，条目当分其间。于此书中，何氏列脉证歌诀二卷，将伤寒六经条文撰成歌诀，后附诸家之说，发以己见。辨证治脉，明微著隐，出浅入深，得其精粹者之一字一句，即能起死回生，终身受用无穷。何氏则提要钩玄，撰为脉证歌诀以发之，俾学者于伏案时，融会六经之脉理证治，反复咏歌，深印于脑海而不忘，庶于临证时，自能辨别六经之病亦而不爽。于《伤寒论发微》一书中，何氏还分类表解伤寒之要义，对伤寒全书之篇法、章法，复以分类表解而发之。何氏说："全书（指《伤寒论》）一百一十三方，三百九十七法，提要勾元，灵变不居，善学者，即可悟得无量方剂，无量法门矣。惟论文虽简，而含义无穷，若研究无法，虽百回读，又奚益哉?”“故将其微言大旨，列为表式，俾可一览而观其全，初学者由此可得门径，已习者守此亦可以备遗忘。表无定式，惟义之从，凡可以联络贯通者，则统收为一表，不拘于论文之先后也。”（《伤寒论发微·分类表解第三》）

2. 主张中西汇通

何舒业医多年，精晓中医，亦通西医。何氏大学毕业，通晓外语，此为他研习西医提供了一定的便利。尤其在药物学方面，其从临床实践入手，致力探究药物的中西汇通，编著《方药研究初编》，参照西医病名、病理、药理，论述中药280余种。如：

麻黄，盐基爱泛特林质，有效麻黄成分多，收缩胃肠诸血管，强心发汗气因和。

黄柏，柏含秘鲁培林体，健胃加餐效果微，糖尿肾炎诸眼病，皮肤各症有殊能。

人参，大补元气必用参，生津充液最滋阴，神经衰弱心衰弱，消化不良此味寻。

3. 倡导减少医误

临床上，从医者因误诊、误治而使患者病情加重或死亡的情况很多，何氏对此深感痛心。喻嘉言曾著《医门法律》，首次确立了行医规范和诊治是非标准，用以指导临证，警示业医者，以免误人。何氏对此深加赞赏，认为喻氏医门立法律，实具菩提心。然而何氏觉得《医门法律》仍不完备，于是仿喻氏之遗意，采集名言，条分缕析，著成《医门法律续编》一书。在此书中，何氏对升降、泄热、疟疾、表里等42个病证，立218条诊治法律，每条之下，参诸家之说，结合自己临证体会，详叙其病因、病机和诊治。其起例发凡，明定逆从，标举功过，俾学者有所警惕，有所遵循。

如关于“小儿病”的诊治：凡治小儿惊痫，徒以疏风定惊之常品塞责，而不敢用轻粉、巴豆、牵牛等药以摄取痰涎而驱下之，致成难治、不治之症，医之罪也。凡治小儿乳食停滞，不知急用桃仁、山楂，或槟榔、牵牛以开通气血，徒以常品试服，姑息留病，致弱质不堪久病之蹂躏，而终不救者，医杀之也。凡治小儿寐中惊跃，不知其为痰格其气，津不濡脉之候，急与甘凉生津以利痰，乃误养筋而治肝，医之罪也。凡治小儿伤食，辨症不清，不以焦楂、桃仁、陈皮、紫菀等消导之，乃起手则发表以虚其中，继则清热以冰其胃阳，久则或以为慢惊而坠痰，或以为阴虚而养肾，又以为气虚而健脾补肺，终至胸高肚大而死，医杀之也。凡治小儿顿呛，不知以香附、红花、川芎、当归、芍药之类以和络脉之血，散胞中之寒，乃妄以前胡、杏仁、紫苏子、黄芩、枳壳、桔梗、抱龙丸清肺化痰，医之罪也。凡治小儿，不知以存阴为主，乃恣用辛燥升散、温燥、苦涩、消导，致阴液耗伤，肝风内动，鼓痰上升而成痉瘈，医之罪也。凡治小儿，不知慎用苦寒、金石及香燥走窜之品者，医之罪也。凡治小儿痞积，不知活用一通一补（辛温通络，温润补脾）之法，乃恣用刚燥耗液，苦寒杀虫，重伤脾胃者，医之罪也。凡治小儿痉病，不知其由于燥热化风所致，于风寒燥邪初起之时，不以辛润（如牛蒡、桔梗、杏仁之属）、温润（如葱、豉、生姜）散其邪，乃惑于荆芥、薄荷辛凉之说，下笔辄用以益其燥，医之罪也。凡治小儿风温、温热，不知于前辛润法中酌加微苦甘淡，如桑叶、蒌皮、栀皮、连翘、蔗皮、梨皮、沙参之类，或凉润轻品如金银花、菊花、知母、羚角、芦根、竹叶、梨汁、蔗汁之类，医之罪也。凡治小儿厥冒痉瘈，不知其由于客邪鼓动内风，痰涎上蒙清窍，宜于前法中佐以辛润，开闭豁痰（开通内闭宜芥子、姜汁、鲜石菖蒲，热痰宜贝母、竹黄、花粉、瓜蒌仁、胆南星、竹沥、姜汁，湿痰宜半夏、蜜炙橘红），医之罪也。凡治小儿暑湿，不知主以辛淡，如蔻皮、蔻仁、通草、赤苓、竹叶、滑石、鲜荷叶、扁豆花之属，医之罪也。凡治小儿湿热，不以苦辛开化（黄连、木通均用姜汁炒），反以辛燥重剂耗其阴液，医之罪也。凡治小儿阴液大亏，色瘁窍干，无涕无泪，口痉不能言，不知以大剂甘寒柔润，救液熄风，医之罪也。

何氏之《医门法律续编》，补喻氏《医门法律》之不备，自成一家之言。对于此书能发挥多大的作用，何氏寄予很大的期望，他于此书中结尾处说："倘能逐一研求，贯通理法，则不但可以免过，习之既久，即起死回生亦行所无事耳。如此则中资可以闻道，浅深各如其量，其一鳞一爪之真修实得，亦自有其难能可贵之价值，不失为救人之良医也。若舍此而高谈大医之习业，

适成为不知量，空言无补于苍生之疾苦矣。”（《医门法律续编·编余赘语》）

4. 精通病症诊治

何舒精晓医学基础理论，于临证诊治，其经验亦是十分丰富。对许多病症的诊治，其常能融会贯通，左右逢源，得心应手，而收效甚多。他编著的许多书中都记述了其临证经验及体会，如关于“小便证治”，何氏就进行了详细的论述：夫膀胱以气为用，其气盛，则中热而有纪律，经行者必受其节制；其气寒，则中寒而不能自振，经行者不受约束，直达而过。故凡小便数者，约束太过也。小便之行，固恃乎阴阳之相化。阴者，所以召阳使归，而行所当行，止所当止。阳者，所以布阴使溉，而内沾五藏，外达皮毛。且客热恃阴以消，孤阴恃阳以化，相裒相益，以底平成。夫水道为小便之源，小便为水道之委，源清而委不顺者，宜利小便。委达而源不继者，宜利水道。治小便秘，其道有三：一曰肺燥不能化气，故用二苓泽泻之甘淡以泄肺而降气。一曰脾湿不能升津，故用白术之苦温以燥脾而升精。一曰膀胱无阳，不能化气，故用肉桂之辛热以温膀胱而化阴，使水道通利，则上可以止渴，中可以去湿，下可以泻邪热也。小便不通，有热有湿，有气结于下，宜清宜燥宜升。如不因肺燥，但膀胱有热，则泻膀胱，黄柏、黄芩为要药。如因肺燥不能生水，则清金，车前子、茯苓为要药。如因脾湿不运而清不升，故肺不能生水，则当燥脾健胃，二术为要药。小便不通属气虚、血虚、实热、痰闭，皆宜吐之以升其气，气升则水自降矣。小便不通之证，审系气虚而水涸者，利之益甚，须以大剂人参少佐升麻煎汤饮之，则阳升阴降，是地气上为云，天气下为雨也，自然通利矣。实热当利，服八正散而小便即通者，以大便动则小便自通。

5. 强调临证实践

世有愚者，读方三年，便谓天下无病可治，及治病三年，乃知天下无方可用。何舒对此现象感慨颇多，认为习医者必须博极医源，精勤不倦，并须在实践中多加运用和体会，不得道听途说，而言医道已了，误己误人。如其认为，五脏六腑之盈虚，血脉荣卫之通塞，非仅耳目所能察，必先诊候以审之。寸口关尺有浮沉弦紧之乱，俞穴流注有高下浅深之差，肌肤筋骨有厚薄刚柔之异，惟用心实践者，方有真正的体会。医非人人可学，苟非上智大贤，博览群书，心存济世，而亦自谓能医，悬壶济世，则必不免为自欺欺人之狂夫，甚或为含灵之巨贼矣。何氏认为，唯有博学且临证经验丰富者，临证处方用药方可得心应手。一些中医人士，其涉猎方书，便谓天下无病不治者，即好学深思之士，往往亦不免博而寡，要而遗，买椟还珠之诮。盖医之为道，不仅在原理原则之研求，而尤贵临床应变之有方，此惟平日读书有得而又诊断经验宏富者，方足以语于斯耳。

另外，何舒还认为，人的精力、能力是有限的，“惟天之生材有限，上材难得”，业医者应考虑向医学专科化方向发展，并主张择才研习，量才使用。何氏认为，一些并不是很优秀的人才从事医业，常常能救病治人，而免于大过，关键原因就在用志不纷，一门深入而已。何氏认为：当时许多人的生活大抵不合卫生，既无健全之躯体，又安得有健全之脑力？以至粗至浅之思想，求至精至微之医学，其不可能又为理势所必然矣。故何氏认为，医学之普及，莫善于明定规制，选拔高才，分科实习，俾其度德量力，矢志精研，铢积而寸累之，不务渊博之虚名，惟求专攻之实效。

（四）评价

何舒学识渊博，汇通中西，不分畛域，择善而从。其医门立法，布道讲学，歌诀表解，培育人才；临证读书，研摩发微，灵兰秘授，精益求精，为发展及普及祖国医学做出了积极的贡献。

第三章

文以载医

湖湘山川秀丽，钟灵毓秀，天机独运，人文发达。湖湘医派人才辈出，著作众多，特色显著，典籍丰富。周敦颐在《通书》中说：『圣人之道，入乎耳，存乎心，蕴之为德行，行之为事业。彼以文辞而已者，陋矣。』文以化人，医以济人。湖湘中医文化包罗广泛，涵盖名医、名著、名术、名胜、名典及渗透于风俗习惯中的中医内容或中医元素。如鱼米之乡与香辣之风的饮食文化与中医药的深度关联，茶马古道与茶祖神农的湘茶文化与中医药的跨域交流，移民与客籍人士输入中原文化，原居与土司传承楚湘文化，等等。特别是神农尝百草、张仲景坐堂、苏耽橘井、周敦颐太极图等成为湖湘最著名的医事典故。

第一节 湖湘医派的代表著作

一、《湘医源流论》

曾勇编著《湘医源流论》。本书是公开出版发行的第一部我国分省中医药史乘专著，系统记录了湖湘中医发展之脉络，内容翔实丰富。取材于三湘七泽的中医学源流，汇集了上自先秦，下至清末民初，寻求幽隐，纵贯古今，共计2000多年以来的湘医著作，从出土医书14种，医学著作480种，以及散佚的医书、正史、野史、地方志数百卷中，博览约取，去芜存菁，共得湖南历代513个医家的史迹，分为渊源篇、学术篇、人物篇、医籍篇4个部分，并揭示其内在联系。此书不仅具史书、工具书之长，更重要的是测知湘医各科学术之发展规律。本书最突出的有曾世荣的《活幼新书》《活幼口议》，罗国纲的《罗氏会约医镜》，周学霆的《三指禅》，魏瑶的《雪堂医学真传》，李纪方的《白喉全生集》，刘裁吾的《痉病与脑膜炎全书》，欧阳履钦的《伤寒折中》《金匮折中》，吴汉仙的《医界之警铎》，等等，并且着重对湘医源流脉络及历代著名医家学术思想和临证实践经验进行了深入的剖析。本书反映了湖南中医学发展的沿革、湖南在各个不同历史时期的医学水平，填补了我国在这一方面的空白，对发掘宝库、树立新风具有代表意义。该书对湖南历代医史资料、医林人物的学风典范、医疗业迹、医学著作予以收集整理，使之流传，不致湮没；对湖南历代著名医家的学术思想、临床经验予以探讨，从中吸取精华，裨补后学；对湖南医学的渊源、发展过程，予以研究，揭示规律，通古今之变，以便指导中医的发展。这是一部富有学术内涵且具有发掘精神和别开生面的中医著作，国内中医界名流如欧阳锜、丁光迪、周仲瑛、李今庸、张灿岬、徐国仟、朱文锋、陈大舜、刘炳凡等均读而善之，咸给予很高的评价。该书修订本为曾勇、曾晓编著的《湖南中医源流》，已收入《湖湘文库》中。

二、《湖湘名中医略传》

易法银、阳春林、朱传湘编著《湖湘名中医略传》。该书搜集考证有关史志，医籍及著述，民国前之湖湘名医666人。辑录1949年前已逝之湖湘名中医，1949年前有著作存世之现代湘籍医家亦录，并含后迁省外和外省来湘行医者以及湖湘历代官吏、文人及僧侣道士通医者。分上、中、下三篇以载。上篇取存著作者68位，按医家出生年代之顺序编写，如刘元宾、朱佐、曾世荣等，分为生平简介、医著简介和学术思想及临床经验三部分，以显湘医学术之繁荣；中篇分为9个朝代介绍，按医家姓氏笔画数及编写，其中，有历史文献记载但未见本人著述的医家，按朝代之序辑入民国前湖湘名医有关之史志文献，以示湖湘名医之辈出（前篇已述者从略不录）；下篇将与湖湘中医有着密切关系的马王堆出土医书、医圣张仲景、炎帝神农氏、药王孙思邈作一概述，以彰湖湘圣地之灵杰。书后附人名索引，以便查阅，对一些巫术之类的相关文献，本书酌加摘录，图窥医家之全貌及湖湘医学脉络基本情况。该书已收入《湖湘文库》中。

三、《湖南民族医学史》

田华咏编著《湖南民族医学史》。该书作者用了近20年的时间和心血进行探讨和研究土家族、苗族医药发展史研究。2005年主编出版了《土家族医学史》，2008年主编出版了《中国苗医史》。在编写《湖南民族医学史》中的土家族医药史、苗族医药史时有所借鉴和参考。目前，国内尚未出版侗族医药史、瑶族医药史、白族医药史，在编著这三个民族医药发展历史时，可供借鉴的资料不多，只能用有限的手头调研资料及参考相关学术资料，故书中史料显得不够充实，尚待以后深入研究，收集资料，以充实湖南主要世居少数民族医药发展史料，使这本《湖南民族医学史》起到借鉴历史，造福未来，为各民族健康贡献力量的作用。《湖南民族医学史》共十章，各章分别介绍了湖南少数民族概况、湖南土家族医药发展史、湖南苗族医药发展史、湖南侗族医药发展史、湖南瑶族医药发展史、湖南白族医药发展史、湖南民族医药资源、湖南省民族医药研究成果、湖南省民族医药学术团体及学术交流、湖南省民族医药历史人物等。该书对研究我们湖南本土民族医学史起到承上启下的划时代意义。为了繁荣我国的医学史研究事业，探讨我国民族医学史研究工作的规律，对已有的工作进行初步的总结，吸取经验教训，具有积极的现实意义和深远的历史意义。

四、《湖湘中医文化》

何清湖编著《湖湘中医文化》。自炎帝于姜水而徙于南方，数千年来，湖湘文化发展可谓大儒辈出，思潮迭起。屈原、贾谊、周敦颐、王夫之、曾国藩、毛泽东、刘少奇……为湖湘文化孕育出的济世良才；岳麓书院、马王堆汉墓、三国吴简、里耶秦简、南方长城，更显湖湘文化积淀之深厚。立橘子洲头，感伟人胸怀；登岳麓之巅，听朱张余音，故“心忧天下，敢为人先”乃湖湘文化之精神。作者根据对文化和中医药文化本质的科学把握，创新性地对湖湘中医文化概念进行了界定：“湖湘中医文化是指以湖湘文化和中医药为背景，湖湘历代医家在医疗实践中所形成的医疗品德、治学方式、学术思想、临证经验等非物质文化和湖湘中医物质文化的总和。”并详细解析自西汉马王堆医书千年以下，人文湘楚名儒名医辈出的原因是“湖广熟，天下足”“惟楚有材，于斯为盛”“船到郴州止，马到郴州死，人到郴州打摆子”等特定的自然、人文、政治、民俗等，创新性地提炼概括湖湘中医文化“医德为先，心忧天下”“思变求新，敢为人先”“执中致和，道法自然”及“兼容并包，中西汇通”等精神特质。医者，人材之一。湖湘医家，悬壶活人，传寿世之作，为中医药学之薪传贡献卓越。自神农尝百草卒炎陵；苏耽橘井佳话；马王堆汉墓医书，医经、经方、房中、神仙，四者毕具；孙思邈龙山采药；朱佐著《类编朱氏集验医方》；曾世荣有活幼之作；徐明善作

《济生产宝》；朱增集撰《疫证治例》；周学霆著《三指禅》；近代有李聪甫、刘炳凡、欧阳锜、谭日强、夏度衡“中医五老”，更显湖湘杏林。该书概述湖湘中医文化、湖湘中医发展源流、湖湘医家医籍医事略考、中药学、方剂学、经络学、内科学、外科学、妇产科学、儿科学、骨伤科学、五官科学、性医学、养生保健学、药膳学、湖湘中医各家学说，列举各类湖湘名家、湖湘“中医五老”、当代湖湘名老中医、湖湘中医教育、湖湘中医医院文化、湖湘中医制药企业文化、湖湘中医文化风景线、湖湘医药名胜古迹、湖湘非物质文化遗产、创新湖湘中医文化。通过对湖湘中医独特文化资源的整理，观点鲜明地提出了要打造“炎帝陵—马王堆汉墓—苏仙岭—仲景祠—龙山药王庙”为主体的旅游文化风景线。

五、《马王堆医书考注》

周一谋、萧佐桃主编《马王堆医书考注》。1973 年长沙马王堆汉三号墓出土的大批帛医书及部分竹木简，共计 20 多种，12 万多字。内容以古代哲学、历史为主，亦有相当部分是自然科学，包括医药学方面著作，还有各种原籍和杂书。其中医药部分，在湘籍周一谋教授带领下集结了湖湘老中青 12 名专家的智慧结晶，对《足臂十一脉灸经》《阴阳十一脉灸经》（甲本和乙本）、《脉法》《阴阳脉死候》《五十二病方》《却谷食气》《导引图》（题记）、《养生方》《杂疗方》《胎产书》《十问》《合阴阳》《杂禁方》《天下至道谈》14 部竹帛医书重新审核，从中医学、中药学、中国医学史以及文字学、音韵学、训古学等多方面进行了深入的研究整理。全书构思严密，体例完整，内容丰富，将提要、释文、考注、按语 4 个部分分别镶嵌于 15 个篇章之中，书中广收博采，资料翔实。掩埋 2000 余年的 14 种竹帛医书如吉光片羽，支离分散。这些填补了我国医学史上的某些空白，也解决了中医药学中一些长期争执的疑难问题。然而，这些记载于竹帛上的资料，文深理奥，字古难辨。十几年来，使得不少欲冶探宝，却非径奚为。湖湘医家们在篇首、段首或某几则条文之首，用简短文字说明帛书或竹简的出土情况，解释篇名，简介内容，或指出要点。做到了提纲挈领，泾渭分明；深入阐述学术渊源，训诂，训而不牵强，训中有见解并且做到了注释详尽，文意贯通，简明扼要，言简意赅；注重联系临床实际，做到古方为今用。由于古代医巫难分，在马王堆出土的医书中也夹杂着某些糟粕，该书运用辩证唯物主义和历史唯物主义观点进行科学分析，一方面充分肯定它在古代经脉学说、古代临床各科学说、古代方药学说、古代气功导引学说、古代养生学说等诸方面的突出成就和重要价值；另一方面又科学地分析了它们的历史局限性，毫不掩饰地指出了夹杂在其中的某些封建糟粕，以便读者正确地作出取舍和选择。因此，该书可说是集思广益，结合各种业务专长进行综合研究的结果。此书收录了马王堆汉墓出土的全部帛医书和竹木简医书，共计15种，原文4万多字，加上考证注释或串讲，共约29万字。行文流畅，公诸于世，足以弘扬医道。在当今中医药学热潮崛起，气功、保健、性医学保健等非药物疗法，竞相崛起之时，作者精工技巧，编著该书，寓文奥旨远、辞简意宏的医理于简洁流畅、通俗易懂的文字之中，足以新耳目，正视听。管中窥豹，可见一斑。《马王堆医书考注》犹如楚地之瑰宝，医海之明珠。

六、《湖湘名医典籍精华》丛书

刘炳凡、周绍明总主编《湖湘名医典籍精华》丛书。湖湘医药学，自《五十二病方》《黄帝内经》《神农本草经》追至《难经》《伤寒杂病论》等奠基以来，历代名医辈出，华章名著源源不绝，形成浩如烟海的医药文献，是我国一项巨大的文化遗产。新中国成立以来，国家组织校订、注释了一大批医药古籍，使文化遗产得以继承和发展。但对一些地方性的医药文献，则鲜有发掘和整理者，未尝不是美中不足。远及宋元，近及民国，湖湘医籍通计500余种，它是中医学宝库中的一份宝贵财富。但由于多种原因，历史上少有梓行，现仅幸存148种。由地方政府牵头，在原湖南省卫生厅周绍明副厅长和著名中医药学家刘炳凡研究员领衔主编下，以既往湖湘名医源流研究为基础，充分吸收近几十年来中医古籍整理研究出版的经验和成果，根据文献学研究和中医古籍的特色，进行文字、版本、句读、校勘及作者生平、古籍学术与临床特点、临床价值等综合研究。该丛书搜集、整理、精选了由西周至1949年成书的湖南历代名医著作148部，包括散见于全国各地的抄本、孤本、善本、手抄著作，共集成医经、伤寒金匮、温病、诊法、妇科、儿科、外科、针灸、五官科、本草、方剂、综合等，厘为八卷，14个分册，共1900余万字。议论精辟，见解独到，“参前辈之奥议，申自己之独见”，书中不乏令人瞩目之处。如宋朱佐《类编朱氏集验医方》收集了早已失传的古代医学方论，对临床实践有较高的指导价值，明代《普济方》及朝鲜《医方类聚》等大型方书，亦对其内容辑录不少。该丛书的编纂梓行，具有很高的学术价值和临床指导意义，它进一步弘扬了湘楚民族优秀的传统文化，提高了湖南中医药在国内外医药卫生界的地位和影响。

七、《湖南药物志》

蔡光先总主编《湖南药物志》。本书共分七卷，收集药物近5000味，绘图3200多幅，图文计880余万字。是书分为正名、异名、基原、生长环境和分布、药材鉴别、化学成分、药理作用、功能主治、临床应用、湘医专论、附录等16个条目，基本收集了湖南境内全部植物、动物和矿物药，比较全面系统地介绍了这些药物的生长环境和分布、采集加工、鉴别和性味归经、功能主治和临床应用；比较客观地介绍了近现代对这些药物的研究成果；系统介绍了近现代湘医对这些药物的认识、见解和真知灼见，为保护开发和合理利用湖南药物资源，为湖南的经济建设和可持续发展，提供了重要科学依据，具有非常鲜明的湖南地方特色。该书中药材鉴别并没有拘泥于传统鉴别方法，而是更多地介绍了现代科学技术鉴别方法，如显微鉴别、理化鉴别等，简洁实用，具有浓郁的时代气息。化学成分条目只介绍了比较确切部位、组织与成分，药理作用则只介绍了相对比较公认的药效活性，做到药效物质与生物活性基本清楚，较好地保持了内容丰富、简洁明快的风格。本药物志的药物均经过实地、实物调查，注重文献选择、文义考究，立足基础研究，实用、简洁、科学，同时重点突出湖南特色，系统地总结了湖湘名家、名方及流传于民间颇有疗效的单方、验方。

八、《湖湘当代名医医案精华》丛书

邵湘宁、何清湖总主编。名医，指在一个时期内，在一定区域内有名气的医生，通常也是指医术高明的医生。湖南有70余人是第一、第二、第三、第四批全国老中医药专家学术经验指导老师，23 人是第五批全国老中医药专家学术经验指导老师，33 人是第六批全国老中医药专家学术经验指导老师。1999 年和 2007 年第一、第二批湖南省名中医 78 人，2014 年第三批湖南省名中医 38 人，2020 年第四批湖南省名中医 97 人。至 2022 年有 5 位国医大师，4 位国家级名中医。读书和学习是在别人思想和知识的帮助下，建立起自己的思想和知识。《湖湘当代名医医案精华》丛书编辑了一部分湖湘当代名医的临床经验精华。临床知识全由经验而来，经验包含着珍贵的学问，从成功的经验中借鉴，从失败的经验中学习。该丛书第一辑记录了欧阳锜、刘祖贻、张怀安、潘敏求、黎月恒、熊继柏、谭新华、肖国士、王行宽、张崇泉、孙广生的临床经验精华，共分为 10 个分册，第二辑包含李聪甫、刘炳凡、谌宁生、张邦福、李济民、樊位德、严洁、孙达武、尚品洁、贺菊乔、周慎、任开益等人，分为 10 个分册，第三辑共包含陈大舜、田道法、彭长文、程丑夫、谢康明、刘定安、王净净、尤昭玲、吴忠文、李炜 10 个分册，第四辑包含谭日强、周汉清、夏度衡、彭述宪、江林、顾嘉雄、张良圣、欧正武、欧阳恒、吴家清、袁长津、石琴大、许雪、蒋兴磊等人，分为 10 个分册。丛书内容涉及内科、外科、妇科、男科、儿科、五官科、肿瘤科、骨伤科、皮肤科，病种广泛，反映了近现代湖湘名医的临证思辨特点和用方用药经验。该丛书既有国家级名中医，也有省级名中医，还有农村名中医，名医具有代表性。名医传记简短、客观，主要介绍各位名医的成才之路及学术思想等；医案内容翔实，理、法、方、药俱备，点评精当，很有启发性。对中医临床工作具有较高的指导价值，便于读者学习借鉴。

第二节 湖湘医派的学术特色

一、原生医学与外来医学兼容通约

有了人类，就有了医药的活动，中医药文化起源具有多元性。湖湘地域作为中医药的源头之一，湖湘医学的发生发展，离不开远古湖湘各氏族群体在生产生活实践中积累的医药经验与知识。湖湘原生医学的主体为楚医学，包括各种民族医学在内。楚医学具有其独特的学术特色，如炎帝神农“尝百草，制医药”，“以疗民疾”的传说以及炎帝陵的存在，最早之医疗器具砭石、石针、骨针及部分简帛医书的出土，道教文化和巫傩文化的遗存，民间草医的某些应用，等等。即使是在两汉以后，中原医学传入湖湘地域，楚医学仍然是湖湘医学的主要成分。战国秦汉三国时期，是中医理论体系形成时期。张仲景《伤寒杂病论》提出了六经辨证的理论体系，成为我国第一部理、法、方、药兼备的“医方之祖”。以张仲景官至长沙为节点（202—207年），湖湘医学渐渐与中原医学合流。同时期传入湖湘地域的还有《黄帝内经》《神农本草经》等。此后，随着中央集权的推行，各级医药行政、医学教育与医疗机构齐备，特别是宋以后全国政治、经济、文化重心南移，湖湘医学的发展与京畿地域中原医学同步，是对医药学术发展贡献较大的地区之一。

我国最早外来医学的传入，大约是汉晋以来随着佛教而输入的。湖南佛教历史悠久，东汉末年佛教开始影响湖南，268 年西晋剡县僧人竺法崇创建麓山寺至今，湖湘佛学为佛教融入中国传统文化做出了卓越的贡献。梁代慧思入驻衡山之后，湖南佛教开始快速发展，其影响也不仅仅限于湖南一地，开始走向全国，并吸引很多域外僧人前来学法，衡山成为又一个佛教中心。唐代时期，湖南就成为全国佛教禅宗的重要发祥地。在历史的长河中，湖南高僧大德层出不穷，如唐朝的怀让、道一、希迁、齐己、灵佑等祖师有的在湖南顿悟，有的在湖南开宗接众度生。847 年，沙门禅师疏言获准往太原求取佛经，河东节度使司空卢钧、副使韦宙慷慨施之，共得佛经 5048 卷，于次年运回潭州，道林寺再度成为讲经重地。佛教喻"佛为医师，法为药方，僧为看护，众生如患者"。依于此义，佛教可以说是广义的医学，是治疗人生疾苦的良方。再者，佛经中有一些是属于医学的内容，如《佛医经》《医喻经》《疗病痔经》《治禅病秘要经》《齿经》《除一切疾病陀罗尼经》《咒时气病经》《金光明最胜王经》《四分律》《五分律》《十诵律》《摩诃僧只律》等，都有谈及医药的问题。《南海寄归内法传》云："凡四大之身生病，悉由多食所起，或由劳力而发。"又《金光明经》记载为众生医治病苦的方法："云何当知，四大诸根，衰损代谢，而得诸病？云何当知，饮食时节，若食食已，身火不灭？云何当知，治风及热，水过肺病，及以等分，何时动风，何时动热，何时动水，以害众生？时父长者，即以偈颂，解说医方，而答其子：三月是夏，三月是秋，三月是冬，三月是春。是十二月，三三而说，从如是数，一岁四时，若二二说，足满六时，三三本摄，二二现时，随是时节，消息饮食，是能益身。医方所说，随时岁中，诸根四大，代谢增损，令身得病。有善医师，随顺四时，三月将养，调和六大，随病饮食，及以汤药。多风病者，夏则发动，其热病者，秋则发动，等分病者，冬则发动，其肺病者，春则增剧。有风病者，夏则应服，肥腻酢，及以热食，有热病者，秋服冷甜，等分冬服，甜酢肥腻，肺病春服，肥腻辛热，饱食然后，则发肺病，于食消时，则发热病，食消已后，则发风病。如是四大，随三时发，病风羸损，补以苏腻，热病下药，服诃梨勒，等病应服，三种妙药，所谓甜辛，及以苏腻，肺病应服，随时吐药，若风热病，肺病等分，违时而发，应当任师，筹量随病，饮食汤药。"这与中医的四时、五脏、阴阳相联系的理论相通。

回回医学最早可追溯到西汉，张骞、甘英先后出使西域，其发展与兴盛则始于唐。在唐代不仅有香药输入中国，也有一些医疗技术传入中国。以继承了古希腊医学思想的阿拉伯医学为主体，吸收东方医学特别是中医学理论而形成的回回医学，是东西方文化结合的典范。元朝时形成了“回回遍天下”的局面，元朝设立惠司多修制御用的回回药物，后在其下属专设有回回药物院和掌管回回药事的机构推广回回医学。明清时期，设立回回太医院，也有不少私立的回回药铺。回回医学作为祖国传统医药的组成部分，如《海药本草》《饮膳正要》《瑞竹堂经验方》《回回药方》等，有其独特的民族文化、理论体系、养生保健价值。其外科、眼科、正骨、香药、体质学说、饮食疗法和养生学一直传承到当代。据范行准先生统计：矿物药如石硫黄、密陀僧等凡 18 种，植物药如木香、豆蔻等凡 58 种，动物药羚羊角及龙涎等凡 16 种，共计 92 种。其中相当一部分是阿拉伯地区的药物，这些药物均被当时汉医吸收和应用。回回医学于元代传入湖湘地域，回族人元末明初由南京、北京等地迁徙到湖湘地域定居。据道光《宝庆府志》和回族张、马、海、苏、蔡五大姓氏家谱记载，他们的祖先都属于宝庆卫籍。益阳回族、维吾尔族从新疆高昌迁入。湘西土家族、苗族自治州所辖 10 县都有回族居住，其中以龙山、桑植、永顺、凤凰、吉首为多，其姓氏有马、郑、蔡、沙、黄等，主要来源是清雍正年间改土归流后，经沅、酉流域经商而入。湘西各县的回族大都从邵阳、常德转迁入。

早在 1644 年，有耶稣会传教士乘船过衡阳，泊黄沙湾传教，李英松为湖南第一位教徒。1647—1648 年，方以智避难至湖南时，以“吴石公”假名行医、买药、授徒为生，传播汤若望《主制群征》等新思想、新知识，强调医家“历症以征常变”，从临床角度实行中西医学汇通。1835 年美国人伯驾在广州创办眼科医局，随后从广州向岭南以外地区辐射，包括长沙在内。天主教最先进入湖南，以聂斯脱利派为先驱。1856 年，罗马教廷将湖南划为拉萨利派传教范围，以衡州为中心，设立单独的湖南主教区，与北京、南京、澳门教区并立。1860 年之后，方济各派进入湘南各地，大建教堂，“红墙栋宇，楼阁高耸”。尽管王船山“华夷之辨”学说深入人心，1862 年宁乡人崔暕撰《批驳邪说》，“剖心剜目，以遗体为牛羊；饵药采精，以儿童为蝼蚁；采妇人之精血，利己损人；饮蒙汗之迷汤，蛊心惑志”。但是，传教士除了讲经布道外，还从事教育、慈善等非宗教活动作为辅助，客观上推动了医学的发展。据郭嵩焘日记载，1879 年就有长沙中医夏洛林向他索要西医书。1897 年 10 月，谭嗣同、皮锡瑞、唐才常、熊希龄、梁启超等在长沙创办时务学堂，戊戌政变后改为求是书院。1898 年，美国传教士曼赫特·罗感恩及其夫人珍妮受马里兰州坎伯兰长老会派遣，创办常德广济诊所（后扩充为广济医院、广德医院），系湖南省首家西医医院。1906 年，受雅礼协会派遣，美国医学博士爱德华·胡美在长沙建立了雅礼医院。1911 年开办雅礼护病学校，1914 年创立了湘雅医学专门学校，开创了我国中外合办高等医学教育的先河。西医学的发展壮大，加速了湖南医学现代化的进程。

二、哲学思想与医学思想相得益彰

研究表明，中国古代哲学既是“隐藏”于中医学理论形态背后的决定医学精神实质与方向的“无形观念”，又是显在地将其自身的概念、原理、结论等直接地编织于中医学理论具体表述的网络中，并最终固化成为中医学“理论之网”上的“绳线”与“纽结”，“成为中医学理论体系的一个重要组成部分”。湖湘文化哲学思想的代表，主要有屈贾、周敦颐、张栻、王船山、魏源和曾国藩等。湖湘医学以当时的先进哲学思想为指导，推动了自身的发展。

曾国藩在《湖南文征》中，把屈原当成湖南人文的始祖。陈三立《散原精舍文集》说“周、汉相望，百余年之间，有王佐制作之才者，唯屈原、贾生两人而已”。湖湘流寓文化的奠基者和代表，在糅合儒道思想的忧国忧民情思与湖南本土文化的碰撞、交融中，屈贾哲学具有一致性。屈原著作中虽然存在巫文化的大量信息，但《天问》否认了殷周以来的天命神学观，《远游》传承了《庄子》的精气学说；贾谊《新书》“有为”为“无为”的帝王之术，主张大一统，基于民本推行德治仁政，礼治与法治结合，重视胎教及早期教育。前文已经述及，屈原《离骚》中涉及大量的草本药物，此不赘述。贾谊认为，胎教是早期教育之始端，王室之家应当重视对太子实施胎教，在太子未出生以前要设置专门实施胎教的处所——“蒌室”，安排专人监护孕妇的饮食、视、听、言、动等，使其合乎礼的规定。孕妇自身亦须有胎教意识，与周妃后怀成王时一样，“立而不跛，坐而不差，笑而不喧，独处不倨，虽怒不骂。”贾谊的胎教理论虽无甚新意，只是祖述“古制”，但他却是汉代最早提倡胎教的教育家。为加强皇太子的早期教育，在宫廷内应设置专门辅导、教谕太子的师、保、傅官，建立保傅教育制度，一如西周时教育成王一样。当时周成王尚在襁褓中，即以召公为太保，周公为太傅，太公为太师。太师、太傅、太保合称“三公”，各负其责，“保，保其身体；傅，傅之德义；师，道（导）之教训”。可见，当成王还是婴幼儿时，就已由“三公”实施德、智、体三方面的早期教育。除“三公”是保傅官的副职，他们常与太子同居处，共出入，起着监护人的作用。另外，如《治安策》以治疗疾病喻治理社会：“天下之势，方病大肿。一胫之大几如腰，一指之大几如股，平居不可屈信（伸），一二指搐，身虑亡聊。失今不治，必为痼疾，后虽有扁鹊，不能为已。”

冯友兰曾说过，宋明时期的医学理论应该属于宋明理学的组成部分。周敦颐被称为“道学宗主”“理学鼻祖”，他的《太极图说》把《老子》的“无极”观与《易传》的“太极”说熔为一炉，高度概括精气、阴阳、五行的关系为“五殊二实二本则一”（图 3－1）。

“东南三贤”之一的张栻是当时儒学大师胡

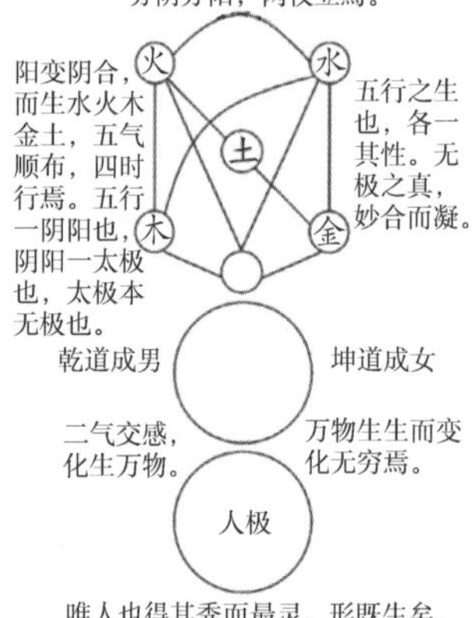

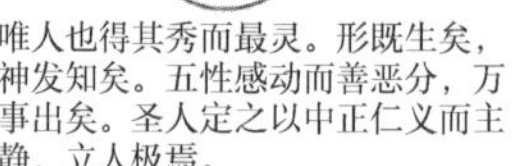

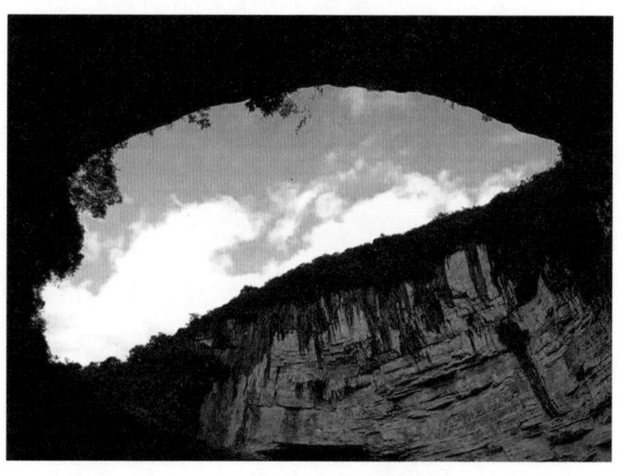

图 3－1　道县都宠岭山麓的月岩，启发了周敦颐《太极图说》

宏的高足，幼年曾随父张浚学习《周易》，后来他又推崇北宋周敦颐的《太极图说》，与朱熹“相互博约”，共同丰富和发展了二程学说。提出经世致用和求实、求理的实学思想，强调格物以穷其理，去欲以正其心，穷理尽性以至于命。《南轩易说》云：“《易》有太极者，函三为一，此中也。如立天之道曰阴与阳，而太极乃阴阳之中者乎！立地之道曰柔与刚，而太极乃刚柔之中者乎！立人之道曰仁与义，而太极乃仁义之中者乎！此太极函三为一，乃皇极之中道也。”湖南医者传承《太极图说》思想，并且将这种对精气、阴阳、五行一线贯通的认识和格物致知思想应用于中医，有助于深入理解中医方法论、脏腑气机升降、形神一体、天人相应等理论，从而提高中医用中国古代哲学原理分析生理、病理现象和诊治疾病的能力。

王船山宗师张周，修正程朱，反陆王，辟佛老，重建道统，在反、辟、修、建的过程之中建构出了一套具有现代性的新儒学体系。黄守愚归纳王船山的思想为“天下为公，黄中立法；乾坤日新，成均仁义；存神作圣，全生全归”二十四个字。王船山哲学以天地间气化流行，是宇宙本真的元气活动。消长之几为变化之所自出，物之自化皆因气机之化，物之更生成始皆因气之聚散之神化而听天之化。王船山生命观将“气”作为生命之源，“气化”为生命流变的整个过程，生命归宿终是“形气离叛”，散归太虚。因此，食乎地，乐乎天，与宇俱实，与宙俱长，宇泰以养天光，不待息而自息，此卫生之经，以忘生为大用也。《尚书引义》说：“形之恶也，倏而赘疣生焉；形之善也，俄而肌肤荣焉；非必初生之有成形也。气之恶也，倏而疢疾生焉；气之善也，俄而荣卫畅焉；非必初生之有成气也。食溪水者瘿，数饮酒者虪，风犯藏者喎，瘴入里者厉。治疡者肉已溃之创，理瘵者丰已羸之肌。形气者，亦受于天者也，非人之能自有也；而新故相推，日生不滞如斯矣。然则饮食起居，见闻言动，所以斟酌饱满于健顺五常之正者，奚不日以成性之善；而其卤莽灭裂，以得二殊五实之驳者，奚不日以成性之恶哉?”《思问录》曰：“天地之命人物也，有性，有材，有用。或顺而致，或逆而成，或曲而就。牛之任耕，马之任乘，材也。地黄、巴戟天之补，栀、柏、芩、连之泻，用也。牛不以不任耕、马不以不任乘而失其心理之安。地黄、巴戟天之黑而润，受之于水。栀、柏、芩、连之赤而燥，受之于火。乃胥谓其性固然，岂知性者哉！”

中国近代启蒙思想家魏源以经世致用为主要特征的实用理性精神，构建了“以天为本”的本体论、“及之而后知”的唯物主义认识论和以“有对”“主辅”为核心概念的辩证法等构成的思想体系。《默觚》提出“君子学古之道，犹食笋而去其箨也”，“九死之病，可以试医”。曾应林则徐之请，“睁眼看世界”的魏源在1842年完成的《海国图志》中提出“师夷长技以制夷”，突破了“夷夏之辨”的传统观念，开启了解世界、学习西方的新潮流，后来的洋务派和维新派沿着这条新路开展救亡图存运动。

曾国藩被后世誉为“立德立功立言三不朽，为师为将为相一完人”。曾国藩不信地仙、不信医药、不信僧巫，劝人“以不服药为上策”。曾国藩总结了养身五法：“养身之法，约有五事：一曰眠食有恒，二曰惩忿，三曰节欲，四曰每夜临睡洗脚，五曰每日两饭后，各行三千步。”同时还有养生六事：“一曰饭后千步，一曰将睡洗脚，一曰胸无恼怒，一曰静坐有常时，一曰习射有常用，一曰黎明吃白饭不沾点菜。”致李续宜书信说：“吾辈当自爱其身，而后精力足以报国。否则空怀忠君之心，全无耐劳之实，则尤悔日多矣。”复徐子苓书信说：“来书以治病为喻，深切著明。夫未病之时，桓公遇扁鹊弗之信也。既病之后，又委诸庸医，施治失序。针药杂试，攻伐溃烂，乃别求一新医而试之。则疗治之疾徐甘苦，宜壹听新医家主张，而他人不得道谋。乃病家之妇孺臧获，竟欲掉舌伸指，指麾新医，使听命焉。虽俞、扁亦难为功，况智识短浅不如俞、扁者乎？”教谕纪泽、纪鸿兄弟：体弱多病只宜清静调养，不宜胡乱求医吃药，“若服药而日更数方，无故而终年峻补，疾轻而滥施攻伐、强求出汗，则如商君治秦、荆公治宋，全失自然之妙。柳子厚所谓名为爱之，其实害之，陆务观所谓天下本无事，庸人自扰之，此其义也”。1840年，曾国藩癣疥之疾三伏天病情加剧，连服清火药无效，“口渴无似，舌苔一日数变”，幸得湘潭欧阳兆熊（字晓岑）时时诊视，经理护持。好友吴廷栋（字竹如）通医术，可保万无一失。“多服犀角、地黄汤，以滋阴解邪热，又间服大黄、芒硝，以廓荡内热。势甚危急，甚赖服药不差，又有晓岑时时检点，至八月初旬，渐有好机。……共十七日，除药水外，一无饮食。”1845年，曾国藩遍体热毒大发，白疮成堆，大者如钱，小者如豆，起初是七八十颗，而后不计其数。医生以治癣之法治之，说是“肺胃两家之热发于皮毛”。由于癣疥之疾迟迟不愈，“头上面上颈上并斑驳陆离，恐不便于陛见”，翌年曾国藩果断放弃了考差的机会。1846 年，曾国藩头面斑白，皮肤病加重，一位桑姓中医采取以毒攻毒的疗法，用药太酷，以致癣疾未愈而元气大伤，因此曾公深陷困境，两个月杜门不出。嗣后，他请了一位张姓名医，花了大价钱，说是包管成功，治疗了两个多月，确实有效，痊愈了六七分，但拔本塞源的可能性仍微乎其微。曾公害怕此病终身难以断根，因此心境颓唐，“搁笔不为一字，束书不观一叶”。治癣的药物弄得浑身疼痛，体无完肤。同年七月，曾国藩致书陈源兖和郭嵩焘：“贱恙已好去十之八九，然一分终是难除，或遂不可芟矣。”曾公担心皮肤病拔不了根，还会复发。到了九月中旬，曾国藩的癣疾好到九分，他采用民间偏方，“将石灰澄清水，用水调桐油揸之，则白皮立去”，这样一来，头面上全然看不见瘢痕了，曾公视腿以下为空闲地方，任其骚扰。

三、民族医药的地方传承与创新发展

湖南地区的少数民族以土家族、苗族、侗族、瑶族、白族等为主，其聚居区主要在湘西土家族苗族自治州、怀化市、张家界市、邵阳市等。各个少数民族都有自己独特的医药文化，在几千年的流传过程中口耳相传，延续至今。目前湘西民族医药研究以土家族、苗族、侗族医药文化多。以口承文化为主，湘西的土家族、苗族、侗族等少数民族都有悠久的医药文化史。从历史资料来看，他们都是没有文字的民族，但是有自己的民族语言。因此民族医药文化主要靠口耳相传的神话、传说等流传下来。苗族医药经历了九黎蚩尤、三苗和荆蛮三个时期的发展，以古歌或神话的形式得以保存。湘西苗族有祭祀神农的习俗，而神农尝百草，是药物的创始神。湘西苗族称自己的祖先为剖尤或绞黎够尤，其实即传说中的九黎族部落首领蚩尤，蚩尤与黄帝部落大战失败后，九黎部落从黄河流域迁徙到长江中游，形成了三苗国。苗族历史上“蚩尤传神药”的故事一代代传了下来。湘黔边区的苗族人民至今还有一首流行的歌谣讲“药王”采药和治病的故事。湘西土家族也有悠久的医药文化，土家人民秦汉时期就定居此地，深受巴楚文化和荆蛮文化影响，有关医药的民间故事也有很多，如药王菩萨为民治病，乘白虎升天成佛；药王发现茶叶的解毒功效；英雄卵玉射下十个太阳，其中一个太阳落下成为温泉，土家人可以洗浴祛病等。湘西侗族则有古歌《玛麻妹与贯贡》，讲的是孝子贯贡遇到仙医玛麻妹治病救母的故事，玛麻妹是侗族的女性神医，这个传说有母系氏族社会的影子。湘西各少数民族的先民在与自然、疾病斗争的几千年中，积累了大量防病治病经验，发现了医药知识，虽带有原始色彩，但是作为早期医药文化弥足珍贵。

在长期的发展中，湘西各民族医药都形成了独特的理论体系。如土家族以三元学说为指导，认识人体结构和生理功能，气血精的失调、异常是疾病的基本原因，诊病方法上土家医学发展出了“看、问、听、脉、摸”五诊法，治疗学上有“七法”“八则”，特别是外治法上“五术一体”，“刀、针、水、火、药”综合治疗。湘西侗族医学有看、摸、划、算诊断方法，包括观面色、看异常部位形色、辨指纹、摸脉、摸皮肤、摸筋骨、阴阳推算、画字驱邪等，治病方法有推捏法、熨烫法、针刺法、拔罐法、熏蒸法、烘烤法等。湘西苗医创立了三十六症、七十二疾学说，最早研究苗族医药的欧志安先生提出了苗族医学的“英养学说”“斩茄学说”“蒌雄学说”“生恩学说”四大系统，苗医的外治法有放血疗法、生姜疗法、气角疗法、化水疗法等二十多种。但是，由于地处古代的荆楚和巴蛮之地，湘西民族深受楚巫文化影响，各民族医药都带有宗教色彩，巫术特色浓厚。苗族、土家族、侗族、白族医药都有神药两解、巫医不分的特点。土家族有梯玛文化，梯玛即巫师，集占卜、算命、祭祀、治病于一身。土家族的“梯玛神歌”中有大量的医药文化内容。如生病要驱邪、驱瘟，消除瘟疫要去除风、寒、湿、火四种邪气，梯玛祭鬼可以消灾祛疾等。侗族“巫傩医学”有送鬼法、招魂法、驱邪法、祈福法等，以精神疗法结合药物疗法，加上按摩推拿，起到神药两解的作用。

随着老一辈民族医者年事已高，后继无人，以文化人类学的观念、方法保存好民族医药文化是当务之急。由于湘西民族医药以口承传播为主，文字文献少，不像藏医、蒙医、壮医那样有传世的典籍文献，各民族医药理论体系也正在整理、重建之中，因此湘西民族医药短时间内难以建立完整、完善的理论体系，更谈不上规范化、标准化，做好保存工作才是确实可行的第一步。同时，突出民族医药的优势特色是保持民族医药生命力的根本。民族医药简便廉验，既有内治法，也有很多独特、有效的外治法，土家族、苗族、侗族医药在跌打损伤、骨折骨伤、虫蛇咬伤、中毒克毒，甚至是养生延寿方面都有优势和强项。因此，充分发挥民族医药的优势，扎根群众基层，解决群众生活中的切身病痛才能让民族医药保持长久的生命力。近年已经取得初步成果，出版了《湖南世居少数民族医药宝典》《土家医方剂学》《苗家实用药方》《苗家养生秘录》《湘西土家族医药调查与临床研究》等民族医药专著。

四、山地文化与船舶文化跨域交融

中国和外国的交往先是从陆路，后来则多自海上。法国汉学家爱德华·沙畹亦考证说："中国七世纪之后叶，旅行家多舍陆而航海。"唐代是一个多民族的、强盛而统一的封建帝国。繁荣的经济和灿烂的文化，当时都处于世界领先地位。经济的繁荣昌盛，为科学文化的发展提供了雄厚的物质基础。唐朝时期全国仅广州一地设有市舶司，负责外贸事务。1998 年，德国人在印度尼西亚勿里洞岛海域的一块黑色礁石旁被发现的"黑石号"沉船上，载有中国产品共 67000 余件，其中长沙窑瓷器约 57500 件。长沙铜官窑通过湘江、长江入太平洋，远销到中亚以及西亚的 20 多个国家和地区。瓷碗上带有唐代"宝历二年（826 年）七月十六日"及"湖南道草市石渚盂子有名樊家记"铭文，作为 9 世纪上半叶中国与东南亚、中东地区贸易、文化交流的重要实证，说明唐代湖南与外国的海洋贸易规模宏大，通过海上丝绸之路必然将海洋文明传入湖南。宋朝先后在广州、临安府（杭州）、泉州、密州板桥镇、嘉兴府（秀州）、华亭县（松江）、镇江府、平江府（苏州）、温州、江阴军（江阴）、庆元府（明州，宁波）、嘉兴府（秀州）澉浦镇（海盐）和嘉兴府（秀州）上海镇（上海市区）等地设立市舶司专门管理海外贸易。各个外贸港口还在城市设立"蕃市"，专卖外国商品；"蕃坊"供外国人居住；"蕃学"供外商子女接受教育，政府还专门制定了蕃商犯罪决罚条。进口货物包括象牙、珊瑚、玛瑙、珍珠、乳香、没药、安息香、胡椒、琉璃、玳瑁等几百种商品。根据《大明漳州府志》记载，在正德年间（1506—1521

年）武陵人陈洪谟知漳州时的推动下，明代开海禁之后，闽南海洋传统与明代海上丝绸之路渊源深厚。清代湖南商业贸易繁荣，在鸦片战争以前，中国海关贸易规模之巨、出洋商人数量之多，都超越前代。清代形成了长沙、湘潭、郴州、岳阳、常德等几个商品集散中心市肆与转口、过境，但从事这种活动的人基本上为外省之人，福建商人在湖南建有天后宫或福建会馆至少 44 处，徽商 20 余家，安徽、江西、江苏等亦不少，经理湖南与海外贸易。湖南内河水系发达，流域文化源远流长，孕育了极具流域特色的湘、资、沅、澧和洞庭湖文化，是湖湘文化的脉络和精髓，也是湖南船舶文化的重要组成部分。船舶文化是船舶精神文明与物质文明建设的重要载体和综合反映，是中国文化的延伸和组成部分。山地文化与船舶文化跨域交融，同样构成了湖湘医学的一大特色。

明代航海家回族人郑和，从 1405 年起的 28 年中，先后 7 次航海，历经南亚、非洲三十余国，到过真腊（今柬埔寨）、满剌加（今马来西亚）、苏门答腊（今印度尼西亚）、勃泥国（今文莱一带）等，随船装运以茶叶为主的货物，而返国时，则带回象牙、犀角、片脑、豆蔻、乌木、大枫子、胡椒、栀子、沉香、木香、丁香等药物。《明史》记载：我国使节访同祖法儿（今阿拉伯半岛东南部）“其王遍谕国人尽出乳香、血竭、芦荟、没药、苏合油、安息香诸物与华人交易”。对于这些外来药物，从唐宋以来的方剂中也成为不可少的部分。至于我国和几个近邻国家，朝鲜、日本、越南的医药交往就更为密切。这几个国家都曾不同程度地吸取我国医学的精髓，而我国对各该国的民族医药也是抱着虚心吸取态度。诸如我国早在陶弘景《名医别录》有关“金屑”的冶炼称：“高丽、扶南及西域外国，成器，皆炼熟可服。”王焘《外台秘要》“脚气”条“论毒气攻心手足脉绝方”，用吴茱萸、木瓜煮熟治疗，称是“高丽老师方”。《大观本草》“威灵仙”条称：“商州有人重病，足不履地者数十年，遇一新罗僧，见之告曰，此疾一药可活……因之入山求药，果得，乃威灵仙也，使服三数日，能步履。”说明威灵仙一药最早还是朝鲜僧人的经验，后来流传于我国。至于朝鲜人参，更是早在一千多年前就已在我国负有盛名。《大观本草》“人参”条称：“百济者，形细而坚白，气味薄于上党，次用高丽……”都说明朝鲜人参在我国应用历史很久。《圣济总录》

中记载用“日本巴豆涂方，治疗疔疮”。另外，《明史》记载：1407 年，成祖曾下诏“访求安南山林隐逸，明经博学，医药方脉诸人，悉以礼教致”。可见，明成祖对于越南医者非常尊重。《本草纲目》也曾记载庵摩勒（中国药名“余甘子”）、婆罗得（又称“重生果”）、诃黎勒等药名，都是“梵药”。至于近数百年来，我国曾从外国引进原产于南美洲的金鸡纳（又称“金鸡勒”）治疗疟疾，以及南洋的淡巴菰（烟草）等药物，后均被记录于清人本草著作中。根据以上所述，我国医学源远流长，这不仅是古代人们和疾病不断斗争的结果，同时，也很大程度地吸取了其他许多国家和民族的医药经验，这样才使祖国医学的内容更加丰富和充实。

第三节 湖湘医派的医事典故

一、神农尝百草与炎帝陵

炎帝神农氏，是我国上古时代杰出的部落首领，农耕文化的创始人。据司马贞《三皇本纪》等史籍记载：炎帝神农氏生于厉乡，所谓烈山氏也，长于姜水，因以为姓，火德王，故曰炎帝，崩葬长沙茶乡之尾，是曰茶陵。炎帝陵即今湖南省株洲市炎陵县鹿原陂。神农氏始作耒耜，教民耕种；遍尝百草，发明医药；日中为市，首倡交易；治麻为布，制作衣裳；弦木为弧，剡木为矢；作陶为器，冶制斤斧；削桐为琴，练丝为弦；建屋造房，台榭而居。为缔造中华古国最早的文明，为发展社会生产力，为中华民族的繁荣昌盛做出了不可磨灭的贡献。几千年来，炎帝神农氏与黄帝轩辕氏一道被尊为中华民族的始祖，受到普天下中华儿女的世代钦敬。炎帝被誉为“名垂宇宙，恩泽神州”的民族始祖。其一，遍尝百草，宣药疗疾。远古时期，百姓以采食野生瓜果，生吃动物蚌蛤为生，腥臊恶臭伤腹胃，经常有人受毒害得病死亡，寿命很短。炎帝神农氏为“宣药疗疾”，救夭伤人命，使百姓益寿延年，他跋山涉水，行遍三湘大地，尝遍百草，了解百草平毒寒温之药性。为民找寻治病解毒良药，他几乎嚼尝过所有植物，一日遇七十毒。神农在尝百草的过程中，识别了百草，发现了具有攻毒祛病、养生保健作用的中药。由此令民有所“避就”，不复为“疾病”，故先民封他为“药神”。炎帝神农氏终因误尝断肠草而死，葬于长沙茶乡之尾。其二，药典巨著，恩泽万代。经过长期尝百草发明了药草疗疾，炎帝神农悟出了草木味苦的凉、辣的热、甜的补、酸的开胃。他教民食用不同的草药治不同的病，先民因病死亡的也少多了。为“宣药疗疾”还刻了“味尝草木作方书”。这便是人类医学科学的发端！神农亲验本草药性，是中药的重要起源。这一过程经历了漫长的历史时期、无数次的反复实践，积累下来许多药物知识，被篆刻记载下来。随着岁月的推移，积累的药物知识越来越丰富，并不断得到后人的验证，逐步以书籍的形式固定下来，这就是《神农本草经》。《神农本草经》成为中国最早的中草药学的经典之作，后世本草著作莫不以此为宗，对中医药的发展一直产生着积极的影响，并逐步发展丰富，形成了如今世界闻名的中医药宝库。至今《神农本草经》仍为旷世经典，并为今用，其阐述了药物的三品分类及其性能意义，药物的君臣佐使及在方剂配伍中的地位和作用，药物的阴阳配合、七情合和、四气（寒热温凉）五味（辛甘酸苦咸）、有毒无毒、药物的采造、药物的煎煮法、药物与病证的关系等，至今仍是临床用药的法规准则。它所记载的365味中药，每味都按药名、异名、性味、主治病证、生长环境等分别阐述，大多数为临床常用药物，朴实有验，至今仍在习用。千百年来，它作为药典性著作，指导着海内外中华儿女应用药物治疗疾病，保健强身。

炎帝陵是中华民族始祖炎帝神农氏的安息地，享有“神州第一陵”之誉。史载炎帝神农氏“生于烈山”，“长于姜水”，“葬于长沙茶乡之尾”（即现在湖南省株洲市炎陵县的炎帝陵）。晋代皇甫谧所著的《帝王世纪》记载：炎帝神农氏“在位一百二十年而崩，葬长沙”。宋代罗泌所著的《路史》记载：炎帝神农氏“崩葬长沙茶乡之尾，是曰茶陵，所谓天子墓者”。王象之编著的南宋地理总志《舆地纪胜》记载更为具体：“炎帝墓在茶陵县南一百里康乐乡白鹿原。”炎帝陵自宋乾德五年（967 年）建庙，据地方史《酃县志》记载：此地西汉时已有陵，西汉末年绿林、赤眉军兴邑人担心乱兵发掘，遂将陵墓夷为平地。唐代，佛教传入，陵前建有佛寺，名曰“唐兴寺”，然而陵前“时有奉祀”，至五代荒落。宋王朝建立后，宋太祖赵匡胤奉炎帝为感生帝，遂遣使遍访天下古陵，于乾德五年（967 年）在茶陵县南一百里之康乐乡（今塘田乡）鹿原陂觅得炎帝陵墓，“爰即立庙陵前，肖像而祀”。

同时，诏禁樵采，置守陵五户，专司管理陵庙职事。据罗泌《路史》记载，宋代时，炎帝陵附近尚存古墓二百余坟，均为炎帝神农氏后妃亲宗子属之墓葬。可见当时的炎陵山已经成为炎帝“神灵栖托之幽宫”。令人遗憾的是，这些古墓，除炎帝神农氏之墓现在还保留完好之外，其余二百余坟已荡然无存了。炎帝陵自宋乾德五年（967 年）建庙之后，已有千余年历史。宋太平兴国年间（976—984 年），朝廷将事官虑炎帝陵地僻路险，舟车不便，奏请将炎帝庙迁至茶陵县城南，宋太宗诏许，即移鹿原陂炎帝庙于茶陵县城南五里处。此后凡二百余年，朝廷官府祭祀炎帝神农氏的活动，均在茶陵县城南炎帝祠庙进行，鹿原陂炎帝庙几近湮没。宋孝宗淳熙十三年（1186 年），衡州守臣刘清之鉴于炎帝陵没有炎帝庙，反而保留唐代的佛寺，有点不伦不类，于是奏请朝廷，废陵前唐兴寺而重建炎帝庙。宋宁宗嘉定四年（1211 年），析茶陵军之康乐、霞阳、常平三乡置酃县。此后，炎帝陵所在地鹿原陂即属酃县境地，隶属衡州府管辖。至宋淳祐八年（1248 年），湖南安抚使知潭州陈奏请朝廷为炎帝陵禁樵牧，设守陵户，并对炎帝祠庙进行了一次大的修葺。宋代以后，元代近百年间，朝廷只有祭祀炎帝陵的活动，而未有诏修炎帝陵庙的记载。明代有关炎帝陵庙的修葺史书记载颇详。较大规模修葺有 3 次：第一次是洪武三年（1370 年）。明太祖朱元璋即位后诏命遍修历代帝王陵寝，由此炎帝陵庙也得到了一次全面修葺。第二次是明嘉靖三年（1524 年），由酃县知县易宗周主持。这次重修是在原庙旧址上拓宽兴建，基本上改变了旧庙原貌。第三次是明万历四十八年（1620 年）。酃县县令派人于路旁募款，发起重修。清代对炎帝陵庙的修葺有据可查的约有 9 次。清顺治四年（1647 年），南明将领盖遇时部进驻炎陵，屯兵庙侧，炎帝陵庙惨遭破坏。是后，当地官民士绅及时进行了补葺，但由于战争频繁，资金缺乏，修葺未能完善。清康熙三十五年（1696 年），清圣祖玄烨遣太仆寺少卿王绅前来炎帝陵告灾致祭。王见陵庙栋宇损坏严重，奏请修葺，圣祖准奏。由酃县知县龚佳蔚督工，整修一新，但是未能恢复前代规模。清雍正十一年（1733 年），知县张浚奉文动用国帑，按清王朝公布颁行的古帝王陵殿统一格式重建，陵庙也统称陵殿而正其名。这次修建奠定了炎帝陵殿的基本形制，形成了“前三门—行礼亭—正殿—陵寝”的四进格局。整座陵殿为仿皇宫建筑，气势恢宏，体现了中国古代建筑的传统特色。清朝最大的一次修复是在道光十七年（1837年），由知县俞昌会主持、当地士绅百姓募资捐款所进行的一次重修。重修工程自孟夏开始，年底竣工，耗时8个月有余。民国年间炎帝陵殿的修葺活动，据有关文字记载有4次：第一次是民国四年（1915年），酃县知事瞿燮捐资百元连同炎帝陵修葺费14元交人筹措修复，土木将兴，旋因湘军驻陵侧，以至无法施工而作罢。第二次是民国十二年（1923年），因连年兵祸，陵庙倾圮在即，酃县政府再次呈文请修，湖南省政府拨款500元，令县长欧阳枚鸠工修葺。第三次是民国二十五年（1936年）。酃县县长夏礼鉴于“炎陵殿宇年久失修，多已损坏”，于年初组建了修复炎陵筹备委员会。但是半途而废，修复计划未能实施。第四次是民国二十九年（1940年），第九战区司令长官兼湖南省政府主席薛岳主持的一次大修。1940年日军犯西南，为防患于未然，薛岳拟将省政府迁酃县炎陵山。第二年春，拨专款于炎陵山修建省政府机关办公用房和员工宿舍，修筑了茶陵至酃县炎陵山的简易公路，同时对炎陵殿宇进行了全面修葺。新中国成立后，炎帝陵被列为湖南省重点文物保护单位。1954年除夕之夜，因香客祭祀焚香烛，引燃殿内彩旗，不慎失火，致使炎帝陵正殿和行礼亭被焚。“文化大革命”期间，陵殿及其附属建筑又重遭破坏，除陵墓外，全部夷为平地。1986年6月28日，由酃县人民政府主持，陵殿修复工程正式破土动工，到1988年10月胜利竣工。重修后的炎帝陵殿，规模较前稍有扩大，陵殿共分四进，一进午门，二进行礼亭，三进主殿，四进墓碑亭，之后是陵墓。1993年9月4日，江泽民主席为炎帝陵题写了“炎帝陵”陵款。炎帝陵不仅是炎黄子孙始祖炎帝的陵寝之地，更是炎黄子孙寻根问祖谒陵扫墓的神圣之地。

二、楚地香文化与离骚草木药物

香文化是传统文化的一个有机组成部分。楚汉的香文化是中国香文化的最早起源。春秋战国时，对香料植物已经有了广泛的利用。长沙卑湿，在室内香薰以驱虫辟邪。楚地铜质香薰、熏杯、熏筒、熏炉、熏笼、熏篮出土较多，且做工精细。长沙马王堆汉墓群中出土有彩绘熏炉两件，竹熏罩两件，香囊七件（其中四件保存完整）。出土古医书中不乏有用香料中草药来防治疾病的记载；出土植物性香料十余种，经鉴定有茅香、高良姜、桂皮、花椒、辛夷、藁本、姜、杜衡、佩兰等。楚地对于香料的运用大体分为三个部分：一是祭祀驱邪，二是明志及生活情趣，三是医学用香。最初香薰以日常生活中熏香、佩香、沐浴以除秽、防霉、杀菌为主要用途。《荆楚岁时记》记载："五月五日，谓之浴兰节。"浴兰汤、饮蒲酒、悬艾草，至今端午时节仍然艾叶飘香。宗教的祭天、通神、避邪等仪式都离不开香。医药用香取得突破性进展，灸法就是用艾绒搓成艾条或艾炷，点燃以温灼穴位的皮肤表面，达到温通经脉、调和气血的目的。

《离骚》中有着大量江离、辟芷、秋兰、木兰、宿莽、申椒、菌桂、蕙、茝、荃等香草的描述，是先秦时期涉及香草香木最多的典籍。东汉学者王逸曰："《离骚》之文，依《诗》取兴，引类譬喻，故善鸟香草，以配忠贞；恶禽臭物，以比谗邪。"屈原自性高洁，有着忠义报国的强烈情感，散发着浓烈芳香的"香草"也随之沁入诗人的精神世界，在《离骚》中诗人的采撷（朝搴彼之木兰兮，夕揽洲之宿莽）、佩饰（扈江离与薜芷兮，纫秋兰以为佩；户服艾以盈要兮，谓幽兰其不可佩）、园艺（余既滋兰之九畹兮，又树蕙之百亩）、饮食（朝饮木兰之坠露兮，兮餐秋菊之落英）都包围在香草的世界里，而当他痛哭流涕时（揽茹蕙以掩涕兮，沾余襟之浪浪）相拥入怀的也是香草，可以说《离骚》中的香草已然成为诗人浓烈情感和高洁之志的诗性表达。然而，屈原的政治遭际又是悲苦的，面对"党人偷乐"，楚怀王"初既与余成言兮，后悔遁而有他"的政治抛弃，屈原在《离骚》中借恶草抒发自己胸中的愤懑之情：国家充斥着慢慆之人，王室里挤满了乡愿之辈（椒专佞以慢慆兮，榝又欲充夫佩帏），就连"菉、葹"这么平庸的草也登堂入室（薋菉葹以盈室兮，判独离而不服），而屈原面对这些恶习、恶人，依然作出了"亦余心之所善兮，虽九死其犹未悔"的坚守。宋人吴仁杰所撰的《离骚草木疏》认定《离骚》描述草药达55种，"朝饮木兰之坠露兮，夕餐秋菊之落英"，晨起饮木兰的露水，傍晚食秋菊的花瓣。可见，楚地对香草在医学方面的运用已经初具雏形。

三、吴氏长沙国与马王堆医书

秦始皇统一六国后，在全国推行郡县制，鄱阳县第一任县令是吴芮。项羽、刘邦反秦。秦朝灭亡以后，项羽攻入咸阳，封吴芮为衡山王。又经过4年的楚汉战争，汉高祖五年（前202年），汉王刘邦最后打败西楚霸王项羽，正式登基称帝，建立了西汉王朝。刘邦称帝之后，改封开国功臣吴芮为长沙王，以原秦代长沙郡为中心建立长沙国，将湘县改名临湘县，作为国都。从此，湖南历史上出现了第一个诸侯王国，长沙第一次成为王国都城。楚南雄镇发展为汉藩王都，长沙开始以楚汉名城显扬于世。汉初长沙国的疆域，据刘邦的诏书所说："以长沙、豫章立番君芮为长沙王。"但这时，豫章郡早已封给了吴芮的女婿、淮南王英布，长沙国封疆实际上也就是秦朝长沙郡的范围，北濒汉水，南亘九嶷。1971年在今长沙市东郊发掘的马王堆西汉墓，举世闻名，正是吴氏长沙国初期所葬之地。其第三号墓出土了一幅《长沙国南部地形图》。这幅地图绘制的范围大致为：西起今广西全州、灌阳一线，东至今湖南新田一带，北抵新田、全州一线；其主区为深水（今潇水）流域和都庞岭，与史籍所载长沙国南部疆域的边界几乎一致。汉初长沙国的辖县，据《汉书·地理志》等史籍记载和《长沙国南部地形图》，已设有22县，包括今属湖南的临湘、汨罗、益阳、连道、承阳、郝、昭陵、容陵、茶陵、湘南、恢、郴、营浦、南平、舂陵、泠道县16县，以及今分别属于江西、广西的安成、桂阳、观阳、洮阳4县和处于湘粤边界的龄道县，与湘鄂边界的下隽县。长沙城（临湘古城）作为长沙王藩都，位于长沙国的中心地带，为历代长沙王的驻所和长沙国的政治军事中心。《水经注》记载，临湘城系吴芮始封长沙王建筑，史称"临湘故城"。作为汉藩王都，临湘古城雄峙于长沙国的中心地带，城垣高耸，宫室巍峨，为历代长沙王的驻跸之所和长沙国的政治军事中心。有考古学者认为，临湘故城即在今长沙市区的湘江以东、建湘路以西、五一路以南、樊西巷以北的范围内，方广数里，确有王城的气派。城内有王室宫殿、丞相府邸、百官衙门。吴芮的宫殿，即后来所称的"吴王殿"，也是后来刘氏长沙国诸王的居所，就在今市区八角亭以东、蔡锷路以西一带。吴氏长沙国时期，为古代长沙历史上辉煌时期，政治上始终不渝维护国家统一，是西汉王朝的忠实诸侯王国。刘邦所封八个异姓诸侯王臧荼、韩信、英布等七个诸侯王全部消灭，唯独吴氏长沙国自始至终效忠朝廷，就是淮阴王英布（即长沙王吴芮之女婿）反叛，长沙王吴臣（吴芮之子）还大义灭亲。吴氏长沙国自吴芮始封，到公元前156年其五世孙吴著死，因无子被撤除，吴氏长沙国共传5代，无嗣而止，历时46年。王国的官吏制度与西汉朝廷相同，设有丞相（汉高祖初曾称柱国），由朝廷直接委任，名为辅佐诸王，实际上是派来掌握该国实权以控制地方的。

著名的马王堆汉墓2号墓的墓主利苍，即是第三代王吴回和第四代王吴右的丞相。西汉杰出的政论家、文学家贾谊，曾为第五代王吴著的太傅。考吴芮的祖父吴厥擅长医术，吴芮的父亲吴申也擅长医术，吴芮从小跟随祖父登山采药，吴芮与徐福纵谈旬余，吴氏长沙国有医学渊源。另外在马王堆三号汉墓出土了一批帛书，在马王堆帛书中，有11种是古医书，计有《足臂十一脉灸经》《阴阳十一脉灸经》甲本、《脉法》《阴阳脉死候》《五十二病方》《却谷食气》《阴阳十一脉灸经》乙本、《导引图》《养生方》《杂疗方》《胎产书》。以上11种，由于《阴阳十一脉灸经》有甲、乙两种本子，文字基本相同，可以合并起来算一种，所以帛医书实际上是10种。马王堆三号汉墓还出土竹木简200支，全部是医书，分为《十问》《合阴阳》《杂禁方》《天下至道谈》4种，其中除《杂禁方》为木简外，其余全部是竹简。以上帛医书和竹木简医书合起来总共为14种。这些古医书都是后世已经失传了的医书，就连《汉书·艺文志》也未能著录。它们的出土，填补了我国医学史上的空白。马王堆三号汉墓出土的《足臂十一脉灸经》和《阴阳十一脉灸经》全面地论述了人体11条经脉的循行走向和所主治的疾病，这是我国最早专门论述经络学说的文献。《五十二病方》真实地反映了西汉以前的湖湘医学水平，全书分52题（实质上包括100多种疾病），每题都是治疗一类疾病的方法，少则一方、二方，多则20余方。现存医方总数283个。书中所载尤以外科病所占比重为最大，也最为突出。其中还记载了治疗痔疮用竹管穿狗尿脬，插入患者直肠（肛门），对着竹管吹气，使狗尿脬胀大，将患部牵引出来进行割治，然后用磨碎的黄芩和其他药物进行敷治的方法。在西汉以前就有这么巧妙的手术疗法，实在令人赞叹不已。本书对药物学、方剂学亦有一定的贡献，书中共收药物247种，其中近半数是《神农本草经》没有记载的。在处方用药方面，本书已初步运用了辨证论治的原则。所载治法多种多样，除了内服汤药之外，尤以外治法最为突出。有敷贴法、药浴法、烟熏或蒸汽熏法、熨法、砭法、灸法、按摩法、角法（火罐疗法）等。治疗手段的多样化，也是医药水平提高的标志之一。马王堆三号汉墓出土的帛画《导引图》，是我国现存最早的医疗体操图。经复原后，此图长约100厘米，高约50厘米。在这幅导引图上，描绘了44个不同年龄性别的人在做各种动作。这44个人的动作姿态大致可分为三类：一为呼吸运动，二为活动四肢及躯干运动，三为持械运动。尤为可贵的是，图中还标明了导引可以防治的某些疾病名称。如“引聋”，即以导引防治耳聋；“引脾病”，就是以导引防治痹证或腹痛。在帛画《导引图》中，还有许多模仿动物动作的导引术式，这是古代仿生学在医疗体育中的具体运用。马王堆三号汉墓出土的4部竹木简医书，包括《十问》《合阴阳》《杂禁方》《天下至道谈》等，共4000余字。从《十问》提到秦昭王和齐威王等人的言论来看，这几部书成书年代最早不会超过战国晚期，很可能是秦汉之际的作品。在这四部简医书中，所提倡的养生原则，与《黄帝内经》及《吕氏春秋》所论基本一致。概括起来不外以下几条：一是遵循天地四时阴阳变化的规律；二是注意饮食起居和控制喜怒哀乐等情志；三是坚持操练气功导引；四是调适和节制房室生活，影响深远。

四、苏耽与橘井泉香

根据《太平广记》记载：苏仙公者，桂阳人也，汉文帝时得道。先生早丧所怙，乡中以仁孝闻。宅在郡城东北，出入往来，不避燥湿。至于食物，不惮精粗。先生家贫，常自牧牛，与里中小儿，更日为牛郎。先生牧之，牛则徘徊侧近，不驱自归。余小儿牧牛，牛则四散，跨冈越险。诸儿问曰：“尔何术也？”先生曰：“非汝辈所知。”常乘一鹿。先生常与母共食，母曰：“食无鲊，他日可往市买也。”先生于是以箸插饭中，携钱而去，斯须即以鲊至。母食去（明抄本去作未）毕，母曰：“何处买来？”对曰：“便县市也。”母曰：“便县去此百二十里，道途径险，往来遽至，汝欺我也！”欲杖之。先生跪曰：“买鲊之时，见舅在市，与我语云，明日来此，请待舅至，以验虚实。”母遂宽之。明晓，舅果到。云昨见先生便县市买鲊。母即惊骇，方知其神异。先生曾持一竹杖，时人谓曰：“苏生竹杖，固是龙也。”数岁之后，先生洒扫门庭，修饰墙宇。友人曰：“有何邀迎?”答曰：“仙侣当降。”俄顷之间，乃见天西北隅，紫云氤氲，有数十白鹤，飞翔其中，翩翩然降于苏氏之门，皆化为少年，仪形端美，如十八九岁人，怡然轻举。先生敛容逢迎，乃跪白母曰：“某受命当仙，被召有期，仪卫已至，当违色养，即便拜辞。”母子歔欷。母曰：“汝去之后，使我如何存活?”先生曰：“明年天下疾疫，庭中井水，檐边橘树，可以代养，井水一升，橘叶一枚，可疗一人。兼封一柜留之，有所阙之，可以扣柜言之，所须当至，慎勿开也。”言毕即出门，踟蹰顾望，耸身入云，紫云捧足，众鹤翱翔，遂升云汉而去。来年，果有疾疫，远近悉求母疗之，皆以水及橘叶，无不愈者。有所阙乏，即扣柜，所须即至。三年之后，母心疑，因即开之，见双白鹤飞去。自后扣之。无复有应。母年百余岁，一旦无疾而终。乡人共葬之，如世人之礼。葬后，忽见州东北牛脾山，紫云盖上，有号哭之声，咸知苏君之神也。郡守乡人，皆就山吊慰，但闻哭声，不见其形。郡守乡人，苦请相见，空中答曰：“出俗日久，形容殊凡，若当露见，诚恐惊怪。”固请不已，即出半面，示一手，皆有细毛，异常人也。因请郡守乡人曰：“远劳见慰，途径险阻，可从直路而还，不须回顾。”言毕，即见桥亘岭傍，直至郡城。行次，有一官吏辄回顾，遂失桥所，堕落江滨，乃见一赤龙于脚下，宛转而去。先生哭处，有桂竹两枝，无风自扫，其地恒净。三年之后，无复哭声，因见白马常在岭上，遂改牛脾山为白马岭。自后有白鹤来止郡城东北楼上，人或挟弹弹之，鹤以瓜攫楼板，似漆书云：“城郭是，人民非，三百甲子一来归，吾是苏君弹何为?”至今修道之人，每至甲子日，焚香礼于仙公之故第也。

综合多种载籍，西汉惠帝四年（前 191 年），郴州东门外鸭子塘村潘氏吞萍成孕，在牛脾山桃花洞内生下苏耽。苏耽出生后鹤覆鹿哺，早年丧父，长大后孝敬母亲，得异人授仙术，通医道，识百药，聪颖勤奋，为民治病，造福乡里。汉文帝三年（前 177 年）五月十五日，苏耽向母亲辞别：“耽已成道，受命将升，仙仗临门，不得终养。”苏母虽然舍不得与儿离别，但知道天命难违，不可强留，于是哽咽唏嘘地说：“儿走后，娘何以为生?”苏耽将老仙翁授给的石匣捧送到母亲手中，说："有需必得，慎勿发也。"又说，"明年郡有疫，可取庭前井水橘叶救之"。苏耽辞母出门，忽闻仙乐齐奏，又有异香弥漫，苏耽骑上仙鹤，跨鹤升仙。苏耽升仙的第二年，郴州果然暴发瘟疫，来势迅猛，八方蔓延，不分男女老少，均受染发病，病死无数。乡亲们在此劫难中，自然想到苏耽，可苏耽已经成仙升天而去了，于是转而来求苏母。苏母便按照儿子的嘱咐，凡来求医者，每人赐给院内井水一升，橘叶一片。患者服后，无不痊愈。《神仙传》《水经注》《聊斋志异》都曾记载苏仙的传说。自此，"橘井泉香"这一典故就流传下来，并传遍全国及日本与东南亚等国。唐代诗人杜甫、王昌龄、元结、沈彬等，对此均有题咏。唐开元十九年（731 年），郴人在井旁建祠。北宋真宗赐名"集灵观""橘井观"。从中国传统文化角度考察，橘为楚国的社树，承载了故园、丰产与福禄的意义；井是人类生产生活的重要水源地，承载了生命、政治与祭祀的意义。橘文化和井文化结合产生的中医典故"橘井泉香"，本义当指地产的一切有效药物，都可以拿来治疗疾病。佐证了一种方法论：大凡至善至美的东西，皆是简单的。不能"道在迩而求诸远，事在易而求诸难"（《孟子》）。从临床医学来看，当时的时疫可能是流感并引起肺痈，症见高热、恶寒、大汗、头胀痛、咳嗽、口渴、咽痛以及胸痛，咯出多量腥臭黄色脓痰或脓血痰。橘叶苦辛，平，能疏肝，行气，化痰，消肿毒，导胸膈逆气，对肺痈、咳嗽、胸膈痞满等有良效。临床上，用橘叶治疗肺痈常常配方应用，橘叶常用剂量为 6～15 克（鲜叶 60～120 克）。《本草纲目》载："橘叶治肺痈为经验良方。"按丹溪言，此药"其味苦涩，其气辛香，共性温散。凡病血结气结，痰涎火逆，病为胁痛，为乳痈，为脚气，为肿毒，为胸膈逆气等疾，或捣汁饮，或取渣敷贴，无不应手获效。"《经验良方》治肺痈方：绿橘叶（洗），捣绞汁一盏服之，吐出脓血愈。《滇南本草》治咳嗽方：橘子叶（着蜜于背上，火焙干），水煎服。《红炉点雪》治肺痈主方：橘叶（治肺痈，吐脓血）五片，桔梗（排脓养血，补内漏）二钱，苇茎（即荻梗，治肺痈，咳嗽烦满，脓血臭秽）二钱，薏苡仁（治痈脓血）二钱，栝黄（治肺痈）一钱，夜合树皮（治肺痈，吐浊水）一钱，蛤蚧（炒，排脓血）一钱，甘草（痿痈，并宜冷）五分，麦门冬（清肺热，止咳嗽，去心）二钱，天门冬（去皮、心，止咳，清肺热）二钱，紫菀（茸，止喘悸，疗咳，唾脓血）一钱，升麻（消热肿，解热毒，发散疮痍）五分，贝母（止咳嗽，治肺痈，清脓血）一钱，天花粉（止渴生津，清肺咳）一钱。上十四味，皆治肺痈之专品，作一剂，水煎食后服。若日久脓血吐多不愈者，属血虚，加熟地黄、当归、阿胶，久咳不愈，加五味子。治肺痈咳嗽，脓血咽干，便淋，咳而烦满，心胸甲错，食生豆不腥者，宜此主之。

五、张仲景坐堂与长沙仲景祠

张仲景，名机，史称医圣。南阳郡涅阳（今河南省邓县穰东镇张寨村，另说河南南阳市）人。生于东汉桓帝元嘉、永兴年间，死于建安最后几年（约215—219年）。东汉时期，朝廷腐败，烽烟四起，瘟疫流行，民不聊生，张仲景的家族有二百多口，自建安元年起，不到十年，就死去了一百四十多人，患伤寒病死的，占十分之七。当时疫疾广泛流行，广大民众的悲惨遭遇，激起了张仲景立志学医，用济世活人的医术解救人民的疾苦。其师承同郡张伯祖，其师曾说："君用思精而韵不高，后将为良医。"据学者陈先枢考证，汉献帝初，张仲景被举为孝廉，建安七年（202年）升任长沙太守，后人称他为"张长沙"。又，清代孙鼎宜考证，长沙太守张羡就是张仲景（《仲景传略》）。他上任后，积极推行仁政，安抚民众，鼓励耕种，不到两年时间，便把长沙治理得井井有条，百姓安居乐业。有一年的夏天，长沙城里不少老百姓害了肠道病。为数不多的医生被从这家请到那家，根本应付不过来。一向关爱老百姓的张仲景看在眼里，急在心里。他虽愿深入民间替百姓看病，却有违朝廷戒律。因在封建时代，做官的不能入民宅，也不能随便接见普通的老百姓。为了拯救百姓，他煞费苦心，终于想出了一个办法，这就是千古美谈的"坐堂门诊"。张太守便当了"坐堂医生"，择定每月的初一和十五这两日，大开衙门，不问政事，让有病的老百姓进来，他堂堂正正地坐在大堂之上，挨个仔细地替患者诊脉开处方。"坐堂医生"之名由此而来。前堂后房的传统中医诊所与药房合二为一，改变了以往医生游走不定的行医习惯，最后发展成药店铺和诊所相结合的状况。因古时的医生大都能自己采药和加工，因此也懂得药材，看病和卖药集于一身，况且有时根据病情时疫不同，药材还需要临时亲自炮制，同时也有自己的成方和秘方，因此行医和配药十分方便。“不为良相，便为良医。”从坐堂问案，到坐堂看病，凭的是济世救人的善德。千金不换囊中术，万金不换堂上医。张仲景高明的药方、医术拯救了无以数计百姓的性命，从而受到人们的尊敬。仲景刻苦学习，勤求古训，集前人之大成，博采众方，揽四代之精华，对《黄帝内经》《难经》等古典医书进行了系统的研究，结合临床实践，对外感热病，内科、外科、妇科和小儿科等病的发病原因、演变规律进行了科学的探讨，以朴素的阴阳学说为指导，以惊人的毅力，呕心沥血，写出了一部有名的著作《伤寒杂病论》十六卷，创造性地提出了辨证论治的法则，是一部理、法、方、药皆备的经典著作，形成了独特的中国医学思想体系。它不仅为国内历代医学家所尊崇，而且为日本、朝鲜、欧美诸国医学家效法，被誉为“众法之宗，群方之祖，医门之圣书”。是中国，也是世界上第一部临床医学专著，这一著作对世界医学的发展，起到巨大的推进作用，被后人尊称为“医经”，方剂被称为“经方”，张仲景也被奉为“医圣”。

张仲景祠又名张公祠，始建于清乾隆八年（1743 年），清嘉庆二年（1797 年）重修。清光绪《善化县志》载：“张公祠在北门贤良祠，祀汉长沙太守张机。祠宇久圮，光绪二年（1876 年）奉宪清复改修。”贤良祠在今开福区蔡锷北路至巡道街之间，供奉康熙朝湖南巡抚赵申乔。抗日战争时期，张祠毁于战火。1947 年，长沙中医界又捐款重建新祠 3 间，改名仲景堂。至今蔡锷北路湖南省中医学院附二医院内还刻有石碑，以纪念这位杰出的医学伟人及他对长沙的遗泽。仲景祠联云：识用精微，举孝廉，官太守，许洛阳时才，陈志范书无传记；论广汤液，救贫贱，疗君亲，岐黄称圣手，伤寒金匮有遗篇。《草堂医话》中有关仲景祠的描述：“湖南省长沙市教育东街保节堂左侧，原有仲景祠一所，乃清代纪念汉长沙太守张仲景者，刊入县志有所矣。民国时废祠改办了育英小学，旋因兵燹为墟，仅存旧址。湘医药界人士醵资重建复原，并得河西廖裕洋医士割捐私宅以广其基，遂于祠旁添筑医院，层楼巍峙，五年落成，即今新辟蔡锷北路西边之湖南省立中医院，后又改称中医药研究所。而所谓仲景祠者，又随保节堂改建中医进修学校，一并变其面貌矣。余幸医事勃兴而略纪旧事，亦仍不妄张仲景之有功于医药保健事业焉。”

六、葛仙翁与幕阜山丹井

《神仙传》记载：葛玄，字孝先，丹阳人也。生而秀颖，性识英明，经传子史，无不该览。年十余，俱失怙恃，忽叹曰：“天下有常不死之道，何不学焉！”因遁迹名山，参访异人，服饵芝术，从仙人左慈，受九丹金液仙经，玄勤奉斋科，感老君与太极真人，降于天台山，授《玄灵宝》等经三十六卷。久之，太上又与三真人项负图光、乘八景玉舆、宝盖幡幢旌节，焕耀空中，从官千万。命侍经仙郎王思真披九光玉韫，出《洞元》《大洞》等经三十六卷，及上清斋二法：一绝群独宴，静炁遗形，冥心之斋也；二清坛肃侣，依太真之仪，先拨九祖，次及家门，后谢己身也。灵宝斋六法：一金箓，调和阴阳，宝镇国祚；二玉箓，保佑后妃公侯贵族；三黄箓，卿相牧伯拨度九祖罪原；四明真，超度祖先，解诸冤对；五三元，自谢犯戒之罪；六八节，谢七祖及己身，请福谢罪也。及洞神太一涂炭等斋升戒法等件，悉遵太上之命。修炼勤苦不怠，尤长于治病收劾鬼魅之术，能分形变化。吴大帝要与相见，欲加荣位，玄不枉，求去不得，待以客礼。一日，语弟子张恭言：“吾为世主所逼留，不遑作太乐，今当以八月十三日中时去矣。”至期，玄衣冠入室，卧而气绝，颜色不变。弟子烧香守之，三日三夜，夜半忽大风起，发屋折木，声响如雷，烛灭良久。风止燃烛，失玄所在，但见委衣床上，带无解者。明旦问邻人，邻人言：“了无大风。”风止在一宅内，篱落树木并败折也。

葛玄（164—244 年），字孝先，三国著名高道，道教灵宝派祖师。据《抱朴子》记述葛玄以左慈为师，修习道术，受《太清丹经》《九鼎丹经》《金液丹经》等炼丹经书，后传授给郑隐。常服饵术，长于治病，行符敕鬼，善于神变，后世尊称葛玄为“葛仙公”“葛仙翁”，又称“太极左仙公”，北宋徽宗时封为“冲应真人”，南宋理宗时封为“冲应孚佑真君”。侄孙葛洪少年时代就生活在湖南，父亲葛悌是邵陵太守，担任关内侯之后，辞官前往平江，登上师祖葛玄、师父郑隐炼丹的幕阜山上写下了《幕阜山记》：“山有石壁刻铭，上言：禹治水，登此山。高于平地一千八百丈，周五百里，二十四气。福德之乡，洪水之灾，居其上可以度世。又有列仙之宝坛场在其侧，旁有竹两本，修翠猗然，随风拂拂，名扫坛竹。其上有池，水正澄洁。时有二鱼，游泳其中。有葛仙翁炼丹井、药臼尚存。山无秽草，惟杞与芳之属。有石如丹珠。绝顶有石田树十亩，塍渠隐然，非人力所！有僧圆曰长庆；有宫曰玉清。鸟道断绝，不可登攀。左黄龙，右凤凰，皆在山麓。”并开始修道著书的生活，现有《抱朴子》与《肘后备急方》传世。郑隐推崇《三皇内文》与《五岳真形图》。但是，葛洪明确反对祭祀鬼神，作为金丹派要角，尊奉元君、老子。陶弘景在《吴太极左仙葛公之碑》说：“于时有人，飘海随风，渺漭无垠，忽值神岛，见人授书一函，题曰寄葛公，令归吴达之。由是举代翕然，号为仙公。故抱朴著书，亦云余从祖仙公。”葛洪的学术是神仙谶纬之学、礼制典章之学与阴阳律历之学的结合体。

幕阜山脉的主山，古称雷公山、雷台山、天岳山、天柱山、南岳山，左拥黄龙，右挟凤凰，为众山宗，固以岳称。幕天阜地，如冈如陵。南岳范围很大，大概包括湘中、湘北所有的山系。天最大，统管五岳，“天岳”幕阜山为“六岳”之首。没有天岳山，何以冠岳阳，岳阳因此山而名。《岳州府志》记载：“天岳山在县北九十里，高一千八百丈，周围五百里，为岳郡镇山，郡名岳阳，以此石崖壁立，篆文云：夏禹治水至此。上有巨石，石系丹峰，又有葛艾二仙坛、硃砂崖、芙蓉池，有石田三亩。左有温泉两穴，右有凤凰石、仙女台。其麓有坡，海棠洞花常夏开，旁有风穴，犯之凄然，狂飚竟日。山之西，石梵通途十五里，曰山西岭，后一山，相传为六尚书避乱处，石床石枕犹存。其崖有坛竹，岁生一株，药草百余种，怪木奇花，人不足识。道书称为二十五洞天。又名幕阜山，相传吴太史慈为建昌都尉，于此建幕云。”幕阜山位于平江县，山势雄伟，风光秀丽，山上飞瀑流泉，洞天奇景，石室幽谷，确是道家修炼的好地方。《史记》曰舜“就时于负夏”，负者靠或临之义，迁于负夏即以幕阜山作为根据地，是古代重要的天文观测中心。刘俊男在《“皇图”及上古天文中心在湖南考》一文中又说：“帝舜家族也曾在夏水附近的幕阜山（幕为舜之祖，以其名名山）主天文，当时称负夏，负夏者临近夏水也。故《史记》曰就时于负夏，因帝舜通天文，故尧禅位于他。正如鲧所言：得天之道者为帝，得地之道者为三公，舜之师名纪后，居纪，即舜葬于纪之纪，又曰苍梧，在今湖南，天子之师亦即天文历法之师，可见，南岳一带仍为天文历法中心。”幕阜山上“禹治水、登此山”的石壁刻铭。秦始皇在公元前219年第一次出巡，和公元前210年第四次巡游共两次登幕阜山祭神，五岳中只有东岳泰山有此殊荣，足以说明幕阜山在秦始皇心中的重要性。沸沙古井，是葛玄在幕阜山修仙炼丹之所，葛玄也成仙于此，他们当时炼丹的丹坛、杵臼石田诸仙遗迹尚在。同治《平江县志》记载：“葛仙丹台在幕阜山，有石灶、石臼，相传葛玄、葛洪在幕阜山炼丹之所（东望石壁，飞瀑挂之，曰漂水岩，正为老龙潭，又流径山西岭下，水黑如墨，相传仙人遗下药汁如此）。”“石研盘在幕阜山，盘形圆，径四五尺，深四五寸，中有方井，径四寸，深寸许，俗传葛仙翁于此研药炼丹。从孙洪、字稚川，亦好神仙导引之术。晋元帝时以平贼有功，赐爵关内侯。咸宁初，选为散骑常侍，不就；求为句漏令。曰：‘非欲为荣，以有丹砂耳。’乃于罗浮山炼丹，又常游幕阜山，居其祖仙翁室三载。葛洪著《幕阜山记》《琼田草经》，又炼丹于太平乡之梅山，炉灶宛然。”李白游幕阜山写下《炼丹井》云：“闻说神仙晋葛洪，炼丹曾此占山峰，庭前废井今犹在，不见长松见短松。”唐代任蕃《葛仙井》诗云：“古井碧沉沉，分明见百味。味甘传邑内，脉冷应山心。园入月轮净，直涵峰影深。”可见，幕阜山乃楚湘文脉之源，炼丹井饮金丹玉液。

七、孙思邈与龙山药王庙

孙思邈（581—682年）足迹遍及大江南北，传说到过湖南龙山。《新唐书》孙思邈遗言“遗令薄藏，不藏明器，祭去牲牢”。孙思邈去世后，由于其在龙山及其周围民众中享有至诚至尊的声誉，故成为一位被神格化的菩萨尊神，被尊为“药王”“药王菩萨”“药王大帝”“药王孙真人”“药皇”“药皇灵通大帝”“药王灵通大天尊”“普济药王大天尊”“药王佛”“救难消灾善济佛”“南无药皇大天尊”等。在龙山岳坪峰药王庙周晚初所藏之《药王孙思邈灵丹灵签》药王咒：“韶州得道，降下灵丹，一传天下，采访八百八十之妙药，救了人间，学习四百四十之病源。位庙唐朝，得师万代。千家有请，万家有灵。掌十三代之真传，瑞以万世之洪渊。我今稽首靠真人，惟望真人亲降临。大慈大悲，普济药王大天尊。救男男成对，救女女成双。上界天佑齐拥护，下界鬼神尽皈诚，南无阿弥陀佛观世音。”在龙山周围的一些拜香歌里亦唱道：“志心虔诚皈命礼，朝拜药王大天尊。药王姓孙名思邈，敕封药王老真人。当时唐朝为进士，声名显著在朝中。不顾朝中把官作，太白山中去修行。修行就把医书著，千金方药最有灵。四月二十八成道后，大彰医国又医人。岳坪峰上神通大，将身飞落玄元宫……”“志心虔诚皈命礼，朝拜药王大天尊。真人唐朝为进士，千金方药最有灵。四海龙王都欢喜，亲传秘诀到龙宫，猛虎得病来求救，虎口拔钗显神通。龙王之子得了病，龙鳞解毒建奇功。正宫娘娘得了病，悬丝探脉奏奇功。唐王一见龙心喜，圣旨敕封药王神……”保存在当地一些行教法师手上的经忏中亦有说明：“真人药皇，显生在唐。曾救虎口龙鳞伤。治病愈育，医理无双，等探即安康。朝礼药皇灵通大天尊……”龙山一带的民众为他建药王殿，朝朝代代，香火不息。尤其是现在新化、冷水江、涟源、双峰、新邵等县市群众，每年都要上山朝拜，人流络绎不绝，香火长盛不衰。

炎陵炎帝陵、长沙张仲景祠与龙山药王殿并称为湖南中医药文化三大始源之地。同治《湘乡县志》载：“湘之山以龙山为最大，高峰矗立，环湘两百里，外望之，如阵云浮碧，因山势高大，群峰矗立，伸展如龙，故名龙山。”百里龙山又称天下药山。据《药王孙思邈与龙山》和《龙山药王传说》记载，唐代名医孙思邈来龙山采药、炼丹、著方，生活长达27年，并遗留有陕西寨、炼丹池、晒书石、治虎坪、龙泉井、洗药池、避暑仙境、药王衣冠冢等。药王庙是纪念被唐皇御封为“真人”孙思邈的功德而修建的。据《宝庆府志》记载：“唐时孙真人修炼于此（岳平顶寺），唐时建小庙祀之。”唐开元年间，申泰芝在龙山岳平顶寺祭祀孙思邈。现湖南龙山药王殿始建于唐代，后经历代修缮扩建，至清光绪时，全殿由山门和殿堂两大部分组成，占地900平方米，殿高8米，全系浮雕石刻，外墙由巨型花岗岩条砌成，顶盖大铁瓦。殿内还立有唐太宗李世民御笔亲书的石刻“圣旨”。《赐真人孙思邈颂》：“凿开经路，名魁大医。羽翼三圣，调和四时，降龙伏虎，拯衰救危。巍巍堂堂，百代之师。”曾国藩书写的“药王殿”三个大字刻在殿堂的拱形石门上，其余多处刻有精美图案和对联，其意融融。殿内存放有孙思邈像，即人们常常前往朝拜的“药王菩萨”，其造型别致，栩栩如生。殿内有两口圣水仙井。一口位于殿内院中，据传为孙氏当年的洗药池；一口位于殿内房中，相传为上古神医仓公洗目成明的上池圣水。两口仙井具有三个不解之谜：一是千年大涝不涨、百年大旱不枯；二是一人饮水不溢、万人用水不竭；三是取之煎药起沉疴、捧之泡茶除痼疾。

从神话传说中古代神医神农、仓公，到有史可查的汉代医圣张仲景、唐代药王孙思邈、明代药圣李时珍、清代药神周学霆等都与龙山结下了不解之缘。据考证，医圣张仲景任长沙太守时，由昭陵（邵阳）县令陪同上龙山采药，著《伤寒杂病论》；药王孙思邈长期居住龙山采药医病，撰写《千金要方》《千金髓方》《千金翼方》；药圣李时珍为撰写《本草纲目》三次赴龙山采集中草药标本；药神周学霆系龙山人，为著医书《三指禅》，足迹更是踏遍龙山。华夏中药文化园专家考察组评价：“一座山吸引了这么多药王、神医，这在天下名山中是绝无仅有的，龙山为天下药山当之无愧！”据中国华夏文化纽带工程组委会专家考证：龙山药王殿是全国十大药王古殿中历史最长且保存最好，最有研究开发价值的一座古殿。

山麓有孙家桥、孙家桥村、孙水河、与孙真人一脉相承的后裔，以及“一针救活两条命”“罗敷美女侍真人”等神话传说。至今，孙家桥村居民大多姓孙，罗坪村居民大多姓罗。龙山一带“十民九医”，崇文尚医蔚成风气。每年正月初三药王生日、四月二十八药王封王日、八月初一药王忌日朝圣者络绎不绝。灵山秀水，人杰地灵。龙山麓下医星璀璨。民国时期出了肖琢如、周建甫、刘以贤、彭作霖、易阳生、肖畏皇、汤子云、罗海涛、刘绍裘等名医；当代出了曾益新、石海澄、肖建勋、周指明、肖汉兵、刘国和、李丽等医学博士。

八、周敦颐与《太极图说》

周敦颐（1017—1073年），又名元皓，原名惇实、敦实，避英宗讳改敦颐，字茂叔，谥号元公，北宋道州营道（今湖南省道县）人，世称濂溪先生。著有《周元公集》《爱莲说》《太极图说》《通书》等，后人整编为《周元公集》。根据《宋史》传记：周敦颐，字茂叔，道州营道人，以舅龙图阁学士郑向任，为分宁主簿。有狱久不决，敦颐至，一讯立辨。邑人惊曰：“老吏不如也。”部使者荐之，调南安军司理参军。有囚法不当死，转运使王逵欲深治之，逵，酷悍吏也，众莫敢争，敦颐独与之辨，不听，乃委手版归，将弃官去，曰：“如此尚可仕乎！杀人以媚人，吾不为也。”逵悟，囚得免。移郴之桂阳令，治绩尤著，郡守李初平贤之，语之曰：“吾欲读书，何如?”敦颐曰：“公老无及矣，请为公言之。”二年果有得，徙如南昌，南昌人皆曰：“是能辨分宁狱者，吾属得所诉矣。”富家大姓、黠吏恶少，惴惴焉不独以得罪于令为忧，而又以污秽善政为耻。历合州判官，事不经手，吏不敢决，虽下之，民不肯从。部使者赵抃惑于谮口，临之甚威，敦颐处之超然，通判虔州，抃守虔，熟视其所为，乃大悟，执其手曰：“吾几失君矣，今而后乃知周茂叔也。”熙宁初，知郴州，用抃及吕公著荐，为广东转运判官，提点刑狱，以洗冤泽物为己任，行部不惮劳苦，虽瘴疠险远，亦缓视徐按。以疾求知南康军。因家庐山莲花峰下，前有溪，合于湓江，取营道所居濂溪以名之。抃再镇蜀，将奏用之，未及而卒，年五十七。黄庭坚称其“人品甚高，胸怀洒落，如光风霁月。廉于取名而锐于求志，薄于徼福而厚于得民，菲于奉身而燕及茕嫠，陋于希世而尚友千古”。周敦颐为宋朝儒家理学思想的开山鼻祖，所提出的无极、太极、阴阳、五行、动静、主静、至诚、无欲、顺化等理学基本概念，为后世的理学家反复讨论和发挥，构成理学范畴体系中的重要内容。

太极是派生万物的本源，太极图有七大含义，即结构、规则、玄机、均衡、圆融、变易和方向。“无极而太极。太极动而生阳，动极而静，静而生阴，静极复动。一动一静，互为其根。分阴分阳，两仪立焉。阳变阴合，而生水火木金土。五气顺布，四时行焉。五行一阴阳也，阴阳一太极也，太极本无极也。五行之生也，各一其性。无极之真，二五之精，妙合而凝。乾道成男，坤道成女。二气交感，化生万物。万物生生而变化无穷焉。唯人也得其秀而最灵。形既生矣，神发知矣。五性感动而善恶分，万事出矣。圣人定之以中正仁义而主静，立人极焉。故圣人与天地合其德，日月合其明，四时合其序，鬼神合其吉凶”，君子修之吉，小人悖之凶。故曰：“立天之道，曰阴与阳。立地之道，曰柔与刚。立人之道，曰仁与义。又曰：原始反终，故知死生之说。大哉易也，斯其至矣!”在《太极图说》中，他认为人与万物同样都是二气交感所化生出来的，而其源都是太极，再由太极推及到了人极，也就是把人的道德、人性看成是与宇宙生生过程相同的无极太极、阴阳五行的过程。这样，周敦颐便为他的诚的理论奠定了宇宙论的基础。

“诚”所体现的心性本体论一个突出的表现便是人的伦理道德。周敦颐如此推重“诚”，就是坚信人类具有真诚善良的本性。他发挥了《中庸》关于“诚”的思想，从宇宙论进而推演出人道观，建立了以“诚”为本的伦理道德学说。朱丹溪“参之以太极之理”，一方面肯定“动”对万物生化的意义，另一方面认为“妄动”则是病因。由五性感动而悟出妄动伤阴。而妄动者，相火也。引动相火的是“人欲”，强调“人欲”在发病学上的意义。主张在养生上节食色之欲，以静制动，人心听命于道心。

周敦颐的太极说处于汉唐的太极元气说与宋代的太极理本论间的过渡阶段。朱熹《太极图说解》盛推《太极图说》无极而太极，以太极为理。陆九渊则不认同《太极图说》中无极的概念。洪迈用无极生太极即无生有来证明朱熹的整个理学体系是道家异端。黄宗羲《宋元学案》以太极为元气。考明代医家之命门学说，实由宋代周敦颐之太极图说而形成。太极无形生有形的思想，是太极命门的立论根据，使命门的形质虚化，导致命门非水非火、命门与相火、命门有形无形之争。命门学说融传统文化于医理，对传统中医学脏腑理论体系进行了丰富和发展，孕育了新生中医理论的萌芽。

九、周湛与刻石兴医

北宋的时候，在邵州（今邵阳市）之南紫阳山（今邵阳县塘田市镇一带），出了一门祖孙三进士，被世人传为美谈。他们是父亲周仪、儿子周湛、孙子周钦，祖孙三人先后考中进士，而且为官都很有政绩。但其中影响最大的，要数周湛。谱载：“湛公天资强记，吏胥满前一见，辄识其姓名，为人脱易，少威仪，然善弩弓，虽隔屋亦中的云，宋史为专传。”《宋史》传：“周湛字文渊，邓州穰人。进士甲科，为开州推官，改通判戎州。俗不知医，病者以祈禳巫祝为事，湛取古方书刻石教之，禁为巫者，自是人始用医药。”考周湛邓州穰人记载有误。宋朝曾巩在《隆平集》中亦有记载：“周湛，字文渊，其先汝阴人，五世祖宦湖外，马霸图割据，留不敢归，子孙遂为邵州人，既又徙居南阳。”南宋初年，周湛的姻亲陈与义曾到邵州避难，写有《书堂石室铭并序》，文章开篇就说：“谏议周公读书之石室，在武冈之紫阳山。”嘉祐五年（1060 年）六月，周湛在河南相州病逝后，魂归故里，埋葬在邵地迈迹塘虎形山，即现在隆回县花门街道办事处曾家坳村对江一组，他的子孙后代清明祭扫，香火不断。

周湛（990—1060 年），字文渊。其祖籍在江西吉安府泰和县川河江。唐朝末年，周湛的先辈从江西泰和迁移到邵州武冈小东路紫阳乡长溪里三星团一个叫三峒陇的山村居住，世代耕读为乐。然而从周湛的父亲周仪这一代开始，石破天惊，接连冒出一门祖孙三进士，被传颂千古。周湛的父亲周仪，字我光，幼时在家勤学苦读，日夜不倦。在离周仪居住的祖宅约三里远的夫夷江畔，悬崖上有一个石洞，周仪夜晚读书困了睡着时，常梦见那个石洞里面有着十分美妙的景界，接连好几个白天，他都要爬上石洞里去寻觅梦中的情景，但什么也没有看见。一日，周仪在石洞下遇一老翁，老翁问周仪在寻找什么，周仪便将梦中的情景告诉老翁。老翁便把周仪带进石洞，在石洞里给他讲解文章。周仪听得如痴如醉，竟在不知不觉间度过了三个昼夜。此后，周仪便把这个古洞辟作读书的地方，每日爬到古洞里潜心苦读，从不间断，学业从此大进，后在宋太宗雍熙二年（985 年）时，一举成名，成为宋代邵州第一个考中进士的人，累官至专门给皇帝提意见和建议的谏议大夫。他为官风骨峭厉，遇事敢言，世称直臣。周仪晚年退仕回到老家，在幼年读书的石洞旁边建立了邵阳县最早的书院——谏议书院，每日讲学其中，门徒数百，时湖南名士多受其学。

周湛从小跟随做官的父亲南北闯荡，见过很多世面，了解到许多地方的民俗风情，增长了不少见识，后来又把户籍迁移到父亲的住所河南邓州穰县。周湛年幼时非常聪明，读书亦很上进。宋真宗天禧三年（1019 年），周湛以邓州籍考生的身份，赴京城参加科举考试，被一个叫王整的主考官录取为甲科进士。同年，他被朝廷授予四川开州负责审理狱讼的推官之职。不久后周湛被调回京城，在皇帝身边当了一个负责起草文书的秘书省著作郎。干了一段时间，他又被任命为戎州通判。戎州即现在的四川省宜宾市，通判是宋代州的地方官中的一种，地位略次于知府。《武冈州志》记载：“初戎俗，不知医，湛取古方，知刻石教之，自是人始用医药。”宋代时期的戎州，地方偏僻，交通闭塞，民风未开。居住在那里的，大多是土著百姓，思想观念相当迷信落后，生病的时候从不知道求医问药，只相信鬼神，戎州民间都认为人生了病是鬼神作祟，所以家中有人生病时，总是请巫师为其驱鬼禳灾，因耽误治疗而病死的人很多。周湛到戎州上任后，目睹老百姓被疾病折磨的痛苦，心里十分难过，他决心要改变这种状况。他派出郎中，下乡为百姓治病，又请来张敬玑给病妇治病，传授医疗知识。并请来石匠，把治病的药方刻在各要道显眼处的大石头上，以教育老百姓生病了要吃药治疗，千万不要去相信什么鬼神。并张贴告示，严禁巫师巫婆装神弄鬼骗人害命。刻着三根汤、麻黄汤、桂枝汤、柴胡汤、白虎汤、青龙汤、麻杏石甘汤等方剂的石碑很壮观地耸立在戎州城一隅，任凭风刮雨淋日晒，在时光的荡涤中日见沧桑斑驳，但它始终是戎州人民心中的一块圣地。总有人来到它的面前，怀着虔诚之心抄写上面的药方，用崇敬的目光触及它，充满爱意地抚摸它，怀念之情在心湖中荡漾。这些石碑，难道仅仅留下了一些中药方剂？当然不是。它铭记了一段历史，使它鲜活地穿越时光的隧道，向后人不断展示着一种永恒而值得发扬光大的精神。在周湛的推动倡导下，戎州人才开始懂得医病的知识和道理，民风才渐渐开化起来。

在戎州担任通判之后，周湛的职务又经过几番调动升迁，然后又奉调回京，再次在皇帝身边当了个尚书都外郎的闲职。这一次在京城也没有待多久，又升任虔州（治所在今江西省赣州市）知州。其时虔州一带，拐卖人口的现象十分猖獗，从江淮过来的人贩子，常在虔州拐骗青年，卖到岭外去给人当奴隶。周湛了解这一现象后，便采取了非常严厉的措施，禁止拐卖人口。他想方设法搜查抓捕人贩子，并通过明察暗访，先后查出并解救被拐卖的人口二千六百余人。对这些被拐卖的人口，周湛先把他们统一集中到知州衙门，给以饮食，然后一个个问明他们的来历和家乡住址，发给路费，遣送他们回家和家人团聚。虔州的民风刚刚有所好转，朝廷一道圣旨，又把周湛调离虔州，去担任提点广南东路（治所在今广州市）刑狱，掌管那个地方的司法和刑狱。不久，又调任京西路（治所在今河南省洛阳市）担任盐铁判官。周湛刚到京西路任盐铁判官时，正碰上当地的地方官征集了数十万民工，要在京西路所属的邓州修建一项叫美阳渠的水利工程。为了修建这条美阳渠，老百姓要负担十分繁重的徭役，有的不堪其苦，背井离乡，只弄得邓州上下，民不聊生，怨声载道。周湛目睹这些惨状，便进行了深入调查，结果发现这条美阳渠修成之后，仅能灌溉州县的少数公田，老百姓并不受益，而且工程耗资耗工过于庞大，得不偿失，纯属地方好大喜功，祸害百姓。于是，周湛便将调查的情况写成奏折，申奏朝廷，停止了这一项劳民伤财的工程修建，为老百姓减轻了负担，避免了一场劳役之灾，使人们能够很好地休养生息，安居乐业。

在担任京西路盐铁判官期间，周湛还察觉到三司衙门内账目不清，典籍散乱，办事手续烦琐，官吏差役相互猜疑作弊。针对以上弊病，周湛设立了“勘同法”，凡钱物出纳及人员差遣，均用符契，每年可减少民间计账费用七千。

从京西路盐铁判官调任江南西路（治所在今江西省南昌市）转运使后，周湛发现所属州县的簿领案牍十分混乱，记载保存无先后次序，很多重要档案被丢失。官吏办事拖沓，互相推诿塞责，老百姓告状的诉讼无人受理，一些应该及时了结的案子也久拖不决。周湛到任后（1042—1054 年），严厉整顿了衙门的风气，严格督促胥吏将档案文件重新进行清理，逐年逐月依次编号，称为“千文架阁法”（用《千字文》编排字号，有序地排列在档案柜架上，以便查阅并防止丢失的科学方法）。整理后的案牍文件条目清楚，查考起来十分方便，极大地提高了胥吏们的办事效率。周湛的这一做法被朝廷知道后，宋仁宗便下诏作为榜样，敕令全国各地仿照实行。在周湛上任以前，江南西路所属州县，人民的徭役负担很不均匀，一些奸诈诡秘的人，利用假名冒替、瞒报户丁等手段逃避徭役，这些瞒漏的徭役负担便转嫁到普通老百姓头上，使那些规规矩矩的百姓徭役负担格外繁重。为平衡老百姓的徭役负担，堵住逃避徭役的漏洞，周湛在进行详细的调查研究后，列出了诡名挟佃等十二种逃避徭役的现象和解决处理的办法，并允许瞒报户丁、假名冒替以逃避过徭役的人自己申报，一下子就查出隐瞒的户口三十万户。这样，徭役均衡了，朝廷的赋税也增加了，普通老百姓的负担也减轻了。

由于政绩突出，周湛又被朝廷从江南西路转运使的任上召回京师，擢升为户部尚书。包拯在端州（今肇庆市）期间，曾陪同周湛等上级官员游览七星岩，有石刻为证："提点刑狱周湛、同提点刑狱钱聿、知郡事包拯同至，庆历二年三月初七日。"不久，又复出为夔州（今四川省奉节市）路转运使。在周湛到达夔州之前，其属下云安（今四川省云阳县）官办的盐井每年都要向民间强行征集柴草，致使老百姓劳苦困顿以致破产者不断有之。周湛到任后，首先蠲减了盐课，而后又省掉了老百姓输送柴草的苦差使，极大地减轻了当地农民的负担。

以后，周湛再度被召回京师，任太常少卿。旋即又被调任江淮制置使。宋代时，江淮是富庶之区，以往，京城的权贵们都喜欢向江淮地区的地方官们索贿，江淮的地方官也喜欢向朝廷政要行贿，以谋进身之道。周湛赴任前向宋仁宗皇帝辞行时，皇帝告诫他到江淮任上后，千万不要像以往的江淮地方官们一样去向朝廷的显贵们输金送银，赠钱纳物。周湛非常激动地回答皇帝说："我蒙圣上的教诲，绝不敢以私忘公，去攀附巴结朝廷显要，来为自己谋取进身之路。"当时，长江流经舒州（今安徽省潜山县）长风沙（原是今安徽省安庆市东长江中的一个沙岛，现已并入长江北岸）地段时，水势十分险要，谓之石牌湾，过往船工胆战心惊，船毁人亡的事故时有发生。周湛担任江淮制置使时，组织动员民工三十万人，凿河十里，以避其害，使沿河百姓和过往船只皆受其利。

后来，周湛又担任了一个名为度支副使的官职。当时，凡由发运司保任到三司的军将，无须经过任何考核便都可得到提拔，这已经形成惯例。唯周湛能坚持原则，他将其报上来的三十五人名册中的滥报者，尽皆查实予以复回。后周湛拜为谏议大夫，朝廷命其出使契丹，周湛推辞没有成行。

周湛晚年时知任湖北襄州，时襄州人不会烧制砖瓦，居民居住的房屋都是用竹子搭起来的，最容易发生火灾。加之年深月久，本来就不很宽敞的街道被两旁修建的民房侵占，致使街道更加狭窄，房屋更加拥挤，屋檐挨着屋檐，火灾事故频频发生。每当一家发生火灾，往往有多幢民房受其牵连。周湛一到襄州，便带领衙役对街道两旁的房屋，一栋一栋进行勘测丈量，对侵占街道的房屋，全部进行拆除。又在城内发掘恢复了四口被废弃了的水井，督促居民时刻做好储水防火的准备。从此以后，襄州城再也没有发生过火患。

但是，周湛的革新措施，却遭到当地的豪绅大户们的强烈反对。当地有一位曾当过提点刑狱的大户李穆，串通地方豪强，联名上奏朝廷，诬告周湛扰民。周湛因此被降职到相州（今河南省安阳市）任知州。不久，这位北宋的治政能臣、杰出的宝庆名宦，就病逝于相州任所，葬回宝庆。

十、劳澄与九芝堂

根据陈先枢《坡子街史话》、结合尹立民《重探长沙劳氏与劳九芝堂》记载，长沙九芝堂药号与北京同仁堂药号，一南一北各领风骚数百年。业界素有“北有同仁堂，南有九芝堂”的说法，足见其声名显赫，影响之大。今天的上市公司九芝堂其前身就是长沙坡子街劳九芝堂药号。

劳澄（1644—1699 年），字在兹，号林屋山人，江苏吴县人。劳氏福九公（劳达，字福九，元末迁吴县，为洞庭劳氏始祖；九世孙劳明盛迁湘潭，之后迁长沙）第十一世。劳澄是文人，读诗书，通医道，还喜欢画画，修身养性。今存有 1691 年马昂、顾炎武、劳澄合作的《书画合璧扇》有劳澄之印、在兹印、家在第九洞天印。劳澄并有 1696 年《枯木疏林图》钤劳澄之印，在兹款识：学梅道人之图，写之泼墨聊以自娱，不堪持赠。

据民国时期《劳氏族谱》记载，1650 年，劳澄的父亲劳宁国（1634—1686 年）向江西蔡姓人借到 300 两银子做资本，在大门内用土砖砌了一个简陋柜台，在长沙坡子街开起了无名号的小药铺，立下“吾药必吾先尝之”的店规。素通医药针灸的劳宁国，“以救长沙太守危疾，送匾诵扬”，药店名声大振。劳澄清初幕游湖南，退职后一度隐居长沙岳麓山，后来迁居坡子街关圣殿对面一所小民房内（即劳九芝堂旧址）。闲居中曾行医诊病卖药。劳澄的次子劳楫（1687—1779 年）正值叶天士（1667—1746 年）行医的鼎盛时期，于 1709 年举家迁来长沙定居。劳澄于清康熙六十一年（1722 年）将药铺交付劳楫经营，自己回苏州颐养天年去了。在劳楫的经营下，药铺渐有发展，但仍然无招牌名号。清乾隆四十年（1775 年），当时负责经营的劳澄重孙、劳楫的孙子、药店第四代传人劳禄久（字名亭，号诚斋，第十四世，1755—1795 年）苦于药铺经营数代之久尚无店名，1782 年某日踌躇间，观曾祖父劳澄晚年回苏州后绘的一幅《天香书屋图》（图 3－2），见画中有“植双

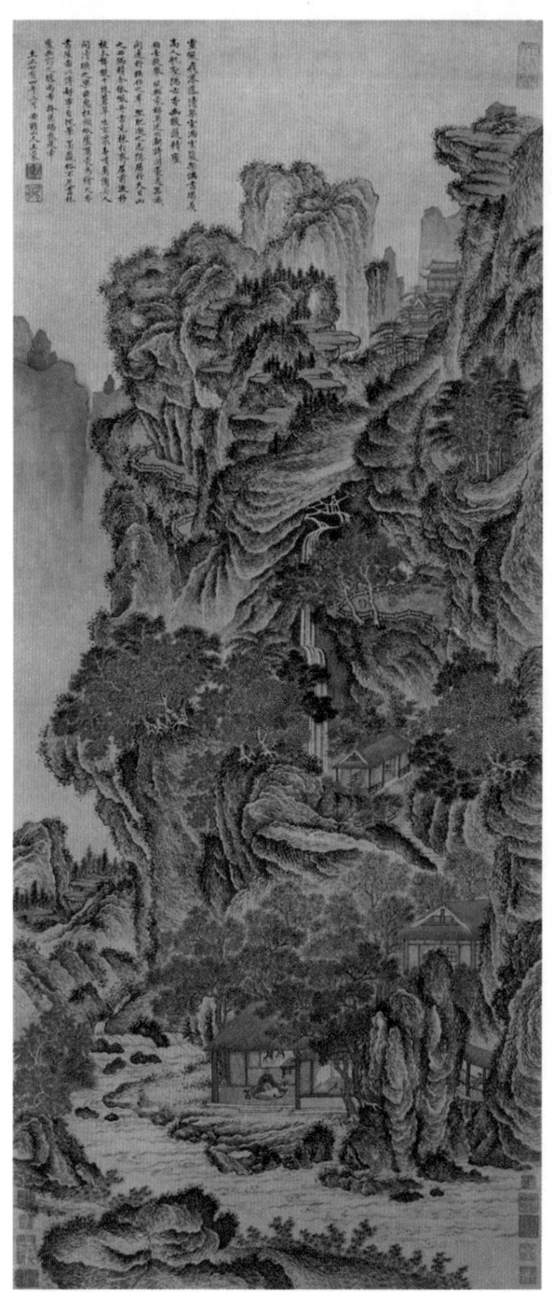

图3－2　元代王蒙有《天香书屋图》

后世明清的作品多仿之，叫同样的名字以致尊敬，甚至题字也仿王蒙的风格。劳澄所绘的《天香书屋图》，今已佚。据《江苏洞庭劳氏长沙支宗卷草册》记载：乾隆四十年（公元 1775 年），劳澄重孙劳禄久见画中有“植双桂，桂生芝九”之语，遂以“劳九芝堂”为店名。

桂，桂生芝九”之语，顿生灵感，取“九芝”二字，九乃最大自然数，芝为瑞草灵芝，冠以劳姓名“劳九芝堂”，全称是“苏州劳九芝堂国药店”（图 3－3）。劳九芝堂在灵石驿馆开有分号。嘉庆九年（1804 年），湘籍经世派著名学者陶澍离家北上，路过灵石时，作有诗咏《九芝堂》云：“蓮脯阶蓂汗漫辞，空山草本本无知。时清不诩登封喘，零落斯堂号九芝。”20 世纪 40 年代所编《湖南省各县市氏族源流调查表》中有这样的记述：“劳（禄久）名亭，号诚斋，国学生。乾隆四十七年创设劳九芝堂国药店于长沙坡子街，俾子孙世其业。”劳九芝堂药铺招牌正式产生，劳禄久也就成了江苏劳氏长沙支族公认的劳九芝堂第一任经理。而将劳九芝堂药铺做大、做成品牌者，当数劳氏福九公第十五世“克”字辈的几房兄弟及其后人，即“克、存、祖、志、永、绍、先、声”等辈。特别是第二任经理“克”字辈的劳克敬，主持业务达 50 年之久。他既有中医药知识，又能听取职工和顾客意见，为了改进经营，往往打躬作揖地向提意见者道谢。劳克敬晚年选拔培养的第三任经理劳德扬继承衣钵，戒奢从简，对店务作了进一步整顿，而且订出了一套经营方针和管理制度，代代相传。从此，劳九芝堂逐渐成为长沙药业中的大户，到同治年间，每月平均营业额高达白银 4000 两。1930 年前后，劳九芝堂年营业额已达 18 万银元，有员工 60 多人。长沙东山还有几百亩田地，几百平方房屋土地，年收益银元近万元。至 1938 年 11 月长沙“文夕大火”之前，劳九芝堂累积资产达 40 万银元。劳氏后人说，“文夕大火”前，劳九芝堂店铺从坡子街顺着衣铺街一直延伸至樊西巷，一条街全是劳九芝堂的。

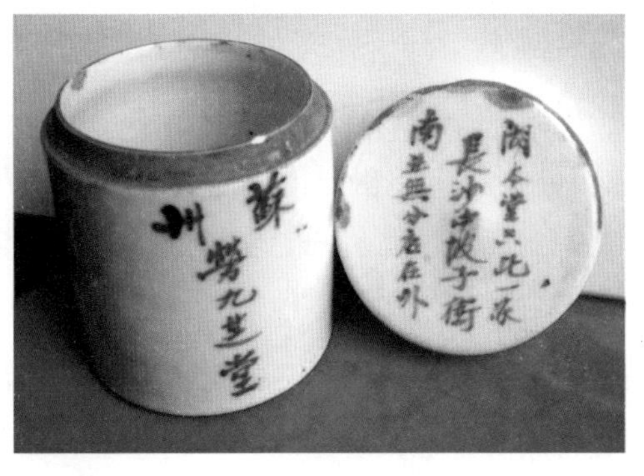

图 3－3　九芝堂，旧址现位于湖南省长沙市天心区坡子街

劳九芝堂能从一个小小的无牌药铺逐步壮大到鹤立江南药业半壁江山的局面，屹立 300 多年不倒，虽然有种种原因，但最重要的还是与“讲诚信、重质量”的经营理念有关。劳氏后人劳建勋说，就是 4 个字：药真，不假。有一年做“十全大补丸”，当时缺一味中药，时任劳九芝堂经理的劳端生坚

持不能生产。门市上已经脱销很久了，有人说可以用别的药代替或是缺一味也没有多大关系，不能眼看着生意流走。但是，劳端生决不糊弄顾客，不搞假冒伪劣，硬是顶了几个月，直到缺的那味中药材到了，才开始生产。劳九芝堂生产的“膏、丹、丸、散”，用药都很有讲究。像当归、黄芪这类药材，一般只取中间一段药性强的，头尾去掉不入药。选料认真是劳九芝堂进货的特点。生产原料通常是挑选上等的，不用次货。如：制参桂鹿茸丸和附桂紫金膏用的上桂，总是购买中越边境或北越产的肉桂，比普通货要好两倍。鹿茸用细茸、锯茸。麝香用云南产黄色有油润的，色枯无油的不用。所有进货，必须经过制药部员工验收，发现品质低劣，货不对样板的，有权拒收。在中成药的制作工艺上更是有讲究，如生产眼药用的炉甘石要反复研细，珍珠用豆腐合煮，使之易于研碎。退翳障用的珍珠粉要过水飞等，这样加工出来的眼药，患者使用时不仅眼膜不受刺激，而且有清凉舒适感。熬制膏药的黄丹与麻油则按季节下料，夏季多用丹少用油，冬季反之。膏药熬制时须注意火候，药料必须在油熬到“滴水成珠”的程度再趁热拌入。收膏时趁热洒水入锅，让水蒸气把油烟带走。因此，劳九芝堂熬制的膏药“明如镜，黑如漆，热天不漫不流，冬季不硬不脱”，香味浓，无油烟气，很受用户欢迎。制丸药、膏药渗兑的大葱、白蜜等料都预先熬炼成油备用。大葱选用长达两尺以上将要开花的老葱，熬成黑色膏状油汁，白蜜则用上等蜂蜜熬成黄色液汁。这些讲究的加工方式和操作工艺，有助于提高质量。生产与储存方面，则根据每种成药在一定季节的销量和有效存放期长短，分期分批安排生产，避免成品积压或脱销。需要连续生产的畅销货，如附桂紫金膏，则每日熬一锅，每锅下料一百斤左右，做到当天熬出当天就揩好，不使过夜。在成品包装上，做到畅销品事先装罐，冷背品临时装罐，使成品出货时味足色鲜，不受潮，不发生霉变。

除“药真，不假”以外，劳九芝堂热心公益事业、乐善好施也是使其闻名遐迩的重要原因。从清咸丰年间起，劳九芝堂就有一个“恤苦济贫，优待同业”的活动。外地往来户，价格都以八折优待。每逢初一、十五，附桂紫金膏便半价优待顾客。此举吸引了众多外地顾客赶集似的集中在这两日来采购。每月这两日的营业额多于平日十倍。这样做既带活了全盘业务，还扶植了大批中小商贩，扩大了推销网点，也培养了许多义务宣传员，提高了商业信誉，节省了业务费用。每逢生产参桂鹿茸丸时，药号总要先将养得膘肥体壮的雄鹿在店门外展示一两日，然后敲锣打鼓当众将鹿茸割下，以示货真价实。对于来自四面八方的顾客总是热情招待，邀请参观工场，介绍所用原料的优异。平日，对穷苦百姓无偿散发“万应膏”“时疫散”等常备小药品。年三十夜，派人给露宿街头的穷人发米票等，市民有口皆碑。既是善举，也扩大了影响，提高了声誉。劳九芝堂还是丽泽小学（今火后街小学）股东、火宫殿救火会股东、火宫殿会董和苏州会馆会董。经理劳端生就曾兼任过金庭小学与火后街小学校长，会计劳绍谔就曾任过火宫殿义勇消防队队长。在人员管理上，劳九芝堂也有其独到之处。劳九芝堂从不轻易辞退员工，员工只要没有大的过失，都可以在店里干一辈子。员工子侄，经过经理同意，可以入店学徒。因此，有的员工几代人都在劳九芝堂做事，对劳九芝堂怀有“店即是家”的归属感。这样不但稳定了人心，还能避免劳九芝堂的秘方、古方泄密外流。

1952 年，劳九芝堂经理劳勤畦任期已满，在市药材公司工作组与店工会主席主持下，召开股东大会，正式推选劳端生为经理，劳绍楠为副经理。经过“三反五反”运动，在党的城乡交流、繁荣经济正确方针指引下，劳九芝堂实行灵活的经营措施，业务迅速发展。1952 年营业额为旧人民币 14 亿元，1953 年上升到 29 亿余元，创开业以来最好纪录。1956 年元月，劳九芝堂第一批敲锣打鼓进入公私合营，改名“劳九芝堂药店总店”，劳端生任资方副经理。1956 年 4 月，坡子街铺面改为“公私合营九芝制药厂门市部”。同年 6 月，劳端生被任命为九芝制药厂副经理。劳九芝堂则于 1967 年改名长沙市中药一厂，1992 年恢复老字号，更名“长沙九芝堂制药厂”。1994 年改制，1996 年成立九芝堂集团，1999 年与数家公司合并，成立湖南九芝堂股份有限公司，2000 年发行股票，成为上市公司，并跻身长沙高新技术开发区。在坡子街仍保留有门店。2006 年，湖南九芝堂股份有限公司被国家商务部重新认定为中华老字号。“九芝堂”获全国驰名商标称号，其中药炮制工艺列入中国非物质文化遗产名录。楹联家易仲威撰联曰：劳澄领医药先驱，妙手回春，九九和风生黍谷；芝草钟湖湘瑞气，强身益寿，堂堂盛誉满星沙。

十一、湖湘稻作文化与以稻入药

稻米是一种古老的人工栽培植物，全世界有一半人口以稻米为主要食物。稻作文化是中国农耕文化的重要组成部分，指人们以水稻种植为主要生存和发展方式的文化。游修龄《中国稻作史》认为，中国稻作起源于盘古和神农。湖南道县的寿雁镇玉蟾岩，出土了 1.8 万年前至 2.2 万年前兼具野生稻特征的栽培稻炭化稻粒。澧县彭头山遗址，发现了距今 8000～9000 年的稻谷壳。常德澧县城头山，发现了世界最古老的水稻田，距今 6500 年以前，是世界上已知最早的稻作农业遗存之一。耒阳县令曾之谨著《农器谱》，是中国历史上第一部真正意义上的农具专著；连同其祖父曾安止《禾谱》合刊，《禾谱》被称为中国历史上第一关于水稻栽培的专著。两书内容大部分保留在元代的《王祯农书》中。明清以后，湖广熟，天下足。美国《科学》杂志报道称，在距今 4500～4000 年前，水稻种植从中国南方传播到了越南、缅甸、泰国和柬埔寨等东南亚地区。稻作文化深刻地而又潜移默化地影响湖湘子民的聚落生息、社会历史、经济结构、民俗信仰、生活方式、体质健康、疾病和治疗，等等。《淮南子》说“食谷者知慧而夭”，《大戴礼记》谓“食谷者知慧而巧”；然而，《禅与生命的认知初讲》称“食谷者愚”。五谷为养，则曰“食谷者生”；却谷食气，则曰“食谷者愚”。其实并不尽然，这是从不同的目的阐释各自的论述。《古史考》曰：“古者茹毛饮血，燧人钻火，而人始裹肉而燔之，曰炮；及神农时，人方食谷，加米于烧石之上而食之；及黄帝始有釜甑，火食之道成矣。”《隋书》记载：“江南之俗，火耕水耨，食鱼与稻。”南稻北麦，饭是百味之本。

以稻产品入药，临床应用盛广。如稻草、稻谷芒、稻壳、稻谷、稻米不同部位，黑米、糯米、粳米、糙米不同种类，谷芽、杵头糠、米汤、粥，糖、酒、醋不同加工品，等等。特别是因为酒有一定的治病、养生、保健和防病的作用，故称酒为百药之长。米汤又叫米油，是用粳米熬稀饭或做干饭时，凝聚在表层的细腻黏稠物，性味甘平，有益气、养阴、润燥等功能，药食同源，一碗米汤胜过百药。《黄帝内经》有酒剂汤液醪醴、鸡矢醴、药熨方、马膏桂酒熨、左角发酒方。《伤寒论》桂枝汤服已须臾，啜热稀粥适量，以助药力。《金匮要略》有附子粳米汤（由炮附子、半夏、甘草、大枣、粳米组成）治寒呕。《诸病源候论》妊娠候："妊娠七月，始受木精，以成其骨，劳躬摇支，无使定止，动作屈伸，以运血气，居处必燥，饮食避寒，常宜食稻，以密腠理，是谓养骨牢齿者也。手太阴养之。"《圣济总录》石莲汤（杵头糠、人参、石莲子组成）治噎膈。《验方新编》治稻谷卡喉，食糯米糖亦下。《麻疹集成》健脾止泻汤（由茯苓、芡实、建曲、楂肉、扁豆、泽泻、谷芽、甘草组成）治脾胃虚弱泄泻。《中医杂志》1960 年第 1 期有单方糯稻草煎汤治黄疸。刘禹锡《传信方》云："湖南李从事治马坠扑损，用稻秆烧灰，用新熟酒未压者，和糟入盐和合，淋前灰，取汁，以淋痛处，立瘥；直至背损亦可淋用；好糟淋灰亦得，不必新压酒也。"如此等等，稻产品方药应用不胜枚举。

十二、土苗以辣代盐与以辣入药

1684 年刊刻的康熙《邵阳县志》与《宝庆府志》，皆把辣椒记为"大禾椒，海椒"。临近湖南的贵州亦在康熙时期记载了辣椒。田雯《黔书》称："当其匮也，代之以狗椒。椒之性辛，辛以代咸，只逛夫舌耳，非正味也。"狗椒即辣椒，可以代替匮乏的盐来使用。1722 年康熙《辰州府志》物产称"海椒，俗名辣火，土苗用以代盐"。这里明确指出：吃辣是为了"代盐"，且最早是在"土苗"中率先流行起来的。辣椒，原产于美洲，明末清初传入中国，又被称作番椒、海椒、狗椒等，高濂《遵生八笺》记载早期多为观赏植物，食用价值尚未被开发。苗侗地区较早出现辣椒食用情况的记载是《辰州府志》："海椒，俗名辣火，土苗用以代盐。"其中"海椒"即是辣椒的别称，"俗名辣火"非常贴切地描述了辣椒的特性，给人一种火辣辣的感觉；"土苗用以代盐"说明这个时候当地苗人已经发现其食用价值，但"海椒"却被归在"药品"类下，而不是蔬菜类。同样，《黔书》《黔南识略》《广西通志》也有相关记载。从一些地方志的记载来看，辣椒食用价值的开发呈现从山区逐渐向平原过渡的趋势。在山区，辣椒首先是用来"代盐"，其次才是调味，而平原地带则相反。最初辣椒的食用价值不过是"用以代盐"，"取其辛，辛以代盐"刺激食欲，而不是因为辣椒有咸味。必须说明的是，人们在食用辣椒的过程中由于身体器官受到刺激会分泌一种物质，并逐渐上瘾，盐荒之时不仅山区，平原地带亦以辣椒代盐。辣椒的传入为其作为“代盐”品提供了可能性，而辣椒的化学特性则使其能够“代盐”，这是人们喜辣的根本原因。当然，辣椒既能刺激食欲，又有一定的药用价值。辣椒味辛，性热，入心、脾、肺经。能温中健胃，散寒燥湿，开郁去痰，发汗解表，解毒杀虫。主治胃寒气滞，脘腹胀痛，呕吐，噎膈，泻痢，风湿痛。用于胃寒疼痛，胃肠胀气，消化不良；外用治冻疮，脚气，风湿痛，腰肌痛，癣病，疥疮。姚可成《食物本草》说：辣椒“消宿食，解结气，开胃口，辟邪恶，杀腥气诸毒”。《药性考》称：辣椒“多食眩旋，动火故也。久食发痔，令人齿痛咽肿”。《医宗汇编》治痢积水泻方：辣茄一个。为丸，清晨热豆腐皮裹，吞下。《单方验方选编》治疟疾方：辣椒子，每岁一粒，二十粒为限，一日三次，开水送服，连服三至五日。《百草镜》治毒蛇伤方：辣茄生嚼十一二枚，即消肿定痛，伤处起小泡，出黄水而愈。食此味反甘而不辣。或嚼烂敷伤口，亦消肿定痛。

第四章

学思流芳

湖湘医派，源远流长，上迄秦汉，下逮当今；湖湘医家，人才辈出，古有仲景坐堂之佳话，今有湖湘五老之美名；湖湘医典，汗牛充栋，或开创新说，或裨补缺漏。湖湘医派为中医学的发展提供了莫大的助力。《湖湘名中医略传》收录湖湘名医666人，《湖南中医源流》收录湖湘医籍535部。纵观湖湘医派的著名医家、代表著作、学术成就，归纳为湖湘医派主要支派的代表著作及主要成就，浪花飞溅，兼罗并流。

湖湘医派主要支派的代表著作及主要成就表

支派		作者/著作	学术贡献
湖湘伤寒学派		刘世祯、刘仲迈《伤寒杂病论义疏》	注释湘古本《伤寒杂病论》
湖湘温病学派		杨尧章《温疫论辨义》	创寒疫理论
欧阳氏杂病学术流派		欧阳履钦《伤寒折中》《金匮折中》	寒温并重治外感，抽添补泻治杂病
家传正骨派	长沙张氏正骨	张紫赓《简明正骨术》《中医伤科单方验方选》	功能为首，时间为金，肿痛为警，从瘀论治
	常宁詹氏正骨	詹顺庭《伤科宗方》	创立十二时辰点打穴用药物治疗原则
	岳阳张氏正骨	司马雄冀《张氏正骨精萃》《张瑞林医案精华》	以气血学说为理论依据，强调内外兼治，筋骨并重，正骨理筋需注重君臣佐使
	新邵孙氏正骨	孙广生《少林救伤秘旨》《伤科方药》	将梅山接骨术与少林骨伤术融合
	浏阳江氏正骨	江林《江林医案精华》	整体辨证，筋骨并重，动静结合，内外同治
湖湘五经配伍针推学术流派		刘开运《小儿推拿疗法》	主张推经治脏
其他支派	医经学派	熊廷良《金针三度》《三针并度》	儒医家传 50 余代
		黄皖《医绪》《内经讲义》	儒医家传 16 代
	河间学派	镏洪《伤寒心要》	伤寒病属热证者多，治热以寒
	易水学派	刘元宾《神巧万全方》	治杂病以病为纲，脏腑辨证
	脾胃学派	罗国纲《罗氏会约医镜》	论脾胃体用秉承李东垣，尤重脾胃与五脏相关
	攻邪学派	曾世荣《活幼心书》《活幼口议》	扩大了钱乙攻邪法主治病症
	滋阴学派	蔡贻绩《内伤集要》	惟以培元养阴为务
	温补学派	黄朝坊《金匮启钥》	重视辨证，擅用温补
	汇通学派	吴汉仙《中西病理学合参》	尊重西医，反对偏废中医。创立和论述“气化为细胞之母，六淫为细菌之母”“气化生菌、气化杀菌”的中医学说

第一节 湖湘医家参与的医学流派争鸣

基于《中医各家学说》的观点扩展而论，湖湘医派多源多流，有共同的研究主题，有相似的学术思想，及有传世著作的所有不同时代的医家群体，形成了不同的学术流派，即湖湘医派支派，推动了湖湘医学的学术发展。湖湘医家融入了中医学术流派的争鸣，对中医学术的发展繁荣做出了巨大的贡献。例如，医经学派有熊廷良，儒医世家50余代，深得《黄帝内经》之奥，著《金外三度》《三针并度》，阐发乾坤坎离精义。经方学派有朱佐，其辑《类编朱氏集验医方》因证列方，收集宋代医家常用的方剂和单方900余首。伤寒学派有孙思邈汇集《千金要方》《千金翼方》，认为“寻方之大意，不过三种：一则桂枝，二则麻黄，三则青龙”，此三方为伤寒病证治之大纲。刘世祯述义、刘仲迈执笔湘古本《伤寒杂病论义疏》，较宋本优胜之处很多，成为湖湘医派伤寒学之特色。温病学派有朱增籍著《疫证治例》，以张仲景六经理论为圭臬，述疫病、六经治例、瘟病治例以及多种疫证、杂证等。攻邪学派有曾世荣著《活幼心书》《活幼口议》，以攻为主，攻补兼施。温补学派有任瞻山汇集《任氏医案》，重视补肾阳、补胃阳、补肺阳。汇通学派有方以智著《医学会通》，将西医生理学、解剖学结合到中医理论中来，提出了不少发“《内经》之未发”的学术见解。从专科分类而言，湖湘医家在伤寒、温病、诊法、攻补、本草、方剂等方面参与的学术争鸣，叙述如下。

一、伤　寒

伤寒之名，自古有之。《黄帝内经》中多次提到伤寒，如“今夫热病者，皆伤寒之类也”，“人之伤于寒也，则为病热”；《难经》中提出“伤寒有五”，把伤寒分为中风、伤寒、湿温、热病、温病；至东汉张仲景，“勤求古训，博采众方”，著《伤寒杂病论》，系统地阐述了伤寒的发病、诊断、治疗与方药，集诊治伤寒之大成。自宋以后，研究仲景伤寒学说之医家辈兴，湖湘医家亦厕身其间，其彰明较著者，清代有罗国纲、黄朝坊、郑玉坛、邹汉璜、陈德懋，民国有王正枢、刘世祯、孙鼎宜、何舒、欧阳履钦等人，对仲景伤寒学说的发展贡献了力量。

罗国纲以虚实二字为提纲，以汗、吐、下、温、清、补六法概括六经病证，并提出“论伤寒勿拘古方”，主张时方、经方并用。黄朝坊认为伤寒实邪不足虑，凡患伤寒而死者，必由元气先败，伤寒临证需注意温补，尤其对于气血虚者，宜补中散表。因气虚于中，非补气不能达表解肌；血虚于里，非补精不能化液生汗。郑玉坛宗“三纲鼎立”之说，进一步阐发了营卫的生理功能，风伤卫、寒伤营、风寒两伤营卫的病机、脉证、治法，使之更臻完善。陶憺庵以六经病证为源，详析各经之循行路线、主证、主脉，以六经病证中单个症状为流，细述各个症状的所属经络、表里浅深及施治方法，在注释《伤寒论》的著作中别具一格，颇便初学。郑玉坛论伤寒三阴病，倡言阴邪、阳邪之说，即邪从阴化为阴邪，邪从阳化为阳邪，论其脉证治法甚详。明清时期错简重订学术流派在伤寒学派中影响甚大，该流派认为《伤寒论》经王叔和整理已非仲景所著之原貌，编次体例大失仲景之旨，需移简重订《伤寒论》。而邹汉璜认为王叔和去仲景之世未远，其对《伤寒论》的整理编次当最能体现仲景之原意，故邹氏所著《伤寒杂病论笺》一依王叔和编次作笺注，另邹氏从气街理论阐述伤寒病理，有其独到之处。成无已提出“风伤卫，寒伤营”，后世尊成氏之说者又推衍成风为阳邪伤卫，寒为阴邪伤营之说，陈德懋则提出“风寒原一气，营卫分浅深”，其谓桂枝汤、麻黄汤、大青龙汤立方之意与三纲之说不同，颇有创见。

王正枢按脉法、伤寒六经纲要、伤寒类病大要、伤寒本病经方、论太阳病、论伤寒坏病、论阳明病、论少阳病、论合病及并病、论太阴病、论少阴病、论厥阴病、论伤寒杂病顺序，将《伤寒论》重新编次，著《伤寒论新元编》，俾读者由浅入深，因常达变。由刘世祯述义、刘仲迈执笔的《伤寒杂病论义疏》是湘古本《伤寒杂病论》的注释本。湘古本与通行本《伤寒杂病论》条文多有不同，刘氏根据古本理论，倡导“平脉辨证，见病知源，相体制方，活法一贯”之宗旨，提出“病由体变，乃百病之通例”，故应“法因人异，相体定治”。若拟方以应病，则“难求体秉之合，其弊则离体求证，得失参半”。刘氏“相体定治”不仅对指导临床有着重要的价值，对完善中医体质学说亦有重要的意义。孙鼎宜诠释仲景学说能博采众家之长，尤擅根据临床辨证发挥。如六经传变，宋、元注家多认为“直中为寒，传经为热”，谓“三阴经中，寒入则寒，热入则热”。孙氏著有《伤寒杂病论章句》一书，该书广采诸家之注，予以补充、编次，条理井然，便于后学者学习、比较。何舒对伤寒学的贡献主要在以下四个方面：设伤寒要义问答识伤寒“撰用之所本，与夫立论之纲领”；撰脉证歌诀“辨别六经之病变而不爽”；因《伤寒论》文虽简而含义无穷，故立分类表解；自《伤寒论》问世以来，注者甚多，何氏编名论杂抄。欧阳履钦编撰《伤寒折中》，该书上宗《黄帝内经》《难经》，旁收古人注释，结合自身临床经验，以收“明其体例，表其络脉，病状类似尤析毫末”之功。该书后附汤头歌括，于病脉、分量、煎法、服法，概括无遗，由博返约，为学者开一方便法门。

二、温　病

明清两代是温病学的形成与发展时期，经众多医家的努力，温病脱离伤寒自成体系，成为独立学科。明末吴又可《温疫论》是第一部温病学专著，突破了以伤寒法治温病的旧例，但因为是开山之作，局限性自不能免，正如吴鞠通所言：“细查其法，亦不免支离驳杂。”湖湘医家对吴又可之说多有继承发展。罗国纲对温疫与伤寒的鉴别、温疫的传变规律和治疗原则，悉宗吴又可，而对温疫痞满、呕吐、蓄血、发黄等18个病证的辨治及温疫下法有较多的发挥。杨尧章认为吴又可治温疫“得力在下夺，而不顾阴津之因以败伤，立意在攻邪，而未识真元之必为调护”，著《温疫论辨义》，立胃气论，重视升胃阳，保胃阴。又创寒疫理论，认为疠气有温有寒，其人感气之温者，谓之温疫，而感气之寒者，谓之寒疫，受气不同，则主治必异。黄朝坊认为温病的病因在内为冬不藏精，在外为复感外邪，故在治疗上力主兼用温补。蔡贻绩撰《伤寒温疫抉要》，于温疫脉证方法触类引申，较吴又可原篇更为详明。

温病辨证多主三焦辨证及卫气营血辨证，然而朱兰召《疫证治例》认为“万病不出六经”，故疫病传变与伤寒小异而大同。朱氏有言“叶天士以疫邪从口鼻而入，分布三焦是也，谓与伤寒六经大不同则非”。又从色、舌、神、气、耳、热、头、腹、觉、脉诸方面对疫病伤寒进行精细鉴别，并认为疫病初起，不能辄用寒凉，而是力主透发，自创芦根方。民国王德宣著《温病正宗》，言“六经乃百病之提纲”，仲景《伤寒论》为“统论外感之书”，非专为狭义伤寒而作，谓“天士《温热论》出，温病学始离伤寒而独立。鞠通加以附会，则更离经叛道，而温病学之歧误益不可究诘”。王氏之说虽有偏颇，但该书汇列各种温病名目，搜集诸家治法，参合个人临证心得，以定取舍，亦颇有助于临床。

民国刘仲迈认为历代医家对温病之伏气与时行之疫气辨别不详，治疗上气血之分未明，故作《温病诠真》一书，详细阐明了时行与伏气的鉴别以及伏气温病的证治，丰富了温病学的内容，对临床亦有重要的指导意义。

何舒撰《暑门普渡》，为暑病证治专著，从夏暑概观、暑湿为病、暑病辨证、暑病治疗大法等方面论述颇详，并附有证治概略表解及疗法、方剂歌诀，颇具实用性。何舒另著《时病精要便读》一书，该书有温热、霍乱、暑湿三篇，将其病因、病机、诊断、治疗、方药，条举而歌括之，读之朗朗上口，亦便于记忆，尤为“初学之阶梯”。

三、攻　补

中医“法于阴阳，和于术数”，其治病方法“实则泻之，虚则补之”，与老子所谓“天道损有余而补不足”若合符节。湖湘医家的攻补学说在继承前贤之说的基础上又加以发挥。

温补学派不仅以温补法治疗虚损性疾病见长，而且通过探讨脏腑虚损病机，尤其是脾肾与命门病机，对整个中医理论体系的丰富和完善作出了巨大的贡献。该学派形成于明代，代表人物有薛己、赵献可、张景岳等医家。薛己倡导温补在前，重在脾肾；赵献可响应在后，偏在命门；张景岳倡阳非有余，言真阴不足，将中医温补学说系统成理，条之为论，臻于完善，是温补学派集大成者。湖南温补学派的医家大有人在。黄朝坊重视温补，认为若形气本虚，而过散其表，必至亡阳，脏气本虚，而误攻其内，必至亡阴，犯者必死，所以当思顾元气。清代医家周学霆认为“五脏六腑，营卫经络之气”都“滋生于肾”，肾为先天生气之根，而脾胃为后天谷气之本，脾肾之气既存，虽病生机犹盛。任瞻山学术思想尊张景岳，重视补肾。认为“中焦脾亏，乃由下焦火衰，徒补中焦则熏蒸无力，又宜补下焦为主”；且“肾阳不能熏蒸，脾胃失生化之源”，故提出“补脾不如补肾”的观点。谢楚珍在治疗上重视阳气，认为万物从阳则化，善用温补。蔡贻绩认为先天之本在肾，后天之本在脾。肾为脏腑之本，十二脉之根，呼吸之主，三焦之源，而人资之以始，人之有尺，犹树之有根，枝叶虽枯槁，根本将自生；脾胃属土，为万物之母，气血生化之源，人之有脾胃，犹兵家之有饷道，饷道一绝，万众立散，脾胃一败，百药难施。

攻邪学派的代表人物是张从正（字子和），善用汗、吐、下三法。曾世荣受张子和“病由邪生”“攻邪已病”学术思想的影响，积极主张攻邪，但曾氏的攻邪与张从正不同，曾氏攻邪主张多发散外邪。他说：“所谓攻者，万病先须发散外邪，表之义也，外邪即去而元气自复，即攻中有补存焉，里之义也。”曾氏所著《活幼心书》论治 43 个病证，多以发散表邪为先，方 230 首，发表之剂约五分之一。曾氏虽主攻邪，但却处处注意脾肾，滋养先后天之元气。

四、诊　法

《难经》云：“望而知之谓之神，闻而知之谓之圣，问而知之谓之工，切而知之谓之巧。”依《难经》之说，中医之神圣工巧全在诊法，诊法对于中医的重要性由此可见一斑。湖湘医家关于诊法的医籍大多问世于明代以后，且数量不多，但颇具特色。

贺升平《脉要图注详解》论脉诊不局限于前人论述的寸、关、尺三部诊法，而将中医历代相传的形身脏腑之诊、阴阳五行之诊、骨度血气之诊、颜色声音之诊等宝贵经验上升为理论，对脉证不符、虚实难分的病证提出了具体诊断要诀。

蔡贻绩认为脉理之精，蕴于脏腑经络，经络的循行贯通是脉理的基础，分析脉理亦详论其脉与经络脏腑的虚实相关。其所著《医学指要》从脏腑、经络、脉象的相互联系论述脉理，精辟透彻，发人深省，于临证及诊法研究中均具有较高参考价值。

周学霆临床实践四十余年，对脉学有深刻研究，晚年本其临证经验著成脉学《三指禅》一书，该书首先发挥《黄帝内经》平人定脉之旨，取缓脉为平脉，继述病脉，以“浮、沉、迟、数”为四大纲，以微细、虚实、长短、弦弱、滑涩、濡牢、洪伏、芤革、结促、紧散、动代二十二脉对待立论，用对比方法鉴别各种脉象的不同之点，列举各类病证所见脉象，详加论证。周氏亦对晋王叔和“水肿之脉，浮大易愈，沉细难痊”之说，加以补充，认为水肿除以浮大沉细分病之浅深之外，还要从沉细中的迟数剖分阴阳，辨证无差，施治得法，则沉细亦未必难痊。

罗国纲认为古今之人论脉者不一，有深远而不明者，有繁多而无用者，有简略而不赅者，有臆撰而悖谬者，后人学习脉法多不能领会。罗氏在自己五十年从医经验基础上将脉法心得进行了概括。汇聚历代脉象进行论述，一脉一形，各有主病，其论胃脉、尺脉、阴阳真假脉、从症从脉、脉证真假辨、论气血衰微脉、论脉之有神无神十分详细，足可供后学参考。

孙鼎宜在脉诊上推崇王叔和，认为晋以后脉学诸书失于浅陋，使《脉经》原义隐没而致脉诊混乱，对高阳生《脉诀歌括》着力批驳，著有《脉经钞》二卷。该书以《脉经》原文为蓝本，参以《黄帝内经》《难经》《诸病源候论》《千金方》等古医籍以及扁鹊、华佗、仲景所论，予以补充校订，并对歧义处多所阐发。全书有功于叔和，使《脉经》得以光复；有功于脉学，使后人易于理解古代脉诊；有功于古籍，使古代脉学著作得以流传与保存。

刘本昌的学术观点与孙鼎宜类似，认为王叔和之《脉经》被后世伪辩误传，经多方考证，历时十年编著成《脉诀新编全集》一书。全书以《脉经》为本，于沈微垣所定旧本，择其可从者录之，其纰缪者则辞而辟之，纠正谬妄，一以《脉经》为断。书中又融会《难经》五脏六腑之说，推论三焦为外腑，配心包络为外脏，于五行之顺逆从化，一一贯通。该书对寸关尺所对应脏腑之说全从王叔和。书中详论诸脉部位、主病，各病脉象及详列其顺逆吉凶，示人以辨识病症之准绳；认为高阳生之《脉诀歌括》有乖经旨，至流弊后世，故书中力辟其非；对崔紫虚、李濒湖等人之有关脉论，书中亦兼有评论。本书于脉学中删繁存精，订正辟谬，对脉学研究及临证有较大的参考价值。

何舒撰《脉学纲要》，该书为脉学专著，仅一卷，分三篇叙述。首篇为“条辨”，宗滑伯仁，以浮、沉、迟、数、滑、涩六脉为纲统摄诸脉，详论各脉所主病证，附以表解，以诗概之，以便记诵。次篇为“问答”，先将“阴证见阳脉”“阳证见阴脉”“将死脉证”“有无胃气”“从症从脉”等问题，详设问答，细述脉理。另以附表形式，列咳嗽、骨蒸、伤寒等 34 种病证顺逆脉候。末篇辑录崔嘉彦、陈修园、周学霆等人脉诗。全书专研脉学，以诗诀、表解、问答分述，条理清楚，内容简要，于临床应用具有较大的参考价值。何氏另撰《舌诊问答》及《问诊实在易》两书，对舌诊及问诊多有发挥。《舌诊问答》分上、下篇，以舌诊之基本原理设为问答，论述察舌诊病诸方法。上篇论及察舌原理、分部诊法、舌质舌苔的变化。下篇主要论述正常舌苔、舌苔的色泽变化与疾病的关系。书以问答形式，对临证常见各种舌质、舌苔的诸般变化，尤对一些疑似而难以区分、理解与掌握不易之处，给以提纲挈领、简洁明了的阐释，词浅意赅，通俗而便于阅记。《问诊实在易》分两篇，首为杂辨，次为诗诀。杂辨列有辨痛、辨味、辨泾溲、辨胸项手膝等，指出临床辨证要点。诗诀以“十问”为纲，将临床常见病列出七十六症，予以提纲挈领式剖析。全书以表解方式分述，言简意赅，一目了然，便于记诵。

五、本　草

湖南医家对于本草的研究亦十分兴盛，影响较大的著作有明代滕弘的《神农本经会通》、清代何本立的《务中药性》、黄彝鬯的《药性粗评全注》、何舒的《研药指南》、罗国纲的《罗氏会约医镜》等著作。

滕弘，别号可斋，博览群书，采辑各医家对《神农本草经》注解的要旨，著成《神农本经会通》一书。该书共载药958味，分草、木、果、谷、菜、玉石、人、兽、禽、虫鱼十部，每药分述性味、归经、功用、采集，以《神农本草经》为据，参考诸家本草，对各种药物有关记载内容进行辨误、决疑、校正、正句读，并载验方，其内容多采自《证类本草》及金元诸家本草。其医药学思想主要体现在此书中。滕氏不赞同“施药不如施方”一说，认为同施药一样，施方亦有所不及之处。主张“用药不论品”，不认同《神农本草经》将药品分为上、中、下三品，认为所谓下品之药亦可奏上上之功，关键在于对症施药。提倡“用药必论人”，认为“人不一病，病不一方，方不一药”，体现了其尊古而不泥古、守法而不泥法的医学思想。

何本立，字道生，号务中，其《务中药性》载药七百余味，每药将其药性、功用、主治撰成七言八句，卷首、卷末附有药性总义、脏腑标本用药式、内景真传、五脏六腑、十二经、奇经八脉、五运六气等歌诀以及十二经循行图、中指定同身寸图、督脉经图、任脉经图、十四穴动脉图、五脏六腑腧穴图等。书中引经据典，考核详明，药味齐全，歌诀流畅，条理清楚，便读易记。

黄彝鬯，字虔僧，《药性粗评全注》为其主要著作。《药性粗评全注》选取《本草纲目》各部中常用之药共六百余味，前列药名，次括以骈语，于诸家本草学之论述详加研究，而又不为古学所囿，结合临床经验，对每味药之药性、功能、主治详明剖析。是书篇幅虽短，但内容丰富，议理精当。

何舒，字述桐，号竞心。其所著《研药指南》五卷。摘举邹润安《本经疏证》173种和《本经续疏》142种之精要，并补充5种，加注歌括，每药下分列经文便读、气味功能、特效、用法举例、维摩法语各项，条目清晰，易于研习。

罗国纲的《罗氏会约医镜》，撰有本草三卷，仍按草部、竹部、谷部、果部、菜部、金石水土部、禽兽部、鳞介鱼虫部、人部分类，共收载药物472种，此书对每味药物之所以能治某病，不能治某病，某病宜少用，某病禁用，味之或酸或辛，气之或升或降，性之或补或泻，一一详明。

除此之外，毕伯勤的《药物学问答》，将药物2000余种分为补益、宣通、祛寒、泻热、驱风、除痰、润燥、利湿、收涩、消散十门。每药详述性味、用法、产地、宜忌等项，对临床用药有重要参考价值。郑守谦《国药体用笺》将药物与方剂合参，以明药物之功用，以识古人用药之意。欧阳理卿的《药性表解串要》，在北齐徐之才的《十剂》的基础上有所发挥，并仿骈文体裁，撰为歌诀，颇便诵习。

六、方　剂

我国最早的方书《五十二病方》出土于长沙，湖湘的方书可谓源远流长。据统计，湖湘方书有六十余种，所含内容十分丰富，有经方，也有时方；有复方，也有单方；有医方集解，也有汤头歌括。

刘元宾（1022—1086年），字子仪，号通真子，安福县严田乡龙云下村人。从他先后在邵阳、长沙做官的经历看，他大半生的时间还是在湖南。因为“母氏多病，积有年矣”，所以“凡百家方书，罔不究览”，终于成为一个“通阴阳医药术数”的名医。他在伤寒、针灸、脉学上均有著作传世，《神巧万全方》是他在方剂上的代表作。原书早已亡佚，部分内容仅存于《医方类聚》。从其现存的240首方剂来看，《神巧万全方》是一部集内科、外科、五官科等各科的方书。日本著名医学家丹波元简说：“其方药采之《圣惠》者十居七八，多可施用。其论说亦原本古人，间加己见。至如其举伤寒各治，辨中风诸证，最为赅备，颇有发明。”宋代医学家陈无择在《三因极一病证方论·大医习业》中曾把《神巧万全方》与仲景、华佗、《太平圣惠方》《名医别录》相提并论，足以证明本书在宋代医学上的地位是非比寻常的。

朱佐，字君辅，把自己在临床上常用的方剂编成《朱佐方》，后来在此基础上，广泛收集当时民间医生尤其是湖湘名医及历代方书的有效方剂，撰成《类编朱氏集验医方》，该书刊于宋咸淳元年（1265年），共十五卷，是一部集内科、外科、妇科、儿科、养生科的方书。其中卷一至卷九为诸风、伤寒、诸气、脾胃、痰饮、积聚、黄疸、虚损、头痛之方，卷十为妇人方；卷十一为小儿方；卷十二至卷十四为痈疽、补损、中毒方；卷十五为拾遗门，载养生、杂论、养性等内容。全书列方近 900 首，均为临床上行之有效的方剂。所以，过去一直为临床医家所重视，如明代《普济方》及朝鲜《医方类聚》等大型方书，对本书内容多所辑录。

鲍相璈，字云韶，幼时见人有良方秘不传世，心甚鄙之，遂立愿不遗余力，广求医方。后来手录耳闻，荟萃甚富，取其精华，弃其糟粕，分门别类，辑为《验方新编》，于清道光丙午年（1846 年）付梓，全书十六卷。按病证分类 99 个，广收博采民间流行的单方、验方及各种治疗方法近六千条，涉及内科、外科、妇科、儿科、五官科，在治疗方法上，灵活运用了内服、外敷、针灸、按摩、捏脊、拔罐、刮痧、引流、放血、祝由及人工呼吸等各种方法。该书有以下四个特点：首先，彰显简便廉验。该书收载了民间验方、偏方和各科名方，内容涉及 120 多个门类病证，以及各种治法共 6000 余条。收集的验方容易施办、价格不贵、疗效明显，具体施治方法无所不包，体现了“方多奇验，药料亦价廉工省”的特色。其次，注重脏腑病机。鲍氏虽言治病以简便廉效为宗，但论病仍然注重辨证施治，重视脏腑理论为指导，即使是许多外治方法亦体现外治之法不离内治之理的学术特点。体现在病证目录多以脏腑虚实命名；在解释方药应用时，亦以脏腑为中心。并阐发微理妙论。鲍氏对理论的阐发多结合临床实践，结合相应的病证，并认为多有效验而发之，其方法是吸取名医对某病证独具心得者录之，以彰其用，亦有自己对某病某证之见解。该书收录内容之目的极其明确，就是切于临床疗效和简便实用。所收之方，或从古籍得之，或求亲友访之，或自己历验之。因而，一经问世，不胫而走，在晚清时传播甚广，晚清名士对于该书多有刊刻。其中潘仕成刻有海山仙馆刻本，并言《验方新编》为“宜迄今千百载，以苏、沈齐称矣”。该书还传入日本，日本有横滨公廨刻本，该版序言中对《验方新编》高度赞誉，认为“方书之善，无有逾于《验方新编》者，居者家置之，虽谓扁鹊常在，可也”。该书普及了医学知识，不乏医者或病者将其视为指导书。

何绍京，字子愚，号一溪，医疗经验十分丰富。他把自己在临床上屡试屡验的方剂及从妇产科专书上辑录的效方汇集成《何氏经验良方》，全书分上、下两篇。上篇名为《何氏经验十六方》，分别治疗中风、跌打损伤、疟疾、癣、耳聋、瘤痣、喉痛、黄水疮、牙痛、胃病、噎膈反胃、蛇咬、脚气、小儿食积，几乎囊括了内科、外科、儿科、五官科、皮肤科。下篇名为《胎产择要良方》，是作者鉴于妇女“受孕之后，不守禁忌，不知培养，但急催生，兼以庸医误之，稳婆误之，以致种种危难，伤害母子”，因而采录《胎产心法》《达生编》胎前、生产与产后各种病证的预防治疗方法，并选取常用方剂十七首附后。其论详而切，其方简而验，对妇女产科的治疗有非常重要的意义。

罗世瑶，从几十种典籍中收集了简便可行的方剂，编成《行军方便便方》。全书三卷，共载各种验方、单方、偏方、秘法710首。卷上分“备预”“杜防”两门，分别论述了辟谷不饥法、干粮制作法和预防山岚瘴气、虎狼、蛊毒的方法，还记载了戒酒与戒鸦片的验方。卷中分“疗伤”“愈疾”两门，分别论述了治疗跌打损伤、毒虫咬伤和内科、外科、五官科、皮肤科等科疾病的单方偏方。卷下为“救解”门，主要是突然死亡、各种中毒、奇病杂症及马骡杂病的急救措施与方法。本书记载之方，虽大都出自各种典籍，但亦极有特点，诚如《三三医书》编者所说：“其编采录不限医家方，方皆极简便，既便行军，复利村落，有功世道，洵非浅解。查来验方亦极夥，颐然非闻诸道路，既系录自医籍，欲求收采广博，方方简验者，不可多得。”

总之，湖湘方书流传颇广，切于实用，曾为人民的健康做出了巨大的贡献，对目前中医临床仍具有重大的指导意义。

第二节 湖湘医派的主要支派

一、湖湘伤寒学派

湖湘伤寒学派因无学术上的传承关系，所以从严格意义上讲并不是医学流派，乃是指研究《伤寒论》的湘籍医家的总称。对仲景《伤寒论》的研究、阐发在宋代以后才逐渐兴盛，至明清蔚为大观。本节主要论述清代湘籍医家研究《伤寒论》所获得的学术成果。

罗国纲，字振召，号整斋。著作有《罗氏会约医镜》二十卷，乃将平日所考脉法、治法，得诸心而应之手者，会约为一集。罗氏认为历代注释伤寒者众，众说纷纭，“支离繁碎，令人难用，惟约以汗、吐、下、温、清、补六法，更以虚实二字为提纲，凭症察脉，变化治之，易于拾芥”。故以汗、吐、下、温、清、补六法概括六经病证，列伤寒目证、伤寒舌证、伤寒发渴、伤寒咳嗽、伤寒呕吐、伤寒发黄等48个伤寒变证。罗氏又谓：“凡治伤寒，历祖仲景，但仲景所制之麻、桂、硝、黄等剂，峻猛已极，原因当时人气禀强壮，且为冬月感冒重邪而设，自然适中，第流传既久，天气人气，日薄一日，不必尽同……泥执古方，通治今人弱质，必被夭枉者多矣。”故在其《罗氏会约医镜》中有“论伤寒勿拘古方”篇，遵仲景的辨证原则，却不泥仲景之方。如对老弱妇人血虚者若伤寒蓄血症，罗氏用加味玉烛散代替抵挡汤；伤寒里寒下利，腹冷痛下泄，手足厥逆，脉微欲绝及下利清谷，用温胃汤。另外，罗氏在伤寒脉论中提出杂病与伤寒之脉的区别："杂病以弦为阳，以缓为弱。伤寒以弦为阴，以缓为和。"

黄朝坊，字妙山，著有《金匮启钥》。黄氏治伤寒的特点为注重补法。黄氏认为伤寒实邪无足为虑，凡患伤寒而死者，必由元气之先败。在治疗上若形气本虚，而过散其表，必至亡阳，脏气本虚，而误攻其内，必至亡阴，犯者必死，所以当思顾元气。又谓补中亦能散表，因气虚于中，非补气不能达表解肌；血虚于里，非补精，不能化液生汗，故气血虚者宜强其主，而邪无不散。

郑玉坛，字彤园，有《郑彤园医书四种》行世，其中有《伤寒杂病心法集解》附《医方合编》。学术上宗"三纲鼎立"学说，提出伤寒三阴病有阴邪阳邪之分的学术观点。

伤寒"三纲鼎立"之说，肇端于王叔和，后经唐代孙思邈，宋代成无己、许叔微，明代方有执完善，最后由明末喻嘉言总其成。喻氏谓："夫足太阳膀胱，病主表也，而表有营卫之不同，病有风寒之各异，风则伤卫，寒则伤营，风寒兼受，则营卫两伤，三者之病，各分疆界，仲景立桂枝汤、麻黄汤、大青龙汤，鼎足大纲三法，分治三证。风伤卫则用桂枝汤，寒伤营则用麻黄汤，风寒两伤营卫，则用大青龙汤。……辅三法而行，始得井井不紊。"郑氏研究《伤寒论》，对"三纲鼎立"学说发微尤著，谓："卫阳也，营阴也，风阳邪也，寒阴邪也，邪之害人各从其类，故中风则卫受之，伤寒则营受之，卫分受邪则有汗，而脉浮缓，此为虚邪，桂枝汤证也，营分受邪则无汗，而脉浮紧，此为实邪，麻黄汤证也，营卫俱受邪，均无汗，皆为实邪，大青龙汤也。大纲三法，用之得当其邪立解，用违其法，变证百出。"又谓："卫气慓疾，统气而行脉外，其用疏泄，而属阳邪之犯也易，故其犯之也，则有汗为虚邪；营气专精，统血而行脉中，其体固密，而属阴邪之犯也难，故其犯之也，则无汗为实邪。"郑氏的"三纲鼎立"之说，进一步阐发了营卫的生理功能和风伤卫、寒伤营、风寒两伤营卫的病机、脉证、治法，使之更臻完善。郑氏论伤寒太阴、少阴、厥阴病，倡言阴邪、阳邪之说。如太阴阴邪为伤寒初传太阴，邪从阴化之寒证，主以理中汤温中祛寒；太阴阳邪为邪从阳化之热证，有虚实之分，实证可用桂枝加大黄汤、大承气汤先攻里，后解表；虚证宜用桂枝加芍药汤和之。再如伤寒初传少阴，邪从阴化，主以四逆汤温之，消阴助阳；少阴邪从阳化，大承气汤下之，泻阳救阴。厥阴邪从阴化寒用四逆吴萸附子汤；厥阴邪从阳化热，宜大承气汤下之。郑氏研究《伤寒论》的另一特点是对其中 69 个主要症状的病因、病机、临床表现、诊断及治疗作了类症辨别。如将伤寒发热详细分为表热里热、阳热阴热、潮热蒸热、时热自汗、往来寒热、如疟寒热 6 种。对表热、里热的鉴别及诊治，郑氏谓“表热谓发热无休止之时，翕翕然，如合毛羽外覆之象，此热不在里而在表，故尿色清白，口不燥渴，舌苔滑润”，“里热谓发热自内腾越而出，蒸蒸然如炊蒸笼，热气内越之象，此热不在表而在里，故见证烦渴，便秘谵语胀满”。其治法为：“表热恶寒无汗者，服麻黄汤、升阳发表汤；若表热自汗，服桂枝汤、疏邪实表汤。”“里热重者用诸承气汤下之，轻者用凉膈散清之。”

陈德懋，字树之，著有《陈氏注解伤寒论》，反对三纲鼎立之说，如对于麻黄汤证，陈氏认为“寒随风至，风送寒来，寒也风也，二而一，一而二也”，又谓“用桂枝汤者，为营弱证，作托散法，非以风为阳邪制也；用麻黄汤者，为卫实证，作汗散法，非以汗为阴邪制也；用大青龙汤者，为营卫俱病夹里热者，作两解法，亦非中风见寒、伤寒见风制也”。其论传经变证之寒热，乃因脏腑禀赋阴阳之变化，非成无己传经、直中之谓。

何舒，号竞心，自称舍予居士。何氏认为：“欲识万病之纲领，舍《伤寒论》则无从问津矣，顾《伤寒论》之全体大用，即《内》《难》之具体而微。”何氏对伤寒学的贡献主要在以下四个方面：第一，设伤寒要义问答，以便初学。何氏谓“读《伤寒论》，必先识其撰用之所本，与夫立论之纲领，则设为要义问答以发之，俾学者初入门墙，便知富丽也，纲领既举，条目当分其间”。故其《伤寒论发微》首卷设 131 个要义问答，论述伤寒含义、六经气化、伤寒传变、伤寒六经提纲，以及驳斥成无己风伤卫、寒伤营之说，对初学《伤寒论》者，确有裨补。第二，撰脉证歌诀。何氏谓“辨证治脉，明微著隐，出浅入深，得其精粹者之一字一句，即能起死回生，终身受用无穷，则提要钩玄，撰为脉证歌诀以发之，俾学者于伏案时，融会六经之脉理证治，反复咏歌，深印于脑海而不忘，庶于临证时，自能辨别六经之病变而不爽也”。第三，立分类表解。何氏谓“伤寒全书之篇法、章法，六经之互摄交关，当作空中的鸟瞰，方能一览而无余，故复以分类表解而发之”。分类表解“俾可一览而观其全，初学者由此可得门径，已习者守此亦可以备遗忘”。第四，编名论杂抄。何氏谓“伤寒一论，如神龙之见首而不见尾。前贤各得其一鳞一爪，嘉惠来学，代不乏人，则以见闻所及，编为名论杂抄以发之”。故将王朴庄《伤寒论注》诸论、周澂之《伤寒补例》诸论、莫枚士《经方例释》诸论、陆九芝《仲景方汇录》诸论，编为名论抄一卷于后，披沙拣金，颇费匠心。综上所述，何舒学术造诣精深，中西兼晓，提倡汇通。在中医方面悉宗经典，洞察诸家长短得失，取舍正确，编纂医学著作甚多，内容丰富，简明扼要，为发展、普及祖国医学做出了不可磨灭的贡献。

二、湖湘温病学派

温病学派形成于明代兴盛于清代，湖湘医家对温病学说多有发挥，涉及温疫与伤寒之辨、温疫与寒疫之辨。

罗国纲论瘟疫时强调瘟疫与伤寒的不同，概括起来主要为以下四点。首先，病因不同。他指出：“瘟疫之病，不与伤寒同也。伤寒，感天地之常气；疫者，感天地之疠气，勿论老少强弱，触者即病。邪自口鼻而入，内不在脏腑，外不在经络，舍于伏膂之间，去表不远，附近于胃，乃表里之分界，是为半表半里，即《针经》所谓横连膜原是也。”其次，病位不同。“其病初起，先寒后热，日后但热而无寒，脉则不浮不沉而数。此邪不在经，若用麻、桂强发其汗，徒伤表气，热亦不减。此邪又不在里，若用硝、黄早为之下，徒伤胃气，其泻愈甚。”第三，症状不同。“伤寒者，感冒寒气，初起发热恶寒，头痛身疼，其脉浮紧无汗者为伤寒，浮缓有汗者为伤风。瘟疫初起，原无感冒之因，忽觉凛凛，以后但热而不恶寒。伤寒投剂，一汗而解；瘟疫发散，汗不易出，即强逼出汗，亦不能解……伤寒发斑则病笃，瘟疫发斑则病衰。伤寒感邪在经，以经传经；瘟邪感邪在内，内溢于经，经不自传。伤寒感发甚暴，瘟疫多有淹缠一二日，或渐加重，或淹缠五六日忽然加重”。最后，治法不同：“伤寒初起，以发表为先；瘟疫而起，以疏利为主。”

蔡贻绩著有《伤寒瘟疫抉要》。该书将伤寒、温疫两条汇辑一编，前为伤寒门，列伤寒脉证提纲歌括，以六经形证用药为纲，引诸家伤寒证治原文，列方药于后。后为温疫门，论温疫证治，尤辨别伤寒温疫病因、病机，阐述伤寒不传染于人，温疫多传染于人；伤寒多感太阳经，温疫多起阳明经；伤寒以发表为先，温疫以清里为先；各有证治，种种不同，其所同者，伤寒温疫皆属胃实，故用白虎、承气等方清热导滞。

杨尧章，字芝樵，著《温疫论辨义》。杨氏认为《温疫论》"揭明邪伏膜原，附近于胃，为表里之分界法，以治里为主，里气通，伏邪自由里达表，最忌辛温发散，确切详明，诚千古不易之定义，为治疫之津梁。然又可得力在下夺，而不顾阴津之因以败伤，立意在攻邪，而未识真元之必为调护……因作《温疫论辨义》，对吴氏《温疫论》逐条剖析，于当从者，疏其蕴，于不当从者，抉其蔽，抒一己之见，独为一家之言"。故杨氏宣吴又可未发之蕴，认为"又可论瘟疫传里，只有阳阴胃一条，至三阴则略而不讲，创主六经分治之法，自矜之得，不知六经皆受气于胃。胃为六经之母，母病移子，母安而子俱安，法以治胃为主"，且"疫邪初起，从口鼻而伏于膜原，如阴翳四塞，白昼无光，胃阳为之不舒矣。疫邪中溃，从膜原而下趋胃腑，若火燎原，不可扑灭，胃阴为之失养矣"。故立胃气论，重视升胃阳，保胃阴，复立益胃三方：升阳益胃汤、养阴益胃汤、补元益胃汤，以补前法所未备，不仅治疫之要领悉赅括于方论中，而且熔李东垣之升胃阳学说、叶天士之养胃阴学说于一炉，对整个脾胃学说亦是一大发挥。杨氏认为，寒疫一证，前人语而不详，吴又可则阙而不讲，世医往往误以温疫治之，差之毫厘，谬之千里。故于《温疫论辨义》中，更撰《寒疫论》一篇，以明受气不同，主治必异。所谓寒疫，即疠气有温有寒，其人感气之温者，谓之温疫，而感气之寒者，谓之寒疫；亦有真阳素亏，虽感温毒，外邪协水而动，阳热变为阴寒者，亦为寒疫。辨证之法：温疫舌苔白而燥，口渴喜冷饮，寒疫舌苔白而滑，口不渴，或渴而喜热饮；温疫先憎寒而后发热，发热则不恶寒，热与热两相合，寒疫亦先憎寒而后发热，发热而仍恶寒，寒与热两相争；温疫烦躁不眠，气粗口臭，扬手掷足，谵语发狂，阳性主动故也，寒疫虚烦倦卧，身重头悬，神弱气微，郑声多怯，阴性主静故也。治之之法：惟有驱寒辟疫，温经回阳。

立醒脾饮、温经散寒饮。

朱增籍，号兰召，其学术思想以张仲景《伤寒论》《金匮要略》二书为圭臬，而于疫病独具匠心。集三十余年之经验，撰成《疫证治例》五卷。朱氏尊仲景训律，谓仲景六经逐一分治，不差累黍，在伤寒本无遗漏，自卒病论失传，而后人于疫病各逞己见，议论纷出，与圣经不无相悖。其学术要点为：第一，六沴致疫。朱氏认为疫病病因乃风、寒、暑、湿、燥、火，六气失时，是谓六沴，由口鼻而入，病发为疫。沴者，沴气，沴疫。第二，疫病六经传变。朱氏认为：疫病出入三阴三阳，与伤寒小异而大同。伤寒邪自外入，由皮毛，而肌肉，而筋脉，而脏腑，其传由三阳而三阴。疫病邪自中作，直干肺胃，沴邪直干中道内溃之后，病邪即以中道为轴随之而传变，其传变或出三阳三阴之经，或入三阳三阴之脏。依邪气之出入以为出入。而邪气之出入又每随人元气之厚薄、脏腑之寒热以为传化。医者当随气之传化以施治。由此可见，朱氏认为疫病的传变不出六经，只是由于感邪的轻重，伏匿的深浅，体质的强弱不同，其传变规律与伤寒颇不一致而已。第三，辨伤寒疫病异同。疫病与伤寒初起，症多相似，若审辨不确，每易误治。朱氏综诸家之说，加以发挥，从面色、舌苔、神识、气味、发热特点、头腹症状及脉象几个方面立辨别方法。第四，创芦根方力主透发。朱氏对疫病初起的治疗，认为不可泥古以疫为热邪，俱用寒凉，而力主透发沴邪。谓“沴邪直干中道，弥漫三焦，膻中正受熏蒸，所以初起每多神识不清。只须透发沴邪，神识自清。若叶天士、吴鞠通辈，当疫邪初起时，见有神昏之证，辄用牛黄丸、至宝丹掩遏邪气，与杨栗山肆用寒凉，同一关门逐寇之举”。全书虽论疫证，却以张仲景《伤寒论》六经为主，实欲统温疫于伤寒之中，而又尽阐其诊治之异同。

三、家传正骨派

湖湘大地有多个学术特点鲜明、临床疗效优异、传承脉络清晰的家传正骨流派，如长沙张氏正骨、常宁詹氏正骨、岳阳张氏正骨、新邵孙氏正骨、浏阳江氏正骨等。

长沙张氏正骨

长沙张氏正骨创始人为乾隆年间的张光靖，至今已传承了200余年，是湖湘享有盛名的正骨流派。

流派历史沿革

1763年，张光靖拜清廷太医殷法祥（当时已告老回乡）为师，尽得所授，继传其子昭赤、孙先玉、曾孙绪长、玄孙紫赓，至健民（紫赓之子）共6代，距今已有258年。1936年春，张紫赓父子由老家（株洲）迁至长沙，挂牌悬壶，声名远播，获赠“今之华佗”牌匾。1954年春，张紫赓组织建立“湘一伤科联合诊所（长沙市中医院前身）”，并任所长。1958年初，名中医谭日强慕名拜访，并将其调入湖南省中医院，由此创建了骨伤科，奠定了流派的根基。张紫赓先后收林应凡、张茂珍、张禄初、孙达武、詹经山、刘立铸、姚共和等为徒，张茂珍、张禄初、孙达武、詹经山4人则在湖南省中医院骨伤科行医；张紫赓之子张健民调入湖南中医学院附一院建立骨伤科，刘立铸、姚共和为其同事；林应凡弟子施访梅创建株洲骨伤联合诊所（株洲市中医伤科医院前身）；张氏正骨流派发展壮大至今，已开枝散叶，其中以长沙和株洲两个地区为主要分支。

长沙分支

孙达武作为张紫赓门下“四大金刚”之一，享有“真传弟子”之称，为第二批、第三批和第五批全国老中医药专家学术经验继承工作指导老师，湖南省名中医。1987—2009年连任湖南省中医骨伤科专业委员会主任委员，主持召开全省骨伤科学术交流会八次。2014年11月获中华中医药学会“中医药学术发展成就奖”，2015年6月获中华中医药学会第二届“中医骨伤名师”称号，在省内乃至国内都享有盛誉。在湖南省中医院培养的弟子中，先后涌现出田心义、肖四旺、孙绍裘、谭兴元、王勇、吴官保、周昭辉、孙绍卫、董克芳、谢义松等一大批有影响力的中医伤科专家。

张健民、刘立铸、姚共和在湖南中医药大学第一附属医院工作以来，发扬张氏正骨，医必求效，声名鹊起，弟子中以熊辉、卢敏最具学术影响力。

株洲分支

施访梅出身上海医学世家，15 岁时跟师上海骨伤名家石筱山随堂抄方，1958 年来到株洲，师从张紫赓弟子林应凡，并开办株洲骨伤联合诊所（即株洲市中医伤科医院前身）。从医几十年，施访梅结合施氏家传、上海石氏和张氏之正骨手法、用药经验，融汇发展，自成流派。其子蔡安烈师承家学，融汇中西，为湖南省名中医。

学术思想

张氏正骨源远流长，在湖湘大地享有盛誉，其包含指导思想、理论核心、正骨要诀、治伤用药理论、生命在于平衡的学术思想，内容丰富，论证严谨，特色鲜明，尊经而不泥古。

指导思想　张氏正骨流派指导思想可概括为功能为首，时间为金，肿痛为警，从瘀论治。功能为首是指最大限度地恢复正常生理功能，这是治疗跌打损伤的最终目的。时间为金是指骨折后最佳复位时间是伤后 1～4 小时内；断肢再植的黄金时间是 8 小时以内。肿痛为警是要求警惕继发性肿痛，及时查明原因并处理。从瘀论治的含义为“久病多瘀”“怪病多瘀”“久痛多瘀”“老年多瘀”，因此临床治疗需注重“瘀”这一关键病机。

理论核心　张氏正骨流派理论核心为“以筋束骨，以骨张筋，筋骨并重，内合肝肾”。该理论在张氏正骨流派正骨手法、小夹板固定及整脊疗法中体现得尤为明显。筋骨与肝肾在生理及治疗上密切相关。生理上，肝主筋，肝藏血，肝血充盈就能“淫气于筋”，筋强才能“束骨而利关节”，病理上《活法机要》言：“夫从高坠下，恶血留内，不分十二经络，医人俱作风中肝经，留于胁下，以风疗之。血者，皆肝之所主，恶血必归于肝，不问何经之所伤，必留于胁下，盖肝主血故也。”肾主骨藏精，骨的生长、发育及修复，赖肾精滋养。因此张氏正骨在治疗上要特别注意筋骨并重及肝肾的虚实情况。

正骨要诀　张氏祖传正骨秘诀:“先识骨骼辨体形,察形摸骨认得清;临证整复施以法,手随心转接骨灵。”其手法有五:一曰触摸;二曰拔牵;三曰顶挤;四曰摇摆;五曰推拿。张氏正骨要诀有“十点要求”:一是熟悉局解;二是明确机制;三是尽早复位;四是循其旧道;五是以子寻母;六是以动应定;七是以筋束骨;八是以骨张筋;九是注意旋转;十是切忌过牵。

治伤用药理论　张氏正骨的辨证用药总诀为:“跌打损伤气血主,三期分治破和补;初期用药宜表散,伤及全身把证辨。”“跌打损伤气血主”,是因“人之所有者,气与血耳”(《素问·调经论篇》),“损伤一证,专从血论”(《证治准绳》),《圣济总录·伤折门》指出:“若因伤折,内动经络,血行之道不得宣通,瘀积不散,则为肿为痛。治宜除去恶瘀,使气血流通,则可以复完也。”因此张氏正骨有“损伤从血论治二十法”,即行气祛瘀法;攻下逐瘀法;清热化瘀法;凉血止血法;解表化瘀法;补气生血法;养血活血法;益气祛瘀法;活血续骨法;活血舒筋法;和血止痛法;活血通窍法;温经祛瘀法;温里祛瘀法;回阳化瘀法;软坚破瘀法;活血利水法;保肺祛瘀法;化痰祛瘀法;止血利尿法。“三期分治破和补”,是指治病分三期:前期用破法、中期用和法、后期用补法。“初期用药宜表散,伤及全身把证辨”,是指新伤患者易患风寒,故先用发散药,将患者伤后感受的风寒之邪,发散于致病之前,这是中医治未病思想的体现;伤及全身辨证时,遵循局部与整体结合,统筹兼顾,辨证论治。另外,孙达武在临证中继承发展张氏治伤用药理论,提出伤科内治的“五点特殊性”:其一是先利二便;其二是先散表邪;其三是先服气药;其四是顾护脾胃;其五是破勿太过。

常宁詹氏正骨

“南詹正骨”又名“茅芦正骨医学”,是一种运用独特手法接骨和祖传秘方自制的骨伤系列中成药来治疗骨折的传统医学。“南詹正骨”起源于晚清,创始人詹顺庭年轻时为豪商保镖护送银货受伤而立志习医伤之术，在滇、黔、湘诸省师事十余人，吸纳众家之长而自创“南詹正骨”医学体系。

流派历史沿革

詹顺庭（1874—1945 年），南詹正骨创始人，常宁粟塘村人。詹顺庭作为一代名医，创立的“南詹正骨”学术思想，他将武术与医术熔为一炉，创立“十二时辰点打穴用药物治疗原则”。根据人体经络学，为跌打损伤独创“疏经术”。晚年，将自己多年的行医心得和临床经验汇著成《伤科宗方》。他传授 20 多名学徒，这些徒弟衣钵詹顺庭的医术，其中具有社会影响力的主要传承人有詹镇川、唐文轩。

第二代代表性传承人：詹镇川（1911—1987 年），副主任医师，省名老中医。他诊伤治病，辨证严谨，处方用药独特。其辨证的理论依据，主要以脏象、经络、卫、气、营、血和八纲综合分析。故在脏象病症中，增补一些伤科病症特点，使卫、气、营、血的病症有完善的客观指征和传变规律。先后指导其子詹经山、孙詹衡湘，撰写《詹氏伤科治疗撷要》《秘传疏经术》和《筋骨损伤疾病诊治学》等具有重要学术价值的医学著作，其中《秘传疏经术》于 1991 年 10 月在湖南科学技术出版社出版发行。

第三代代表性传人唐益扬（1926—2010 年），系“南詹正骨”第二代传人唐文轩之子，省名老中医。他刻苦钻研“南詹正骨”技术，不断总结和提升“南詹正骨”手法接骨技巧，撰写《祖传正骨疗法》，传承“南詹正骨”技术精髓，使“南詹正骨”手法由粗放型向科学精细化转变，让骨伤患者在无痛或痛苦较轻状况下，一次性复位成功，促进患者骨折早期愈合。

第四代代表性传人有唐梦雄、唐超雄。唐梦雄，1956 年出生，1979 年毕业于湖南中医学院医疗系，至今已在临床工作 40 余年，其改进了传统单纯的小夹板固定法，在理法方药临床应用研究方面也有创新。唐超雄，1960 年出生，1981 年毕业于衡阳卫生学校西医班，有近 50 年的临床经验。擅长中西医结合诊治骨伤科的开放性骨折、陈旧性骨折，主持的项目“半腱肌转移韧带重建术”课题获衡阳市科技成果二等奖。

第五代传人有：欧礼、周光华、易文彪、蒋斌、章峰、唐波涛、施映波、邬志军、唐萍、陈小华、曾志华、张小虎、谭柯、雷振恒、陈一帆、彭平、邹端荣等人。

学术思想

（一）新正骨十法

中医正骨手法历史悠久，流派众多，各具千秋。詹氏正骨手法在继承《医宗金鉴·正骨心法要旨》的摸、接、端、提、推、拿、按、摩“正骨八法”和手摸心会、拔伸牵引、旋转屈伸、端提挤按、摇摆触碰、夹挤分骨、折顶回旋、按摩推拿“新正骨八法”基础上，增加了“理筋手法”和“理筋刀手法”，总结归纳为具有詹氏正骨特色的“新正骨十法”。

对正骨手法之一的摸法，詹氏正骨认为摸诊的原则应先轻渐重，从远到近，由浅入深，顺乎肌肉自然，两头相对，尽量避免患者紧张、恐惧，以保持肌肉松弛，达到密切配合。表浅部位的骨折如胫骨、尺骨骨折，用两手沿骨嵴两端向骨折处接近进行触摸。对深部骨折，如股骨骨折，可沿肌肉间隙处（在外后方）进行触摸，在摸触的同时，通过骨擦音的性质来判定骨折移位的情况，具体触摸手法，詹氏正骨归纳为以下六种。①徐徐摇摆法：医者一手托住伤肢近端，不使其动摇，一手握住伤肢远端，徐徐摇摆之。骨质硬度很强者，则表示无骨折；骨质发软，折端有活动感或有骨擦音者，骨折无疑。②按压法：适用于局部血肿较甚、肌肉丰富部位。如股骨、肱骨。摸触时，医者一手托伤肢上部，一手握住远端向下方轻轻按压，通过有无骨软、变形、骨擦音，从而判断是否骨折。③互相推动法：医者一手握住伤肢上端，一手握住下端用两手大拇指轻轻地互相推动。骨质发软，有颤动、变形为骨折。④推移法：医者一手用拇指、示指摸准骨嵴，在可疑骨折部位徐徐压迫局部，另一手握住伤肢远端上下推动。骨折者可听到骨擦音，骨凸凹不平、可摸到骨折端有骨折，并有移位。⑤局部捏动法：适用于指、掌、趾骨骨折，即用拇指、示指两指轻轻捏住患指、患趾徐徐活动，了解是否有骨擦音。⑥挤捏触动法：医者用手轻轻挤捏触动两骨折端。骨折者可听到骨擦音，清脆的碰击音是背向移位斜形骨折，粗糙的摩擦音是横形骨折，挤捏碎石样的摩擦音是粉碎性骨折。

对于拔伸牵引这一正骨整复手法，詹氏正骨认为拔与牵的用力是有区别的，各有各的不同特点。拔伸牵引并不是简单地用力拉开，而是有其内在的技巧。拔伸牵引的力点、支点、重点、角度、方向等都要事先设计，用力轻了，不能达到目的，用力重了，容易产生并发症，故在牵引中，用力要均匀，先轻后重，轻重一致，持续而稳，重拉轻放。还要根据受伤部位，患者年龄大小，适其度而使其力，明其理而用其法。

詹氏“理筋手法”和“理筋刀手法”的理论基于中医经络学说，与“十二经筋”关系尤为密切。其“理筋手法”从中医推拿演变而来，理筋刀手法是集按摩推拿、针灸、手术刀为一体的独特手法，可用于骨折、脱位的复位、止痛、治疗、功能康复等。理筋刀是一种刀刃呈偏斜状、长约10厘米的钢刀。理筋刀手法用小钢刀，在取好的穴位上（或在痛点取穴）点、按、弹拔、冲刺穴位和经脉，以理顺经络，整复骨错缝、筋出槽；配合手法复位，可松弛肌肉，缓解伤处的酸、胀、肿、痛、麻，减轻伤员痛苦和惊恐心理。

詹氏的“新正骨十法”在临床往往不是单种手法应用，而是多种手法并用。根据骨折的具体情况对症施治，或旋，或端，或挤，或提，或挑，或捻，或触摸，或触顶，或捺正，或屈伸等，使分离错落之骨折，凸者复平，凹者复起，错者复接，碎者复整，运用之妙，存乎一心。

（二）诊疗特点

詹氏正骨在诊疗上注重：辨证论治，因人制宜；理气活血，内外结合；孰急孰缓，标本兼治。在骨折的三期治疗上，早期常用活血祛瘀、行气消瘀、清热解毒、清热凉血法；中期以和法为基础，常用和营止痛、接骨续筋、舒筋活络法；后期注重补法，多用补气养血、补养脾胃、补益肝肾、温经通络等治法。

目前，“南詹正骨”弟子已发展到百余人，遍布华南大地。“南詹正骨”除在全省影响较大外，广东、广西、云南、四川、江西、重庆、黑龙江、新疆、浙江等全国15个省、市、区都有患者慕名前来就医，常宁以外的住院患者占医院收治骨伤住院患者数的50%以上，被誉为“湖湘骨科泰斗”。

岳阳张氏正骨

岳阳张氏正骨是湖南岳阳土生土长的正骨流派，不仅在湖南北部和湖北南部一带颇有影响，而且也已逐步辐射到湘南一带永州、常德等地。历经五代人的传承创新，张氏正骨术以其独特的中医传统技术特色，于2012年被国家中医药管理局列为全国十三大中医骨伤流派之一，并推向全国。

流派历史沿革

岳阳张氏正骨的起源可追溯到岳阳张氏家族第18代传人张元初，他跟随父亲张汉卿学医，悉心阅读家传医书，汇集民间诊治跌打损伤之法则药方，结合自己经验，反复实践，方方得法，疗效神奇。张元初将其术传于其子张瑞林。

张瑞林（1899—1961年）是张氏正骨学术流派的第一代传人。少年时期曾随父学医，后拜师北少林智仁和尚习武，在治疗骨折、脱臼、创疡等骨伤疾病上具有极为独特的疗效。张氏兼收并蓄，弘扬家传，光大祖术，深入地发展祖传正骨的理论、手法、方药，自成一派，形成张氏正骨术。1959年，张瑞林奉政府调遣至岳阳市中医院，创建骨伤科，担任主任，并传道授业，带徒罗新群、孙之镐等。在多年行医和授徒过程中，形成了医武结合、推拿手法与点穴结合、内服和外敷药物相结合的张氏正骨术风格。

罗新群（1930—2015年），祖籍江西，张氏正骨学术流派第二代传人。曾任岳阳中医院骨伤科主任。罗新群从医67年，其中专攻正骨52年，年过八旬后，仍然坚持每周接诊患者。地不分南北东西，人不分富贵贫贱，时不分昼夜寒暑，赤诚忠心，有求必应。在治疗上特别主张形神并重，整体调治，融秘方与经验方于一体，用药简洁，疗效显著。

方东方（1940—）是张氏正骨学术流派第三代传人。1960年，方先生以优异的成绩考取湖南中医学院，1966年成为湖南中医学院首届中医临床本科毕业生。曾师从詹氏正骨名老专家詹镇川学习骨伤诊治。到岳阳中医院工作后师从罗新群，成为张氏正骨术第三代学术传人，同时也是大学科班出身继承张氏正骨术的第一人。方东方在充分继承张氏正骨术的基础上，努力钻研，极大扩大了张氏正骨术的收治病种，在骨关节损伤、关节肿痛、痛风及颅脑外伤后综合征等骨伤科疾病的中医中药治疗上，经验极为丰富，特别是将张氏正骨术中的医武一体、气血并治、膏丹丸散并用的学术思想用于除骨折外的多种外伤性疾病，疗效非凡。其所撰《方东方验方集》使张氏正骨术得到了充分的继承和发展。

黄会保（1963—），祖籍岳阳县。1985年毕业于湖南中医学院中医临床本科，黄会保毕业后师从方东方，继承张氏正骨术精髓，成为第四代学术传人。在医疗实践中，除擅长运用张氏正骨气血并治、内治与外治并用的技术经验和学术思想，还非常重视外治方药的挖掘和推广。他精心研制出张氏消肿定痛膏、张氏熏蒸剂、张氏健足散、张氏生肌膏以及张氏接骨止痛胶囊等系列张氏正骨制剂，广泛应用于临床，疗效显著。

陈辉明（1975—）1999年毕业于湖南中医学院，师从黄会保，潜心学习张氏正骨术，多年来，协助黄会保完成张氏正骨术的整理、传承和多种张氏正骨院内制剂的研发，成为张氏正骨术第五代传人。陈辉明在继承张氏正骨术医武结合、气血并治、内治与外治结合的学术思想和经验的基础上，又师从著名西医骨伤科专家陶志余教授，坚持手法手术并举，中西医结合。对骨科常见病、多发病进行有效诊断治疗，特别是除对退行性骨关节病的综合治疗有深入研究外，陈辉明还充分学习和借鉴西医的手术和术后功能训练，与传统的练功相结合，取得了良好的临床疗效。

学术思想

张氏学术思想源于《黄帝内经》《仙授理伤续断方》，基于中医伤科理论，重视气血调养，提倡内外用药，强调手法治疗和术后的功能锻炼，可以概括为以下几个方面。

（一）筋骨损伤，当以气血为先

张氏通过长期的临证实践，认为跌倒损伤，皆瘀血在内而不散，血不活则瘀不去，瘀不去则折不能续，损伤的病机当以气血为先，核心是气滞血瘀，伤科疾病不论在脏腑、经络，或在皮肉筋骨都离不开气血，故在治疗上当以理气活血为治疗大法，血不活则瘀不能去，瘀不去则新血不生、骨不续接。张氏正骨流派根据气血理论自制的张氏接骨丹以枳实、陈皮、木香、厚朴等理气，川芎、当归等活血，气行则血行，血行则瘀散，瘀去则新生，气血顺畅则骨正筋柔，从而达到接骨续筋的目的，应用于临床疗效显著。

（二）内外相合，重视筋骨同治

内服和外用药物是治疗筋骨损伤的两个重要方法，内外合治对纠正损伤引起的脏腑、经络、气血功能紊乱以及促进骨质愈合、舒筋止痛有良好作用。内治以理气活血为主，兼以补肝肾、强筋骨；外用药根据不同病情使用不同剂型，既有药膏敷贴，又有熏蒸热熨等。对骨折的治疗，外用药物根据骨折初、中、后不同时期分别选择张氏特色消肿散、接骨散及熏洗剂；对各种急性挫伤、扭伤外敷张氏正骨膏；对创伤后期关节功能障碍进行中药熏蒸治疗；对踝部伤筋及各种足部疼痛性疾病则用张氏健步散热熨治疗。张氏特别强调“筋束骨、骨张筋”，认为筋与骨关系密切，伤筋必动骨，动骨易伤筋，在治疗上重视筋骨并重。如在骨折脱位的治疗中，强调在治骨的同时一定要治筋，在骨折复位的同时要理筋，即推拿按摩，顺骨捋筋，以达到舒筋活络之目的；筋骨损伤时，强调早期的主动和被动锻炼，也属筋骨同治，早期功能锻炼能够加强气血循环，以达到祛瘀生新、和营续骨、强劲筋骨、滑利关节的作用，这对疾病的痊愈、功能的恢复有重要的作用。

（三）正骨理筋，注重君臣佐使

《医宗金鉴·正骨心法要旨》载："是则手法者，诚正骨之首务哉。"足见手法在筋骨损伤治疗中的重要性。同样，作为传统的正骨流派，手法在张氏正骨术中也占有重要地位。张氏在临床中对骨折脱位、伤筋等特别注重手法治疗，明确指出在实施手法之前，要熟知人体十二经脉的排列走行，在施术时要做到手随心转、法从手出，或拽之离而复合，或推之就而复位，或正其斜，或完其阙。张氏手法要点为：正骨理筋，君臣佐使，稳而有劲，刚柔相济，接骨前先理筋，复位后再捋顺。具体方法有：拔伸、旋转、推挤、提按、反折、分骨、叩击、捋顺等手法，关键是分清君臣佐使。大凡骨折移位，不外侧移、成角、旋转、短缩、分离5种。而临床上骨折的5种移位不是单独存在，多是几种移位同时存在，在复位时就必须采取复合手法，因此存在主次和先后配合的问题，即君臣佐使问题。如肩关节前脱位，单是患肢外展位作牵引，或单是将肱骨头向外端提，或单是将上臂旋前旋后，均难以获效，但如在患肢外展牵引的同时，稍做旋前旋后活动，并将肱骨头向外端提，即可解决问题。其中拔伸牵引是君，力要用得大；端提是臣，力要用得稳；旋前旋后是佐使，力要用得巧，几个动作协同配合，就能成功完成复位。因此，手法成功的关键是分清君臣佐使，运用得当，若君臣倒置，主次不分，不但难以成功，反而会增加患者的痛苦，还可能导致并发症的产生。

综上所述，张氏正骨流派的学术思想及治疗理念主要体现在以气血学说为理论依据，强调内外兼治，筋骨并重，正骨理筋需注重君臣佐使。张氏正骨流派以中华传统医学为本，始终坚持其独特手法和验方特色的传承与创新，中西医学兼容，手法手术并举，外敷内服并重。经过几代人的不懈努力，张氏伤科成为洞庭湖流域乃至全国骨伤科的主流学派之一，其独具特色的中医正骨法不仅在湘北及鄂南地区颇有影响，同时已经辐射到全省及省外部分区域。

新邵孙氏正骨

孙氏正骨术诞生于清代晚期，是湖南省新邵县（属梅山文化核心）龙山脚下的孙氏家族将家传的武伤医术与古老神秘的梅山医学中的接骨术、中医骨伤学及道教医学相结合而创立的独具特色的，通过手法整复、外固定、药物、练功等治疗骨折、脱臼、闪挫扭伤、筋骨疼痛等骨伤的综合性医术，2014 年被国务院确定为第四批国家级非物质文化遗产代表性项目。孙氏正骨术具有浓厚的梅山文化、龙山药王文化特色和地域特色，有完整、系统的理论体系和技术体系。

流派历史沿革

孙氏正骨的创始人为孙慎若，乃梅山地区有名的巫医水师、草药郎中，得授赵廷海《少林救伤秘旨》，将梅山接骨术与少林骨伤术融合，并于 1877 年在太芝庙挂牌行医。医书传与其子孙孝焜。

孙孝焜（1908—1960 年），为孙氏正骨第二代传承代表性人物。自幼传承祖传家学，随父学习梅山骨伤医术，后拜师少林和尚七豹子习武学医，20 世纪 40 年代即成名医。临床重视内外同治，善用新鲜中药外治，如八棱麻、土牛膝、土大黄、满天星、水蛭（蚂蝗）等。

第三代传承代表性人物孙广生（1946—2004 年），为原新邵县中医院骨伤科创始人、邵阳正骨医院创始人。他融汇诸家，使祖传骨伤术形成一套系统、完整、科学的骨伤理论和治疗方法。孙广生家传推荐《伤科方药》《少林救伤秘旨》《跌损妙方》《正骨心法要旨》等。

第四代传承代表性人物有廖怀章、孙燕。廖怀章（1964—），师从孙广生，并开展孙氏正骨术继承、整理、发掘工作，不仅全面继承了孙氏正骨术，而且将传统的正骨术与现代科学相结合，使之进一步发扬光大。他与孙广生率先在国内提出儿童桡尺骨下 1/5 骨折的桡骨背向移位型及整复固定方法。孙燕（1970—），孙广生之女，随父学习中医正骨，现系正大邵阳骨伤科医院小儿骨科主任、主任医师。根据家传验方开发了10余种独具特色的骨伤系列传统制剂，有“跌打胶囊”“止痛胶囊”“壮骨胶囊”“接骨胶囊”等，出版了《孙广生骨伤临床经验》。

学术思想

孙氏正骨的学术思想注重整体调治，形神并重。表现为既重视正骨方法的应用，又重视功能锻炼；既重视对形态结构的复位、固定，又重视药物、心理疗法的使用和营养的改善；在辨证论治上着重分期辨证、期位辨治。

（一）形神并重

孙氏正骨术认为形神并重在骨伤科专业领域里尤为重要，跌打损伤不仅形态结构损伤，而且运动功能因形态结构损伤而障碍，并造成心理痛苦。因此，在治疗上，不仅要恢复其形态结构，而且要恢复其功能。若形态结构不能恢复正常，甚至稍有畸形，则导致功能障碍，功能残缺则形态结构成了摆设。因此，治疗骨伤必须形神并重，做到“一保生命，二保肢体，三保功能”。

（二）整体调治

人体一旦遭受到损伤，表面上虽然是局部皮肉筋骨的形态损伤，但总能导致脏腑经络气血的功能紊乱，并产生全身性症状。《正体类要·序》载：“肢体损于外，则气血伤于内，营卫有所不贯，脏腑由之不和。”《杂病源流犀烛·跌扑闪挫源流》载：“损伤之患，必由外侵内，而经络脏腑并与俱伤。”因此，对于骨伤的诊疗必须从整体出发，辨证论治，注意整体的阴阳气血失调情况，调理脏腑经络气血。正如《圣济总录·伤折门》所言：“伤折……使气血流通，则可以复完也。”

（三）理筋正骨

任何外来暴力作用于人体时，首先是筋肉受力，因此，任何骨折及关节脱位必然伴有筋肉损伤，出现筋肉痉挛、断裂、肿胀。骨折和关节脱位行关节复位后，虽然可以通过固定器械稳定骨骼关节，但筋的有效约束才是最根本的因素。因此，正骨必先理筋。复位之时要通过解除筋肉痉挛，以利于整复；复位后，通过有效方法，维持和恢复筋肉的正常约束力，使骨骼断端和复位关节不再移位，防止因运动不当导致重新移位和固定器材的变形断裂，以提高固定的稳定性。

（四）期位辨治

孙氏正骨术认为骨伤科疾病与内科疾病不同，骨伤的病位主要是筋骨经络腧穴，常急性起病，病因主要是跌打损伤，六淫、七情等只是并发证候的病因，且骨伤临床症状虽类似，但从病损的位置、病变的深浅看，却是各式各样，从而提出期位辨治法。期位辨治有两重含义：一是指辨别具体损伤的骨骼关节和筋骨错乱的位置，以判断骨伤移位、脱位的方向，这是辨证诊断治疗的核心，只有病位确切，才能根据病损的具体情况，施行有效的整复固定方法，使形态结构恢复正常，达到有效治疗的目的。二是指辨伴随的脏腑经络腧穴损伤部位，以判断全身性证候病位、病性、病势，从而采用相应的药物或其他治疗方法，以消除病理反应，解除并发证候，恢复其整体功能。

（五）分期辨证

分期辨证是指根据骨伤的病理演变规律，以脏腑经络、气血阴阳为核心进行辨证论治。中医理论认为，气为血之帅，气行则血行，气滞则血瘀，血不利则为水，故损伤早期多为气滞血瘀、瘀水互结证候，此时当活血祛瘀利水。水液停滞日久则聚而为痰，故损伤中后期肿胀瘀血渐趋消退，疼痛逐步减轻，但因瘀血未尽，水液成湿，湿停为痰，常痰瘀互结，治疗当活血化痰、行气通络。动则谷消而气血生化有源，动则气血流动，但骨伤疾病患者往往为防止固定后发生再次移位，损伤部位常要制动。因此，损伤后期因运动不足，且瘀血未尽则新血不生，多出现气血相对不足。因而后期用药以健脾胃、益气血、补肝肾为主。此外，后期因正气亏虚，易受风寒湿邪侵袭，表现为关节肿胀、僵硬，当辅以温经通络、祛寒除湿。

（六）健脾和胃

脾主运化，主肌肉，胃主受纳，脾胃为后天之本、气血生化之源，脾胃不和，运化失职则气血化源不足，药物无以到达五脏六腑、皮肉筋骨。因此，注重调养脾胃则生化有源，药至有效，有利于骨伤治愈。久卧伤气，骨折患者因长期卧床或肢体制动，加之损伤后患者担心后遗症而思虑和恐惧过度，“思则伤脾”，且活血化瘀药性峻猛而损脾胃，故骨伤患者中后期常出现脾胃功能减弱，临床表现为食少乏力、精神不振、肢体软弱、大便秘结、脘腹胀满等，故治疗当注意健脾和胃，以益气血，滋养筋骨。

浏阳江氏正骨

江氏正骨发源于晚清湖南省浏阳市社港镇，传承百余年，现已成为国内知名正骨流派。在整个江氏正骨发展历程中，传承方式为师徒亲授的家族传统，多是通过在给患者疗伤诊治过程中进行操作示范、讲解等方式得以传承。

流派历史沿革

江氏正骨的创始人江丕佑（1873—1943 年）从小练武，打下良好的武术基础，后师从当时的名医“疗伤圣手”张维贵学习武术及正骨之术，学成后回浏阳创立“江氏正骨术”疗伤接骨，因武艺高、医技精，奉行以术济世的宗旨，有“侠医”之称。江丕佑将其正骨医术传子江述吾。

第二代传承人江述吾（1911—1986 年）使江氏正骨术系统化、专业化。强调医技与武术的相辅相成，提倡通过习武来加强手腕的力度和手指的灵活性、敏感性；练就了“一快、二巧、三准”的接骨技术；采用杉木皮作为固定器材及灯心草作为内垫为患者进行固定，费用低廉，固定可靠；在接骨疗伤时善于使用精神疗法，通过语言安慰使患者从心理上减轻痛苦。被湘潭地区专署授予名老中医称号。医术传其三子：江富昌、江林、江晓。

第三代代表性传承人有江富昌、江林、江晓。在第三代传承人的共同努力下，“江氏正骨术”进一步发展，集三代家传治疗骨伤之秘诀、中医理论之精华和现代医疗技术于一体。江富昌从小习武学医，学习现代医学科学的诊断手段，将现代医学和江氏骨科相结合，并对江氏骨科夹板的调整、手法的提高、引进热敷中草药等方面有较大的改进。江林总结江氏正骨技术的理论，在继承祖传手法复位的基础上，创立了“牵引穿针法”“竹弓牵引架”等特色疗法，研发了治伤散、治伤药液、活血散等药物，临床疗效显著，均已申请为国家专利。江晓在反复的医疗实践中逐步发展和完善江氏正骨手法，于20世纪80年代率先在县级医院成功开展了髋关节人工假体置换、脊柱后路丁棒固定等大型手术。

江氏正骨术在第四代传人江涛和江永革的努力下已经上升到了一个新的高度，与国内外其他学派的交流日趋频繁，正逐渐走向正规化、国际化。江涛（1976—）毕业于湘雅医学院，以祖传江氏正骨技术为基础，学习现代医学技术，采用中西医结合方法，开展了各类钢板固定、脊柱手术、髋关节和膝关节置换术及关节微创手术。其自研的中药内服剂“治伤丸”、外用药“活血散”等通过了省药监局审批，临床上获得良好的疗效。江永革（1970—），18岁便开始投身于骨伤诊治，继承祖传医术，注重手法治疗。

学术思想

（一）整体辨证，动态平衡

江氏正骨术不仅仅注重对骨伤的治疗，更是注重对整体的调摄与顾护。江氏正骨理念认为，人是一个有机整体，在这个整体之中，气血津液处于一种动态平衡的状态，当人体出现骨折、筋伤的时候，这种动态平衡势必被破坏，但平时往往只注意伤后气滞血瘀的一面，局限于骨伤的早期活血化瘀、中期和营定痛、晚期补益肝肾，治疗极为不足。江氏正骨在总结自创经验方的基础上，根据骨折的部位、病在气在血、阴阳偏盛偏衰的不同，遣方用药，有其症便投其药，不拘于时，不拘于期，在活血化瘀的同时，又注意顾护脾胃，使气血之化源充足，气血津液平衡得以恢复。对于患者在行患肢功能锻炼的同时，要求其注意身体其他部位的锻炼，避免因废用而导致其他部位的平衡状态被破坏。

（二）筋骨并重，内外同治

江氏正骨强调筋骨并重，在治疗骨折时注意保护筋的完整性，在治疗筋伤疾病时则顾护骨的功能，重视筋骨相互依存的关系，以期达到增强疗效，加速损伤的痊愈。江氏筋骨并重包括以下两个方面：第一，正骨护筋。骨折整复前通过手摸心会，先体会、感受骨折的情况和筋肉受损状况；在手法复位后予以理筋手法，理顺局部经络，促进局部气血运行的通畅，修复骨折后所伤之筋；骨折整复达到要求以后，根据骨折的部位、局部的解剖特点、错位的形式，用原生态杉树皮制作成相应的小夹板，局部应用药物外敷，再予以加压垫及夹板固定。小夹板既能予以骨折部位稳妥的固定，又能避免关节僵硬、肌肉萎缩以护筋，更能及时调整夹板松紧度，有效预防因肢体肿胀消退导致固定失效；在骨折固定期间则强调疏通经络，调理经筋，以利骨折的康复。第二，治筋护骨。江氏正骨在治疗筋伤类疾病时善用按摩推拿、理筋手法，强调在操作时应掌握好“稳”“准”“巧”的手法要求。应循渐进地选用关节的运动、扳拿等手法，要细心体会骨关节组织所发生的细微位置变化，切忌强行进行关节的屈伸旋转等运动，以避免因操作不当，产生软组织撕裂性损伤，甚至造成关节部的骨折、脱位。

江氏正骨基于中医理论及临床经验认为筋骨与内在脏腑间关系密切，相互影响。《素问·宣明五气》指出“五藏所主：心主脉，肺主皮，肝主筋，脾主肉，肾主骨，是谓五主”，阐述了五脏对于筋骨的重要作用。脏腑化生气血以通调经络、濡养筋骨，如肝藏血养筋，肾主骨生髓，脾统血主肌肉，肺主气司呼吸布津液。内在脏腑功能活动失调会导致气血紊乱、筋骨活动受限：如筋连缀关节而主司运动，其功能依靠肝血的滋养，若情志不遂，肝气抑郁化火而暗耗阴血，致阴血不足，会引起筋失所养、关节活动不利；又如年事高者，肾脏衰，肾精不能充养骨髓，则易出现骨质疏松，造成椎体压缩性骨折。筋骨出现损伤时，也会影响其所属脏腑，如《杂病源流犀烛·跌扑闪挫源流》曰："跌扑闪挫者，为一身之皮肉筋骨，而气既滞，血既瘀，其损伤之患，必由外侵内，而经络脏腑并与俱伤。"故江氏不仅注重局部筋骨损伤的治疗，也着眼于调肝活血、舒经通络、补肾续骨、健脾和胃以调节脏腑经络，内外同治。

（三）手法复位，动静结合

江氏正骨强调以手法复位、夹板固定为核心，配合中医内服、外敷可最快达到康复。正骨时遵循欲合先离、离而复合的正骨原则，以牵引为治疗基本疗法，在临床中取得满意的治疗效果。整复前通过手摸心会，体会与感受骨折的情况，确定整复的基本思路，再根据各部位骨折的特点，运用按压、推顶、旋转、屈伸等手法予以复位，最后再予以理筋手法，理顺局部经络，促进局部气血运行的通畅，缓解肌肉痉挛与疼痛，恢复肌肉的内在平衡状态，形成一种内在的肌肉固定作用，从而使手法整复获得良好的效果。对于不同类型骨折，予以不同的治疗手法，使之予以复位。对于骨折的整复，不拘泥于骨折的对位对线，根据患者的年龄、性别、体质及工作差异定制不同的整复标准，真正做到因人而异，避免因多次复位导致的损伤加大。

江氏正骨治疗骨伤强调动静结合，以促进骨折的愈合和功能的恢复。"动"即功能锻炼，"静"即固定，动与静有机结合，才能取得较好的治疗效果。江氏正骨将阴阳学说应用到骨科领域，认为筋属阳、骨属阴，当外伤引起骨折，机体总体上处于阴损阳亢的状态，骨折的治疗就是为了重新建立阴阳平衡，主张骨折早期以"静"养阴，中期"动以助阳""抑阴助阳"，在一定强度固定物的支持下，积极功能锻炼、负重能有效刺激断端及促进断端之间的接触，从而加速断端之间的骨痂生长，促进血肿吸收，减少关节液渗出，从而防止关节粘连和僵硬，晚期则"消除阴翳，以壮阳光"。

四、欧阳氏杂病学术流派

湖湘欧阳氏杂病学术流派的创始人为欧阳履钦。第一代核心传承人为其受业侄，亦是全国著名中医学家及湖南“五老”之一欧阳锜。第二代嫡系及代表性传承人从不同角度继承发展了欧阳氏杂病学术流派的学术经验，各有所成。该派在湖湘地区有极大的影响力，重视杂病临症思维是该派的主要特点。

流派创始人欧阳履钦（1884—1951 年），字煌，号逸休，湖南衡阳县人（现属衡南县）。欧氏治学严谨，自定“善读经典，规矩严谨，博采众方，以广应用”的治学十六字诀，不但擅长内科，对妇科、儿科、眼科、喉科、针灸科各科亦有丰富经验。其学术思想主要包括以下三个方面。

（一）寒温并重，不偏不倚

欧阳氏认为伤寒温病发热病机不同，因而发热的性质亦各异，在学术上必须寒温并重，伤寒、温病各自的理法方药均须烂熟于心，医者不能存伤寒、温病的门户之见。欧阳氏善于运用经方，认为经方药简用宏，规矩严谨，但需要运用温病方时，就不局限于伤寒方。如抗日战争时期，衡阳一度流行副霍乱，此病患者可出现剧烈吐泻，脱水休克，亦四肢厥冷，转筋入腹。用伤寒五苓散、理中汤多不效，欧阳氏治此，随证采用王氏霍乱篇之黄芩定乱汤等方，用之多验，并于歌括中明确指出此病“口渴苔浊小水短，神情烦躁由温途”，就是寒温并重的实例。

（二）对比思辨，同中求异

欧阳氏同中求异有以下三个方面的含义。第一，析经意之异同，以达原旨。在诠释太阳中风证时，指出恶风寒是中风伤寒两证之共同见症，但伤寒则无时不恶寒，中风则见风而始恶风，此为其同中之异。第二，究方药之异同，以明功用。如“泽泻、猪苓均入肾而治淋消肿，补虚则泽泻所独也；琥珀、茯苓皆入心而定魄安魂，散癖则琥珀所长也”。第三，察证治之异同，以知常变。浮脉主表，沉脉主里，这已成定法。欧阳氏认为未必尽然，在同一脉象主病之中，也是同中有异，所以说："浮为表矣，而凡阴虚者必浮而无力，因真阴脱于下而孤阳浮于上，是浮不可以概言表，而可升散乎？沉为里矣，而凡表邪初感之甚者，阴寒束于皮毛，阳气不能外达，则脉必先沉紧，是沉不可以概言里，而可攻下乎？"

（三）抽添补泻，层次分明

中医逻辑推理，古有隔一隔二之法，实际上是分析客观事物的层次问题。如虚者补之，实者泻之，根据明显的虚实见证予以补虚泻实的治疗，这是单一层次的分析方法。若虚因邪实而致，当祛邪安正；实是虚的外表假象，当扶正祛邪；阳虚因外寒盛而致，当温散助阳；阴虚因阳热亢所造成，当泄阳救阴。这就要用两个层次的分析方法。弄清病的主要方面，治疗才能中肯。《药性表解串要·补剂》特别提出："泻阳救阴而气血复，养阴配阳而寒热平，……不明抽添法诀，未可与议补泻。"这说明在病情复杂的情况下，补气血、平寒热，不是见寒治寒，见热治热，见虚即补，见实即泻，而必须运用两个层次的分析方法进行推理。只有明确应抽应添，才能达到补与泻的目的。运用两个层次的分析方法，透过因果关系，分清主次，从而正确掌握"抽添补泻"之法，这也就是欧阳履钦处理复杂证候的思想方法之一。

第一代传承人

欧阳锜（1923—1997 年），字子玉，湖南衡南县人。湖南省中医药研究院研究员，全国著名中医内科专家和中医辨证理论方法研究专家。欧阳氏在学术上建立了"三纲鼎足，互为纲目"的辨证体系，提出了临床病证结合的思想，总结了辨别疑难杂症的三大关键。"求衡论""常变论"是他多年经验的总结，认为"求衡是中医临床思维的核心"。其学术思想要点有二。

（一）三纲鼎足，互为纲目

欧阳氏认为古人的辨证方法适用于不同疾病，六经辨证、三焦辨证、卫气营血辨证侧重辨五气为病，脏腑经络辨证法适合脏腑主病，血水痰食辨证法侧重于辨邪留发病。这就是疾病表现的三大类型，即三纲鼎足。掌握了这三大类型和各种证候的相互关系，就能提纲挈领，纲举目张。欧阳氏根据临床常见疾病，在三纲的基础上，将疾病分为三个类型、二十一个纲领证，这些研究成果即“三纲鼎足互为纲目的辨证体系”，发表于20世纪80年代的专著《证治概要》中。如五气为病大纲下，分为五证：风证、热证、湿证、燥证、寒证。脏腑主病大纲下，分为十证：肝证、心证、脾证、肺证、肾证、胆证、小肠证、胃证、大肠证、膀胱证。邪留发病大纲下，分为六证：痰证、饮证、水气证、瘀血证、食积证、虫积证。三纲与所属各证，相互影响，相互依存。疾病的症状虽然错综复杂，但彼此间有密切的关系，都不外是三纲二十一证的交错。三纲及其各证间均存在相互因果关系，各证只能互为纲目，不能执一而定。各证的纲目关系，即在此证为纲，在彼证为目；或在彼证为纲，在此证为目。从三类证候各证的内在联系分析，可以看出各证不是平行的两个层次的关系，而是三纲鼎足，互为纲目的关系。

（二）求衡论

《黄帝内经》云：“阴平阳秘，精神乃治。”疾病就是平衡关系的破坏，表现为阴阳偏盛，脏腑组织失调。在临证中欧阳氏善于运用求衡论来诊治疾病。欧阳氏将求衡的方法分为四种：正面求衡、直接求衡、反面求衡、间接求衡。正面求衡法适用于寒热、虚实比较典型的证候，如伤寒病恶寒发热，寒是真寒，热是真热，外寒温散，内寒温补，外热苦寒清热，内热甘寒养阴，基本治则都是以寒治热，以热治寒。直接求衡法，适用于上下、表里部位典型的病症，可采取上病治上，下病治下，上虚补上，下虚补下等方法。反面求衡法适用于寒热、虚实有假象的病症，如阳盛格阴，阴盛格阳，表象和本质不一致，只能反面求衡，抓住真正本质。间接求衡法见于症见于此、病发于彼的证候，如中气不足，溲便为之变的病症，就是病在中焦，症见下焦，必须间接求衡，抓住中气不足的关键，调理中气为主。间接求衡是建立在脏腑相关理论基础上的。临床上欧阳氏还根据失调的比例来重新协调平衡。如寒热夹杂应按寒多热少或热多寒少证来区分，虚实夹杂应分因虚致实或因实致虚证，不平衡的比例决定了立法、用药的不同。

（三）常变论

人体病变是阴阳消长、正邪斗争的结果，但证候的确立是疾病处于相对静止阶段观察诊断的结果，而且临床非典型证候更常见。辨证既要掌握常规，又要知常达变，不墨守成规。变化有量变和质变之分，辨证就要掌握量变定量和本质转换的关键点。欧阳氏在知常达变诊断疾病时，提出要注意两点：主症在证候中的地位和分量，主症的变化揭示证候质量变换的关系。这样才能准确摸清疾病的动态变化，找到矛盾的关键。

第二代传承人

程丑夫（1949—）于1996年在国内首次提出疑难病治痰、治瘀、治郁、治虚的“四治法则”。程氏认为，所谓“疑”，是指疾病的诊断、辨证疑惑不清，或莫衷一是，或类此而彼，致使对寒热虚实难辨，脏腑经络不明，使辨证难见真谛；所谓“难”，是指疾病治疗难度大，不易把握，难获疗效，甚或病入膏肓，药物无力逆转。疑难病往往存在脏腑亏损这一病理本质，形成疾病虚的一面，故治疗疑难病常以治虚为本。“怪病多痰”，“顽证多痰”，许多疑难病的发病与痰密切相关，治痰为疑难病治疗的第一要义。疑难杂症，多因久治难愈，患者为病所困，情志抑郁，此张景岳所谓“因病而郁”；亦有“因郁而病”，如情志失调致肝气郁结，气郁成痰、气滞血瘀或肝木乘土，或郁而化火，久郁未解而终成疑难顽证。“木郁达之”，气血和平，则痼疾自愈，故治郁为疑难病调节之法。疑难病必见瘀血，或以瘀血为主证，或他证夹有瘀血，故治瘀为治疗疑难病重要法则，尤对器质性病变治瘀更为重要。

周慎（1952—）致力于脑病的研究。临证之时注意不断探索中医常见病证的辨证与用药规律。在对脑血栓形成、脑萎缩、脑动脉硬化症、中风后遗症、运动神经元病等病文献资料进行证治、用药及组方规律分析基础上，提出了上述不同脑病的发病机制、病因病机、治则治法和用药规律。对中医脑病最常见证型——肾虚髓亏络瘀证进行深入探讨，指出其病位在肾—精—髓—络—脑系统，病性为虚实夹杂，虚在肾、精、髓，实在脑络瘀滞，主要具有肾虚于下而髓亏于上，络病上及于脑，肾、精、髓、络、脑五者同病，以及易虚难复、易瘀难通、易入难出等病机特点。周氏认为，对病证的认识宜立足于临床，以病证的临床流行病学调查资料为依据，进行病证规律的分析。

五、湖湘五经配伍针推学术流派

湖湘五经配伍针推学术流派起源于清朝咸丰、同治年间，创建于19世纪70年代，历经六代传承发展至今。该流派的发展壮大展现出了中医学蓬勃的生命力。

流派历史沿革

第一代：刘杰勋（生卒年月不详），清朝御医。因精通儿科，擅长运用推拿治疗小儿疾病而负盛名，使民间流传的推拿登上宫廷大雅之堂。后因躲避战乱而落户湘西永绥（现湘西土家族苗族自治州花垣县）。

第二代：刘宝三（1830—1891年），刘杰勋之子。承继父业，研习小儿推拿术，并将其与湘西苗医"推掐术"充分融合，19世纪70年代创建独具苗医特色的"湘西刘氏小儿推拿"，应诊临床，屡获奇效。

第三代：刘家成（1874—1943年），刘宝三之侄。自幼随叔父学习中医，得其真传，继承了刘氏小儿推拿术，成为当地擅长用推拿治病的名医。

第四代：刘开运（1918—2003年），刘家成之子。出身中医世家，作为苗汉后裔、御医后代，家族业医近百年，祖传中医、草医、苗医、推拿绝技，熔汉、苗医药于一炉，独树一帜，尤擅长儿科推拿，成为刘氏小儿推拿第四代传人，其主张“推经治脏”，并创“刘氏小儿推拿十法”。1974年著《小儿推拿疗法》一书，获湘西自治州科技成果奖。更为《中华医学百科全书》“小儿推拿分卷”主笔。曾是湖南中医药大学第一附属医院推拿专家、吉首大学医学院针灸推拿系创始人、湖南省首批审定的50位名中医之一。曾担任湖南省推拿委员会主任委员、中华全国推拿学会副主任委员。刘老将刘氏小儿推拿发扬光大，使之成为我国小儿推拿主要流派之一。

第五代：严洁（1941—）是流派承上启下的代表性传承人。师从刘开运研习中医，深得刘氏学术精髓，成为流派第五代传人。继承创新，在经脉-脏腑相关理论的指导下，以中医五行学说和脏象学说为基础，结合五脏生理特性和病理特点，将刘老“推经治脏”学术理念推广应用至针灸、推拿临床及科研，倡导“经脏相关、归经施治、五经配伍、五行制化、针经治脏、灸经治脏、推经治脏”，运用针术、灸术、推拿术，实行五经配伍治脏腑病，逐渐形成“针经治脏”“灸经治脏”“推经治脏”三大传承脉络体系。在冠心病、心绞痛、高脂血症、高血压、脑血管疾病、功能性消化不良、慢性胃炎、慢性肠炎等病症的中医针灸治疗上独具特色，取得显著疗效，在国内同行领域中具有较高的学术地位、学术水平及学术威望。

第六代：代表性传承有常小荣（1956—）、章薇（1963—）、邵湘宁及李铁浪，分别传承该流派“灸经治脏”“针经治脏”“推经治脏”小儿推拿、“推经治脏”成人推拿学术体系。

（一）传承脉络之“灸经治脏”

常小荣（1956—），师从于严洁。其潜心钻研经典医籍，博览各家学说，同时勤于周密思考，勇于探索创新，尤其在对灸法的临床应用与基础研究上取得了很多成就，并逐步形成了自己独特的学术思想和临床经验。提出“艾灸的温热刺激具有温补、温通作用”“艾灸激活穴位，推动气血运行，调节神经、信号通路，增强脏腑功能是艾灸温通、温补效应的生物学机制”。主持研发的隔药饼灸疗法在高脂血症、动脉粥样硬化、慢性浅表性胃炎等疾病的治疗上，取得了良好的疗效，创造了显著的社会效益和经济效益。其关于灸法的研究水平已达国内领先水平，促进了灸法的传承与创新，奠定了在业界的学术地位。

（二）传承脉络之“针经治脏”

章薇（1963—），师从于严洁。湖湘五经配伍针推学术流派“针经治脏”支脉的代表性传人。章薇曾主持医院临床各科病症的非药物疗法及针灸治疗方案的制订，并主持研发了治疗痉挛瘫痪的“张力平衡针法”，该项技术荣获了湖南省科学技术进步三等奖，并被国家中医药管理局作为百项中医临床适宜技术之一在全国进行推广。

（三）传承脉络之“推经治脏”

邵湘宁（1956—），曾先后师从严洁和刘开运，为湖湘五经配伍针推学术流派“推经治脏”支脉中小儿推拿的代表性传人。善于运用传统推拿手法治疗肩颈腰腿痛，尤其运用刘氏小儿推拿手法治疗小儿疾病方面卓有建树。李铁浪（1969—），先后师从于常小荣、严洁。湖湘五经配伍针推学术流派“推经治脏”支脉中成人推拿的代表性传人。

学术思想

（一）经脏相关、归经施治

经络内属于脏腑、外络于肢节，沟通人体内外表里。通过经络的联系，脏腑生理、病理改变可以反映到体表相应的经脉或穴位上，出现特定症状和体征，而刺激体表的一定经穴又可以对相应脏腑的生理功能和病理改变起到调节作用。所谓“有诸内必形诸外”，“揣外而知内，治外而调里”，这就是经脏相关，又称体表内脏相关，是经脉穴位与脏腑之间的一种双向联系。在此基础上，该学派形成了“本经司控本脏，一经司控多脏，多经司控一脏，多经对多脏可交叉调控”的学术观点，即具有以“经”统率的“纵向”关系（“一经多脏”），以“脏”统率的横向关系（“一脏多经”），多经多脏的“纵横关系”（“多经对多脏”）。归经施治是推经治脏之根本，五行应五脏，五脏联五经，利用五行相助与相制的关系，可以确立临床推治原则，指导五脏病症的治疗。推经治脏其立法之理是经脏相关、生克制化；治疗原则是补母泻子、抑强扶弱；其辨证用穴是善用五经、生克配伍；其临证推治当讲究技法、标本兼顾；其推治剂量应手法适度、疗程适宜。

（二）五经配伍、五行助制

湖湘五经配伍针推学术流派的“五经配伍”理论结合了五行学说的相生相克理论、藏象学说及经脉脏腑相关学说等理论，强调经脉经穴及脏腑间的五行配伍、生克制化关系。从立法特点上，该流派主要是立足五行生克制化之理，即“五行助制”，确定补母、泻子、抑强、扶弱的治疗原则，作为临床施治时取穴、主补、主泻依据，从而以治标或治本；从取穴特点上，认为“五经为本，取穴五经，生克助制，意在调达”。运用相生或相克关系的总原则是：病症以虚证为主时以相生关系为主，病症以实证为主时以相克关系为主。在补虚泻实的治疗原则上，结合五行生克规律，施行“虚则补其母，实则泻其子”的补泻法。

（三）针经治脏、灸经调脏、推经治脏

“针经治脏”是在该流派“五经配伍”思想指导下的一个分支脉络，是指在经络脏腑辨证、五行生克理论指导下，针刺我经及与我经相关的其他四经（子母经、克侮经）的穴位来调节相应脏腑的阴阳偏衰，治疗脏腑相关疾病，即运用针术实行五经配伍治脏腑病。强调五行生克制化之理，确定补母、泻子、抑强、扶弱等治疗方法，对五脏进行系统调控，达到治病求本的目的。

“灸经治脏”是在流派“五经配伍”思想指导下的另一个分支脉络，即运用灸术实行五经配伍治脏腑病。艾灸的温热刺激具有温补的作用，可以达到灸经调脏、灸经补脏、灸经温脏的作用。艾灸温补脏腑效应的机制可概括为：艾灸可以激活穴位，推动气血运行，调节神经—内分泌—免疫网络，调节脏腑功能。人体机能状态及疾病性质是决定艾灸温补脏腑的前提条件。不同灸法、不同灸时、不同灸程是影响艾灸温补脏腑的关键因素。

“推经治脏”是在本流派“五经配伍”思想指导下的另一个分支脉络，即运用推拿术实行五经配伍治脏腑病，包括推治小儿病和推治成人病。刘氏提出在脏腑分症归经的基础上，当详辨五脏病候寒热虚实，巧选五经穴配伍组合，施以特定补泻手法、适度治疗次数与疗程，可对五脏系统进行调控。确立了特色鲜明的“五经”推法，结合五行生克理论和藏象学说，建立补母泻子、以补为主、以泻为辅、补泻兼施、归经施治、五经助制、标本兼顾的“推五经”。

学术特点

（一）补泻兼施、消补并蓄

利用五行制助关系，确定五经穴主次补泻，五行应五脏，五脏联五经，利用五行相助与相制的关系，指导五脏（脾病、肝病、心病、肺病、肾病）病症的治疗，并以此为依据确定五经穴的补泻主次，用于五脏病虚证和实证，在治疗上做到补泻兼施，标本兼顾，主次分明。

（二）针灸并用、针推结合

本流派由最初的刘氏小儿推拿，发展为如今的针、灸、推并用，秉承“五经配伍、五行助制”的核心理念，针灸并用、针推结合，使得流派从理论到技术，日益完善，临床疗效显著。

（三）强调技法、取穴精少

湖湘五经配伍针推学术流派强调取穴以五经为主，配穴要“精巧”。“精”即指配穴要少而精；“巧”即指经深思熟虑后根据病情需要对穴位恰当的舍取。

湖湘五经配伍针推学术流派已成为一个具有湖湘传统针灸推拿医学特色的学术群体，在国内外同行中享有较高的学术地位、学术影响及学术威望。培养了大批针灸人才，为湖湘针推学术的传播和发展做出了积极的贡献！

第三节 湖南民族医学

湖南省是我国少数民族大省，据2021年第七次全国人口普查，全省共有土家族、苗族、侗族、瑶族、回族等55个少数民族，少数民族人口668.52万人，占全省总人口的10.06%，占全国少数民族总人口的5.33%。湖南是全国土家族、苗族、侗族、瑶族、白族等主要分布区域，5个民族人口均超过10万人（其中土家族、苗族人口在100万人以上），占本民族全国人口的比重分别为：土家族32.79%、苗族23.05%、侗族28.88%、瑶族27.04%、白族6.23%。湖南民族医药历史悠久，可追溯到五六千年前神农“尝百草，疗民疾”的神话传说时代。湖南省民族医药资源丰富，省内四大主要世居少数民族都有自己的传统医学，即土家族医学、苗族医学、侗族医学、瑶族医学，它们是我国民族医学的重要组成部分。2006年12月5日，国家中医药管理局发布通告，将土家医、苗医、侗医、瑶医同国内藏医、蒙医、维吾尔医、傣医、壮医、朝医、彝医、回医、哈萨克医、布依医、羌医共15种民族医定为“已经设置民族医医院的民族医”。由此可见土家医、苗医、侗医、瑶医在我国民族医药中的地位。湖湘民族医药具有悠久的历史、丰富的资源、良好的疗效，下文对土家医、苗医、侗医一一介绍。

一、土家医

土家族从古至今就居住在湘、鄂、渝、黔四省市边区的武陵山区一带，是一个相对稳定的历史地理单元。湖南省土家族主要分布在湘西土家族苗族自治州。土家族是一个有语言而无文字的民族，有关民族医药知识的传承主要靠“口传”才得以流传至今。土家族医药起源于先民们早期的生产生活实践活动，特别是到春秋战国时代，土家族医药开始有了医药知识积累。秦汉以来至“土司制度”时期是土家族医药从初始的简单医药防病治病知识到有文献零星记载的医药史料，逐渐形成有本民族特色的医药知识。到了明清时期，在土家族地区实行府县制度，各地相继出现了医药手抄本、木刻本的土家族医药文献，土家族医药进入了发展时期。中华人民共和国成立后，土家族医药驶入了发展的快车道。

（一）土家医理论基础

土家医在形成过程中，在基础理论上受中医学的影响很深。土家医的气血精理论及经脉学理论与中医学的相关理论有很多类似之处，但土家医学仍有自身的特点。

土家医认为人体主要由三元、十窍、肢节、筋脉、气血精组成。三元即上、中、下三元。上元为天，中元为地，下元属水，以自然界的天、地、水来概括人体的内脏功能。上元，又称头元，主要包括脑、心、肺，共居上天，统摄人体气血神志，为三元之首。中元，又称腹元，主要包括肚、肠、肝，共居腹内，为水谷出入之地，水精、谷精化生之处，为三元供养之本。下元，又称足元，包括腰子、养儿肠、精脬和尿脬，共居下元，为人体孕精生成和贮藏之处，生命发生之根，同时有排泌余水（尿）之功。三元是人体组织结构的最重要组成部分。

十窍即指人体的孔窍，有九大窍和一小窍。九大窍即眼二窍、耳二窍、鼻二窍、口一窍、肛门一窍、尿孔一窍，一小窍为皮肤上无数个小小的汗孔，共计十窍，又称十孔。肢节包括肢体、骨头和榫三部分，是人体运动的主要器官。

筋脉包括筋、血脉和经脉三个部分。筋由肉筋索（肌腱）和肉皮筋（筋膜）组成。肉筋索和肉皮筋有连接和约束骨节、主持运动、保护内脏的功能。血脉即血管，有青筋和索筋之分。青筋在体表能见到，如分布于手、脚、颈项部位的血管，其功能主要是输送由外周组织向心运行的被机体消耗了部分谷气和清气后的青血。索筋是在体表能触到跳动，但不易见到的血管，其主要功能是由心向外周组织运行具有营养作用的红血。经脉由阳脉、阴脉、手脉、足脉、胞脉、带脉等组成。经脉具有联系人体各组织器官，感应传导信息的作用。

气、血、精是构成人体和维持人体生命活动的基本物质。土家医认为，人体的生命活动，主要依赖于三元脏器的功能正常。这些脏器功能的实现又以气、血、精为物质基础。气是构成人体的最基本物质，又是人体生理活动的动力所在，气还是人体疾病产生的原因。土家医认为疾病产生的原因虽多，但总由病气作用人体所致。病气气不外排，废气聚集和瘟气所加二端。人体三元、十窍、肢节不停地运动，无时不在产生废气。正常情况下，废气不断地经肺从口鼻，或从脏窍、汗窍等排出。如果排泄失常，蓄结于内，便产生病气。人体生活于自然界，无时不受到自然界的影响，而自然界的气候多变，动植物死亡腐败都能成为瘟气作用于人体而产生疾病。土家医认为，血可分为红血、青血、污血和黑血四种。红血是由谷气、清气和血水按一定比例共同组成，运行于索筋，是具有营养和濡润机体作用的血液。青血是被机体消耗了部分谷气和清气后而运行于青筋的血液。污血是含废气较多或杂有瘟气的血液。黑血是因为某种原因不在索筋或青筋中参加运行，失去了濡养机体作用的死血。精是具有营养机体和生育功能的精微物质，也是构成人体和维持人体生命活动的基本物质之一。土家医按照生成来源和作用把精分为水津、谷精和孕精三类。水精来源于饮食物，尤以水饮流质食物为主。谷精亦来源于饮食物，由人体摄入的饮食物，经肚的消磨、肠的发酵、肝的变化而化生的精微物质，最后在心气的作用下化生为血液的组成成分，流注全身。孕精来源于先天，并受后天水谷之精的滋养不断成熟。

（二）病因

土家医认为，引起人体疾病的原因是多种多样的，概括起来，可分为瘟气、伤食、劳伤、情志、毒伤、痰、瘀血、内虚等。瘟气是由于自然界的气候异常变化，或动植物腐败所滋生的一种致病的因子，包括风、寒、暑、湿、火。伤食，包括饥饱无度、饮食不洁、偏嗜等方面。如果长时间地过度劳累，会导致多种疾病，土家医称为“劳伤病”。劳伤有外劳伤和内劳伤之分。外劳伤的原因较复杂，主要包括劳动中的跌打、损扭、砸压、烧灼、冷冻、伤力等。内劳伤包括房事无度和劳神过度。异常的情志变化常可致三元脏器功能失调，气血运行紊乱，伤脑损神，从而引起一系列病症。毒伤包括天毒、虫毒、蛇毒、癫狗毒以及无名之毒等。某些疾病没有找到明确的致病因素，土家医亦称之为毒，如无名肿毒。内虚是指患者或先天不足，或后天失养，而致气、血、精亏虚，三元脏器功能衰弱，机体抗病能力不足，常易为各种致病因素侵害而发病，多表现为慢性病证，持久不愈。痰是体内水津代谢障碍所形成的病理产物，当其形成之后，常作为一个新的致病因素引起人体发病。瘀血是指体内血液停滞，积存于体内，或血液运行不畅，在组织与筋脉脏器之内成为瘀血，又称黑血。当瘀血形成之后，则成为新的致病因素，引发疾病。

（三）病理

土家医认为疾病的基本病理变化为气血失调、冷热失衡。气的病理一般包括气亏、气阻和气逆而引起的一系列变化。血的病理一般包括血亏、血瘀和出血三种情况引起的一系列变化。冷热平衡是维持机体正常功能的基本条件。人体的生理活动，需要在相对恒定的温度下才能正常地行使。这主要是由于人体冷气和热气的调节，人体才能维持正常的体温。在各种病因的作用下，破坏了人体正常的冷热调节功能，出现冷热的偏盛偏衰，于是产生一系列病变。所以土家医认为，冷热失衡也是人体发生疾病的基本病理变化之一。

（四）诊断

土家医诊断疾病的方法较多，主要通过看诊、问诊、听诊、脉诊、摸诊五个方面来观察和了解疾病的变化，分析判断疾病的症结。

看诊，就是通过医者目视，去观察患者的神色、舌苔和形体变化的一种诊疗方法。看诊包括看神色、看眼、看舌、看耳筋及耳、看鼻、看嘴、看发、看皮肤、看指、看背腹、看二便、看妇女病十二个方面。

问诊是土家医诊断中的重要组成部分，除询问患者的年龄、婚姻、职业、家庭、籍贯、个人生活嗜好、发病经过及治疗情况等一般情况外，重点询问以下几个方面：饮食、二便、筋脉骨节、七窍、妇女病。

土家医脉学特点有循时号脉法，即在号脉诊断疾病时，遵循一定的时间规律，借助十二地支的次序，把脉象、时间和疾病三者紧密地联系起来。土家医号脉的方法有：二指法诊、单指脉法、手掌诊法、五指同时号脉等方法。土家医脉诊还有遍诊法，即号脉的部位遍及全身，可称谓“遍诊法”。土家医的遍诊法，是在漫长的医疗实践中总结出来的，另外土家医诊脉时，还善于多脉合诊，以决定病情。如三联脉，即将骨脉、耳脉（天脉）、座脉（背花脉）三脉合诊。

摸诊主要通过手触摸病处，如额头、疼痛部位、骨头等来了解病情、诊断疾病的一种方法。包括摸骨断、摸冷热、摸疱疮、摸肚子等。

（五）治疗

土家医在长期的临床实践中，总结出用药总的原则是：寒则热之，热则寒之，虚则补之，实则赶之。临床治疗方法归纳起来不外乎两大类：一为内治法，二为外治法。内治法是以口服给药的方式达到治疗疾病的目的。根据不同的病证和长期用药习俗，概括为发汗、泻下、赶病、补益、收涩五种内治法。外治法是将药物外用或施以推抹，针、灸或施以热熨等方法达到治病的目的，是土家民间医在长期的临床实践中总结摸索出的有效的治疗方法。它大致包括药物外治法、熨贴外治法、推抹外治法、器具外治法四大类。在运用中不仅是单法施用，还常常是多法联用。如在熨贴推抹、器具外治中又合以药物导引，或在推抹中辅以热熨，或在热熨中合以推抹药物。

二、苗　医

苗族医药形成于秦汉，发展于明清，复兴于近代。中华人民共和国成立后，党和政府重视民族传统医药的继承与发展，使苗族医药得以快速发展，特别是最近二十余年，对苗族医药的继承、整理与提高，使苗族医药从千百年的“口传”医药完成了历史性的跨越，成为“文传”医药，成为祖国传统医药的重要组成部分。中国苗族生活居住区域分布走向是由东向中、向西连接成片，或区域性的民族交错杂居，构成了三个较大板块的苗族生活片区。一是以湘西为中心的东部片区，二是以黔东南为中心的南部片区，三是以黔、滇、川边区为西部片区。由于区域的语言、生活、风俗的差异形成了区域间的文化差异现象，构成了特殊的文化圈，其区间苗族医药也各具区域特色。现将湘西苗医的特色叙述如下。

（一）理论基础

湘西凤凰县苗医欧志安，对苗族东部区域进行苗医调研，写出了《湘西苗医初考》和《湘西苗药汇编》两部论著。欧氏在20世纪70—80年代研究苗医史时就提出了苗医“英养”学说。“英养”指某一同类物的两个对立面，也可以指某一统一体的两个不同侧面。所以“英养”在欧氏的学术观点里与中医的“阴阳”学说从理论到实践都有相似之处。欧氏用“英养”学说贯穿苗医学，如苗医基础理论、病理、生理、药物、方剂、临床辨病立证等方面。苗医疾病的四大门类：内病门（内科病），孺儿病（小儿科病），外病门（外伤科病），妇学门（妇产科病），在临床病证上都分为“英”和“养”两大类疾病。“三十六症”，为内病，属“英”证范畴。“七十二症”多为外病，属“养”证范畴。“英养学说”还用于诊断、药物、配方等方面。

另外，苗族医学认为能量、物质、结构是事物生成的三大根本，通过这三方面来说明人体生理，分析药理药性，组合治病方剂，明确诊断依据，提高临床疗效。因此苗医在诊断上非常注重考功能察气魄、考物质察病根、考结构察病机。苗医治病的三大原则即为调整能量、补充物质、改善结构。

（二）诊断

苗族医术在长期的临床实践中，逐步形成了“四诊”，即家望、号脉、询问、触摸四法。一是“家望”，包括望神态、神色、鼻、耳唇、指纹、指甲、掌指纹。二是“号脉”，苗医把脉象分为十一种，除号腕部脉，还有“指脉”“足脉”。三是询问，即询问病情，用问诊证实和丰富脉诊的结果，以便做出正确的判断。四是触摸，这是外科诊断的基本方法，也常用于内科。

此外还要参考患者的性别、年龄、神态、气候等因素以便对病情做出正确判断。苗医为了便于记忆传承，还编了诊断歌诀："一主神态二主色，三视男女当有别，四望年龄看四季，五取腕部细号脉，第六询问再触摸，百病疑难有窍诀。"综合考虑对症下药。

（三）治疗

在治疗上主张两病及两纲。两病指冷病、热病，两纲指冷病热治纲，热病冷治纲。治疗的方法大致可分为外治法及内治法两大类。

内治法主要为药物治疗。苗医药物治疗的方法可分为散表法、催吐法、通下法、清热法、消肿法、补养法六种。散表法有解表透疹的作用；催吐法可引起患者呕吐，从而解除疾病；通下法有攻下宿食冷积，通结导滞等作用；清热法有清热、泻火、凉血、祛暑、生津、解毒的作用；消肿法是药物消除某些部位胀满不适或肿块硬疖；补养法是用药物补养人体气血阴阳不足，治疗各种虚弱症的方法。在用药上，"苗医治疗喜用鲜药，时间短而功效速，人人乐用之"，"少用市里药店之官药"。所谓官药，即指已炮制好的药物。配药以手抓眼看确定分量，分别有两指抓、三指抓、四指抓、一把抓。抓药后煨熬成汤药，煨熬对所用器物、水量配兑、所用燃料、煨熬和服药时间要求十分严格，以确保浓度和药效。

外治法有手推（又称推拿疗法）疗法，小儿惊风推拿虎口或手掌和前额，肚子突然剧痛推拿患处和软肋下端；有铜钱刮法（刮痧疗法），中暑可用刮痧治疗；有针挑法，用钢针挑肩秋（肩上生疮）；挑痔疮有火针疗法，该法用于治疗深部脓肿，此种脓肿用针挑或刀划容易封口，因此苗医用火针深刺排脓；以毒攻毒治疗法：毒蛇咬伤、马蜂蜇伤，用以毒攻毒治疗效果甚佳，如被毒蛇咬伤，立即将毒蛇打死，取其头捣碎往伤口揉搓，可抑制肿胀和蛇毒扩散。另外，苗医对骨科、跌打损伤治疗有其独到之处。腰椎移位、肩肘关节脱位或骨折，不仅能用触摸就可复位，还创立了"甩墩法""悬吊法""悬梯移凳法"等进行复位。骨折用"杉木皮固定法"接骨、生肌、续筋疗效神奇。

苗医还有医巫结合的疗法。医巫结合治疗运用最多且较为普及的有"化水”咒语疗法。化水有止血水、止痛水、雷公水、鸬鹚水、催胎水等十余种。咒语疗法常用的有收吓咒、吹眼翳咒、疮疱咒、保胎咒、止痛咒、隔蛊咒、小儿走胎咒、退烧咒、天雷咒等。

（四）药物

湘西苗族民间对苗药药性用公药、母药来分类。“药物生长在向阳面的，叶尖尖锐的，植物小样的，颜色偏深或色红色紫的，叶片呈单数的，入血分的，药性温热的为公药；反之，药物生长在背阳面的，叶类圆钝的，植物大样的，颜色偏浅或色绿色白的，叶呈双数，入气分的药性寒凉的药为母药。”苗医公药与母药之分，即温热药与寒凉药的分类，在临床应用上，寒凉药入气分，温热药入血分。

（五）特点

苗族所处地理自然环境、社会环境，决定了苗族医术鲜明的个性特征。

1. 医药理论、诊断、治疗民族化

苗族医药通过长期的摸索和实践，形成了具有本民族特征的医药理论、独特的诊断和治疗方法，既不同于中医和西医，也不同于其他民族，是一个独具特色的医药模式。

2. 施治用药神秘化

苗族有俗语“世上百样草，用着都是药”，为维护苗族医药的神圣权威，苗医传承人秉承师训秘不外宣，用药不管是内服、外敷都要亲自加工成一定剂型，绝不把原药交给患者。此外，对有些病的治疗还要加入巫医的成分，增加神秘感。

3. 疾病和药物命名大众化、形象化

苗医根据发病的部位、病灶的形状及表现症状给病命名，如脓疱之类生于肌肉深处的叫巴骨癀，生于指头顶端的叫蛇脑壳，生在大腿状如黄爪的叫黄爪瘤，内科的飞蛾症、蛤蟆症、老鼠症、黄肿症、鲤鱼症等都很形象贴切又较准确地反映疾病特点。药物也是如此，如爪子草因其形状像张开的爪子，故名；岩飞蛾因形状像贴在岩壁上的飞蛾；牛膝盖其茎节像粗壮的牛膝。有的则根据药性用途命名，如治月经不调的叫月下红，有散血作用的叫散血草。有根据药物气味命名的苦药蛋、九木香，这种根据疾病或药物特征的大众化命名方法，易懂易记易学，给学医者和患者都带来了方便。

4. 医药一家

苗族居住分散，远离城镇，一村一寨只有一个人或两个人从医，没有单独的药材供应行业，都是自栽、自采、自用，医师即药师，形成了“医药一家”的特点。

5. 医巫一家

苗族由于缺乏科学文化知识，对有些疾病的病理、病因无法解释，仍沿袭传统医疗文化，用医巫结合对患者进行精神治疗，解除思想障碍，如短煞、隔草鬼等先行巫后用药的治疗方法，形成了“医巫一家”的特点。

6. 医武一家

苗医一般都学武术强身健体，有时还可防身。龙玉年家的十一代师傅武功造诣颇深，拳可碎石，手举槽臼，功夫非凡。武术师或比武或斗殴，经常伤及筋骨，因此都会配制跌打损伤药，且效果极佳。这就形成了武术师即医师、医师也会武术的特点。

7. 医护一家

苗医临床医疗时，没有专业的护理人员，治疗和护理均由苗医承担，形成了“医护一家”的特点。

三、侗　医

中国侗族医药历史悠久，其发展的历史大致可分为古代、近代、现代3个时期。古代是指从远古到鸦片战争前。这一时期从远古侗族先民原始医药知识积累，到巫傩文化繁衍的“巫医一家”时代，再到医药文献资料见诸地方志、史书稿中，经历了几千年的历史。侗族医药文化，主要是“口碑”传承文化。在侗族医药发展过程中，多为“口传”文化史料。如侗族的古歌、侗族大歌这些千百年传唱不衰之歌中就包含有侗族医药的内容。如《玛麻妹与贯贡》有这样的内容：“翁哽将退，翁嘎将杜给，翁荡将退播赛耿，消腌欲用巴当同。”汉语大意为“药苦能退热，药涩能止泻，药香能消肿止痛，关节疼痛要用叶对生”。近代是指1840年鸦片战争到1949年中华人民共和国成立前的百余年间。侗族医药在近代有了较大的发展，其特点主要体现在：一是侗族医药的传承方式开始从“口碑”文献到“文传”的过渡，出现了用汉文字抄写的侗族医籍，以及侗族地区的地方志书中有了医药文字的记载；二是在侗族民间出现了侗医坐堂行医，或开设药铺，或药摊的医药合一的医疗活动。现代侗族医药发展史指1949年中华人民共和国成立以来的侗医药发展情况。现代侗族医药发展时期，是我国侗族医药发展最快时期。这一发展时期大致可分为两个阶段：第一阶段为1949年中华人民共和国成立初到20世纪70年代末的前30年。20世纪50—60年代的侗医献方献技和大力开展侗医侗药防病治病，被称为“一根针、一把草”的中草药活动时期。第二阶段指20世纪70年代末至今的半个世纪。特别是1984年全国第一次民族医药会议后，我国侗族地区进入了开展侗族医药调查研究、临床应用及药物研发的快速发展时期。

（一）理论基础

侗医认为天、地、气、水、人是五位一体的，其中气和水尤为重要。人的机体有水、有气就能正常活动，反之就会生病。关于侗医生理的认识，侗歌中唱道：“痍寥凡间呃瞑久，全靠枚索和枚冷。”其意为“人的生存没多久，依靠有气和有水”。诠释了机体内“气”和“水”的物质在维持人体的功能方面的重要性。根据体内“气”和“水”的作用，在疾病的治疗中通常用补气、补水的方法来维持机体的平衡。侗医认为血和水是同物，侗医统称为“血水”。侗医对疾病的分类是根据“天、地、气、水、人”这个人与自然环境发生改变所产生的疾病而分成“冰焜”（冷病）和“冰亮”（热病）两大类疾病。其意为人是生活在“冷”和“热”这两个大环境中的，一旦冷与热过盛，人体内就会发生“冷病”与“热病”。热病，又名烧热病，包括发烧、火毒、红肿、癫狂及虫、蛇、草所致的热病，各种外伤、会“过人”（传染）的疾病以及大部分痧症等。冷病，包括患者自觉冷感或病程长，体质虚弱或不红不肿的疮疱等。

（二）病因

侗医认为疾病的发生主要是由外邪和外伤所致。外邪有“风邪”“寒邪”“暑邪”“水邪”与“火邪”五大邪。外伤包括创伤、损伤、虫兽咬伤引起的疾病。侗医认为内因亦可导致疾病的发生，内因多指伤气、伤神、伤志、伤心引起的病证。由于伤气、伤神、伤心、伤志而破坏了人体的“心平气和”的内环境，改变了侗人的身心状况所发生的身心疾病。如癫狂证、由惊吓引起的小儿惊证等。另外，侗医认为“鬼”“山”“神”也能引起疾病，认为有些疾病是人体的魂魄脱离游走所致，如“小儿疳证”就是这类疾病，侗医称为“小儿走胎”。“小儿走胎”根据小儿病后形体的变化又分为“走猴胎”“走狗胎”“走鬼胎”等。

（三）诊断

侗医诊断疾病的主要方法有问诊、望诊（或称看诊）、摸诊、脉诊、划诊及算诊六种诊断方法。问诊是侗医诊断疾病的主要手段，包括询问发病的经过、自觉症状、发病时的情况和发病原因等。望诊，侗医也称看诊，侗医在看诊中注重患者的毫毛（汗毛）是否倒立，皮肤的光泽等来辨证鉴别疾病的轻重或虚实。摸诊是指医者用手去触摸患者头额及皮肤，了解患者是否发热、出汗等病理变化情况，主要适用于外伤疾病的诊断，如骨折、脱臼等病证。脉诊，也称纳脉或号脉，是侗医诊断疾病的重要方法。侗医有八种脉象，即平和脉、粗脉、细脉、长脉、短脉、快脉、慢脉、空脉。平和脉主健康，粗脉主熬病，细脉主虚弱之证，长脉主冷病或久病劳伤，短脉主热病，快脉主热病或出血证，慢脉主久病或劳损之疾。划诊是侗医的特色诊断方法之一，用“划痕”方法在患者的胸前划一个“井”字或“十”字，根据划痕处显示的“痕迹”来判断疾病。该诊法主要用于诊断急性痧证、巨蛾症、蜘蛛症等急性病证。算诊，侗族民间有些侗医在诊断疾病时用阴阳五行、时辰八卦等测算方式来计算疾病的演变与转归。利用时辰与病候之间的关系来诊断疾病。如什么时辰易发什么病证、什么时辰患者易死亡等医学经验用于疾病的判断、诊断与转归。

（四）治疗

侗医一般是根据发病原因、疾病性质及诊断来确定治疗原则的。热病的治则有：服药退火、搜风退火、热刮退火、洗擦退火。冷病的治则有：发汗除寒、刮散寒气、熨热除寒。水病的治则有：水多的服药消水、发汗消水；缺水的补体补水、补血补水。气病的治则有：补血顺气、补体排气、开导消气。虚弱病的治则有：补体补血。毒气病的治则有：补体排毒、消水排毒、顺气排毒。侗医治法有退热法、祛寒法、发汗法、排水法、补法、泻法等多种治疗方法。在治法上又分为两大类：一是内治法；二是外治法。

内治法一般指药物内服，外治法一般指药物外用或手法外治的方法。侗医治法的特点有以下几点：①治病一般多用单方。②侗医多为新鲜药物入药，即采即用，外敷药一般均用鲜药。③多用引药，加强临床疗效。在用药时多用黄酒为引，也用侗族苦酒为引，其他还有用淘米水（米泔水）为引。④在用汤剂内服时多辅以外治方法治疗，以增强疗效。如骨伤患者，在正骨治疗的同时，用内服活血化瘀、止痛生肌的药物。⑤内服药主张多用汤剂。⑥动物药活用。方法是将活动物或昆虫直接用于治病。如用活鼻涕虫（蛞蝓）置于被蜈蚣咬伤处，任鼻涕虫在伤处爬行，吸蜈蚣毒液或释放鼻涕虫黏液以解蜈蚣之毒。

侗医的内治法主要是指药物内服，侗族药物分为三大类，即植物药、动物药、矿物药。侗医将药性分为冷性药（或称凉性药、寒性药）、热性药、平性药、收性药、散性药、退性药、淡性药和补性药八大类。侗医将侗药按药物味道分为酸涩味药、甜味药、苦味药、辣味药、淡味药、香麻味药六大类。侗医在医疗实践中将侗药的性味功能有机地对应起来，总结出性味对应关系：味苦、性凉，用于退热；味辣、性热，用于除寒；味香麻、性散，用于消肿止痛；味淡、性退或性平，用于退水、退气、止血；味甜、性补，用于补血、补气；味酸涩、性收，用于提神、止泻。以上侗药性味的对应关系只是药物间的相对关系，在临床应用中根据病情变化而随症用药。侗医方剂组方原则由主药、帮药与配药组成。如侗医治疗乳痈的组方：蒲公英、雷公英为主药，当归、夏枯草、白芍为帮药，甜酒为配药。

侗医的传统外治法有二十余种，常用的有推拿疗法、挑割法、刮痧疗法、针刺疗法、水疗法、爆灸疗法、扯疗法、药浴疗法、熏蒸疗法、冷麻疗法等，还有拔罐疗法、烧艾疗法、烧灯火疗法、火功温筋疗法等传统外治疗法。除上述较为常用的方法外，侗医还有特色传统用药方法，如药佩、药衣。药佩是将侗药佩戴在人的身上，达到防治疾病的目的。如治疗小儿疳积，用黄荆条根 7 根，用布包好佩戴在小儿身上。药衣其方法为将药物与患儿衣服同煎，待晾干后穿身上，通过皮肤吸收药物，达到治病目的。如用枣树根、鸡婆刺根各适量，与小儿衣服同蒸，干后穿，主治小儿疳积。

民族医学是祖国医学的重要组成部分，在维护人民健康上发挥着积极作用，又是中华文化不可缺少的部分，应对其进一步整理、挖掘，更好地实现其医药价值、文化价值。

第五章 临证菁华

湖湘文化经世致用的学术核心，直接波及湖湘医家务实事、求实利、求功名的学术思潮，一切以患者的临床需要为落脚点，尽其所学解决临床各科的实际问题。这样，就导致了湖湘医派的基础医学相对薄弱，临床医学却丰富多彩。湖湘医派的临床辨治特点有三：其一，主干成分是官方推行的主流医学，历代以来如《黄帝内经》《神农本草经》《伤寒杂病论》《诸病源候论》《千金要方》《嘉祐本草》《太平惠民和剂局方》《太平圣惠方》《圣济经》《圣济总录》《普济方》《古今医统大全》《御制医宗金鉴》等。其二，枝干成分是湖湘名医的经验医学，历代以来如《肘后备急方》《传信方》《幼幼新书》《洗冤集录》《神巧万全方》《先醒斋医学广笔记》《金针三度》《三指禅》《脉学金丝灯》《验方新编》《治疫全书》《罗氏会约医镜》等。其三，同时保留了楚医学的某些成分，成为湖湘医派的枝叶。历代以来流行的方法有巫术祝由、草医鲜药、民族医学等。另外，道教医学、佛教医学的某些成分，也成为湖湘医派的枝叶之一。无论是重视脉诊、考究方药、详析医案、养生保健，还是引入宗教方法、伦理道德规范、生活调护事项，都折射出湖湘医家注重现实、实事求是、知行合一、崇尚实干的精神。

第一节 内科疾病

一、伤　寒

罗国纲的《罗氏会约医镜》，根据湖湘地理特点论治伤寒，切合临床实用。

（一）临证思路

1. 临证详辨表里，注意分清虚实

罗氏辨析伤寒从表里虚实立论，将伤寒病邪分阴、阳两类。凡阳邪在表则表热，阴邪在表则表寒；阳邪在里则里热，阴邪在里则里寒；邪在半表半里，无有定处，则往来寒热。邪在表则腹不满；邪在里则腹胀满；邪在表则呻吟不安，不烦不呕；邪在里则烦躁闷乱，并作呕逆。邪在表则能食；邪在里则不食；若在表里之间，纵不欲食，未至于不能食。有胸痞而初见心烦喜呕者，表邪方入里，不可攻下；凡表证悉具而脉微者，以元气不足，不能外达也，但当救里，以助阳救里为主。对于表里证又强调注意辨其虚实：表实，则无汗恶寒，或发热恶寒；走注红肿，知荣卫有热；身痛拘急，知经络有寒。凡表虚者，有汗恶寒，或多麻木难举动，或毛槁肉削，颜色憔悴。凡里实者，或胀痛痞坚，或闭结喘满，或懊侬不宁，烦躁不眠，或气血积聚，腹中不散，或寒邪热毒，深留脏腑之间。凡里虚者，为心神怯跳，津液不足，或饥不能食，渴不喜冷。上虚则食不化，呕恶中满；下虚则二便不禁，肛门脱出，泄泻遗精。

2. 凭脉判断预后，注意脉证舍从

罗氏辨治伤寒，重视脉诊，并认为“观此可知证之表里虚实”。其云：“经脉十二，六阳属腑为表，六阴属脏为里。经脉分手足者，以足经之脉，长而且远，自上及下，遍络四体，按之可知周身之病；手经之脉，短而且近，皆出于足经之间，故凡诊伤寒外感者，但言足经，而不言手经。足之六经，又以三阳为表。而太阳一经，为阳中之表，以脉行于背，背为阳也，且包复周身，故凡风寒伤人，自太阳经始。阳明为阳中之里，以脉行于腹，腹为阴也。少阳经，为半表半里，以脉行于侧也。至于足之三阴主里，其脉自足上腹，虽亦在肌表之间，而其风寒未有不由阳经而入阴分也。若不由阳经入者，即为直中阴经，必连及脏矣，故阴经无表证。”辨脉以分表里，凡浮脉，多属表证，但有感寒邪之甚者，拘束卫气，脉不能达，亦沉而兼紧，但若以发热头痛等表证合参自可辨识。罗氏特别指出“切不可概以浮为表证”，如血虚者，阴虚水亏者，内火炽盛者，关阴格阳者，脉俱浮大。至于浮脉而紧者，为邪气有余；按之无力者为元气不足。伤寒以弦为阴，以缓为和。寸为阳，或沉细而无力者，为阳中伏阴；尺为阴，或见沉数者，为阴中伏阳。寸口数大有力，为重阳；尺部沉细无力，为重阴。寸脉浮而有力，主寒邪；浮而无力，主风邪。尺脉沉而有力，主阳邪在里，为实；无力，主阴邪在里，为虚。罗氏指出，病热有火者生，心脉洪是也；无火者死，沉细是也；沉细或数者死。浮而涩，涩而身热者死，热而脉静者难治。脉盛汗出，热不退者凶。脉虚，热不止者凶。三消、失血、蓐劳、久痢、诸虚复发热者皆逆。对于伤寒脉证不符，罗氏常根据具体情况，或从证不从脉，或从脉不从证。如浮脉为表，治宜汗之，此其常也，而亦有宜下者。脉沉为里，治宜下之，此其常也，而亦有宜汗者。少阴病，始得之，反发热而脉沉者，宜麻黄附子细辛汤微汗之。脉促为阳，常用葛根、芩连清之；若脉促厥冷为虚脱，非灸、非温不可，此又非促为阳盛之脉。脉迟为寒，常用干姜附子温之；若阳明脉迟，不恶寒，身体濈濈汗出，则用大承气汤，此又非迟为阴寒之脉。罗氏还指出伤寒宜从脉不从证者。如表证“病发热，头痛，脉反沉，身体疼痛，当救其里，用四逆汤”，此从脉之沉也。里症见目胀发热者属阳明，脉浮大者用桂枝汤，此从脉之浮。结胸症具，常以大、小陷胸汤下之；脉浮大者不可下，下之则死，宜从脉而治其表矣。身疼痛者，常以麻黄桂枝汤解之；然尺中迟者不可汗，以荣血不足故也，宜从脉而调其荣矣。

3. 治以虚实为纲，概以六法为要

罗氏认为自仲景以来，名贤代起，有言其病而不言其阴阳者，有立其方而未详其增减者，支离繁碎，令人难用。惟约以“汗、吐、下、温、清、补六法，更以虚实二字为提纲，凭证察脉，变化治之，易于拾芥”。凡太阳、少阳、阳明病，或三阳合病，或并病，但见有头痛、身痛、发热、恶寒及喘而胸满等候，虽为日已久，只要内见一证，即表邪犹在，可用汗法。凡各经邪证，汗之不彻，犹未汗也。其人仍身热烦躁，坐卧不安，脉紧无汗，干燥错语者，是表邪未散。其原因有三：一为邪在经络筋骨，而汗仅出皮毛，此邪深汗浅，卫解而荣不解；二为十分之邪，而出五分之汗，为邪重汗轻；三为汗后遽起露风，因腠疏而复感，凡遇此者，当辨微甚以再汗之。如麻、桂、柴胡等方即可为发汗之剂。《黄帝内经》曰：“其高者，因而越之。”罗氏认为，邪在中焦，胸满而痞硬，气上冲咽喉，不得息者；或饥不能食，或食人即吐，并有欲吐不能吐者；手足厥冷，脉弦迟，或寸脉微浮而紧，此为胸中有寒，当吐之。丹溪曰：“吐中有发散之义。”罗氏认为此为吐法治伤寒之一大关键。此外，凡胸中郁郁而痛不能食，欲人按之，而反有涎唾，下利甚，其脉迟，而寸脉微滑，吐之则利自止；凡宿食在上腹者宜吐。邪在表宜汗，邪在里宜下。罗氏认为“此里者，非三阴之里，乃阳明胃腑也。三阴亦有转入阳明者，须因症因脉，酌宜下之”。然下症不一，有痞、满、燥、实、坚五者之异。如五证悉具，三焦俱伤，宜大承气汤急下之。但见痞、燥、实三证，邪在中焦，宜调胃承气汤，不用枳朴，恐伤上焦之正气。但见痞、实二证，邪在上焦，宜小承气汤，不用芒硝，恐伤下焦之血也。罗氏认为，凡伤寒吐下后，多有余热未除，脉犹洪数，以致口渴咽燥，身热便赤，日夜不宁等症，此际宜清理之。但清热必须滋阴，或补先天之水，或养后天之血，庶阴长而阳自清。若徒用苦寒之剂，惟热不能退，而且热从火化，损脾伤胃，是治病而适以益病。除用白虎、竹叶石膏等汤外，并自制新方益阴清热汤以治之。温者，温其中也。气为阳，气虚则寒。脏有寒邪，不温即死。因寒为阴惨肃杀之气，阴盛则阳衰，所以历代医家均重救里，及时用温。罗氏认为，温有大温、次温之殊。大温者，以真阳将脱，须回阳以固中元；次温者，正气犹在，宜扶阳以顾将来，庶转凶为吉，而生机勃然。还有一种阴虚火盛内热，不宜用温者，凡姜、桂、附子之类勿用，当用温和之味，不犯一毫寒凉，则脾胃无伤，斯为高明。对于时人谓“伤寒无补法”，罗氏大不以为然，认为若使患虚者坐以待毙，不大可憾乎！他总结仲景三百九十七法之中，治虚寒者一百有奇；垂一百一十三方，而用人参，桂、附者八十有奇；即东垣、丹溪、节庵亦有补中益气，回阳返本，温经益元等汤，未尝不补也。因此他指出：“夫实者不药可愈，虚者非治弗痊，能察其虚而补济之，即握伤寒之要矣。”

（二）方药特点

1. 尊经自创新方，重视祛湿散寒

凡治伤寒，历祖仲景。罗氏认为，仲景所制麻、桂、硝、黄等剂，峻猛已极。这是因为当时人气禀强壮，且为冬月感冒重邪而设，自然适中。延至当今，气候已变，天气人气，日薄一日，不必尽同。凡寒热感冒及伤食房劳等候，皆有头痛、发热、口渴等证，若即谓太阳、阳明之证，泥执古方，通治今人弱质，必被夭枉者多矣。因此后世治伤寒，当因时因人而权衡之，勿以生死大关而轻徇旧方，当仔细推敲，深刻体会，以明古人立法之所以自始，知立方用药之体及古今变化之理而审慎用之。如此方能使人登寿域，乃为司命之上工。因此他指出，古方分量最重，今酌而减之，并结合湖湘地域特色，即江南气候多湿的特点，创立新方。如麻黄汤用量仲景以两计，罗氏改为麻黄去节一钱，或多用桂枝钱半，甘草八分，杏仁去皮尖十五粒等，其用量均较仲景时用量大为减轻。针对江南湿地，伤寒多夹湿邪的特点，其临证注重祛湿散寒。在“感冒伤寒新旧发表证方”中除收集常用麻黄汤、桂枝汤、升麻葛根汤、小柴胡汤等仲景名方外，还自创“加减羌活五积散”以“治四时感冒，发热，恶寒，头痛，身疼，咳嗽，声重，脉浮紧无汗者，以代发表古方，不论大小皆治”，方由当归、白芍、陈皮、半夏、茯苓、甘草、桔梗、枳壳、川芎、防风、羌活、桂枝、紫苏叶、北细辛组成。另有“加减羌活汤”，以“治伤风寒，头痛，身疼，憎寒，壮热，脉浮紧无汗，及四时不正

之气。凡男女大小同治，以代麻、桂、青龙等汤也”，方由羌活、防风、苍术、川芎、白芷、甘草、陈皮、北细辛、生姜、葱白组成，并随证加减。两方均重散寒祛湿，深合湖湘地域特色。

2. 用药须得佐使，处方注重配伍

罗氏除自创许多治伤寒新方外，其临床用药特别注重配伍，列有“论伤寒用药须得佐使”“论伤寒用药须配合得宜”两个专题，并详列常用配伍药对，对指导临床用药十分有益。如其谓“表汗用麻黄，无葱白不发；吐痰用瓜蒂，无豆豉不涌；去实热用大黄，无枳壳不通；温经用附子，无干姜不热；竹沥得姜汁则行经络，蜜导得皂角能通秘结；半夏、姜汁可止呕吐；人参、竹叶能止虚烦；非柴胡不能和解表里，非五苓散不能利小便。天花粉、干葛消渴解肌；人参、麦冬、五味生脉补元；犀角、地黄止上焦吐衄；桃仁承气，破下焦瘀血；黄芪、桂枝实表虚出汗；茯苓、白术去湿助脾；茵陈去疸，承气制狂，枳实能除痞满；羌活可治感冒。人参败毒能治春温，四逆疗阴厥，人参、白虎能化赤斑、理中，乌梅能治蛔厥。桂枝、麻黄治冬月之恶寒，姜附汤止阴寒之泄泻，大柴胡去实热之妄言。太阴脾土恶寒湿，惟干姜、白术以燥湿；少阴肾水恶寒燥，得附子以温润；厥阴肝木、藏血荣筋，须白芍甘草以滋养”，并指出“此经常用药之大法，惟机变者乃用之无穷也”。

罗氏处方注重配伍，列出常用配伍药对，如麻黄得桂枝则能发汗，白芍得桂枝则能止汗，黄芪得白术则止虚汗，防风得羌活则治诸风，苍术得羌活则能止身痛，柴胡得黄芩治热，附子得干姜治寒，羌活得川芎则止头痛，川芎得天麻则止头眩，干葛根得天花粉则止消渴，石膏得知母则止渴，香薷得扁豆则消暑，黄芩得连翘则解毒，桑皮得苏子则止喘，杏仁得五味则止嗽，丁香得柿蒂、干姜则止呃，干姜得半夏则止呕，半夏得姜汁则回痰，贝母得瓜蒌则开结痰，桔梗得升麻则开提血气，枳实得黄连则消心下痞，枳壳得桔梗能使胸中宽，知母、黄柏得栀子则降火，豆豉得栀子治懊侬，辰砂得酸枣仁则安神，白术得黄芩则安胎，陈皮得白术则补脾，人参得五味、麦冬则生肾水，苍术得香附开郁结，厚朴得大腹皮开膨胀，草蔻得山楂消肉积，乌梅得干葛根则消酒，砂仁得枳壳则宽中，木香得姜汁则散气，乌药得香附则顺气，白芍得甘草治因虚腹痛，吴茱萸得高良姜止因寒腹痛，乳香得没药大止诸痛，白芥子得青皮治胁痛，黄芪得附子则补阳，知母、黄柏得当归则补阴，当归得生地黄则生血，藕汁磨京墨则止血，红花得当归则活血，当归尾得桃仁则破血，大黄得芒硝下实结，皂角得麝香通诸窍，诃子得肉豆蔻则止泻，木香得槟榔治后重，泽泻得猪苓能利水，泽泻得白术能收湿，等等。这些常用配伍药对，罗氏指出“贵在人之神其用也”。

《罗氏会约医镜》虽非论治伤寒专著，但书中论治伤寒深合湖湘地域特色，切合临床实用。书中不仅包含了其辨证、立法、处方用药的临证经验，而且对伤寒的变证亦作了较为详细的论述，限于篇幅，不再赘述。当然，其治伤寒并非全面，如其对“和”法去而不论，略显不足。但瑕不掩瑜，其具湖湘地域特色的用药体会，值得临床借鉴和进一步研究。

（三）创方举隅

1. 加减羌活五积散

治四时感冒，发热，恶寒，头痛，身疼，咳嗽，声重，脉浮紧无汗者，以代发表古方，不论大小皆治。当归钱半，白芍一钱，陈皮八分，半夏钱半，茯苓一钱三分，甘草一钱，桔梗一钱，枳壳一钱，川芎一钱，白芷一钱，防风一钱，羌活八分，桂枝一钱，紫苏叶五分，北细辛三分，姜三片，葱白五寸。水煎，热服，取微汗。如冬春寒甚，加麻黄五六分。夏秋，加苍术钱半。

2. 加减羌活汤

治伤风寒，头痛，身痛，憎寒，壮热，脉浮紧无汗，及四时不正之气。凡男女大小同治，以代麻、桂、青龙等汤也。羌活一钱，防风一钱二分，苍术一钱，川芎一钱，白芷一钱，甘草一钱，陈皮八分，北细辛二三分，生姜一钱，葱白五寸。热服，取微汗。如自汗者，去苍术，加白术，或加黄芪；胸满，加枳壳、桔梗；呕逆，加半夏；喘促，加杏仁。可随证加入。此方不犯三阳禁忌，为解表稳方，可以便用。

3. 益元散邪汤

治元气太虚，脉大无力，外感寒邪，憎寒壮热，身痛头痛，或呕恶泄泻等证。邪气不能外达，惟温中自可散寒。即素禀薄弱之辈，或连进二三服，自必阳回而解。当归二三钱，白芍（煨）钱半，陈皮一钱，白术三四钱，熟地黄三四钱，山药二钱，甘草（炙）一钱，黄芪（蜜炒）钱半，麻黄（去节）八分，桂枝一钱，生姜（煨）钱半。水煎，热服，略盖以取微汗。如头痛，加川芎、白芷各一钱，北细辛二分；如泄泻者，去当归，加萆薢四钱，茯苓一钱，木香煨三分；若三阳并病者，加柴胡二钱。仲景治伤寒，如麻、桂等汤以温散，固为千古妙方，至于阳根于阴，从补血而散者，惟此乃得云腾致雨之妙，为今时之所宜。勿得疑为骤补无用，而徒以散邪为主，致为夭枉之失。上方补气以散邪，此方补血以散邪。

4. 清泉汤

治阳证实热，脉洪腹满。生石膏（研）三五钱，知母钱半，陈皮（去白）钱半，厚朴（姜炒）钱半，枳壳钱半，大腹皮（洗净）二钱，黄芩钱半。水煎服。如便结，加大黄二钱以攻之。

5. 暖胃汤

治阴寒虚满，脉弱便泻。白芍二分，干姜（炮）二三钱，丹参三钱，厚朴（姜炒）一钱，木香三分，香附（醋炒）六分，吴茱萸（制）钱半，生姜一钱。水煎服。如寒甚者，加附子一二钱；如食因寒滞，加神曲一钱，麦芽一钱，俱炒用；如大便不流动，加当归二三钱。

6. 益阴清热汤

治伤寒余热，口渴，便赤，烦躁，便实，脉洪等证。当归一钱，白芍钱半，生地黄钱半，麦冬钱半，黄芩二钱，甘草一钱，元参一钱，泽泻八分，木通八分，栀子仁（炒黑）八分，陈皮八分，石膏（生用）二钱，黄柏（炒焦）一钱，扁豆（炒研）二钱。水煎服。如舌黄，加黄连一钱；目赤，加龙胆草八分；大便燥，加酒炒大黄钱半；如妇人血热，加青蒿二钱；如胁痛，加青皮八分；如口渴，加天花粉一钱。

7. 二补汤

治阴阳两虚，六脉俱弱，夜热肢冷，失血便泄等证。熟地黄三五钱，当归（土炒泄者或不用亦可）二钱，黄芪（蜜炒）二钱，枸杞子二钱，甘草（炙）钱半，杜仲（盐炒）二钱，大枣皮一钱，白术钱半，怀山药二钱，肉桂一钱五分，五味子（微炒）十三粒。水煎服。如寒甚者，加附子钱半；腹痛喜按者，加补骨脂炒一钱；泄者，加乌梅二个，肉豆蔻八分；呕恶，加生姜一二钱。

8. 养肝抑邪汤

治厥阴肝经病，或气上撞心，心中疼，烦热消渴，饥不欲食，食即呕蛔，下利不止。脉沉而弦，以厥阴之脉循阴器而络于肝故也。当归二钱，白芍（酒炒）钱半，柴胡（酒炒）钱半，熟地黄二钱，川椒（炒）七分，麦冬一钱，乌梅二三钱，木香（煨）三五分，白术钱半，茯苓二钱。水煎服。如消渴甚者，加黄柏、知母各钱半，肉桂五分。阳邪自太阳传至太阴，则嗌干未成渴也；传至少阴，则口渴未成消也；传至厥阴而成消渴者，热甚能消水也。若脉证皆实，宜用承气等汤下之。然又有说：以肝居下部而邪乱之，则邪上撞心；木邪乘土则脾气受伤，所以饥不欲食；脾土既伤，而复下之，则脾愈伤，而利不止，此所以宜养肝补土也。

9. 清凉汤

治目热多眵，羞光而涩。赤芍一钱，生地黄半钱，白芷八分，川芎八分，荆芥六分，薄荷六分，羌活五分，黄芩一钱，栀子仁

（炒）六分，甘草七分，蔓荆子（捣碎）八分。水煎服。如血虚，加当归、白芍。

10. 归芍地黄汤

治戴眼。当归三钱，白芍（酒炒）一钱，熟地黄四五钱，大枣皮钱半，牡丹皮一钱，茯苓钱半，泽泻七分，山药钱半，秦艽一钱，肉桂一钱。水煎，速速多服。

11. 理气散寒汤

治中下二焦寒滞气逆，腹痛，或呕泻，或不呕不泻，而为干霍乱危剧等证。苍术一钱三分，厚朴（姜炒）一钱三分，陈皮（去白）一钱三分，甘草一钱三分，藿香八分，砂仁八分，枳壳八分，木香五分，香附一钱五分，乌药一钱五分。热服。如食滞，加山楂、麦芽、神曲各钱半；如痛而呕，加半夏钱半；如寒甚喜热者，加吴茱萸、肉桂之类；如气滞而不流通，加白芥子、青皮、槟榔之类；如小腹痛甚，加小茴香；如兼疝者，加荔枝核（煨熟）二三钱。

12. 三圣汤

治一切虚寒，老弱亏损，偶有寒触，气痛连日不止。凡香燥之药，用之而反剧者，宜滋阴暖胃为主。熟地黄（姜汁炒）七钱，当归五钱，附子二钱。温服。如气滞，加陈皮。

13. 化食方

治夹食胸腹痛，日轻夜重，得食更甚，喜重按者。吴茱萸（开水泡一次，焙干）二钱，神曲六分，炒谷虫六分，陈皮六分，鸡内金四五张。共研细末，白砂糖少许，温水调服一钱，即睡一刻。此余屡用神验，凡家中多办，大人小儿，夹食感寒者，服之即愈。

二、疫　证

朱兰召，字增籍，撰《疫证治例》五卷。朱氏学宗张仲景六经为主，逐条分析，辨疫邪从八方面论治，其治以自创芦根方为主，随临床病症之变化而予加减。其辨治疫证别具一格。

（一）临证思路

1. 论疫证与伤寒不同

朱氏认为疫病之病因乃风、寒、暑、湿、燥、火，六气失时，是谓六沴。沴，恶气，抑毒气也。沴气之作，多值阴阳胜复，二五驳杂之候，晦雾蒙空，黄沙蔽天。虽平原旷野，与岭南之岚瘴同气。人在气交之中，呼吸吐纳，清浊混淆，中其毒者，率由口鼻入。口气通地，鼻气通天，口鼻受邪，直干肺胃，稽留气道，蕴蓄躯壳，病发为疫，证类伤寒。来路既异，初治与伤寒迥殊，传布六经则一也。伤寒邪自外入，由皮毛而肌肉、而筋脉、而脏腑。疫病邪自中作，或出而三阳三阴之经，或入而三阳之腑、三阴之脏，听邪气之出入以为出入，而邪气之出入，又每随人元气之厚薄、脏腑之寒热以为传化。医者当随邪气之传化以施治，不可泥古以疫为热邪，辄用寒凉，草菅人命。其所创芦根方，随邪气之传化运用抽添，用之得当，药入口，表气即通，有从汗、或衄、或斑疹、或战汗而解者；有表气通而里气亦随之而通，或从小便黄赤、或大便溏、或下黑水、或下黑血而解者；有里气通而表气亦随之而通，郁热一下，登时发疹，或汗出而解者。盖以斯方造成透发沴毒，邪无附丽故也。

其或沴邪胶固，缠绵中道，蕴蓄三焦，上极而下，下极而上，如胶投漆，莫之能离，如油入面，莫之能出，当从中道驱逐。邪结在上，栀豉、二黄汤辈；邪结在中，陷胸、泻心汤辈；邪结三焦，防风通圣散、三黄石膏汤、犀角地黄汤辈，则不虑稽留中道之为害也。若服芦根方，中道沴毒虽借透发，而邪溃而传三阳经府，当按三阳经府证例治之。邪溃而传三阴，出而太阴之经，桂枝加芍药汤；少阴之经，麻黄附子细辛汤、四逆散；厥阴之经，当归四逆汤辈。入而三阴之脏，则有寒有热，辨证最宜分晓。如其人元气素旺，随阳化热者，黄连阿胶、桂枝大黄、白头翁汤辈，按三阴热证例治之。如其人元气素衰，随阴化寒者，四逆、理中、吴茱萸汤辈，按三阴寒证例治之。然治法如此，而奏效殊难。服四逆辈，正信邪诎，有濈然汗出，还表而解者；有中气有权，秽恶随下，还府而解者；有邪不服病，似小愈，过数日而又肆其虐者。盖沴虽随阴而化，终属热邪，四逆辈能扶阳不能祛沴，以沴邪滋蔓故也。当此之际，再视人之正气以匡救之。如正将复而邪盛者，间用清润之品，玄、麦、生地黄辈；或用攻于补，黄龙汤辈；用剿于招，附子泻心汤辈，俟邪气稍退又当顾正。如正未复而邪盛者，当清补兼投，炙甘草汤、元麦地黄汤、玉女煎辈；或寒温并进，连理汤、黄连汤、乌梅丸、白通加猪胆汁汤辈。正复而邪亦徐服。朱氏在临症治疫中认识道："此等治法，在旁观鲜不以为用药颠倒，而不知治疫而至三阴，医者非三折其肱，不能随机应变，因病制方也。虽然，邪之出入三阳三阴，与正伤寒小异而大同，若初起审辨不确，鲜不以疫病误作伤寒者。"（《疫证治例·疫病论》）

那么，如何辨识疫病与伤寒呢？朱氏主张辨之之法宜从八方面着手："一在色：伤寒初起面色光洁；疫病初起面色晦滞。一在舌：伤寒之舌在表色白，入里则黄，由黄而燥而黑；疫病之舌初起或白或白厚、或白黄、或淡黄，甚至多有肿者，迨传入胃则燥黄而黑，然黑黄亦有随三阴寒化而见，尤宜参证审辨。一在神：伤寒初起神不昏迷，至传里入胃，始神昏谵语；疫病初起，神志不清，扰乱烦躁，如醉如痴，妄见妄言。一在气：伤寒初起室中有汗臭气；疫病初起另有一种秽气触人，鼻观善者入室便知。一在耳：伤寒邪传少阳，始有耳聋之证；疫病初起则气逼两耳，恍若瓮覆，甚者万籁交集，殊难耐过。一在热：伤寒初起发热恶寒，头疼体痛；疫病初起证类伤寒，或先憎寒而后壮热，或壮热微觉恶寒，沉沉默默，其热入暮更甚，无汗。一在头：伤寒初起头项强痛；疫病初起头颅紧箍，或痛，或眩晕。一在腹：伤寒入里乃腹满胀痛；疫病初起脐腹多板实不灵。一在觉：伤寒初起有无烦热头痛，确觉其处；疫病则内府挥霍撩乱，无可奈何，莫觉其状，莫觉其所。一在脉：伤寒自外而入，初起脉多浮，或兼紧、兼缓、兼长，迨传入里始不见浮，至数清楚；疫病自中而作，初起脉多沉取，或中取，有数有迟，迨自中达表，其脉多中取而数，或兼弦兼紧，至数模糊。凡此数端，亦不必求备，但有三

四确证。”（《疫证治例·疫病论》）

2. 论治邪留中道

疫病之作，病情复杂多变，中道之症在伤寒有结肠、痞满，多由误下而致；而在疫病自中作，多有不经误下传变，听沴邪乘其虚实而干之，因邪留中道，所以最易造成中焦病症，诊邪郁结。朱氏分为三种情况加以论治。其一是沴邪郁结上焦，壅塞心胸，胸中窒，烦热或发汗吐下后，虚烦不眠，剧者反复颠倒，心中懊憹，栀子豉汤主之；若素有饮邪，挟饮上滞，胸中痞硬，气冲咽喉不得息，寸脉微浮，瓜蒂散主之；其或沴炽上部，咽喉肿痛，头面肿大、口疮目赤，二黄汤主之。其二是沴邪郁结上中二焦，虚邪则心下痞满，按之自濡，脉关上浮，大黄黄连泻心汤主之；痞恶寒汗出，附子泻心汤主之；痞而发热呕逆，半夏泻心汤主之；痞而下利、腹泻、干呕、心烦，甘草泻心汤主之；痞而下利腹鸣，干噫食臭，生姜泻心汤主之；痞而噫气不除，旋覆代赭石汤主之；痞而尿闭燥渴，五苓散主之。实邪则心下结硬，痛不可近，脉沉紧，大陷胸汤主之；结硬项强如柔痉状，大陷胸丸主之；结硬微热，但头汗，为水结，大陷胸丸主之；结硬漱水不欲咽，为血结，抵当汤或桃仁承气汤主之；结硬正在心下，按之始痛，脉浮滑，为小结，小陷胸汤主之；硬结身无大热，口不燥渴，为寒实，三物白散主之。又有寒实结胸，因屡经下后虚气上逆，胸膈高起，手不可近，枳实理中丸主之。

朱氏论疫邪着意于蕴蓄三焦，对于此之治疗朱氏继承了河间论治火热病之实火的方法，在用方时采用防风通圣散、凉膈散合天水散主之。如“诊邪蕴蓄三焦，火热烦渴，脉实数，表实无汗，三黄石膏汤主之；里实秘结，三黄汤主之；表里俱实，防风通圣散主之；尿赤而涩，凉膈散合天水散主之；热甚斑狂，烦躁谵语，黄连解毒汤主之；身热脉和，目赤，唇焦，神昏谵语，状如醉人，导赤各半汤主之；烦热惊狂，多言喜笑，水不制火，二阴煎主之，壮热发斑，吐衄便血，漱水不咽，犀角地黄汤主之。”（《疫证治例·邪留中道治例》）可知朱氏论治疫病既宗仲景伤寒之治，又采河间治热病之里通表和之法。

（二）方药特点

1. 宗仲景六经方论，按经用药

朱氏宗仲景六经方论，认为疫病传变，出入三阴三阳，与正伤寒小异而大同。只是来路既异，与传变次序的差异，伤寒邪自外入，由皮毛而肌肉而筋脉而脏腑，其传由三阳而三阴。疫病系阴阳胜复，二五驳杂之候，人在气交之中，呼吸吐纳，清浊混淆，中其毒者，率由口鼻入，口气通地，鼻气通天，口鼻受邪，直干肺胃。沴邪直干中道内溃之后，毒气开始发作，病邪即以中道为机轴随之而传变，其传变规律：或出而三阳三阴之经，或入而三阳之腑、三阴之脏，听邪气之出入以为出入。而邪气之出入又每随人元气之厚薄，脏腑之寒热以为传化。医者当随气之传化以施治。由此可见，朱氏认为疫病的传变，不出六经，只是由于感邪的轻重，伏匿的深浅，体质的强弱不同，其传变规律颇不一致而已。

如《疫证治例》在太阳证治例云："邪出太阳之经，脉浮，发热，头痛，后项强，身体痛。审其内无余热，恶风自汗，桂枝汤主之；恶寒无汗而喘，麻黄汤主之；恶寒无汗，心下有水气咳嗽，小青龙汤主之。若内有余热，恶寒无汗烦躁，大青龙汤主之；壮热无汗，口渴，麻杏石甘汤主之。邪入太阳之腑，干于气分者，脉浮，微热，消渴，小便不利。在伤寒为水蓄膀胱，宜五苓散；而在疫病则为热入膀胱，宜桂苓甘露饮、导赤散之属。然疫病亦有水蓄者，因其人素有里湿，疫邪一入，热随湿化，则五苓散又不可不用也。其有疫病日久，热灼津液，小便不利，当育阴利水，宜猪苓汤、六味地黄汤之属；邪入胃府，热灼下焦，小便不利，其治在胃，宜三承气汤之属，不可利水更耗津液。干于血分者，热随血蓄，脉沉结，大便黑，小便自利，燥渴谵语，轻者小腹胀满，发热如狂，桃仁承气汤主之；重者小腹硬痛，发狂善忘，抵挡汤主之。"其余阳明证治例、少阳证治例、太阴证治例、少阴证治例、厥阴证治例均法旨仲景伤寒六经，此不一一论述。

2. 力主透发，创芦根方直达病所

朱氏对疫病初起的治疗，认为不可泥古以疫为热邪，辄用寒凉，而力主透发沴邪。其认为疫邪直干中道，弥漫三焦，膻中正受熏蒸，所以初起每多

神志不清，只得透发沴邪，神志自清。若叶天士、吴鞠通一流，当疫邪初起时，见有神昏之证，辄用牛黄丸、至宝丹掩遏邪气，与杨栗山肆用寒凉，同一关门逐贼之举，读是书可以悟知。朱氏在此基础上结合自己的临床实践，创制出芦根方，“直达疫所，俟疫邪溃后，相其出入，按证施治，仍不外乎六经，所谓变而不离其宗也”。（《疫证治例·凡例》）“沴邪直干肺胃，多发咳嗽，日则微热，入暮发热更甚，脉沉数，或中取而数。医多以痨瘵治之，缠绵不愈。辨的是疫，即投芦根方，照咳嗽加减治之，无不应手取效。亦有虚损日久，服补剂不效。如值疫气流行，务宜审慎夹疫。夹疫者必先解疫，然后理损，乃克有济。”（《疫证治例·凡例》）

朱氏创制治疫之芦根方颇具特色，“值疫气流行之年，功用不小”。（《疫证治例·疫病论》）其组方如下：芦根鲜者一二两，干者五六钱，全蝉蜕去泥土三钱，僵蚕三钱，金银花三钱，生甘草二钱，薄荷二钱。朱氏并对组方解释如下：“按：芦根甘寒，益胃清热方书载为胃药者以甘也。吾以是物居污泥中而洁白如雪，中虚多节，又似肺管，以色以象，直入肺胃，解沴毒而不伤正气，故为肺胃要药；薄荷辛凉疏表；银、草，清热化毒；蚕食桑，桑乃东方神木，上应箕宿，蚕独食此，得气之清，虽因风而僵而善而于化，蝉胎于秽。”关尹子云：“蜣螂转丸，丸成而精思之，而有蠕白者存丸中，俄去壳成蝉，用此径入沴气中，同气相求，且性最清洁，出秽恶而不染，日吸风露而又善于脱。沴气伏留清道，得此二味善脱善化之品，相解于无声无色之中，真有匠石斫鼻、庖丁解牛之妙。”朱氏还对芦根方临证加减之法作了说明：“元气旺者，加黄芩、白芍、知母、连翘；元气衰者，加人参、葳蕤或生黄芪；血亏者，加当归、白芍、生地黄；中寒而呕者，加生姜、半夏、藿香；火逆而呕者，加石膏、橘皮、竹叶、半夏；咳嗽属寒者，加陈皮、茯苓、半夏、桔梗；属热者，加贝母、花粉、杏仁、麦冬；胸膈满者，加枳壳、桔梗；咽喉肿痛者，加连翘、牛蒡子、元参、桔梗、马勃、荆芥；渴者加竹叶、花粉、石膏；衄者，加侧柏叶（炒黑）、白茅根；外寒束疫者，加麻黄、杏仁、石膏；正值岭南岚瘴之地，加苍术、荆芥或藿香。先定主药，然后相沴邪出入兼证加味；兼太阳之经，加羌活（按：羌活气甚秽恶，与沴同气。邪溢太阳，羌活最宜，但胃虚人不可服，服之令人呕，宜麻黄或桂枝）。兼阳明之经，加葛根；兼少阳之经，加柴胡；此治沴邪兼出三阳之经，分经出治也。然沴邪稽留气道，多匿而难达，大要以出表为顺，入里为逆，吾每于初起时，即加羌活、葛根、柴胡三味，并三阳而提之，极为捷效。兼太阳之府，加木通、泽泻、滑石；兼阳明之府，加石膏、知母；大便实者，加芒硝、大黄；兼少阳之府，加黄芩；此治沴邪兼入三阳之府，出其治法也。沴气与正气混合，得芦根方，相其出入加味，诚执中用两之道，沴邪每多解散而愈。如不愈，而沴气胶固中道，按中道例治；出入三阳三阴，按六经例治。"（《疫证治例·疫病论》）

（三）创方举隅

1. 芦根方

芦根鲜者一二两，干者五六钱，全蝉蜕去泥土三钱，僵蚕三钱，金银花三钱，生甘草二钱，薄荷二钱。按：芦根甘寒，益胃清热方书载为胃药者以甘也。吾以是物居污泥中面洁白如雪，中虚多节。又似肺管，以色以象，直入肺胃，解沴毒而不伤正气，故为肺胃要药；薄荷辛凉疏表；银、草清热化毒；蚕食桑，桑乃东方神木，上应箕宿，蚕独食此，得气之清，虽因风而僵而又善而于化；蝉胎于秽，关尹子云：蜣螂转丸。丸成而精思之，而有蠕白者存丸中，俄去壳成蝉，用此径入沴气中，同气相求，且性最清洁，出秽恶而不染，日吸风露而又善于脱。沴气伏留清道，得此二味善脱善化之品，相解于无声无色之中，真有匠石斫鼻子、庖丁解牛之妙。释芦：芦生下湿陂泽之中，形似竹，中空色青，其大者高数丈，叶长似箬（音弱，南人取箬叶作笠，及裹茶盐，包米稷，女人以衬鞋底）；小者叶短似竹，皆抱茎而生。其花名蓬农，葱蔚可爱，能止衄血。

2. 苍术白虎汤

石膏一斤，知母六两，甘草二两，粳米六合，苍术三两米熟汤滤去滓，内四味再煮减八分，温服一升，日三服。按：软脚瘟，初起足软不用，无甚痛苦、浑身微热，或便清泄白，乃湿热为患，即痿病也。经云：治瘦独取阳明。阳明主润宗筋，宗筋弛面不能束骨，发而为痿，故出苍术白虎汤，白虎清热，苍术燥湿，湿热去其病立起。功居二妙散之上。

3. 人中黄散

人中黄一两，雄黄要透明者、辰砂各一钱。上为末，薄荷桔梗汤下二钱，日三服，夜二服。

4. 双解散

防风、麻黄、川芎、连翘、薄荷、当归、芍药、大黄、芒硝各五钱，石膏、黄芩、桔梗各一两，荆芥、山栀、滑石、白术（姜汁拌，生用）、甘草（炙）各二两。上为散。每三钱，加姜三片，水煎去渣服。

5. 赤蓼方

治肠鸣干呕，水泄不通，腹切痛，诸般痧证。赤蓼脑子三个或五个、七个，赤蓼俗名辣茵子草，脑子即草之尖子。上一味，揉烂，纳舌下，登时涎沫涌出愈。如病重牙关紧闭，以剪刀拨开纳之，若吐出再纳。如赤蓼一刻难觅，用后方。

（四）医案选粹

1. 沴邪蕴蒸肌表，服芦根方表解，而入府之邪不随之而解，通其里余邪复还表而解

余性僻好山水，戊子九月望后，率男光馥历览龙山。至廿六日族人邀诊，遣男归。廿九日遇门人方正告余曰：树桂于廿六夜抱病，自服麻桂不应。昨主麻桂败毒散必效，先生可无虑。余心亦适。初一日接归，询属伤寒太阳证，服青龙、败毒、五积等方七八剂汗不出，而发热更甚，热极时，微觉恶寒，欲得衣被盖覆，近日反腰痛如折，口渴小便不通，欲饮热茶，一嗑即止，少顷又索，颠倒床褥，时难耐过。诊之左手细数，右手气口洪大，舌薄微有白色。审问间，适方正至。议前此所服之方，本属对证，不惟不愈，而反腰痛如折，小便闭。恐患房事，命正问之，曰否。予不以为然，用温托之剂，腰痛愈，小便通。乃与正议用小柴胡汤加陈皮、白芍二三剂，热渴更甚，病更难耐。周察至夜半，思索病原，如此处治而不应者，必前感山岚沴气故尔。夫沴气中人，由口鼻入，直干肺胃，肺主皮毛，胃主肌肉，其邪透发于肺胃所主之分，故蒸蒸发热，微觉恶寒，欲得衣被盖覆也。邪在肌表，属肺胃气分，故口渴而频索茶水。邪气蕴蒸于表，必致吸动里湿，故口虽渴而喜热，

一嗑即止，少顷又索也。舌薄微白，邪在肌表尚未入里也。其脉气口洪大，属肺胃之部也。肺胃受邪，惟芦根能直达其所，乃手定芦根方。顾谓方正曰：此方决效。一日一夜连服三四剂，大汗出，蒸热退，舌白除。翌日方正来视，喜而告曰；斯病斯方，何其神也。余曰：肌表之邪虽解，而入里之机已兆，汝知之乎。方愕然。余曰：汝不征之舌色乎，微白虽去而深红紫赤，必须下之。昨日大热而不敢下者，恐表邪陷里也。今日热退而欲下者，端倪已露于斯也。不下必至变生，遂主大柴胡汤加硝，兼以大黄一味蜜丸与之。正义高情笃，周视一日一夜，四鼓连下三四次，先硬后溏，里气一通，浑身发疹，乃止服，仍以芦根方数剂而愈，后以参苓白术散调治。

2. 沴邪与正气混合游行上下，服芦根方微汗疹出，病似小愈，加托里药乃得大汗全解

族瑾泉之次子棣志，体素羸弱，经余治乃成立。庚寅五月十二日在宝郡染时疫，发表清里不应，十八日归，十九日延余治。浑身厥冷，喜笑，舌苔黄黑，牙根腐烂，齿黑唇晦，小便黄，大便微溏，神明欠清，呻言热气冲上溜下，无可奈何，其脉中取四至。谛思良久，病重若此，而脉不浮不沉不迟不数，必是疫邪横据膜原，剿之为要。唇舌乃邪气熏蒸，不可以小便黄一证，认作里热。厥冷乃邪伸正诎，不可以大便溏一端，误作阴寒。其心神瞀乱喜笑者，沴邪上干膻中，疫病常情，不足为怪。仿吴氏达原饮，取草果之臭，与疫同气，直达病所；槟榔、厚朴直捣中坚；甘草解毒；去知、芍、黄芩，无使淹溜阳气，不得外达；加人参扶其正气，羌活、葛根、柴胡提出三阳表分。俟阳伸厥解，再为处治、服二剂。次日诊之，果厥解而神明稍清，自知一团热气，无有定所，时而冲于心胸，时而溜于脐腹，时而注于喉关肩臂，时而游于背膂跗腘。一至其处，初按之在是，细审之却又不在是，其烦热不可名状，细揣病情，与吴氏所论邪据膜原不同，此是沴气从口鼻而入，直干肺胃气道，邪正混合，随气升降，周流躯壳，所以上下无常，往来不定，欲出不出，外不干经，欲入不入，内不干府。草果、槟榔徒耗清空之气，恐致变生不测。忆前岁因小儿光馥病疫，悟出芦根方，证虽殊而治大同，遂用其方，径清疫热，提邪外出，使邪干血分则从斑解，邪干气分则从汗解，听其自然。服一剂果斑出，三四剂诸证皆除，瑾喜曰：病愈矣。余曰：未也。沴气蕴蓄，余邪难尽。方内须加参芪防风归地辈，力行掩解，使余邪皆从外出。服至五六剂，脉数口渴发热，热极时反觉恶寒，欲得衣被盖覆，促令再服一剂，口更渴，热更甚，谨以热茶数碗与之助其气液，郁蒸大汗而解。翌日热退身凉，四肢如在井泉中出，身体尚津津汗出。随用人参黄芪当归桂枝汤加芦根等，以复其体。

3. 沴邪缠绵日久欲出不能，服芦根方表气通，汗出发疹渐解

朱君倬云，庚寅四月十九日染病，经李君融峰调治，至五月初十日延余。诊之，脉中取带数，壮热无汗，微觉恶风，其热入暮更甚，精神困倦，舌边肉色暗晦，中心黄，两边黑，两耳气逼若瀑布声、若雀噪声、若金鼓声，万籁交集，殊难耐过。细审此病，虽缠绵日久，沴邪犹在中道。壮热微觉恶风，是邪欲出表而未能；两耳气逼，是沴邪熏蒸三焦胆府。府受邪蒸，必循少阳脉道而上扰空窍，故有万籁交集，殊难耐过之状；舌苔黄黑，在伤寒多属下证，而在疫病不足为凭。与李君商及小子光馥病状，欲进芦根方，李君称善。遂主芦根方，加人参归芍扶正，柴胡提邪，一服汗出发疹，二三服舌苔减，五六服热渐退，议用清补兼投以善后。余他往，得李君调理而安。

4. 沴邪传布太阴，按例治之，余毒尚留

门人族芳斋染病，延余治。诊之脉微而浮，腹大痛。述日前浑身不和发风疹，疹隐则腹痛甚。余知沴邪传布太阴，出则风疹，入则腹痛。法宜提邪外出，则腹痛自愈。主以桂枝汤加人参、防风，服一剂风疹出，而腹痛顿止。奈余毒留恋不出，喉舌麻木，心慌内乱，片刻难耐，即以银花甘草煎汤与之，药方入口，如醍醐灌顶，沁人心脾，喉舌内府安然。信乎银花甘草，外科书称为化毒神品，此吾芦根方中选用二物之所由来也。

5. 沴邪传胸中，少阳枢机不利，证成结胸

戴全堂妻苏氏，病近一月，延余治。诊之，脉浮弦，舌白，胸次壅塞疼痛若石压，手不可近，匍匐床榻刻难耐过。审系结胸证。阅所服方，皆行气导滞，间用滋补之剂，而药石究未曾下。此乃表邪传至胸中，正居少阳部分，致少阳枢机不利尔。用小柴胡汤转少阳之枢，加枳、橘扩开胸次。一服小效，二三服痊愈。

6. 沴邪随少阴寒化

族兄嫂谭氏年七十染疫，身热嗜卧，错语神昏，旬日不进食，延余治。偕门人匡子凤阁同诊，脉沉无力。余顾谓凤阁曰：此系何证？曰：少阴寒化证。脉沉嗜卧，即论中少阴病提纲所云：脉沉细但欲寐也。元阳不藏，故身热，元阳沦灭，心神不能主持，故神昏错语。余不禁欣然喜曰：子可出而论治矣。医而能辨三阴，斯道其庶几乎，主附子理中汤。顷间又延某至，诊毕谓余曰；此火证，当用下剂，主六一承气汤。余不然之，主人信余甚坚，遵余主方，数剂而愈。

三、风　湿

何舒著《病因证治问答》，重视寒湿痹辨治，治痹颇能彰显“江南卑湿”“长沙卑湿”发病观。

（一）临证思路

1. 首重寒痹

湖湘医家治痹首重寒痹，寒湿阻滞证方最为常见。寒湿痹的典型特点是疼痛剧烈，因此止痛是主要思路。民国湘医何舒将历节痛按疼痛特点分成十类论治，如肢节挛痛为血虚液燥用滋血润燥法，肢节肿痛为风湿入络用祛风活络法，刺痛为瘀血阻隧用消瘀活络法等，对广泛的关节痛具有极高临床辨证价值。寒湿阻滞证的治疗从湖湘医家用方的情况来看，主要从温阳散寒、伸筋通络、活血行气、活血化瘀等方面入手。临证以麻黄汤、桂枝汤、乌头汤、当归四逆汤、身痛逐瘀汤等多用。

2. 痹病实证注重调和营卫气血

湖湘医家辨治痹病首先分虚实，实证重在祛邪，细辨风、寒、湿、热四邪何者偏盛，虚证重在补虚，细辨脾、肾、肝、气、血之虚。但即使是实证也注意调和营卫气血，多数湘医认为痹病的过程中气血失调为基本病机，因此不能单纯发汗，耗伤阳气阴血。桂枝汤是调和营卫的经方，湘医治痹时桂枝汤的加减使用远远高于麻黄汤加减，如湘医夏度衡用桂枝三藤汤治三痹证，疗效显著。在热痹的治疗中常见白虎桂枝汤加减等。

3. 重视虚实辨证

湖湘医家治痹时重视以虚实为纲辨证，虚实夹杂证治方较多。何舒等湖湘医家在治痹时普遍认为正虚邪凑是痹病发病的基本病机，因此无论是新感还是久病都适当注意扶正与祛邪兼顾。只是像熊继柏等现代湘医指出，在痹病初期不宜骤用补血药，以免引邪陷里。因为兼顾正虚，湘医在治痹时即使是实证也注意益气补血，遣方用药祛邪为主，兼顾扶正。湖湘三痹病验方中，黄芪、当归、党参、白术等健脾益气补血药物常用。虚痹以老年人多见，因此虚痹以补虚为主，兼以祛风寒湿邪。

（二）方药特点

1. 以温阳散寒祛湿为大法

由于寒湿痹多见，湘医最为重视温阳散寒祛湿法。阳气是人体运动的根本，具有温煦脏腑、振奋精神的作用。若阳气衰退加之风寒湿邪外袭，引起经络闭滞、关节疼痛，应振奋脾肾之阳，化湿和中，搜风祛邪。尤其对于老年人阳虚外感三邪要注意补脾肾阳气为主，阳气充盛自然寒湿易除。对于外感初起的寒湿痹病，鼓舞卫外之阳最为重要，何舒在《病因证治问答·八要·阴阳》中提道："阳衰不振，阴气乃始有权。或肤冷不温，渐至肌硬不柔，此卫外之阳不用也。"因此在痹病实证中多用黄芪、附子、乌头、细辛等温阳固表药物。

2. 重视养血益气，立方多用柔润之物

在治痹的整个过程中，湘医普遍注意养血益气，因此用药忌辛燥发汗过度，以免耗气伤血。何舒对燥药发表讨论最多，在《病因证治问答·邪正虚实》中认为：湿病断不可专用胜湿之燥药，否则邪与正争而内伤元气。祛湿贵在用质轻、味淡、芳香之品，使邪气缓缓从皮毛透出，无伤津液，否则内伤滋润则无法托邪外出。通观湘医治痹方，即使是风湿类药物也多用风中润药如秦艽、防风等，麻黄汤类峻汗剂使用并不多。从湘医治痹验方来看，多提倡宜用濡柔而不宜燥药，通常治痹之桂、附、归、辛及羌、独等温燥之品需慎用，而丹参、钩藤、豨莶草等养血活血而不温燥的药物则较适宜。

3. 重视藤类药物和湖湘草药的运用

在痹病治疗中何舒等湖湘医家对藤类药物使用较多，如忍冬藤、络石藤、青风藤、鸡血藤、海风藤、石南藤等。多取藤类药物善于通络之功用。忍冬藤使用率最高，其不仅通络，而且清热解毒，治疗急性期痹病肿痛有效；络石藤善治肝肾虚型风湿痛；青风藤镇痛效果好；海风藤通络搜风；鸡血藤活血舒筋；石南藤通络除湿。

（三）创方举隅

1. 当归四逆加肢节汤

治关节之痹，特别是两脚关节剧痛，与湿脚气似同而实异，与历节风（即“痛风”）似异而实同。关者，机关之室，真气之所过也；节者，骨节之交，神气之所游行出入也。神真之气为湿所伤，血被湿阻，遏抑气道，逼压神经，故而剧痛。以当归四逆为君，加桑、杉、松、竹、紫苏、甘草各肢节，川牛膝为引。

2. 加味五痹汤

治痹实证。五痹汤出自《太平惠民和剂局方》，有附子、姜黄（洗去灰土）、羌活、白术、防己各一两，甘草（微炙）半两。每服四钱重，水一盏半，生姜十片，煎至八分，去渣。病在上，食后服，病在下，食前服。皮痹者加黄芪、桂枝；脉痹者加红花，或再加重姜黄；肌痹者加葛根或白芷；筋痹者加续断或羚羊角；骨痹者加虎骨或狗脊。湿重倍防己，寒重倍附子。

四、癫　狂

郭传铃根据家传之学，结合个人经验总结而成《癫狂条辨》，是第一部癫狂专著，具有重要的学术价值和临床价值。

（一）临证思路

1. 癫狂辨证大纲

（1）辨阴阳

经过郭氏的临床实践，发现癫狂有其独特之处，与其他疾病有区别。“狂证有外邪而兼有内郁，癫证则无外邪而只有内郁，盖癫之痴迷昏愦，由忧思郁结、痰迷心窍也，内邪也，阴邪也。疫之发热咽燥，疠气之伏于里而浮越于表也，外邪也，阳也。狂则忧郁之气结于脏，瘴疠之气复入于腑，内邪与外邪交战于脏腑之间，即欲浮越于表而不能，所以身无寒热而怪证反出，及阴阳混杂也。”（《癫狂条辨·原序》）郭氏提出：人受天地之中以生，不外阴阳气化。阴阳和则百病不生，阴阳乖则邪气易入。故人感之，即发为异病。“癫狂者，病之异也。感之浅则治之易，感之深则治之难。惟治之有要，斯亦易而无难耳。须知癫症者责乎痰，痰火夹攻则狂也。盖火属阳而常动，故有传经之变；痰属阴而常静，故有结聚之坚。痰本不动，其动者，火逼之也。狂虽有传变，又与伤寒传经异，伤寒自外而入，狂则自内而出。伤寒始于太阳膀胱，一日一传。狂则始于厥阴肝，次传心，次传脾，次传肺，次传肾。至肾不愈，则又反而传肝。”（《癫狂条辨·癫狂总论》）郭氏对该病病因多由痰火而作，如忧思则伤脾，郁久而怒则伤肝，土郁而木复克，此痰所由生也，痰迷心窍而昏愦作矣。岚瘴戾气伏入于里，积久成热，此火所由生也，火灼心君而妄念作矣。内乱既生，外侮因而乘之，痰火触逼，两相夹攻，心神亦因之扰乱而谵狂作矣。

（2）辨虚实

在“审脉以辨虚实”中，郭氏提出：“患斯病者，癫症不过百中一二，故脉每多实强。善治者，不得忽视。夫脉亦不得徒泥乎脉症参观，斯为尽善。”

（3）辨浅深

在“审色以辨浅深”中，郭氏指出：“欲知症之真伪，须察耳后穴。经系青紫色，目斜视而白珠色红者，决无疑焉。其穴在耳后，系三焦经之颅息穴。观铜人图便知，初起之时，穴上有纹二条上冲发际，当察以辨其病在何经。在肝，色青；在心，色赤；在脾，色淡黄；在肺，色淡白；在肾，色黑；病退则散。若纹渐收缩，凝而成珠，形如豆粒，则难治矣。如恐未的，可再用青油燃纸，令患者向火久视，目中定现五色彩晕，亦以红、青、黄、白、黑，分心、肝、脾、肺、肾。现某色者，即属某经；或全现者，病流五脏。若经纹之色隐而不现，火光之色亦不现，即宜以独活汤一二剂升发之。后仍不现，非病之将散，即属他症，又当参详再辨，舌色初起，色深红；热燥极，色黄。若用硝、黄太早，则色转黑，又宜以升阳散火汤主之。若胎如积粉，即属疫症，以达原饮主之。又现面色以验生克，或面黄而内现青，为木克土；或面色白而内现赤，为火克金。凡五行相克者准此，俱宜以一补一泄之法治之。”（《癫狂条辨·审色以辨浅深》）

（4）辨经络

郭氏强调癫狂之症，应重经络，因经络与各脏腑相连，五脏之中以心为主，心神惑乱，则癫狂作也。癫狂之作，有癫之始发，不过痴迷昏愦而已，无他症也。狂之始发，身无寒热，心神昏迷，狂妄相乘，谵语叠作，似有邪祟依附，以故喜乐怒哀失其正，爱恶情欲反其常，言则无非神祇，见则无非妖怪或社坛礼拜。凡呼天誓地，甚至裸体忘羞，远方逃匿，种种异状，难以枚举。“其见证大要有五：一曰悲泣也。热在胆，痰在肝，肝与胆相通，则热炎于肝而气不畅，故悲而泣也。二曰喜笑也。热在小肠，痰在心，心与小肠相通，则热炎于心，心血上升，故喜而笑也。三曰歌乐也。热在大肠，痰在肺，肺与大肠相通，则热炎于肺，肺窍气塞，则气逼热邪而散于脾，子入母怀，故乐而歌也。四曰詈恶也。热在胃，痰在脾，脾与胃相通，则热炎于脾，脾土极燥，故詈而恶也。五曰阐怒也。热在膀胱，痰在肾，肾与膀胱相通，则热蓄下焦，水不生木而肝燥，故怒而阐也。至癸堂上坐，男称帝，女称佛，则邪已传胃，一下即愈，此狂症之常也。时而弃衣狂走，逾墙上屋，行窄径如行平地，或侧退或弃履，或言语不伦，此五行混杂，五脏合病也。时而仰视，为火有余；时而俯视，为水有余；时而左顾右盼，如见五色精兵，天仙往来、神勇相攻，此则五行互克，病愈深而治愈难矣。世俗每见前证，疑有魔鬼相攻，辄以巫师治之，实非鬼也，乃狂症之变也。总之，不离乎痰者近是。”（《癫狂条辨·审证以辨经络》）

2. 论治以五脏分治

郭氏在辨证的基础上，结合自己的家学，着意于癫狂病证的论治研究，认为："治狂，则以理痰为先，清火次之。盖理痰以治其内，清火以治其外，标本兼治而治备矣。其辨证下方条理井然，学者诚当奉为矩矱。"（《癫狂条辨·原序》）郭氏论治癫狂以五脏分治法。在选方上认为：或病之初起，或初接他人手，审症未的之时，俱宜以独活汤升发之，次则依各条主方治之，或随证变通，或随方增减，神而明之，则存乎其人。但不可先用补剂阻塞经络，以致不可救药；亦不可遂用硝、黄，致痰为寒凉所陷，凝结不散。总以理痰为先，清火次之。若血蓄下焦及病已传胃，即宜急以硝、黄下之。即下之后，又当救阴，或以金水六君煎主之。若直中癫证，则又以温中升阳为主，寒凉断不可用。在具体五脏分治上，郭氏提出："邪传肝经，则泣，以清风饮子主之，或羚羊角散、犀角地黄汤加柴、苓亦可。邪传心经，则血旺，故多言多笑，以天黄散主之，或导赤散亦可。邪传于脾，气不能舒则詈，以柴陈汤主之，或二石滚痰丸、涤痰汤、越鞠丸亦可。邪传于肺，则壅塞肺窍，必歌，必喊叫，以润肺饮主之。邪传于胃，则血蓄下焦，故阐怒，以桃仁承气汤主之。邪传于胃，则病将愈。然有男女之分，在妇必称神，佛之尊，在男必称帝，位之尊，急宜下之，以导痰承气汤主之。"（《癫狂条辨·五脏分治法》）又如对五脏合病之治法，郭氏认为如症见"凡翻坛打庙、逾墙上屋、弃衣弃履、狂走倒退、行径拜揖等症，该五脏合病，五行混杂，宜调和营卫，清热化痰，以五脏饮主之，或八味逍遥散亦可。若仰观、俯观、左顾右盼而面色又相克，此亦五行混杂，病必纠缠，亦以五脏饮加减调养可也"。（《癫狂条辨·五脏合病治法》）

（二）方药特点

1. 治痰分先后次序

郭氏抓住癫狂"痰"的核心病机，分别提出了温中化痰和清热化痰的治疗思想。但在痰的治疗上，应分清次序。针对癫证之痰气郁结，不可先用补气化痰的方法，以致痰邪"阻塞经络"，加重病情，至"不可救药"；针对狂证痰火扰心，又不可"遽用硝、黄，致痰为寒凉所陷，凝结不散"。而用先以理痰为先，其他治法为后，“依各条主方治之”“或随症变通，或随方加减”，最后以健脾益气养阴、清除余邪而收功。

2. 治癫以温中化痰

郭氏提出，癫证的治疗与狂证不同，“治癫仅温中解郁以理痰”，癫证属阴，因此对癫证的治疗，理痰的基础上，应配合以温中散寒、理气解郁之法，他提出回阳升麻汤、附桂理阴煎、胡椒理中汤，用于“阴邪内积、抑郁难伸，故不语不乐，默默如醉，目光直视，无时颠仆”的阴证，方中大胆应用了肉桂、干姜、附子、川椒、荜茇、细辛等辛热之品温中化痰，与狂证之清热化痰大有不同。所载诸证，与今之抑郁障碍、精神分裂之阴性症状有类同之处，可参考应用。

3. 治狂以清热化痰

狂证的治疗，则一以清热化痰为主，然而又有轻重之分。他提出“治狂则以理痰为先、清火次之。盖理痰以治其内，清火以治其外，标本兼治而法备矣”，认为痰仍然是狂证的核心病机，所不同于癫者，火热之邪耳。清热之法，以栀子、青黛、龙胆草泻肝热，黄连、淡竹叶泻心热，黄芩泻脾热，知母泻肺热，黄柏泻肾热，大黄、芒硝泻胃热。化痰则以二陈汤为核心，胆南星以祛风痰，竹茹以清热痰，二石（礞石、海石）以祛顽痰，石菖蒲、郁金、香附、枳实以理气痰，天花粉、浙贝母以润燥痰，桃仁、大黄以化血分之痰。

4. 辅之以五脏分治

对于痰热传变脏腑经络，则又应根据所在脏腑不同而拟定不同的治疗方案。如邪传肝经，则泣，以清风饮子主之，清热化痰兼以清肝息风。邪传心经则血旺，故多言多笑，以天黄散主之，清热化痰兼以清心养血。邪传于脾，气不能舒则詈，以柴陈汤主之，清热化痰兼以理气健脾。邪传于肺，则壅塞肺窍，必歌必喊叫，以润肺饮主之，清热化痰兼以润肺养阴。邪传于胃，则病将愈，急下之，以导痰承气汤主之，清热化痰兼以降胃通腑。对于痰热之邪已传遍五脏之复杂病证，“五行混杂，病必纠缠”，为五脏合病，则宜抓住主要病机，以调和营卫、清热化痰为主加减治之，视病机之演变而再酌加调整用药。

5. 癫狂之相互转化

郭氏首次提出了癫狂之间的相互转化，如狂症转癫，“皆因泄热太早”，过早或过量地应用了寒凉清热的治疗，则热虽清而痰郁而不发，“痰为寒凉所凝，痰陷诸窍”，而转化为癫证。治疗当予回阳升麻汤，以温中化痰兼升发为主要治法。这对于精神疾病相互转化的病机认识提供了依据，如双相情感障碍的躁郁转化、精神分裂症阴阳症状的变换治疗，均具有很好的指导价值。

6. 和之以善后调护

对于癫狂将愈的患者，郭氏认为“脏腑痰除热退，指日清顺”，虽然症状日渐好转，但应注意防止灰中有火，“恐除邪未尽”，应以丸药缓服以荡涤存余之痰热邪气。并贡献了其家传之完功荡涤丸，此方以礞石、海石荡涤顽痰，陈皮、法半夏燥湿化痰，天麻、钩藤熄风化痰，香附、沉香理气化痰，知母、葶苈子清热化痰，麝香开窍化痰，人参、茯苓、甘草健脾化痰，枳实、厚朴、大黄、芒硝以承气之法通腑化痰，诸方合用，全篇围绕着痰热阐述，除邪务尽，又兼以扶正，丸药缓服以收功，可谓癫狂病善后的良方。郭氏还专门附以《痰饮辨》一文，阐述了他对痰饮证治的观点，提出“痰之为病，皆因湿土为害”和“治痰不理脾胃，非其治也”的学术思想，并分别对痰在肺、胃、头、心、背、胁及五脏各经和水饮的治疗提出了相应的治疗方案，用来提示我们在癫狂病的治疗善后上，应当注意调养脾胃以除痰饮之源，杜绝疾病的反复。最后，郭氏进一步指出，此病“有一治而愈者，有久治而后愈者，有愈后略欠调理，数月复发者，最难治”，其认为精神疾病反复发作者往往治疗难度较大，治疗上应“拔其根本，劫其巢穴”，将痰热之邪涤除务尽，不留后患，而且应当注意精神的调护。“宽之以岁月，养之以优游，方保无反复之忧，或用天王补心丹，或金水六君煎主之”，这提示我们在精神疾病的治疗和调护上，精神方面的调养和药物的干预对于怡情养性、减少复发具有同样重要的意义。

（三）创方举隅

1. 家传完功荡涤丸

治癫狂将愈，脏腑痰除热退，余邪未尽者。礞石、陈皮、法半夏、熟大黄、枳实、香附、钩藤、天麻、知母、厚朴、葶苈子、芒硝、人参、茯苓、沉香、麝香、甘草。研末，饭丸。孕妇，去麝香，加天竺黄。

2. 家传化邪丸

治妄言邪鬼，尚未言神，此方主之。真琥珀、鬼箭羽、苍术，共研末，饭糊丸。朱砂为衣，姜汤下。

3. 五脏饮

治癫狂五脏合病，五行混杂，宜调和营卫，清热化痰。法半夏、陈皮、茯苓、知母、贝母、香附、龙胆草、天花粉、黄连、栀子、甘草。

五、痨　病

蔡贻绩著《内伤集要》，以内伤劳损中有传染性者为虚劳、劳瘵，即痨病。本书对痨病临床发挥颇多。

（一）临证思路

1. 传尸之候，肾先受之

夫传尸劳者，男子自肾传心，心而肺，肺而肝脾；女子自心传肺，肺而肝，肝而脾，脾而肾，五脏复传六腑而死矣。虽有诸候，其实不离乎心阳、肾阴也。若明阴阳用药，可以起死回生。《杂病证治准绳》的传尸劳中曰："传尸之候，先从肾起，初受之，两胫酸疼，腰背拘急，行立脚弱、饮食减少，两耳飕飕真似风声，夜卧遗泄，阴汗痿弱；肾既受讫，次传于心，心初受气，夜卧心惊，或多恐悸，心悬悬，气吸吸欲尽，梦见先亡，有时盗汗，饮食无味，口内生疮，心气烦热，惟欲眠卧，朝轻夕重，两颊、口唇悉皆纹赤，如敷胭脂，有时手足五心烦热；心受已，次传于肺，肺初受气，咳嗽上气，喘卧并甚，鼻口干燥，不闻香臭，如或忽闻，惟觉朽腐气，有时恶心欲吐，肌肤枯燥，时复疼痛，或似虫行，干皮细起，状如麸片；肺既受已，次传于肝，肝初受气，两目𥆨𥆨，面无血色，常欲颦眉，视不能远，目常干涩，又时赤痛，或复睛黄，常欲合眼，及时睡卧不着；肝既受已，次传于脾，脾初受气，两胁虚胀，食不消化，又时泻利，水谷生虫，有时肚痛腹胀雷鸣，唇口焦干，或生疮肿，毛发干耸，无有光润，或时上气，撑肩喘息，利赤黑汁，见此证者，乃不治也。”

2. 劳瘵分五脏论治

内伤劳损之病，因于酒色者固多，而因于思虑忧闷郁结者，亦不少，治之原未可或误也。如酒伤肺，则湿热熏蒸，肺阴消烁；色欲伤肾，则精室空虚，相火无制；思虑伤心，则血耗而火亦上炎；劳倦伤脾，则热生而内伐真阴；惟忿怒伤肝者，一为郁怒，则肝火内炽而灼血……为暴怒，则肝火上升而遏血。《道经》云：“涕唾津精血汗液，七般灵物皆属阴。阴火内热，而劳瘵成矣。其为病也，在肾，则为腰脊腿酸或攸隐而痛，为骨蒸盗汗或至夜发热，为遍身骨酸或疼痛妇折，为梦遗泄精，为耳中鸣、足心热；在心，则为惊悸怔忡，为掌中灼热或魇梦不宁，为口苦舌干或口舌糜烂；在肺，则为痰嗽干咳，为气逆喘促，为鼻中燥热，为颧红吐衄，甚则吐涎白沫，侧眠咽痛，音哑声嘶；在肝，则为寒热如疟，为头项瘰疬，为胁胀肋痛，为两目涩痛，为头晕眼花，为多怒，为吐血；在脾，则为食减不化或恶心呕吐，为腹满腹痛，为肠鸣泄泻，肌肤消瘦，此皆五脏虚劳之本症。”

《黄帝内经》曰：“治病必求其本。”须审因何而损，何脏受伤。如因于色者，则知肾伤，纵有他经现证，亦当补肾为主，而兼治他证；因于酒者，必当清肺为主，此为正治。然又当明其传变，如肾传心，心传肺，脑传肝，肝传脾，脾再传肾，此传其所胜之脏，侮而乘之，谓之贼克，大凶之兆。《黄帝内经》曰：“诸病以次相传者死。”谓五脏以次相传，则克遍也。《难经》曰：“七传者死。”谓如病始于肾，而脾复传肾，是谓六传已尽，不可再传也。又如肾病不传心而传肺，此间一脏而传于生我之母，以母子气通也。如肾病不传心、肺，而传肝，此间二脏而传于己生之子，以母及子也。如肾病不传心、肺、肝，而传脾，此间三脏而传己所不胜之脏，经所谓轻而侮之也。传乘不明，岂能疗病。

（二）方药特点

1. 虚劳多从阴虚论治

虚劳一证，方书皆以血虚、气虚、阴虚、阳虚混同论治，而不知偏于阴虚者居多。夫气虚者，面白无神，言语轻微，四肢乏力，脉来微弱；阳虚者，体冷畏寒，手足逆冷，瘦清便溏，脉沉小迟，惟能服参、芪温补，乃为受补，可治也。而其阴虚之误，治者可详而指之。

一在乎误认阳虚。命门之火，龙火也，亦谓真阳，如果肾中阴盛，龙火不得安其位，而为上焦假热，面赤烦躁，口虽渴而不欲饮，足冷过膝，小便清长，右尺脉沉小而迟，或浮大无根，此阴盛逼阳之假证，宜用八味之属冰冷与服，以引火归元也。至若虚劳之症，是因肾水真阴虚极，水不济火，火因上炎，而致面赤唇红，口鼻出血，齿痛齿衄，虽亦龙火上炎，与虚阳上浮不同，纵有下部虚寒足冷，要因虚火上升所致，非真阳衰而然，故其小便必黄赤，其脉必带数，有内热的证可据，设用引火归元之法，是抱薪救火，上焦愈热，而咳喘燥渴益甚、咽痛喉烂，诸症至矣。一在乎误认中寒。腹痛之属于虚寒者，水谷不化而澄彻清冷，必有寒虚之脉可凭。今人一见腹胀腹痛、食不消化、肠鸣泄泻等症，便误认为虚寒，而投理中温燥之剂，再补其阳，则阳益亢而阴亦竭矣。更有见其胀满泄泻，遂引《黄帝内经》文："清气在下，则生飧泄；浊气在上，则生䐜胀。"而用补中益气，反提阴气上逆，以致咳喘频增，吐衄交至而立见危亡也。一在乎误认外感。此之真阴虚而发热，十之六七亦与外感无异，火逆冲上则头微胀痛，火热壅肺则时亦鼻塞，阴虚阳陷入里则洒淅恶寒，阴虚阳无所附，则浮越肌表面热，但其发时，必在午后，先洒淅恶寒，少顷发热，至寅卯时微汗而热退，或无恶寒，而午后发热，必现肾虚之证，或兼唇红颧赤，口渴烦躁，六脉极数，或虚数无力。此宜大剂滋阴，若误作外感表之，则魄汗淋漓，诸虚蜂起。有失血之人，表亦无汗，经所谓夺血者无汗也，再强发之，必然吐衄，为下厥上竭之证，此尤人多孟浪者也。一在乎误用苦寒泻火。实火为病，可以直折；虚火为病，非寒可清，非惟不能清热，抑且败其胃气，食少泄多，将何以救。甚者见其燥结，妄用硝、黄，不知肾主二便，肾主五液，肾液既亏，自不濡润，滋其阴，润其燥，而使自通。彼既亏之阴，岂能胜硝、黄之攻伐乎。一在乎误用二陈攻痰。痰在脾经，为湿痰，滑而易出；若稀如清水，为痰饮。湿者燥之，半夏自为正治。若阴水不足，肺受火伤，津液凝浊，不生血而生痰，此当润肺滋阴，使上逆之火得反其宅，痰自消矣。二陈之燥，立见其殆。一在乎误用参、芪助火。凡虚劳之可用参、芪者，肺必无热也，肺脉按之而虚，必不见数，故有土旺生金、勿拘于保肺之说。若其火已烁金而发咳，火蒸津液而为浓痰。君相亢甚，而血随上逆矣。犹引阳生阴长、虚火可补之言，漫用参、芪，因之阳火愈旺，金益受伤，所以好古有肺热还伤肺、节斋有服参必死之叮咛也。至于血脱者，益气而用之，则又不在此例矣。此内伤虚损之所为难治也，医可不细审而明辨之哉。

2. 补脾与补肾并重

孙真人云：补脾不如补肾，许学士云：补肾不如补脾，两先生深知二脏为生人之本，而有相赞之功，散其说似背，而其旨实同也。救肾者，必本于阴血。血主濡之，血属阴，主下降，虚则上升，当敛而抑也。理脾者，必本乎阳气。气主煦之，气属阳，主上升，虚则下陷，当升而举之。是内伤虚损之治，补肾、健脾，法当并行。经曰：肾者主水，受五脏六腑之精而藏之。精藏于此，气化于此，精即阴中之水也，气即阴中之火也，故命门之水火，为十二经之化源。火不畏其衰，水则畏其少，所以保阴、六味、左归之属，皆甘寒滋水添精之品，补阴以配阳，止王太仆所谓壮水之主以制阳光、朱丹溪所谓滋其阴则火自降也。则可知因于色者，固当补肾矣。而因于酒者，清金润燥为宜，而保阴之属仍不可废，盖补北方正所以泻南方而就肺也：因于思虑者，清心养血为宜，而佐以保阴，所谓壮水而火熄、勿呕亟于清心是也。因于劳倦者，培补脾阴为宜，而佐以保阴。《黄帝内经》曰："有所远行劳倦，逢火热而渴，渴则阳气内伐，热舍于肾。"故知劳倦伤脾，内热者必及于肾也，若忿怒伤肝、动血，保阴、六味丸为正治。盖水旺则龙火不炎，雷火亦不发，乃肝肾同治之法。而脾胃为后天根本，《黄帝内经》曰："安谷则昌。"盖精生于谷，饮食多，自能生血化精，虽有邪热，药得以制之，久则火自降而阴自复也。若脾胃一弱，则饮食少而血不生，阴不能以配阳，必五脏齐损。故越人贵重脾胃，而言：一损损于肺，皮聚而毛落；二损损于心，血脉不能荣养脏腑；三损损于脾，饮食不为肌肤；四损损于肝，筋缓不能自收持；五损损于肾，骨痿不能起于床。从上而下者，过于肾则不治，至骨痿不能起于床者死；从下而上者，过于脾则不治，至皮聚而毛落者死。所以仲景治虚劳惟用甘药，建立中气，以生血化精，一遵精不足者补之以味之旨也：味，非独药也：补以味而节其劳，则精贮渐富，大命不倾。而《黄帝内经》云：阴阳形气俱不足者，补之以甘药，战中气不足者，非甘药不可。况上强则金旺，金旺则水充。又男子以脾胃为生身之本，女子以心脾为立命之根，故治虚损，当以调养脾胃为主耳。然以甘寒补肾不利于脾，辛温扶脾愈妨于肾，贵宜于补肾之中不脱扶脾，补脾之中不忘滋肾，斯为善也。要以两者并衡，而较重脾土，以脾土上交于心、下交于肾故也。若或肾火虚而势危困者，则于补水之中再补其火，则不独肾家之水火相济，而补脾之功亦寓于中矣。是在人之神而明之已耳。子尝深为《黄帝内经》“精不足者补之以味”与“阴阳形气俱不足者，调以甘药”之旨，酌取甘而不寒、温而不燥诸品，合成方剂，用治虚损，渍渐与服，颇多济益也矣。

（三）创方举隅

1. 培元养阴汤

治虚损要以脾肾“两者并衡”，补之以味，调之以甘。甘而不寒，温而不燥。此剂不寒不燥，补脾益肾，彼此相资，以治痨瘵失血之症。纹党参三四钱至一两（若初见血或有火即用西洋参），泡白术三四钱，淮山药五六钱至一两，薏苡仁四五钱至七八钱，丹参、桔梗、广陈皮各一钱，藕节二三钱，炙甘草一钱，白莲去心三钱，白茅根一撮为引。霍山石斛一钱至二三钱，另煎浓汁，冲服。服数剂，血不止，加黑姜炭五六分；以后去藕节、黑姜炭，加玉竹四五钱至一两，真阿胶蒲黄炒三四钱，去白茅根，加白莲、南枣，多服。如咳嗽多，加麦冬一二钱；或加冬虫夏草一二钱；或加贝母一二钱。如久嗽，加北五味三四钱；或加紫菀、百合各一二钱。

2. 养阴辟邪方

风邪乘虚易入。此方治阴虚内伤外感，津亏邪入者，莫此为良。当归、白芍各五钱，柴胡、甘草、天花粉各一钱，蔓荆子五分，茯苓、川芎各三钱。

第二节 妇儿科疾病

一、种　子

黄朝坊的《金匮启钥》，认为种子必须随男女而调治，不仅重视女子不孕，而且关注男子不育。

（一）临证思路

1. 精神调摄：男当宁静养气，女当寡欲养神

《素问·上古天真论》提出："恬淡虚无，真气从之，精神内守，病安从来。"正确科学地进行精神调摄，对保障身心健康十分有益。黄师引云："胡氏曰：男女交媾其所以凝结而成胎者，虽不离夫精血，犹为后天滓质之物，而一点真一之灵气，萌于情欲之感者，妙合于其间，朱子所谓禀于有生之初，悟真篇所谓生身受气初者是也。故男当宁静养气，女当寡欲养神。"《广嗣纪要》指出"师云：古人云……求子之道……女子贵平心定气以养其血"，又有"求子之道，男子贵清心寡欲以养其精"。黄氏《金匮启钥》种子与《广嗣纪要》求子有异曲同工之妙。故男女皆当宁静寡欲。

2. 女以调经养血为先

《黄帝内经》云："女子七岁肾气盛，齿更发长。二七而天癸至，任脉通，太冲脉盛，月事以时下，故有子。"黄氏云："医之上工，因人无子，语男则主于精，语女则主于血……以调经为先。"女而无子者，其经或前或后，或多或少，或将行作痛，或行后而痛，辨其色，则有淡有浓，又有紫黑之不同。其在调经门中详列其法，治法总不外阴阳虚实四字。

阴阳随治：①治阳有余者，月经先期量多，阳气过旺，阳气乘阴，如天暑地热，经水沸溢，治以凉血调经，方用先期汤、当归饮之类；阴血亏虚，阳气愈盛者，则用四物加栀子、牡丹皮；有怒而动肝火，用加味小柴胡汤；肝经血燥用加味逍遥汤；脾经郁结，归脾汤；劳役动火，补中益气汤。②治阳不足者概论，无火而先至者，脾虚失其统摄，治以归脾汤。阳弱难以摄阴，治以八味地黄汤。阴气过旺，阴气乘阳，则包藏寒气，如天寒地冻，水凝成冰，故血不能运行，经期延后而量少，治宜行气补血，治有七沸汤、过期饮之法。③治阴不足之大略，有挟热而阴微虚，则用芜蔚汤。脾经血少，人参养营汤。肝肾血少，六味地黄汤。④阳弱不能运阴者，八味地黄汤；血气均虚者，则用十全大补汤。

虚虚实实与兼夹之治：①经行而有痛者，非虚而后至者，瘀凝气滞，紫黑成块，必兼腹痛难安，则用香附丸，经行腹痛一证，多从疏利立治，轻用调经汤，重用大元胡散或用四物加香附、黄连、陈皮、牡丹皮、桃仁、吴茱萸、延胡索、甘草。痛急元胡汤；气结而痛加味乌沉汤；气凝而兼血涩，八物煎；虚寒而痛，大温经汤；冷甚去麦冬，重加艾叶；若因风寒客于胞络，温经汤、桂枝桃仁汤；忧思气滞，桂枝桃仁汤；风寒伤脾，六君子汤加炮姜；思虑伤血，四物加参术；思虑伤气，归脾汤；经水将行，腰腹脐痛，经缩二三日，柴胡丁香汤；经过腹痛，多属虚弱，八珍汤；余热未尽，加味逍遥，或生地汤；经行身体作痛，越痛汤；身痛而兼寒热，补肝散。②经行多有发热者，素本挟热而生外热，四物汤加胡黄连；血虚，四物汤加柴胡。经行而有寒热者：经行寒热如疟状，小柴胡加生地。③勿犯虚虚实实之戒，众人多以经色来判定虚实，谓色红多虚，色黑属实。临床并不一定均属于此类。如色紫黑，证兼腹痛难按，脉数有力，即用香附丸。倘若素体本虚，而经色反黑，执拗于经色黑属热，而投以寒凉，此为误治。此是因为水极似火，脉必虚缓，投以八味丸，或艾桂汤。色淡多痰，若多痰，则治以二陈加芎归，或二术丸。但不得拘泥于色淡属痰，肥人气虚多痰论也。也有妇人体肥者，经调而不孕者，是因为其子宫中多有脂质蔽固，借鉴前人启宫的法度，是精妙的构思。④医者凭脉择用，气盛于血者，致不孕育，则抑气散，有上热下寒，白薇丸、加味香附丸治之。究求其药之不热不寒，功堪助阴而生子者，则选用苁蓉菟丝子丸。求子之法，莫先调经，调经养血，血气调和，乃能成孕。

3. 男以补肾填精为要

（1）填补肾精

《素问·上古天真论》曰："二八，肾气盛，天癸至，精气溢泻，阴阳和，故能有子。"夫男无病能生子，贵于精盈。黄师云："医之上工，因人无子，男则主于精……以补肾为要。"肾藏精，主生殖，肾精乃生殖之精，是肾气的物质基础。此所以前人制聚精丸、十子丸、五子衍宗丸、补虚种子之方。

（2）尤重温肾助阳

肾本属水，又不宜精冷。比象天地严寒，草木何有萌芽。要必不寒不热，得其中和修合服之也。所谓一阳初动，万物化生，则加味六子丸，正合法也。或大补元煎加附子、菟丝子之类，亦上乘之品。此又男要补肾交济之说也。古人治男人体肥无子者，内服药调，外佐火攻，有用熟艾一团如鸡子大，以盐填满脐中，盐上以艾丸灸之。痛则换盐，艾尽为度，一日灸不完，次日补灸，此亦不令肾精寒冷，助阳之一法也。瘀凝气滞者，则用香附丸，气凝而兼血涩，八物煎。

（二）方药特点

1. 遵循验方古方

黄氏种子所用大抵为临床广泛使用及有效之方剂。如白薇丸出自唐代孙思邈《千金翼方》，治妇人无子，或断经，上热下冷，百病主之。取白薇、熟地黄（蒸）、川椒（去目及闭口者、微炒去汗）、白龙骨各一两，麦冬（去心）两半，藁本、卷柏、白芷、覆盆子、桃仁（汤浸，去皮尖及仁，面炒微黄）、人参、桂心、菖蒲、白茯苓、远志（去心）各七钱半，车前子、当归（微炒）、川芎、蛇床子、细辛、炮姜各五钱。上细研蜜丸如梧子大，每服三十丸。空心日午，以温酒下三十丸。再如调经丸，其为理血剂，具有温经散寒，调经止痛之功效。主治气血凝滞，胞宫寒冷，以香附（童便、酒、醋各浸一分，生用一分）半斤、杜仲（姜汁炒）半斤、川芎四两、白芍四两、陈皮四两、小茴（酒炒）四两、延胡索（略炒）四两、肉苁蓉（酒浸焙）四两、青皮（炒）四两、台乌（炒）四两、黄芩（酒炒）四两、海螵蛸（酥炙）四两、生地黄四两。上细研，醋打糊为丸，如梧子大，每服百丸，空心好酒送下。一方无陈皮、地黄，有人参、黄芪各二两。苁蓉菟丝子丸，出自《济阴纲目》卷三。具有助阴生子之功效，方中肉苁蓉（酒制焙）二两二钱，牡蛎（盐泥固济烘）、海螵蛸、覆盆子、蛇床子、川芎、当归各一两二钱，白芍一两，五味、防风各六钱，条芩五钱，艾叶三钱。上方不寒不热，助阴生子，俱焙干细研，蜜丸如梧子大，每服三四十丸，清盐汤下，早晚皆可服。再如十子丸，出自《摄生众妙方》卷二。主治男子肾精不坚，女子肝血不足，及五劳七伤，心神恍惚，梦遗鬼交，五痔七疝，诸般损疾。方中槐角子和何首乌蒸七次，覆盆子、枸杞子（去蒂及枯者）、桑椹、冬青子各四两，四味共蒸，菟丝子、柏子仁（酒浸蒸）、没食子、蛇床子、五味子（去枯者，打碎蜜蒸）各二两。上细末，蜜丸如梧子大，每服五六十丸，淡盐汤下。

2. 用药轻便，擅用丹丸

沈括在《梦溪笔谈》中提出丸药优点："……久而后散者莫如丸……大毒者须用丸……甚缓者用丸……"丸剂有吸收较慢，药效持久，体积较小，便于携带与服用的优点。其可适用于慢性、虚弱性疾病，种子一事，女性调经养血，男性补肾填精，虚虚实实之治，非一朝一夕之功，黄师谨随病机，擅用丹丸，以期缓图，如苁蓉菟丝子丸、调经丸、聚精丸、十子丸、白薇丸、加味香附丸等。

3. 重视肝心脾肾

重视调补肝血。肝为血海，女子以肝为先天，一旦肝血不足，极易出现肝郁血滞之病机，妇科疾患之胎产诸疾及月经不调多与肝血虚滞有关。如怒而动肝火，用加味小柴胡汤；肝经血燥用加味逍遥汤。心脾为经血主统，认为脾为生化之源，心统诸经之血。在女性生理病理过程中起着重要作用，如脾胃功能失调则血液不能循其常道而行，气血生化不足则不能养先天之肾气，与女子的月经产生和种子妊娠过程的正常与否关系极为密切。心脾平和，血脉畅行，则经候如常。如脾经郁结，则用归脾汤；劳役动火，则补中益气汤。脾经血少，人参养营汤；肝肾血少，六味地黄汤。肾藏精，主生殖，肾精乃生殖之精，擅用前人之聚精丸、十子丸、五子衍宗丸、补虚种子之方。

4. 调和气血

黄氏云求子之法，莫先调经，而调经莫过于调理气血，气血调和，冲任充养，乃能蕴结珠胎。气血既有本虚，又有虚实夹杂之症，各有法度，总不离调和、疏通、滋养气血。血虚则热，对正常的月经规律产生影响，导致经水复行、经水先期等月经病，其云：治阴不足之大略，有挟热而阴微虚，则用芜蔚汤；经行多有发热者，素本挟热而生外热，四物汤加胡黄连。又有血本虚者，其云：脾经血少，人参养营汤；肝肾血少，六味地黄汤。气血相互为用，调血大抵都要调气，如疏肝气、养肾气，等等，不一而足，如血液停滞则与气滞有关，进而导致患者产生痛经，云：气结而痛加味乌沉汤；气凝而兼血涩，八物煎……又气盛于血者，致不孕育，则抑气散。除脏腑功能失调外，其中明确提出外邪入侵是不可忽视的月经病病因。女性经行不畅通，与经期外界风寒入侵相关，部分女性产生经前腹痛则与寒湿相争有关，如风寒客于胞络，温经汤、桂枝桃仁汤。

（三）创方举隅

1. 抑气散

治妇人气盛于血，所以无子。寻常头眩晕，胸满体疼，怔忡皆可服。香附子（炒）、陈皮（焙）各二两，茯神、炙甘草各一两。上为细末，每服二三钱，不拘时，白汤调下。

2. 聚精丸

黄鱼鳔胶（白净者，切碎，用蛤粉炒成珠，以无声为度）一斤，沙苑蒺藜（用马乳浸两宿，隔汤蒸一炷香，久微火烘干）八两。上为末，蜜丸如梧桐子大，每服八十丸。空心温酒白汤送下，忌食鱼牛肉。

（四）医案选粹

一男子连生三女不育，其人体素阴亏，兼得吐血病。服地黄丸诸药数年，病愈体颇强，其妻经期无恙，竟不孕育，余思必是精寒故也。今服加味六子丸并投大补元煎，加附子、菟丝子，平时仍服常药，伊恐附子性燥，犹豫莫决。予日不妨，尔数年阴分药未断，今病愈则阴分已起。但恐无阳不生，可制加味六子丸半张，每月合期先服丸五六夜，又投大补元煎加附子、菟丝子四剂，平时仍服常药，供如法服之不数月。妻果孕举一子，后连举二子。

一妇不孕，脉沉细而数，惟左寸关不匀，知其久郁伤肝，虚中挟热，先进八味逍遥散四十剂，脉不数，两手亦匀，继进茺蔚汤八十剂，越一年生子。

二、崩　漏

周诒观编撰《秘珍济阴》，强调"妇人诸病与男子同，惟行经妊娠不可以例治"。基于王叔和《脉诀》，崩漏辨治尤具特色。

（一）临证思路

1. 崩漏三候三法

周氏在《秘珍济阴》汇集崩漏三候，分初候、中候、末候，乃崩漏不同时期之候象，初候者崩中暴下，杀血心痛，乃气虚不能收敛其血，并有积热在里，遂致经血暴下，或为小产失血过多，或为他因，而致心脾两虚，形成初候崩中暴下或杀血心痛；中候经血已止，里热未除，应清热凉血；末候崩久，气血亏虚，血失统摄，遂而成漏，此三候，对应三法。

三法：初止血，次清热，后补血。周氏云："妇人崩中之病，皆因中气虚不能收敛其血，加以积热在里，迫血妄行，故令经血暴下，而成崩中。崩久不已，遂成漏下。"凡妇人初得崩中暴下之病者，宜用止血之剂，即是急则治标之法，是治疗崩漏的首选方法，特别是治疗崩症尤为重要。保一分血，留一分气，挽救一分生命。在暴崩时若不急以止血，将会导致气随血脱之危候。有形之血不能速生，无形之气必当急固，故在暴崩气随血脱之时当益气、摄血、固脱，可用四物汤调十灰散主之。周氏认为崩漏大都有积热在里，迫血妄行，应清热凉血，可服凉血地黄汤以清热；崩久不已，耗伤气血，故需培补气血以促其早日恢复健康。张景岳云："盖人之始生，本乎精血之源，人之即生，由于水谷之养。非精血无以成形体之基，非水谷无以成形体之壮，精血之司在命门，水谷之司在脾胃。"水谷精微经脾之运化、胃之受纳腐熟的功能以化生气血，以充养人体维持五脏六腑的正常生理功能。故补血以调理脾胃为要。主以归脾汤或补中益气汤以健脾益气养血。

2. 崩漏不治之症

周氏于崩漏不治之症中言不治之症有四：①"崩带日久，纯下臭黄水，或带紫黑筋块，腥秽不堪者不治。"周氏言："血崩之症分五名……黄如烂瓜流黄水（脾经湿热）……黑乃紫黑血块凝（肝脾湿热）。"纯下黄水，此乃脾经湿热，或带紫黑筋块，此乃肝脾湿热，总不离湿热，致冲任不固，在此基础上当其经水臭秽，腥秽不堪者当不治，此乃其邪毒已深，又脏腑生化已完全不能化生新生之经血，然既有外邪邪毒猛甚，又有源头虚极，既邪气甚，又正极虚，故见经水臭秽，腥秽不堪者当不治，此乃病情迁延后期当死之症。②崩带日久，腹满不能饮食，不受参术补益者不治。此乃崩带日久，脏气亏虚，脾胃气耗竭，虚不受补，而致腹满不能饮食，不受参术补益。③崩带服大补剂后反加寒热、口燥、面目足胫浮肿者不治。崩带日久，脏气亏虚，人身阴阳的严重偏颇，阴血常亏，真阴虚耗，火浮血热，则身热、口燥，久而阴损及阳、真阳不足，阳虚则寒，则可见身寒，阳不化水，则面目足胫浮肿。大补剂乃补气血之重剂，服大补剂后病者反现真阴、真阳亏虚之象，此乃病者身已虚极，已不受纳气血，虚极之人当缓而图之，不可剧投重剂，此举加重人身虚弱残余之气血腐熟，大补之药，使虚者更虚，加重病情。又如清代程国彭说："夫虚者，损之渐。损者，虚之积也。初时不觉，久则病成。但如阳虚不补，则气日消。阴虚不补，则血日耗。消且耗焉，则天真荣卫之气渐绝，而亏损成矣，虽欲补之，将何及矣……"此时病者已至疾病终末期，药不可及也。④崩带已止，少腹不疼，后变阴户肿胀，痛如刀割者死期迫矣。

（二）方药特点

1. 汇辑验方

周氏汇辑前人论治妇科诸病验方，随症加减。以八珍汤治妇人胎产崩漏，气血俱虚者。如用八物汤治营卫俱虚，畏寒发热。八珍去人参加黄芪。按：八珍八物功用悬殊，以人参专补脏腑元气，黄芪惟司营卫开阖也。世人每谓黄芪代人参，恒用八物补益脏腑之气，令人喷饭。以《备急千金要方》内补芎劳汤治产后崩漏下血不止。四物汤换生地黄，加黄芪、甘草、干姜、吴茱萸。若夏月经后有赤白不止，除地黄加人参、杜仲。用《妇人大全良方》固经丸治经不止色紫黑者，属热阴虚，不能制包络之火故经多。龟甲、芍药滋阴壮水，黄芩清上焦，黄柏清下焦，香附辛以散郁，椿皮涩以收脱。歌云："固经丸用龟板君，黄柏椿皮香附成，黄芩芍药酒丸服，漏下崩中色黑殷。"以三补丸治血热暴崩，其用黄柏（炒黑光如漆，水酒淬）一两，生黄芩（切片水酒炒）一两，黄连（水酒炒）三钱，上共为末，用红砂糖二两，蒸溶和丸，用开水、童便送下，分三服。以《景岳全书》举元煎治气虚陷下，血崩血脱，亡阳垂危等症。人参、白术、升麻（酒炒）、黄芪（炙）、甘草（炙）。歌云：举元煎治血崩脱，参术升芪甘草酌，只用升提升下陷，气虚血脱无他者。如兼阳气虚寒者，桂附干姜宜佐用；如滑脱者，加乌文蛤。

2. 经行不止

其书云：如崩久成漏，连年不休者，此中气下陷，元气不固。虚者而致崩漏主要为脾肾亏虚。脾肾功能失职与因虚致崩密切相关。"经水出诸肾"，月经的产生以肾为先导，女子肾气足，天癸充盈，冲任二脉通盛，月事以时下。若肾气不足，精血匮乏，冲任不充，可能会导致崩漏之疾，故常采用补肾调经之法。"地势坤，君子以厚德载物"（《周易》），脾主运化，主统血，为后天水谷精微生化之源，受盛化物，脾功能正常，胞宫方可满盈，经血按时而下，故常采用健脾益气生血法，正如《景岳全书·妇人规》所言："调经之要，贵在补脾胃以资气血之源，养肾气以安血之室。"临证可根据患者的出血倾向、贫血程度以及伴随症状，治疗时分别选用四物汤、八珍汤等调补气血。若崩漏日久，易致气血两亏，可在调补气血的基础上加以升提中气之药味组成方剂，使阳生阴长，如补中益气汤，一则补气健脾，使后天生化有源；一则升提中气，恢复中焦升降之功能，使溢外之血止。另外，补益之品常滋腻碍胃，久可化为郁热，可在补益剂基础上兼些许清热之品以疏导，如加味补中益气汤中用黄芩、白芍、知母、茯苓，使补中兼清，又先后天相滋，故云兼服鹿角霜丸。

3. 产后暴崩

产后冲任损伤，或恣情欲，劳动胞脉，或食辛热，鼓动相火，或恶露未尽，固涩太速，宜四物汤（见首卷调经类）倍川芎、当归，各视所伤加减。因房劳者，本方加黄芪、阿胶、艾叶、炙甘草；因辛热者，本方加白术、茯苓、甘草、黄连；因劫涩者，本方加桃仁、香附。如崩久不止，本方调十灰散（见首卷崩潮）服之。盖崩非轻病，产后尤不可忽。

4. 崩漏兼证

经漏兼白带治以丁香胶艾汤，方中以四物汤加丁香、阿胶、艾叶；妇人血崩兼气痛，宜服备金散。备金散以香附、当归尾、五灵脂（炒），俱用醋制，为末服。妇人血崩兼肝经有风，宜服独圣散。独圣散以防风去叉芦，为末，每服二钱，空心食前，酒煮白面清饮调下，极验。妇人血崩兼目痒，宜服无比散，无比散以晚蚕沙（炒）为末，灶心土煎水泡，调服。

（三）创方举隅

1. 加味补中益气汤

即补中益气汤（方见前）加白芍、知母（酒炒）、川黄柏（酒炒）、茯苓。歌曰：血止热除用补中，苓芍知柏加见功。如崩久成漏，连年不休者，此中气下陷，元气不固，宜服补中益气汤，兼服鹿角霜丸。

2. 神应散

桂心（烧存性）。为末，每服一二钱，米饮调下。一方治血崩、血瘕，或经行产后心腹胁痛。五灵脂（炒烟尽），为末，每服一钱或三钱，水酒童便调下。一方治风热血崩。荆芥穗（武火烧焦），为末，每服三钱，童便调下。一方治血虚内热血不归源而崩。陈槐花一两，百草霜五钱，为末，每服一二钱，烧红秤锤淬酒下。一方治红崩。糖鸡芽根（为君）、桂圆、大枣。一方治白崩。糖鸡芽根

（为君）、土茯苓。

（四）医案选粹

虽然，周氏有“不必拘执成方”之说，临床应用必须随证加减药物，诸方才能“俱屡试屡验”，但缺乏崩漏医案，是为一憾。

三、痘　疹

陈宏晓所著《新订痘疹济世真诠》，为痘科和麻科专著。兹简述陈氏痘疹辨治的学术经验如下。

（一）临证思路

1. 燮理阴阳，分别调治

陈氏深受经典《黄帝内经》影响，《黄帝内经》中即云：“善诊者，察色观脉，先别阴阳。”陈宏晓认为小儿痘疹治疗首分阴阳，阴阳乃影响疾病发生、发展、转归的原动力，“谨察阴阳所在而调之”。因此陈宏晓将痘疹燮理阴阳，大致分为阳热证、阴寒证。立论遵《黄帝内经》之旨，师古而不泥古。首分阳热、阴寒后，陈宏晓主张分别调治。《素问・玉机真脏论》曰：“五脏相通，移皆有次，五脏有病，则各传其所胜。”《难经・五十三难》曰：“七传所胜。”《难经・五十六难》曰：“五积之传。”基于这一思想，陈宏晓结合痘疹发病运作，创新认为“痘疹之气，鼻闻之传于肺，由此顺传肾水、肝木、心火、脾土，昼夜随天运一周，次又传肺金起”。陈宏晓痘疹临证分五脏传变，一脏受累时，用药多不受纳，若治与其生理相关联的其他脏腑，犹如结绳借力，加速其恢复。为后世治疗痘疹提供新的思路。

2. 预测发展，治以主病

陈氏治疗痘疹尤善预测其病程发展，善于对病对症的辨证治疗，并精准辨别主病以及发展导致的症，抓住主心骨，治疗效果增加。陈宏晓认为痘疹发展存在以下情况：①痘疹未发；②痘疹初发期；③痘疹浆清；④痘疹成痈；⑤痘疹消退，等等。伴随痘疹起病前后以及同时，亦可见头痛、痢疾、发热、汗下、呕吐等。陈宏晓指出治疗上应对症病程发展，考虑予扶正助阳、逼迫疹出、清热凉血、滋阴润燥等不同治法。结合痘疹发出之颜色、渗液以及伴随症状等情况，预判病情危急以及预后。同时指出疹毒虽出于腑，其原实根于脏，全关气血之厚薄为轻重，更赖调治之宜否为损益。应补益真元，调理脾胃，长养气血，斯元气盛而毒自消弭。

3. 甄别是非，治以创新

陈氏对当时痘疹立论进行辨证分析，甄别众医家观点立论的是非，自有新见。痘疹虽有专科，立论恒多疵谬。陈宏晓认为惟朱豫章宗《活幼心法》，永为合理，但治疗麻疹，一派清凉。批判当时“见清凉解毒，则喜而从之，见辛温补助，则畏而止之”的医家做法，指示未真故。他虽为温病一派，但认为朱丹溪治麻疹多服寒凉解之，全不顾虑脾肾，俱作热治的做法有悖病理。批判了刘氏河间、王氏海藏等人的一派寒凉治麻疹的用药。更是指出王氏谓“痘为胎毒，旋复谓有鬼祟”是语言自相矛盾。赞同魏桂岩观点：“始出之前，宜开和解之门，岂无始出即宜补助正气者。”他遍览群书，仰体金鉴，别有会心，认为古人治疗痘疹无一言温补之法，先后次第，拘守成方。提出每证必分别虚实二候，亲切指明，论辩精审，不能处处皆徒从阴阳五行会来，不能矫枉过剩。陈宏晓指出：治疗痘疹，寒凉结合和解，用药先后计量，皆应辨证，不应看痘疹即为一派寒凉治法，对于脾胃肝肾考虑欠甚。

（二）方药特点

1. 补阴为正，补阳乃变

陈氏认为痘证是内有胎毒、外感天运君火温热之气而诱发，可使用辛散解表药，如羌活、防风、葛根、紫苏之类。《黄帝内经》云：“其在皮者，汗而发之。”但于疾病而言无功也无过，如果为医者不审病机，热证用热药，就是犯了医之大戒。陈宏晓指出：世有变蒸发热，常见红点者，此腠理开而肌肉嫩，血分稍有风热，便沸腾肌表也，只宜调和气血，不宜疏表。一有皮肤痒极，搔之肿厚，块若云头者，风热夹湿为斑为丹为风也，皆非疹例，又非谓疹可一于疏表清解也。用药特点上陈氏认为：补阴为疹中正法，补阳乃其变法。对于当时医生守成方治病的陋习，陈氏予以批判。如见痘见疹，热证皆用清热寒凉，虚证多从补阳、补气血方面入手。疹属阳，阳主气，故疹有形而无汁，发热之初，宜以滋阴养血为主。痘属阴，阴主血，故痘有形而有浆，发热之后，大与气分搏击，宜补气为主。因此用药组方上从辨证分析，善用元参、生地黄、麦冬等药物养阴生津，同时辨证病性，结合补阳。补阴药中加鼓舞之药，补阳药中加宣托之品，阴阳既和，痘自顺正，正旺足以制邪，邪无虚可凑则善。

2. 用药轻灵，攻补得当

陈氏主张小儿痘疹之上应用药轻灵，中病即效，过则有伤正之虑。小儿脏器清灵，对药物的反应往往比成人灵敏，因此要结合病情，掌握好药性与剂量。面对小儿痘疹，多用人参、鹿茸、附子、肉桂、黄芪、白术、当归、熟地黄等补益以及连翘、牛蒡子、木通等清热解表等轻中剂。甚少见用攻伐之药物，如大黄、芒硝等。用药，应中病即止。陈宏晓认为痘疹应审七晕，详五陷，观形气，辨脉理。调元固中，即可以逐毒达表。火盛者，熟地黄、牡丹皮、紫草、连翘之类。火假者，熟地黄、大枣皮、肉桂之属，兼辛温动荡之味，以助生发长养之机。务使正气内充，荣阴外润，气血宣行，流动不息，如禾苗之得日暄雨润，风宣露滋。

（三）创方举隅

1. 宣毒发表汤

痘疹初发热欲出未出时，壮热脉滑数有力者，宜用宣毒发表汤。粉葛根二钱，北防风一钱，荆芥穗二钱，连翘二钱，牛蒡子一钱，淡竹叶二钱，木通一钱，薄荷五分，甘草五分，蝉蜕五分，生姜、大枣、葱白引。

2. 化毒清表汤

痘疹已出而红肿太甚，脉旺者，宜化毒清表汤。粉葛根三钱，知母三钱，淡竹叶二钱，连翘二钱，木通一钱，元参一钱，地骨皮二钱，犀角五分，石膏二钱，甘草五分。

3. 落痘方

如左眼有痘，以末吹右耳中即落。明雄黄三分，轻粉五厘，冰片二厘。

4. 清热导滞汤

疹已出透，身热未全退，毒气流注成痢，脉滑实者，宜清热导滞汤。川黄连二钱，黄芩二钱，白芍二钱，枳壳二钱，青皮二钱，山楂肉二钱，厚朴一钱，连翘二钱，牛蒡子一钱，木通一钱，犀角五分。

以上四方分别为疹出过程，疹未透时，开提之药可用；疹既透露，表散之品宜删。气喘常因气虚，勿谓麻黄可用；便秘多由胃实，有时大黄可商。疹色干焦，生地黄、元参为上；若还紫黑，芩、连、紫、茸宜安。咳嗽属实，清肺饮可除肺热；口疮是火，败毒散清热为良。要之。凡证皆有真假，疹色最宜参详，况复参之以脉，分辨虚实何难？微细紧弱迟涩，皆作虚损例看。浮大浮空濡散。须从阳亏阴损区别；洪滑数实有力，当知枭炎热毒为殃。纵有奇形怪证，凭兹脉色无妨。药不拘于凉补，要祈脉证对方，我常依此治疹，每遇极险无伤。此语虽难隐括，亦是医家锦囊。

5. 金华散

金华散搽痘后肥疮。川黄连、川黄柏、黄芩、黄丹等分入，轻粉、麝香片少许，为末。

6. 解毒化痰丸

疹后咳嗽喘急，唇焦口渴烦躁，结热在内，口鼻出血，宜解毒化痰丸。犀角五分，归尾一钱，牛蒡子一钱，牡丹皮三钱，川黄连一钱，川贝母二钱，生地黄一钱，天花粉一钱，黄芩二钱，知母一钱，金银花二钱，桔梗二钱，甘草一钱，地骨皮一钱，柴胡一钱，白芍一钱，桑白皮一钱，连翘二钱。

7. 天真膏

疹后咳嗽不止，内热不清，心神不宁，夜卧不安，或生疮疥，脉数大空涩者，宜天真膏。熟地黄二钱，生地黄二钱，元参一钱，麦冬一钱，茯神三钱，知母一钱，沙参一钱，薏苡仁一钱，当归一钱，山药二钱，百合二钱，紫菀一钱，蜜黄芪一钱，白术一钱，川贝母一钱，橘红一钱，地骨皮一钱，桑白皮二钱，枇杷一钱，枸杞子一钱，酸枣仁一钱，北五味子一钱，炙甘草一钱。

8. 凉膈消毒饮

疹后咽喉实热作痛，脉滑数者，宜凉膈消毒饮。荆芥三钱，北防风二钱，连翘二钱，薄荷三钱，黄芩一钱，栀子一钱，牛蒡子一钱，甘草一钱，射干一钱，大黄一钱。

9. 清毒拨翳汤

疹后目赤红肿，有热生翳，脉滑实者，宜清毒拨翳汤。柴胡三钱，赤芍一钱，当归尾一钱，桔梗二钱，生地黄二钱，蝉蜕二钱，栀子仁一钱，七厘散一钱，木贼草一钱，黄芩二钱，连翘一钱，荆芥穗一钱，北防风一钱，蔓荆子一钱，甘草一钱，决明子一钱。

（四）医案选粹

1. 痘疹夹斑

治岳叔庠生刘公子明之长孙出痘，发热三日，满身遍发红点，纷纷碎碎，隐于肌肉之间，皮肤微痒，六脉微弱，此夹虑斑而出，所谓斑有假阳也。用蜜黄芪一两，补气升托；白术八钱，炙甘草一钱，固中培土；当归二钱以养血；川芎一钱以动血脉；肉桂半钱，以鼓舞荣气；山楂肉一钱，蝉蜕七只，以宣发痘苗。一剂，半夜斑退苗发，前后如此调治，重用蜜黄芪，去肉桂、白术，加山药、鹿胶而安。厥后姻兄经厅柳公晴轩之侄，亦年四五岁出痘，证复如是，加人参治之，应手而效。此二证若照常法用连翘、牛蒡子、荆芥、防风治之，必误；以元参、生地黄、牡丹皮、紫草治之，则立毙矣。

2. 痘疹谵妄

堂弟太学雨田之女，四岁出痘，布种一日，即发壮热，四日往治，遍身斑疹，干枯皮脱，口渴神昏，二便不利，六脉洪数，按之益坚。余曰：火毒如此枭炎，不急清其热，将毒因火闭苗，终不能发越成形胀靥矣。用川黄连一钱，紫鹿茸二钱，连翘、白芷、生地黄、元参各二钱。生黄芪三钱，麦冬、淮木通、当归各钱半，牛蒡子、天花粉、甘草、蝉蜕、升麻各一钱，二剂，热减斑退，清爽思食，苗发。后以清毒活血汤加减调治，乃得脓浆充足，依期收结，后痂落疤痕滞晦，不甚红活，用蜜黄芪、白术、川芎、当归、炙甘草之类，数剂而安。门人问曰：先生尝谓治痘，不可过用寒凉，何此独用苦寒于痘未出之际乎？余曰：子知其常，未闻其变，彼既火盛毒锢，安得不通权达变，随脉证救治耶？余幼女七岁出痘，见点后，忽右颊痘晕红紫块，如小钱大，脉皆沉紧滑数，此气虚血热也，拈生黄芪、紫鹿茸、元参、牡丹皮、赤芍、蝉蜕、白芷、连翘、牛蒡子、当归，奈不肯服药，余因事外出，次日归时，遂觉遍身红斑最密，皆如钱状，胸背更多更赤，斑过膝下，人皆惊异，此仍属气虚不能束毒，血热载毒妄行之候，即以前方服二剂，晚间斑紫尽除，痘亦依期胀靥。

3. 痘疹腰痛之重症

如之次子，年十岁，痘色淡红，腰痛难于俯仰，兼之喉痛甚剧，六脉紧细微弱，左尺稍见虚大，按之仍细弱尤神，此真阳亏极，正气虚损，致毒不能出，沉弱肾经，兼之真阴亦亏，故上见阳越之象，下显毒伏之凶，乃重用附片二两，熟地黄四钱，巴戟天六钱，枸杞子三钱，杜仲、山药、白术各一两，蜜黄芪两半，生黄芪五钱，山楂肉、当归各二钱，核桃仁五个，一剂，兼外用热麻油揉擦，腰痛逐止，咽即不痛，再剂痘乃齐见，后见其脉总紧细，熟地黄加鹿胶，连服数帖，脓浆稠黄而靥，则此证又不可拘毒火为患之见矣。

4. 痘疹呕泄

丁巳六月，郭姻兄在馆出疹。见点二日，求治于余。见其头面疹色淡红，天庭一片晚白，且不碍手，左手脉虚弱，右三部更紧弱迟细无神，呕吐泄泻，口渴唇焦，全不思食，身体亦不壮热，投以黄芪、白术、当归、砂仁、北生姜、炙甘草、茯苓一剂，即神清能食，口渴稍止。庸工询其病状，谓胃火炽盛，疹毒未清，肆用苦寒，此固全不知脉察形者也，叱而退之，余即主熟地黄、附片、黄芪、白术、砂仁、北生姜、茯苓、炙甘草，大剂数服而安。后犹间咳，庸医又误投荆芥、防风、枳壳、桔梗，遂至通夜不眠，乃于前方加大枣皮、北五味子顿愈。若徒拘疹为阳，只宜养阴，不宜辛温动气之说，几何不举苍生而枉死乎?

5. 痘疹虚寒凶象

己巳五月周表弟来伊岳刘公元良家，适遇疹发，壮热之际，皆误作伤风，投羌活、防风、桂枝、大葱、生姜之类二剂，遂咳嗽咽痛，吐泄神昏，腰痛如裂，疹乃拥出，延余未到，有医者尚不识为何病，疑作阳斑，主清凉表散之药，惧不与服。次日余至。一见即决其为疹，然纸照之，形影淡红，不见高耸，以手推摸，幸犹随手转白，随白转红，无滞暗象，然余观于色，已即知其虚，及诊其脉，六部皆浮紧迟大，寻之空虚蹇涩，重按则仅见短细之形，萦绕指下，若有若无，全无神气，且吐泻加甚，喘渴渐增，身体多汗，不思饮食，腰痛未愈。余曰：此疹中虚寒之凶候也，不急温补，将何以生?即用蜜黄芪两半，附子、白术各一两，砂仁、北生姜各钱半，川芎、炙甘草各一钱，巴戟天五钱，菟丝子四钱，补骨脂三钱。一剂腰痛遂止，吐泄少安，脉仍空虚，喘汗如故，转觉目不能开，眼胞多泪，白珠淡红，时时刺痛，余曰：此清阳不升，虚阳浮越故也，仍重用黄芪、白术、附片，去杜仲、菟丝子，加百合、紫菀、当归，日服一剂，兼以鸡鲜荤物调补而安。由是相继四人出疹，年皆未满一岁，有一子一女，体极虚弱，发热之时，皆用万保汤一二剂，疹陆续透见，色甚淡红，不见高耸，发见甚迟，平塌淡散，脉仍微弱，或兼迟涩，或兼紧细，或乍疏乍数，呕吐泄泻，或唇舌泡烂，或头面生疖，身热不退，喘嗽多痰，形容惨淡，皆用温胃化痰汤，诸证多退，即以是方调补而愈。有一子一女，虽不如此虚寒，亦见气。血虚弱，其脉皆无滑数象，疹形红活，不似淡红，颇能起发，不同平塌，先用酒芪内托散，继用保安汤，调理皆痊。然皆非时下医药所能调治也。

四、疳　疾

曾世荣宗儿科名家刘茂先、戴克臣、刘世甫等，著有临床实用性极强的《活幼心书》《活幼口议》。兹介绍曾氏疳疾辨治的学术经验如下。

（一）临证思路

1. 融汇古今，思想超前

曾氏学术上深受戴克臣、刘思道二家之心法真传，提出：“上探三皇前哲之遗言，下探克臣茂先之用心，实则吾心固有之理，旁求当代明医之论。”曾世荣指出：“推广刘氏数传之贞心，以求契夫戴氏之初心。”同时对张仲景、陈文中，特别是北宋医家钱乙汲取尤多，如弄舌用钱氏白术散，舒舌用泻黄散加黄芩。博取百家众长，汲取各家学术观点，予融会贯通，加以创新。如最早论述“四证八候”；率先用五苓散治惊风；最早详论“五软”证，认识到与先后天有关：“良由父精不足，母血素衰而得”“精髓不充，筋骨痿弱，肌肉虚瘦，神色昏慢才为六淫所侵，便致头项手足身软。”对于小儿疳疾创新提出：诸疳证，皆宜用局方五疳保童丸，或万应丸。常服化积治疳，仍各投本脏调理之剂。治疗小儿各病不人云亦云，而是取百家之长，加以考证结合实践得出结论，予以传承与创新。

2. 心须活法，临机权学

曾氏认为不可执一而取，医者当择善而从。正如《活幼心书》所云："书本陈言，心须活法，或徒泥其书而不善用。譬之兵家不知合变，胶柱而调瑟焉，吾未见其可也。"况小儿"形质始具，夙有灵性，语言未通是为哑科，非圆机之士，焉察彼证。必精制之剂，能除宿疴"。婴儿口不能言，纵稍长成，语不足信，问固难矣，致疾之由一听医者之揣摩。因而曾世荣最早将儿科称作"哑科"。必须善于观形观气，细察盈亏部分，如暴感邪气，腮颊微紫，久因客忤，山根太清，肾有证，攻黑色，多浮于地阁，心为邪克，赤纹独露于天庭。察色听声，尤有未能尽者又必须持脉以决，"倘证阳而脉阴，证阴而脉阳必治，脉不治证"，随机消息，变而通之。曾世荣对小儿脉诊极有造诣，做到了"术显咸阳扁鹊，全婴而有验，脉明晋代叔及幼以无讹"。

3. 医者仁心，重德爱幼

曾氏在行医生涯中重德爱幼，遇有急重求救，闻命即赴，不惮寒暑烦劳，甚至道旁途中，亦悉心救治。活人之幼无算，超然众医之表。但并非一味迁就，不能顺病患恶攻喜补之心，纯补其虚，不治其实，妄投药饵，误人不见其迹。曾世荣认为："恐触病家之讳，犹豫其说，不吐真情。"而应当"色脉参详贵造微早，凭疾证决安危。"其理甚明"既危吐露以真实，安有怨咨而妄传"，"与其受怨于后，孰若告之于先。纵有危难，夫复何怨"。

（二）用药特点

1. 创新选方，随儿而定

曾氏的用药在于，量儿大小以意加减或多或少，随病轻重用之。但对错综复杂的疑难病症还须打破常规，不拘一法，不泥一说，变法以建奇功。灵活变通从曾氏对五苓散、百解散的运用上就可以看出，"尝观其书，则审证施剂信有异乎人者"。常言道："隆暑戒用附子，隆寒戒用大黄。"而曾氏则认为"拘一法者，不足以善兵，泥一说者，不足以善学，在于通变而已"。如曾氏诊治五岁小儿盛暑泄泻，在诊脉后分析：面垢渴泻，脉虚细数，是为中暑；惊悸发热，耳尻俱冷，心肝脉洪大者，是痘疮欲作，所以先服黄连香藿散，解利暑气，再投陈氏异功散加附子与之实脾，二日泻止，三日疮见，不旬余而收全功，这是隆暑用附子之效。又如诊治杨总管四岁小儿，腊月患惊风抽搐，诸医采用常法治疗无效，曾氏见其脾脉沉滑，知有蕴积在脾，当主大便不利，“遂用泻黄散加大黄水煎并三服，大府通，神气清，而饮食进，随获安可”。这是隆寒用大黄之功。盛暑用辛温药，寒冬用苦寒药，本是医家大忌，而曾氏却能以此建奇，曾氏用药可见选方用量，随儿而定，加以创新变通。由此可见，曾氏立方用药的特点，在于根据小儿脏腑脆弱，易虚易实的具体情况，博采众家之长，师古不泥，勇创新方。其用药柔润，以护养脾胃为先；用药补而不滞，力戒呆补，泻不伤正，力戒峻攻。遣方以平和为贵，精炼轻灵，其剂型灵活多样。以善用丸、散、膏、丹，内服药与外用药相结合见长。其载方剂切实可行，被后世的许多医家所采用。

2. 小儿之治，重在脾胃

历代医家对脾胃论述颇多，如《黄帝内经》云“饮食自倍，脾胃乃伤”，钱乙云“脾胃虚衰，四肢不举，诸邪遂生”，张子和认为“小儿初生之时，肠胃绵脆，易饥易饱”，李杲认为脾胃乃元气之本，元气乃健康之本。曾氏在各家论述的基础上进一步指出，小儿脾胃受损是临床诸多疾病发生的根本，“若中州之土固守，何患外邪得以侵袭”。曾世荣认为小儿疾病的病因，外多感受六淫疫疠之邪，内常以饮食所伤，因而在治疗方面，曾氏除主张攻邪，善用发散外邪之外，更注重脾胃的调理。脾胃乃人后天之本，曾氏对时医不辨虚实寒热，妄攻误下，或滥用金石之剂，造成小儿脾胃受伤，产生诸多坏症、误症，而痛心疾首。他说：“愚尝感慨诸人，大概外感风寒暑湿，内因饥饱失节，不能调护，以传受日深，医不辨其表里虚实，汗下失宜，使阴阳反错，邪气得胜，正气将衰，胃纳五味，以养五脏，脾受五味，以分清浊，而荣养百骸，令汗下不依其法，致伤荣卫，荣卫者，自中焦而生，得其气之清者为荣，浊者为卫。其重浊者为糟粕而下行，偶六淫所侵，治不如法，则外邪自盛，正气乖常，胃气衰微，变证多出，或作泻痢青苔，吐逆寒热，或为肿满偏枯，五疳八痢，或成丁奚哺露，传变不一。”

曾氏注重脾胃调理，在用药上主张既不可以大寒之药攻邪，也不可用过燥之剂温养脾胃，因为脾胃居于中焦，是气血生化之源，脾主运化，喜燥恶湿，胃主受纳，喜润恶燥，加上小儿脏腑脆弱，易虚易实，易寒易热，过寒过燥之剂均会损伤脾胃，致使变证百出，所以用药应寒温得宜。如治疗表里俱虚之热证，用温平之药和其里，则体热自除；又如水肿，若脾热而困，又以药燥之，虽火能生土，亦可胜水，但是燥之太过，土不敌火，则热愈甚，出现不思饮食、发热、烦渴。“医者又进之以燥剂，由此而面目转浮，致脾败而手足背皆肿。”如曾氏认为疳之为病主要在脾，“大抵疳之为病，皆因过餐饮食，如脾家一脏有积，不至传之余脏而成五疳之疾，若脾家病去则余脏皆安，苟失其治，日久必有传变”。由此可见，疳证应是“脾家一脏”之病，所谓“五疳”，皆由脾病不去而“传之余脏”所致。在治疗上，曾氏以调治脾胃为主，但强调应察其虚实而疗之，当攻即攻，当补即补。其治疗诸疳证，皆宜用“局方五疳保童丸或万应丸”，“常服能化积治疳，再投各脏调理之剂，使各得其宜，则疳证不致再作”。

（三）创方举隅

1. 大效史君槟榔丸

大效史君槟榔丸治婴孩小儿食肉太早，伤及脾胃，水谷不分，积滞不化，疾作疳气等候，宜服大效史君槟榔良方。肉豆蔻两个，炮槟榔一个，生宣黄连、胡黄连、陈皮、青皮、川莲子肉（炒）、芜荑（炒去皮）、神曲、麦芽（并炒）、木香、夜明砂（炒去土）、芦荟、川芎各一分重，麝一字。上为末，取猪胆汁薄荷为丸如麻子大。每服三五十丸，温饭饮下。

2. 胡黄连丸

胡黄连丸治婴孩小儿一切证候及一切虚痢，他药无功，此药极效。胡黄连、芦荟、草黄连、肉豆蔻（炮）、肉桂、人参、朱砂、麝一字、使君子（去壳）、木香、钩藤、龙齿、白茯苓，以上各一分重。上各生用，为细末，取猪胆两枚，裂汁，和末，令匀，却入袋内盛之，以绳扎定，汤煮半日，取出，切破袋子，更入莨菪子二分重（微炒），黄丹一分重，二味别研如粉，入前药和匀，捣五百杵为丸如绿豆大。但是疳与痢用粥饮下五七丸子，幼者三丸，不吃粥饮，乳头令吻。能治一十二种疳痢及无辜者，功效非常。

3. 肥肌丸

肥肌丸治小儿一切疳气，肌瘦体弱，神困力乏，常服，杀虫消疳，开胃进食。黄连（去须）一分，川楝子肉半两，川芎（炒）半两，陈皮一分，香附子（酒煮，炒干）一分，木香二钱。上为末水煮，细面糊为丸，麻子大。每服三五十丸，温饭饮下。

4. 兰香散

兰香散治小儿走马疳，牙齿溃烂，以至崩砂出血齿落。轻粉一钱，兰香子一钱，密陀僧末半两。醋淬为末上研如粉。敷齿及龈上，立效。

5. 敷齿立效散

鸭嘴胆矾一分重，匙上煅红。研麝少许上研匀。每以少许敷牙齿龈上。

6. 独活饮子

独活饮子治肾疳臭息候良方。天麻、木香、独活、防风，麝香少许，上各一分重，为末。每服一分匙，小者半分，麦冬，熟水调下。

7. 三黄散

三黄散治肾疳崩砂候良方。牛黄、大黄、生地黄、木香、青黛。

上等分，为末，每服一分匙，熟水调服。

8. 人参散

人参散治肾疳溃槽候良方。肉豆蔻、炮胡黄连、人参、杏仁（炒）、甘草（炙）。上等分为末。每服一分匙，小者半分，温熟水调服。

9. 槟榔散

槟榔散治肾疳宣露候良方。木香、槟榔、人参、黄连、甘草（炙）。上等分为末。每服一分，小者半分，熟水调服。

（四）医案选粹

曾世荣在先人治病心得的基础上，结合自己多年业医治疗小儿疾病的临床经验，“上探三皇前哲之遗言，下探克臣茂先之用心，实则吾心固有之理，旁求当代明医之论”，撰著成《活幼心书》等书。但本书中缺乏小儿疳疾医案，实为一憾。

第三节 外伤科疾病

一、痈　疽

易润坛刊其大伯父易凤翥《外科备要》（又名《外科证治方药备要》），备述痈疽辨治，堪足临床法式。

（一）临证思路

1. 辨脉明证，直击主病

脉诊在我国有悠久的历史，它是我国古代医学家长期医疗实践的经验总结。早在公元前5世纪，著名医家扁鹊就创立了脉诊法，所以《史记·扁鹊仓公列传》说："至今天下之言脉者，由扁鹊也。"《黄帝内经》总结了"三部九候"等脉法，《难经》则倡导"独取寸口"候脉法，张仲景确立了"平脉辨证"的原则。至西晋的王叔和撰成我国现存最早的脉学专著《脉经》，分述三部九候、寸口脉法等，定了二十四种脉象，为后世所本。此后历代医家均有研究，进行脉理辨析和临床印证，脉诊渐趋实用。脉象与脏腑气血密切相关，脏腑气血发生病变，血脉运行受影响，其脉必有变化。人有老少强弱之别，而脉亦有盛衰虚实之异。故疗病治疮疡，皆当先辨其有余不足，后分主客缓急而治之。关于痈疽，古今很多医案都有脉象记载。亦深受薛己的影响，因此临床上十分注重脉诊。反观现代中医外科临床于望、闻、问、切四诊中，唯独很少有切脉，这种现象值得反思。易氏于《外科备要》开篇，即论述了痈疽的不同脉象象征痈疽的病因、病机、痈疽发展进程。如："浮数之脉，应发热，不发热反恶寒者，若有痛处疮疽之证。"易氏提出二十二种痈疽脉，阐述其脉数、脉形、脉势、各脉主证等。总结出二十二种脉象中，弱、虚、细、迟、缓，大为气血亏虚；而脉浮、滑、弦、洪、结、促，不可全以实论之，需详细结合证型。易氏善用脉诊判断病邪深浅、病性虚实、推断疾病部位及成脓与否。易氏经过多年的临床实践，对痈疽可能出现的脉象已了然于胸，何种脉象会伴随何种表征也早已明确，治疗方法也可依据脉象得出，以脉诊为基础，四诊合参，对后世痈疽的治疗具有极大的借鉴意义。

2. 内外灸法，多法共治

易氏论治痈疽辨证准确，根据痈疽的类型、脓肿程度选用相应治法。其治法丰富，囊括内消、艾灸、神火照、外科针法等多种外治疗法与内服汤药的内治疗法，应对不同病症往往法到病除，效堪称奇。如针对痈疽初起时，临证可见憎寒壮热，并且痛偏一处，此乃脓尚未成时。《医学心悟》载："当初起时，脓尚未成，不过气血乖违，逆于肉里耳。"如易氏针对肿痛初起，提出内消的治疗方法。外敷千锤膏，《神农本草经》载其"补不足，除邪气，利九窍"。在消痈肿的同时亦结合辨证，选用内治汤剂。在本书中，收集整理了数百条内治汤剂，并按病机分类。易氏提出灸法适用之情况：初期和重症。总结了各种灸法，同时整理灸法误治的处理，取得了良好的临床效果。

3. 崇尚传承，勤于发扬

《灵枢·痈疽》云："夫血脉营卫，周流不休……寒邪客于经络之中则血泣，血泣则不通，不通则卫气归之，不得复反，故痈肿。寒气化为热，热胜则腐肉，肉腐则为脓。"明确提出了痈疽的病名，并指出痈疽乃寒邪中经络所致经络不通、血液凝滞，而化热成毒腐肉的病因病机，且会产生以脓为代表的病理产物。《素问·生气通天论》云："膏粱之变，足生大丁……营气不从，逆于肉理，乃生痈肿。"在外感因素致病的基础上加入饮食因素，认为嗜食油腻同样会阻塞经脉，使营气不行，郁而成热，导致痈疽。《诸病源候论》云："年四十已外，多发痈疽。所以然者，体虚热而荣卫痞涩故也。有膈痰而渴者，年盛必作黄疸，此由脾胃虚热故也。年衰亦发痈疽，腑脏虚热，血气痞涩故也。"明确了痈疽的好发年龄、人群，亦将痈疽的病位定于脾胃，为后世从脾胃论治痈疽提供了莫大启发。晋代刘涓子著《刘涓子鬼遗方》将痈疽分为初起、病中、病末三个阶段分治，并分别提出了“消”“托”“补”的分阶段治法原则。宋代陈自明《外科精要》首次用灸法治疗痈疽，远道、局部取穴齐举。刘完素从火热的角度剖析，明确提出“怫热郁结于内”的病因病机，并强调从脾胃论治以及引经药的使用。朱丹溪从十二经分论痈疽，认为少阳、厥阴多气少血，多生痈疽，并批判一见痈疽则攻伐邪气，耗伤阴血的盲目做法，提倡滋补气血的治疗大法。明代陈实功《外科正宗》系统地提出内服、外敷、针法、灸法、吹药等综合方法治疗痈疽。易凤翥在继承前人的基础上，将痈疽细分至头、颈、四肢、胸、腰、腹等各个细致部位，精确至穴位，比如伏兔痈疽、少腹痈疽等。引用朱丹溪的“痈疽因积毒在脏腑，当先助胃壮气，使根本坚固；次以行经活血药佐之，参以经络时令，使毒气外发，施治之早，可以内消”，并将其总结为“此内托之意也”的辨治高度，并在临床中积极运用和倡导“托法”从而形成了自己的特色。对丹溪“肿疡内外皆壅，宜以托里表散为主……溃疡内外皆虚，宜以补接为主。如欲用香散，未免虚虚之失”的治疗思想，也强调了“大抵痈肿之证，不可专泥于火为患”的辨治观点。再如，其对《黄帝内经》“形伤痛，气伤肿，六淫七情，皆能致之”的理解，强调了“尤当推其病因，别其虚实。若概用寒凉药，必致误事”的警示观点，等等。易氏继承了前人这些观点，并在临床中进行升华，逐渐形成了自己的外科辨治特色。

（二）方药特点

1. 祛火有路，火散邪安

火热是痈疽的基本病理因素，阳热生火、火聚成脓、肉腐血败而致本病，易氏的痈疽善用祛火有路，使火散热消。分析其用药，易氏善于从上、中、下焦祛火解毒，引火下行，从二便而解。易氏认为痈疽为火热煎熬津液，常见小便短赤、大便干结，二者更使火热无处可去，壅滞三焦，使痈疽发为更甚。故其善使急下之法，祛火热、留阴液、复平阴阳。再如易氏常用荆防败毒散，“荆防败毒散，治一切疮疡、斑疹、诸毒，初起焮肿，憎寒壮热，头痛背强，脉浮或兼洪弦者，用此汗之”。此为从上焦表热未解，或肺热郁闭，透发不畅，用宣发透散之品使火越发之。防风、羌活、独活透表泻热；前胡苦辛微寒，可疏散风热、降气化痰。使火热由上而透毒外散。易氏组方宗旨为使火毒外出，毒泄火降，而痈疽自愈。

2. 调和营卫，疏通气血

《素问·生气通天论》曰："营气不从，逆于肉理，乃生痈肿。"营卫若不合，则卫阳易被郁遏，易致气血瘀滞，日久而化腐，败血成脓而生痈疽。痈疽生于皮肉，与气血关系密切，气血壅滞则痈疽乃生，气血通畅则病可向愈。又气为血之帅，血为气之使，气血无法单一存在，两者相互依托，且气滞血瘀为痈疽基本病机，易氏治痈疽之方常以调和营卫、疏通气血为要。如"治痈疽已成气血滞者，和气养荣汤"，药全方在以沙参清热养阴的基础上，重用白术、黄芪、甘草、芍药、当归以补气养血，其中甘草酸甘养阴和营，当归行气活血通滞，更配陈皮导滞，牡丹皮清热活血，诸药相配共奏清热益气、调和营卫、通利气血、扶正托毒之效。又如"治一切痈疽疮毒，仙方活命饮"。方中金银花性味甘寒，清热解毒疗疮，故重用为君。当归、赤芍、乳香、没药、陈皮行气活血通络，消肿止痛，共为臣药。疮疡初起，其邪多羁留于肌肤腠理之间，与白芷、防风相配，通滞散结，热毒外透；贝母、天花粉清热化痰散结，消未成之脓；穿山甲、皂角刺通行经络，透脓溃坚，可使脓成即溃，均为佐药。甘草养阴和营。诸药合用，共奏清热解毒，消肿溃坚，活血止痛之功。易氏治痈疽，在以清热解毒为治法的基础上，还常施以酸甘和营、温阳托邪、行气等治法，使营卫调和、气血通畅、热毒清解，痈疽得以自愈。

（三）创方举隅

1. 治鹤风验方

治鹤风验方：白芷一斤，酒煎成膏收贮，每日以膏搽患处至消乃止。内服药方：生黄芪半斤，远志肉、川牛膝各三两，石斛四两。水十碗煎至二碗，加郁金、金银花各一两，再煎至一碗，一气服之，后觉两腿如火之热即盖被卧，汗如泉涌，待汗散后徐徐去被，初服减半，再服除根，真神方也。

2. 四生散

四生散治臁腿疮淫不愈，或眼目昏花，名肾脏风，并治风癣、疥癣、血风疮证。用黄芩、独活、白附子、白蒺藜等分为末，每服二钱，用猪腰子一枚，劈开入药，湿纸包裹煨。

3. 双解复生散

双解复生散治痈疽发背，诸般肿毒，初起恶寒发热，四肢拘急，内热烦渴，便秘，用此发表攻里。荆芥穗、防风、白芷、川芎、麻黄、栀子仁、黄芪、甘草各六分，连翘、金银花、羌活、薄荷、当归、白芷、焦白术、人参、滑石末各一钱，大黄、芒硝各二钱。外重者葱姜引，里重者白蜜引。水煎服，取汗下。

4. 神授卫生汤

神授卫生汤治痈疽发背、对口疔疮、一切丹瘤恶毒，焮肿赤痛，脉浮而数者。能宣热散瘀，行瘀活血，消肿解毒，疏通脏腑。乃表里兼治之剂也。羌活、天花粉、当归尾、皂角刺、甘草节各一钱，石决明（嫩）、穿山甲（炙）、真沉香、乳香、红花、白芷、连翘、防风各六分，大黄（酒拌炒）二钱。水煎服。病在上部先饮酒一杯后服药；病在下部先服药后饮酒一杯，以行药力，余俱仿此。如气虚便利，不用大黄。一方如荆芥、牛蒡子、贝母，去石决明、羌活、沉香、穿山甲、皂角刺，名卫生汤。

5. 保安万灵丹

保安万灵丹治肿疽疔毒，附骨流注，风寒湿痹及鹤膝风、左瘫右痪，半身不遂，口眼㖞斜，遍身走痛，步履艰辛，头风疝气，破伤风牙关紧急，伤寒感冒，壮热憎寒，服之俱效。

制苍术八两，制何首乌、金钗石斛、北细辛、川乌、草乌、炮全蝎、天麻、麻黄、炙甘草、当归、川芎、荆芥穗、防风、羌活各一两，明雄黄六钱。为细末，蜜丸，每重三钱，朱砂为衣。痈疽及感冒初起表重者，葱白九茎煎汤化服一丸，盖被卧取大汗，汗自收，切忌露风。疮未成者立消，将成者即高肿溃脓。伤寒感冒，瘟疫初起，服此邪从汗解。如病无表里相兼，不必发散，只用热酒化服。老人小儿减半。

6. 麦灵丹

麦灵丹治痈疽肿毒，疔疮回里，烦闷神昏。妇人初发乳症，小儿痘后余毒，一切暴肿。鲜蟾酥三钱，黑大蜘蛛二一双，两头尖鼠粪一钱，飞罗面三两。共研极匀，用菊花熬成膏，布绞去渣，糊药捻为麦子状阴干。每服七丸，小儿五丸。上部白汤送下，下部酒送下。

7. 内消散

内消散治痈疽发背、对口疔疮、乳痈、无名肿毒、一切恶疮，能令痈肿内消，使毒内化从小便而出（尿色赤污是其征也），势大者虽不能全消亦可转重为轻，移深居浅。知母、贝母、天花粉、乳香、制半夏、白及、皂角刺、穿山甲（炙）、金银花各一钱。酒水各碗许，煎八分。食前服之，留药渣捣烂加秋芙蓉叶一两研为细末，再加白蜜五匙，同药渣捣匀调敷疮上，一宿即消，重者再服再敷。

8. 回阳三建汤

回阳三建汤治痈疽诸发，初起不红不热、不肿不疼，坚如顽石，硬若牛皮，色似土朱，粟顶多孔，孔或流血，根脚平散，软陷无脓，皮肉不腐，身凉脉细，用此温散之。人参、附子、当归、川芎、黄芪、枸杞子、大枣皮、茯苓、陈皮各一钱，红花、紫草、厚朴、甘草、独活、苍术、木香各五分，煨生姜三片，皂角树根白皮二钱。酒兑煎服，用厚绵覆盖疮上，令温暖，宜灸不宜针。

9. 双解贵金丸

治背疽诸毒，初起坚硬不闷，便秘脉沉实。大黄两半，白芷一两，共研极细末，水丸绿豆大，每用三四钱，酒煎，葱头三个，取汤送下。盖被静卧取汗，良久大便行一二次方效。行后以四君子汤补之，老弱人减半服，用人参加生姜煎汤送下，得睡得汗得已。

10. 黍米寸金丹

黍米寸金丹此方乃异人所传。常有暴中急证，忽然卒倒者，撬开牙关研灌三丸，其人即活。又治发背、痈疽、遍身壅肿、附骨阴疽等证。凡初起憎寒壮热，四肢倦怠、沉重，不分表里老幼，并宜服之。黍米寸金奇效方，痈疽发背服之良，乳香没药狗鲤胆，蟾硇宝麝白丁香，蜈蚣黄蜡乌金石，男乳轻雄共粉霜。此药难合亦罕有用者。

（四）医案选粹

易氏之《外科备要》中列外科疾病为35部，分别阐述近300种疾病的脉候、症状、病位、经脉所属及其引经药物，并将医方、治法分为托里、补养、洗溻、吹药、敷贴、麻药、膏药、丹药、生肌散、金疮药、灸法、针法、验方等13类。全书详述经脉辨证，治疗用药内外并重，述证简明。但全书重在总结归纳，鲜有医案阐述。本书中缺乏痈疽医案，实为一憾。

二、骨　折

黄廷爵刊家传《青囊全集秘旨》，公开了接骨治伤经验。

（一）临证思路

1. 知其相，识其位，固如初

正骨之首务，必知其体相，识其部位，以明确骨折移位情况、脱臼方位、损伤程度等，骨折复位是治疗的基础。黄氏云：“定要分清断处，前后高低，总要崩低处套正，方可挪捻，腕节皆同，响声不住方可接上，形复如初。观察左右一样平正……”

2. 重闻诊，闻其响，复其位

在复位过程中，闻其响，强调了闻诊在中医骨伤病诊疗过程中的重要性，例如腕节复位时，云：“响声不住方可接上。”关节骨折后，当给予一个外力拔伸牵引使骨折端回到正常位置过程中，骨折断端的摩擦，会产生响声，当响声不再，证明其复位到位，再如“尚有响声不平，照前罨药”，证明骨折尚未愈合，当须继续以前法治疗，待其愈合，使愈合如初。这种方法目前在临床上依然非常实用。

3. 细心照法，善用器材

黄氏于其不同情况下提出不同处理方法，另根据具体情况，选择不同种类器材，黄氏云：“观察左右一样平正，方可罨药。用毒油青敷上，皮纸包缠，再加杉木皮（去粗宜软），布帛条捆夹绑上，或竹片亦可。如不平正，皮纸摺贴，外用棉带加捆。过七日开看，接骨如初方可松夹。尚有响声不平，照前罨药，再夹数日。如腕节挪套只可以布帛包缠，不要上夹。”其中如“左右平正”“左右不平正”“腕节挪套”具体治疗方法于细节中各异，而在具体情形中使用不同器材，如区别使用皮纸、杉木皮（去粗宜软）、布帛条、棉带等。

4. 内外调治，促进愈合

骨折复位后可配合使用中药外敷，内服。黄氏云：“观察左右一样平正，方可罨药。”再如膏方使用多，可知其善用外敷，又如引用验方，如八珍、四物，又自创圣灵接骨丹、夜合木接骨方、碎骨断筋接骨方等方，内外调和治疗，促进骨折愈合。

5. 决穴以定吉凶，穴络以分部位

黄氏于尾神图论云行年至此不犯则吉，尾神图，一岁起坤，二岁到震，十岁至中宫，数顺情几十几岁，到处不犯则吉，行刀针灸均不可犯部位。圣人所起，合看逐日人神血忌，查阅天干部，合之吉则吉。歌云：“尾神所载有根由；坤内外踝圣人游。震官牙端分明记；巽位还居乳口头。中宫肩骨连尾骨；面目还从乾上留。手肘兑宫难砭灸；艮宫腰项体也须。离宫膝胁针刀免；

坎肘还连肚足求。”

（二）方药特点

1. 讲求实效，汇辑验方，自创效方

此书中所录用皆是其生平所用有效验方与自创良方。其云：“书所录生平验良方，拣选精要，所用者独存一览无余他求矣。”在接骨药法中，对年老或气血虚之人，善用四物汤加味或八珍汤、六味地黄丸等千古名方，以补益气血。再如自创异人传授毒油神膏、圣灵接骨丹、接骨断筋报捷方等，其言临床多有验效。临床的生命力在于疗效，其讲求实效，擅总结经验等思想仍值得我们推崇与学习。

2. 用药灵便，善用外敷法

黄氏于论治骨伤方药中多用膏丹散剂，用药灵效，且均简便。如用二乌散，云：接骨先敷半日，去之后挪接。再如圣灵接骨丹，云：其一取老伤铅码先敷此药，半日去药行刀挪接，敷过半日再挪接，接后用毒油膏加味敷。又有夜合木接骨方、续断丹散等，皆云汁服渣敷。敷药外治法是中医特色疗法，具有简、便、廉、验的特点，值得后世临床推广应用。

3. 妙用童便和酒

王秉衡在其所著的《重庆堂随笔》中谈到：童子小便，最是滋阴降火妙品，故为血证要药。童便入药历史悠久，既可内服也可外用，内服治疗吐血、鼻衄等血证，外用治疗跌打损伤等骨折筋伤之证。酒与中药的配合使用，是我国医学史上的重大创举，我国现存最早的医方著作《五十二病方》中就记载了以酒治病的方法。酒运用于骨伤科，一般用于酒煎、酒服，具有行气止痛、温经散寒、助药势、通百脉、作药引的作用。黄氏十分擅长使用童便和酒，在接骨治伤方药法中方药多用酒化、酒兑服、酒煮、童便下、童便兑，例在接骨断筋报捷方中以真龙骨四钱，象皮（炒）二线五分，虎骨六钱，猴骨三钱，自然铜（火煅醋炙）一钱，骨碎五钱，活土鳖七只，抖研，加参蒸水，酒兑。附方：鹗骨三钱或鹰骨（醋炙），古钱（醋炙淬火）十枚，红花一钱五分，甜瓜子二钱，乳香、没药各二钱，共研酒兑；一嫩松树根半斤，熬汁酒兑。一粪砖（醋炙）、便屑、老古钱（醋炙）研，酒下三分；一赤屑

铜（醋炙碎如粉）、丝头子（烧灰）研，酒兑五分。再如童便下者，如九分散：制马前子（去毛）三钱，麻黄（去节）二钱，乳香、没药各五钱合研，童便下九分。可见在治疗骨伤科疾病的过程中，黄氏十分擅长使用童便和酒。不过出于卫生方面考虑，童便入药已很少为现代人所使用，但黄氏如此妙用童便和酒，对于现代医家也是一种启发，值得继续重视应用。

（三）创方举隅

1. 异人传授毒油神膏

香油一斤，藤黄（熬枯，去渣）二两，入白蜡二两，亦有加紫草、苏木、生地黄、红花、川黄柏、当归尾，接骨至妙。凉血生肌入四六、甘石、龙骨粉、象皮、云连、川黄柏、白芷。拔毒生肌入甘石、红粉。涂火疮入轻粉、梅片。

2. 圣灵接骨丹

一取老伤铅码先敷此药，半日去药行刀挪接，敷过半日再挪接，接后用毒油膏加味敷。

生半夏八钱，生南星五钱，生川乌、生草乌各三钱，白细辛二钱，胡椒二钱，蟾酥（酒化）一钱。

3. 夜合木接骨方

合木皮一两，当归尾一两，自然铜（醋炙火煅）五钱，乳香五钱，川芎三钱，赤芍八钱，白芥子（炒黑）五钱，黄蜡酒化，汁服渣敷。

4. 碎骨断筋接骨方

骨碎补五钱，当归尾一两，川芎三钱，乳香、没药各一两，嫩松香五钱，广木香一钱五分，白蜡一两，古钱（火煅醋炙）三文。香油熬化，蜡调敷。

5. 接骨断筋报捷方无力不服可

真龙骨四钱，象皮（炒）二线五分，虎骨六钱，猴骨三钱，自然铜（火煅醋炙）一钱，骨碎补五钱，活土鳖七只。抖研，加参蒸水，酒兑。

第四节 五官科疾病

一、内　障

黄朝坊著《金匮启钥》虽录自《审视瑶函》，亦颇多发挥，对内障辨治甚详。

（一）临证思路

1. 治病之初，精于辨病

黄氏在长期的医疗实践中，逐渐形成了对内障病的认识，并逐渐被后世所传承。内障之症，发之始初，一如眼笼薄纱，一如身处雾露，一如眼前蝇飞，一如见黑花者，一如眉棱痛者，一如目旋眼黑者，一如蛛悬目，凡此种种，皆为内障。此病辨之所难，在于目色如初，不红不紫，感之如初，不痛不痒。障者，遮也，眼前如物所遮，如物所笼，故曰云障是也。至若内障之障，不外乎所笼之处各异，外者睛外，内者瞳神眼内。外障易治，源之有处下手；内障难治，症不外现，两目光明，同于无病，难于分辨，无处下手也。内障之人，唯目珠不动，此概微可辨耳。先贤俱言脑脂下垂，遮隔瞳神，故而失明，惟有金针可以拨之，坠其翳膜于下，能使顷刻复明。黄氏看来，五脏六腑之精华皆上注于目而为明，如屋之有天窗也，此皆从肝胆发源，内有脉道孔窍，上通于目，而生光明，如地中泉脉流通，一有瘀塞，则水不通矣。

2. 治则之源，始辨虚实

黄氏认为内障之病，病所在目，夫肝开窍于目，肝主疏泄，肝主怒，怒则火动痰生，痰火阻隔肝胆脉道，则通光之窍遂蔽，是以二目昏矇，如烟如雾。目一昏花，愈生郁闷，故云：久病生郁，久郁生病。今之治者，不达此理，俱执一偏之论，惟言肝肾之虚，止以补肝益肾之剂投之。其肝胆脉道之邪气，一得其补，愈盛愈蔽，至目日昏。药之无效，良由通光脉道之瘀塞耳。故譬之井泉，脉道塞而水不流，同一理也。如执定以为肝肾之虚，黄氏思再无甚于劳瘵者，人虽将危，亦能辨察秋毫。由此推之，因知肝肾无邪，则目决不病。内障之治，法同其病，务先审其邪正之虚实。若正气虚而邪气有余，必首当驱其有余之邪气，而后补其不足之正气，斯无助邪害正之弊，则内障虽云难治，治斯当而疾斯愈矣。此乃治目之次第。至于临症圆机，神而明之，又在乎人，专是业者，宜究心焉。

3. 治法之立，夹杂兼见

《龙木论》云：脑脂流作翳者，足太阳之邪也；肝风上作翳者，足厥阴之邪也。故治法以言之，则当取三经之愈，天柱、风府、太冲、通里等穴是也。虽然，当今之日，能以金针置于黑眼，以拨云翳，取效之最捷者。然闻其语，未见其人。若乎内障，察其瞳子，本无遮隔，惟其珠色青蓝，或微兼绿色，或瞳仁散大，别无热壅等病，而病目视不明，或多黑花等症，此概由肾气不足，以致瞳子无光，此似有障内虚无障也，治当以补肾水为先，气虚者，当兼补其气。若乎内障，其人七情不节，肝气上逆，或挟火邪，而为蒙蔽不明，此似有障外实无障也。虽外无赤痛等症，然必睛珠胀闷，或口鼻如烟，此亦有余之症。气逆者，先当顺气，多火者，兼宜清火。若气不甚滞，火不甚炽，必当滋养肝血。然有余者多暴至，若因循日积者多不足也，虚实之辨，此又明甚。

（二）用药特点

1. 用药温凉，择症而从

目之所病，病有火者十有六七，然亦有三四寒之所致。虽云目病非热不发，非寒不止，此言夫火之大概耳。黄氏所言，此病内有阴虚、冷泪、昏眇、脱阳等症，岂可独言是火，而用寒凉也。然今部分医者但见目病，不识症之虚实寒热，辨别气血，惟用寒凉治之，所用之药，煎剂多用寒凉以伐火，暂图取效；点药皆用砒硇以取翳，只顾目前，予观两者皆非适中之治，亦非仁术之所宜也。用药如用兵，补泻寒热之间，安危生死之所系也。黄朝坊先生对此执之所见一分为二，一者治火虽云苦寒能折，如专用寒凉，不得其当，则胃气受伤，失其温养之道，是标未退而本先伤，胃坏而恶心，血败而拘挛，尚不知省，再投再服，遂令元气大伤，而变症日增，是以目久病而不愈也。至于药之峻利，夫岂知眼乃至清至虚之府，以酷烈之药攻之，翳虽即去，日后有无穷之遗害焉，良可慨也。二者至必虚寒之症已的，始可投以温和之药，否则有抱薪救火之患。设是火症，投以热药，其害犹速，不可不慎。大抵燥赤者清凉之，炎赤者寒凉之，阳虚者温补之，脱阳者温热之。然热药乃回阳之法，寒药乃救火之方，皆非可以常用者。故治火虽用芩连知柏之类，制之必以酒炒，以免寒润泄泻之患。而寒热补泻之间，又应谅人禀受之厚薄，年力之盛衰，受病之轻重，年月之远近，毋使太过不及，当于意中消息。如珠之走盘，如权之走秤，不可拘执，是为良医。

2. 用药生熟，取之补泻

黄氏所论药之生熟，补泻在焉；剂之补泻，利害存焉。盖生者性悍而味重，其攻也急，其性也刚，主乎泻；熟者性淳而味轻，其攻也缓，其性也柔，主乎补。补泻一差，毫厘千里，则药之利人害人判然明矣。补药之用制熟者，欲得其淳厚，所以成其资助之功；泻药制熟者，欲去其悍烈，所以成其攻伐之力。用生用熟，各有其宜。实取其补泻得中，勿损于正气耳。夫药宜熟而用生，生则性烈，脏腑清纯中和之气，服之宁无损伤？故药生则性泻，性泻则耗损正气，宜熟岂可用生。又有以生药为嫌，专尚炮制称奇，夫药宜生而用熟，殊不知补汤宜用熟，泻药不嫌生。夫药之用生，犹乱世之贼寇，而非强兵之猛将，何以成摧坚破敌之功。药之用熟，犹夫治世之黎庶，非礼乐教化何以成雍熙揖让之风。故天下乱则演武，天下治则修文。医者效此用药，则治病皆得其宜，庶不致误人之疾也。

3. 目之所病，当重调护

在处方用药后，黄氏亦重病之调护。然目者，人视之所系，尤难遵此。至病目者，愈当小心禁戒，即如劳神、酒色、忿怒诸事，并宜捐弃。否则目愈之后，不能久视，久视则目珠隐隐作痛，日后决伤于目。是以劳神诸事，俱宜忌也。盖心藏乎神，运光于目，凡读书作字，匠作雕銮，凡此皆以目不转睛而视，又必留心内营，心主火，内营不息，则心火动，心火一动，则眼珠隐隐作痛，诸疾之所由起也。至于怒，又为七情之一，最易伤肝，肝伤则目必损，肝窍于目故也。恣酒助阳，动湿热而烁阴，纵色又为伤肾之要，人身脏腑皆火，单有肾水一点以制之，岂可轻忽不慎。丹溪先生言：人心君火一动，相火即起，虽不交而精亦暗流矣。又有愚夫愚妇，病目不知自爱，俱言假此以泄其火，愚谓此非去火，实乃抱薪救火也，将见火未熄，而焰愈炽矣。病目者不知乎此，则轻症变重，重症变为不治之症者，患者当深以为戒。

（三）用方举隅

1. 补肾丸

巴戟天五钱，山药五钱，补骨脂五钱，牡丹皮五钱，茴香五钱，肉苁蓉一两，枸杞子一两，青墁二钱五分。上为细末，炼蜜为丸，梧子大，每服三十丸，空心盐汤下。

2. 蝉花无比散

蛇蜕（微炙）二两，蝉蜕（去头足翘）三两，羌活、当归（酒洗）各三两，川芎、石决明（用盐入东流水煮时漉出，捣如粉）各三两，防风、茯苓（去皮）各四两，甘草（炙）四两，赤芍十三两，蒺藜（炒去刺）半斤，苍术（浸去皮炒）十五两。上为细末，每服三钱，食后米泔水调服，忌服发风毒等物。治男妇大小远年近日，一切风眼气眼，目昏睑生风粟，或痛或痒，渐生翳膜，及久患偏正头风，牵搐两眼，渐渐细小，连眶赤烂，疮痘入眼等症。

《明目神验方》说："蝉花无比散，治远年近日风眼。赤芍十三两，苍术（浸去皮，炒）十二两，蒺藜（炒）八两，川乌三两，防风、甘草（炙）、茯苓各四两，羌活三两，当归三两，石决明（用东流水，盐煮一伏时）一两，蝉蜕（炒）二两。上为末，食后茶清下。"

3. 生熟地黄丸

石斛六两，枳壳六两，防风六两，牛膝六两，生地黄一斤半，熟地黄一斤半，菊花一斤，羌活四两，杏仁四两。上细末，蜜丸，梧子大，每服三十丸，以黑豆三升炒，令烟尽，用好酒淋之，每用半盏，食前送下，或蒺藜汤下。

（四）医案粹选

1. 蝉花无比散

章某，女，16 岁，右眼胀痛，羞明两日，黑睛上有灰白色细星点，某医院按浅层点状角膜炎，给复方磺胺甲噁唑、四环素、维生素 AD 口服；外用氯霉素等西药。经治半月未见好转，患者自感右眼红痒胀痛加剧，翳膜遮睛，视物模糊，睁眼不开，流泪不止，舌红苔黄，脉弦数。此属肝火炽盛，外感风热毒邪所致。治以平肝泻火，活血散风，主以蝉花无比散：蝉衣、防风、苍术、当归各 6 克，羌活 3 克，赤芍、夏枯草各 10 克，茯苓、川芎各 9 克，石决明 10 克，刺蒺藜 12 克。服四剂，诸证大减，右眼胀痛平，翳膜消失十分之七八。

2. 生熟地黄丸

读书之苦，伤肝损目，诚然，晋范宁尝苦目痛，就张湛求方，湛戏之曰，古方宋阳子少得其术，以授鲁东门伯，次授左邱明，遂世世相传，以及汉杜子夏，晋左太冲，凡此诸贤并有目疾，俱得此方云，用损读书一，减思虑二，专内视三，简外观四，旦起晚五，夜早眠六，凡此六物，熬以神火，下以气花，蕴于胸中，七日然后纳诸方寸，修之一时，近能数其目睫，远视尺棰之余，长服不已，动见墙壁之外，非但明目，乃亦延年，审如是而行之，非可谓之嘲戏，亦奇方也。

二、白　喉

李纪方的《白喉全生集》传录其外祖父尹慎微喉科专长，又积内外科之经验，对治白喉经验独到，填补了《医宗金鉴》的空白。

（一）临证思路

1. 白喉认知，多有创见

清代以前，白喉证古书尚未专列篇章记载，时医皆以白喉为疫，而用药专于寒凉。《说文解字》曰："疫，民皆疾也。"李纪方认为凡治病必先寻经络，次察寒热，次审虚实，三者既明，虽杂证百出，可一以贯之。邪之所凑，其气必虚，白喉证亦寒暑之不时，气血之不调所致，非六经之别有一病也，焉有不审寒热虚实，而概指为疫？若以经云："赤属热，白属寒。"为论，则白喉只有寒而无热，其曰热者，亦从证而别之耳。若概指为疫，则只有热而无寒矣。李纪方认为此皆由不辨证、不辨脉而致，乃治病之误区。十二经惟足太阳主表，别下项，皆内循于喉，尽得而病之也。又阳明为水谷之海，而胃气直透咽喉，故喉疾惟阳明之火最盛，少阳厥阴为木火之脏，亦多热证；少阴之脉，络于舌本，凡阴火冲逆，多生喉疾，但其中有虚有实，不得概从火断。而少阴尤不可概从火断，如酒色过度，真阴中之阴亏损，火无所养，非补水以配火不可，《易》所谓水火既济者是也。真阴中之阳亏损，火无所归，非补火以引不可《易》所谓火就燥者是也。

李氏思来凡病必有寒热二种，非白喉独异也。是故治法方面，李氏于著作中分条概述，以寒热二字为纲领，而寒热之中又分轻重虚实来确立治法方药，首分寒热之别，而复参之以脉则处方无虞矣。脉者，人之所感或有所异，尚可含糊，而证无可迁就，因而李氏尤重辨证，详以辨证而略以辨脉。白喉者，分寒证、热证、寒热错杂证三大纲，凡病白喉，不出此三者。

2. 权变古方，以创新用

李氏对历代医家的学术思想深有研究，对古代名方多有思考，从临床实际出发，提出古方新用的思考。他强调"师古人之立方之意思，而不泥古人立方之病”，即“全不在拘执成法，而亦不离成法，乃为能自得师”。故李氏处方多借古人成方而加减之，无一师心者。所治按证寻方，皆药到病愈，切勿增损。如有兼证，则不妨变通，至寒热错杂证尤不易治，故方论独详。既证以寒热为纲，又分轻重虚实，则方亦如此。若白喉热证尚轻者，初起白见于外关，或薄或小，淡红微肿，略痛，牙关饮食稍碍，口干头闷目胀，舌苔与小便微黄，此热邪尚在表，治宜人参败毒散，升阳散火汤，连翘饮加减主之。若白喉热证渐重者，白见于关内外，色必干焦，或黄而凸，厚而多，牙关紧闭，满喉红肿，疼痛异常，痰涎壅甚，饮食难咽，语言不爽，舌苔深黄，此热邪已入里，治宜达原饮、普济消毒饮、清咽利膈汤加减主之。若属白喉虚寒证，白见于关内，色明润成块，甚或凹下，不红不肿，不甚疼痛，饮食稍碍，舌苔滑白，便如常，或自溏泄，间或寒热往来，两颧作红，嘴唇燥裂，此上假热下真寒证也，治宜理中汤、镇阴煎、附桂理阴煎加减主之。寒热二证既明，复有一种寒热错杂证，此证复杂且多变，往往脉证悬殊，治疗各异，若专作热证，而用大苦大寒，必至呕吐泻痢，而脾胃败绝；专作寒证而用麻黄茸、炮姜、桂附，则上焦之已伤者再伤，定然吐血衄血，此皆难以救药也，惟疏风清燥以宣于上，调中利湿以和其中，温暖散邪以逐于下，乃克有济，治宜辛夷散、苏子降气汤、藿香正气散加减主之。

（二）用药特点

1. 辨证用药，兼容并蓄

治白喉者，时医各有忌药，有忌升麻者，忌细辛者，忌麻黄茸者，忌白术者，忌地黄者，并全忌表药者。李氏认为若舍证而言药，毫无意义。李氏曰：“白属肺，凡风寒热之中人，未有不由肺入而伤气者，喉为气之门户，故宜宣发，而时医忌用表药，此用药之误区。但表药不过宣发内邪，使无遏抑，原不能取急效，治者不可因其无效而过服，或凉或温，急宜转方，盖表药多辛窜，过服则耗散真气，必至气壅也。热证误服寒证尚轻各方者，虽不愈，尚不死。误服寒证渐重各方及补方者，必死。寒证误服热证渐重各方者，必死。虚寒证下过服表剂，或误服下药者，必死。”

2. 白喉用药，服吹并重

白喉服药，与吹药并重，盖寒热伏于内，非服药不能治其本；而毒气壅于喉，非吹药不能解其标也。治白喉之法，服药宜慎，吹药尤宜精。若危险之证，必先吹药，扫去痰涎，而后可以服药，至轻证初起，则吹药次即愈矣，并无庸服药也，故吹药尤炼之宜精，备之宜豫。白喉不无传染，非因热证而传染者，即为热证，因寒证而传染者，即为寒证也，宜视人之秉赋强弱，气血虚实用药。患白喉者，必兼感杂证，若有万难兼理者，单治白喉证，不理杂病，而杂病亦自可愈，此缘由病未有不相因者也，即或白喉已愈，而杂病未愈，或白喉已愈，而杂病又生，则在医者变而通之，神而明之。若遇白喉险证坏证，牙关紧闭，痰涎上涌，有不能服药，亦无可吹药者，法宜先开关以扫其痰涎，甚则针刺各穴以出恶血，通经活络，便立时清醒，再行吹药服药即愈矣。是书开关敷贴、针刺方法备极精详，但当依法行之。

3. 肺之本色，愈后补虚

肺为华盖，合皮毛，易受外邪侵袭，故在五脏病变中，仅肺有表证。且肺为娇脏，不耐寒热，其质娇嫩，易受邪气侵犯。故曰："肺为娇脏，寒热皆所不宜。"而白喉为肺之本色，肺主表，病起先由肺入，治之者既服表药以宣发之，复吹片麝以窜散之，而肺气愈伤，故病后补虚之法，不可不重。另肺只太阴一经也，如热证由阳明胃火盛者，治必泻以若寒，而不免伤阳；寒证由少阴命火衰者，治必扶以辛燥，而不免伤阴，各经之为病皆然，当视其所伤，从而补之。但人之体气各殊，有偏于阳而阴不足者，宜补阴以兼清，而辛燥之类不可用；有偏于阴而阳不足者，宜补阳以兼温，而清润之品非所宜；又有阴阳俱不足者，宜平补之，而辛燥清润不可偏，故用药既察其病源，又审其本体，方不犯虚虚之戒。

（三）创方举隅

1. 坎宫回生丹

此为白喉寒证吹药，治寒证白喉及乳蛾喉风等证。真血竭一钱，细辛一分，真雄精二钱，皂荚二分，冰片四分，硼砂一钱，麝香六分，郁金一钱，生附片（蜜炙焦枯）一钱。除片麝外，共研极细末，过绢筛，合片麝再乳精细，瓷瓶收贮，蜡封固瓶口，勿使泄气，临时计每次以三厘对渗艮宫除害丹一厘，用铜风鼓吹入白处，含噙片时，使毒气随风涎吐出便立刻回生。

2. 离宫回生丹

此白喉热证吹药，治热证白喉及乳蛾喉风等证。熊胆二钱，西洋参二钱，黄连六分，山慈菇一钱，硼砂二钱，人中黄一钱，儿茶五分，麝香三分，青熊五分，冰片一钱，薄荷七分，牛黄一钱。除熊胆、牛黄、麝香外，共研极细末，过绢筛，合熊胆、牛黄、麝香再乳精细，瓷瓶收贮，蜡封固瓶口，勿使泄气，临时计每次以三厘，对渗艮宫除害丹三厘，用铜风鼓吹入白处，含噙片时，使毒气随风涎吐出，便立刻回生。此方不独白喉可治，即风热喉症以及齿痛舌泡诸病无不神效，惟熊胆、牛黄、麝香三味，真品既少，价值又贵，难于制备。

（四）医案选粹

1. 坎宫回生丹案

杨君钧有女三，长与季俱患白喉证毙，而仲女又患此证，延余往视，白块将满，不甚疼痛，此虚寒证也，服理中汤，吹坎宫回生丹而愈，后其家传染者二，一服参艾饮，吹坎宫回生丹，一服清咽利膈汤，吹坎宫回生丹而皆愈，传染者虽一病源，而体气寒热攸分，所以又不可拘方也。

常宁总戎周定安夫人病数日矣，杂证多端，尚不知为白喉，因不甚痛故也。一日偶言喉痛，延余往治，视内关白块两条，色如凝膏，其家惧甚，余曰："幸而未服凉剂也，犹可以治。"吹坎宫回生丹，服参桂饮二剂，白块减半，继以温胃汤，不数剂而痊愈，此寒证必用温剂之法也。

2. 离宫回生丹案

清军府李兰夫人忽患喉痛，发热恶寒，头闷，心烦口渴，便涩，鼻出血丝，延余往医，见内关白块两条，色焦黄，肿痛异常，汤水难咽，舌苔边白中黄，诊右寸洪大而左关浮数，此足厥阴、手太阴风火上冲而成也，余初用人参败毒散，吹离宫回生丹，肿痛俱减，次用四物甘桔汤，白块退。诸证悉除，后用六味地黄汤加瓜蒌壳、丝茅根而痊愈。

第六章

百年医道

洋人叩开国门后，广州一度成为国内唯一贸易口岸，使得由广东经广西，再由湘江进入长江的交通路线，一片繁荣。沉寂了2000多年的湖南，近现代在许多方面涌现了大量人才，一跃成为『全国最富朝气的一省』（范文澜语）。张伟然在《湘江与湖南文化的N个侧面》感叹：『清代以来，湖南人才辈出，功业之盛，举世无出其右。』湖湘文运大昌，新式教育普及，使湖湘人实现了思想与学术的飞跃。曾国藩、左宗棠、蔡锷、杨昌济、蔡和森、毛泽东，等等，从晚清至中华人民共和国成立，湖南一直是社会的中流砥柱。在经世致用思潮影响下，近百年以来的湖湘中医药同样发展迅猛，以湖湘中医五老为代表，名医辈出，学术鼎盛（图6-1）。近代湖南省内创办的各类中医学校，培养了一批功底扎实的中医人，为继承和发扬传统中医药学做出了贡献，为现代中医学校教育的发展提供了宝贵经验。如湖南巡抚俞廉三创办的湖南医学实业学堂，吴汉仙、易南坡等创办的湖南国医专科学校，等等。

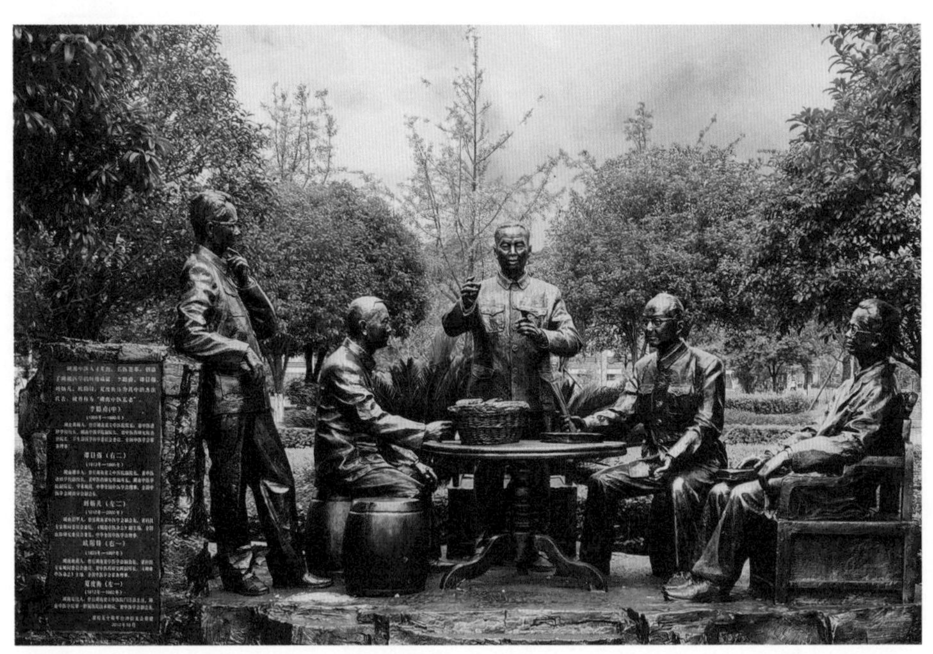

图6-1　湖湘中医五老塑像，现位于湖南省长沙市岳麓区湖南中医药大学含浦校区内

第一节 近现代湖湘中医五老

一、李聪甫

【名医小传】

李聪甫（1905—1990 年），名明，号老聪，男，湖北省黄梅县人。当代著名中医学家、临床家和理论家，湖南省中医药研究院研究员，致力于中医药事业 70 余年。

李氏 10 岁时遵其先母胡氏“为医济世”之遗训而立志学医。1918 年，其赴九江赵恒兴药店当学徒，并刻苦学习。1922 年返故里谒县名医石椿山先生渡师 3 年。1925 年以后，在黄梅、九江悬壶应诊，擅长中医内科、妇科、儿科，遐迩求治，络绎不绝，群众交深信仰，大江南北，咸知其名。1938 年日寇压境，颠沛流离，历遍三湘七泽，凡湘潭、湘乡、新化、溆浦、沅陵等地，皆留有泥爪，足迹所至，病家称庆。抗战胜利后，来长沙定居。中华人民共和国成立后，历任湖南省立中医院院长、湖南省中医进修学校校长、湖南省中医药研究所所长、湖南中医学院副院长、湖南省中医药研究院名誉院长等职。

李氏从事中医药工作 70 年。长期以来，悉心研究人体生命活动规律，一直扎根于临床之中，基于中医理论体系，以“形神合一论”的整体论为指导，以东垣脾胃学说为核心，旁及有关各家学说，撷取众长，融会贯通，从而成为擅长调理脾胃，且有一整套脾胃学术理论的医家。

【著作简介】

1.《东垣新义》初稿：对东垣“内伤脾胃，百病由生”的思想提出了创新见解，赋予其不少新义，并对临床多种证候进行了综合分析，在实事求是中探求学术理论的真理。

2.《麻疹专论》：近代临证麻疹专论，成书于 1940 年湘西一带麻疹流行之时。本书是李氏以中医理论为基础，结合临床经验总结而成的。全书分为四卷，书中记载了麻疹的理、法、方、药，对当时临床诊治麻疹有重要作用。

3.《中医生理学之研究》：全书分为七卷，以中医脏腑生理学为中心，对神经、循环、呼吸、消化、泌尿、生殖系统及整体概论进行阐述，倡中西医学术交流之新声，有利于中医基本理论的丰富与创新。

4.《李聪甫医案》：收录验案 183 则，分内科、妇科、儿科 3 类，涉及 80 种疾病。本书以调理脾胃及治病求本思想为前提，充分体现了中医辨证论治的特点。

5.《李聪甫医论》：本书主要内容为李老对中医思想的论述及其临床经验的总结，侧重于阐明中医理、法、方、药的原旨。继承并发展了中医药文化，并对中医基础理论的创新与发展也起到了一定的作用。

6.《〈脾胃论〉注释》（执笔上卷）：对李东垣的脾胃理论进行了进一步的阐发与研究，并在此基础上有许多独特、创新的见解，丰富了脾胃理论。

7.《金元四大医家学术思想之研究》（执笔张从正、李东垣）：各家学术思想研究分总论、各论、方剂三部分介绍，对四大医家的学术思想进行阐述，并引证丰富。对于后世学习、理解、应用及研究金元四医家学术思想有一定参考价值。

8.《李聪甫医案精华》：湖湘当代名医医案精华之一。收集李氏医案 136 例，医论医话 17 篇。

【学术思想】

1. 提出“形神学说为指导、脾胃学说为枢纽”的整体论。李氏提出形神合一所形成的整体机能活动，是以脾胃元气的升降为枢纽而阐发的，认为“人之以受气者谷也，谷之所法者胃也”。虽然脾胃同是“后天之本”“仓廪之官”，而主体在胃。胃气旺盛与否，决定脾气的盛衰，宗气的强弱，营卫运行的畅阻。其与四脏相关的整体生理功能的关系：脾为太阴之脏，恶湿喜燥，燥则脾的清阳之气上升以煦心肺，心肺和煦，则下济肝肾；胃属阳明之腑，恶燥喜润，润则胃的浊阴之气下降以濡肝肾，肝肾濡润，则上滋心肺。从而形成以胃纳脾运为中心的五脏生理动态相对平衡，进而联系六腑、经络、营卫、气血等功能，维持生命活动的正常。从脾胃本体来说，又深入探索其内在元气与阴火的矛盾关系，指出阴火的实质，由于饮食劳倦内伤，形气衰少，谷气下流，阴火上来，即离位之相火，上行窃据阳位变生“食气”之“壮火”。

2. 提出“调理脾胃、协和脏腑、疏通经络、流通气血、保存津液，以至平衡阴阳”的治疗法则。因病理的主导方面是元气，故东垣创立“甘温除热”的治疗大法。同时，李氏旁征博引，涉及河间、丹溪、景岳和叶桂、薛雪诸医学流派有关论述，前后贯串，纵横沟通，阐发脾胃元气，确系人体整体机能的基础，脾胃功能又影响到人体整体功能活动，特别是形神矛盾运动的生态平衡和发展。在逐渐形成的这一学术思想指导下，通过数十年临证实践，提炼出调理脾胃、协和脏腑、疏通经络、流通气血、保存津液，以至平衡阴阳，是具有正确性和普遍性的治疗方法。

【评价】

李氏临诊重视脉症结合，辨证精准，用药轻灵，讲究炮制，疗效甚佳。在临床中，李氏的独到见解对后世产生了深远影响，其注重学术经验传承，在中医人才的培养、中医文献的整理研究方面有卓越贡献。此外，李氏诊余吟咏颇多，工于诗词，著有《老聪诗词剩草》传世。曾子威对其曾有“半为医隐半诗隐，不作流人不隽人”的评价。李氏品德高尚，为人谦虚，严于律己，生活廉朴，一身正气，终身保持着苍生大医的本色。

二、刘炳凡

【名医小传】

刘炳凡（1910—2000 年），男，汉族，湖南省湘阴县（今汨罗市弼时镇）人。湖南省中医药研究院研究员、院学术顾问，著名中医学家，首届全国名老中医学术经验继承导师、硕士生导师，享受国务院政府特殊津贴专家，湖南省科技之星，湖南省劳动模范，湖南省首届白求恩奖章获得者，致力于中医药事业 70 余年。

1928 年刘氏师从柳缙庭学医，随师期间，他勤思苦读，为以后的深造精研奠定了坚实的基础。随师 5 年（师赴道山后，从杨春园临证 1 年），学完了有关方药、脉法、医经以及临床各科近 20 部医著，阅历了许多疑难杂症，为以后的深造精研奠定了坚实的基础。22 岁通过考核加入国医公会，获得处方权。1933 年在长沙东长街开业应诊，自题“仲山医社”，取其廉洁奉公之意。1952 年开始从事教育工作。在 70 年的医学生涯中，他始终坚持“临证不忘读书，读书不忘临证”。从不满足理论上的一知半解，临床上的一方一药之效，而是将读书与临证有机地结合起来，反复比较鉴别，分析归纳，从实践中探求真知。

【著作简介】

1.《〈脾胃论〉注释》（执笔下卷）：对李东垣的脾胃理论进行了进一步的阐发与研究，并在此基础上有许多独特、创新的见解，丰富了脾胃理论。

2.《金元四大医家学术思想之研究》（执笔刘河间、朱丹溪）：各家学术思想研究分总论、各论、方剂三部分介绍，对四大医家的学术思想进行阐述，并引证丰富。对于后世学习、理解、应用及研究金元四医家学术思想有一定参考价值。

3.《湖南老中医医案选》第一、第二辑：整理收集了刘天鉴、易聘海、朱卓夫、赵志壮、廖仲颐等多位湖南名老中医的临床医案，涉及内科、外科、妇科、儿科、五官科等各科，充分体现了中医辨证论治思想。

4.《奇效验案》：本书收集了湖湘刘季文、谭日强、夏度衡、郑艺文、欧阳锜、文日新、萧佐桃、刘祖贻等114人临床验案305则，涉内科、外科、妇科、儿科、五官科等各科，列病名、病因、证候、诊断、治法、处方、效果、按语等。其中有许多是历代相承的秘方，这些宝贵的经验可供后世医家临床参考、学习。

5.《中医儿科学》（1987年）：系根据光明中医函授大学"寓医理于临床"的教学方针和"高等中医函授教材"总体规划精神编写而成，是高等中医函授教育专业课教材之一，属临床学科，必修学科。

6.《脾胃学真诠》：全书分为上、中、下三篇，系统阐释了脾胃学的起源、形成及应用的理论性问题、实践性问题，可供中医及中西医学者进行理论研究与临床诊疗参考。

7.《黄帝内经临证指要》：全书分为上、下篇。上篇以基础为主，从天人相应、整体观念着眼，揭示了《灵枢》《素问》之通义，以寻求其理论体系；下篇以临床为主，类证系方，以探索其临床指导临证的用药规律。

8.《养生颐年古今鉴》：本书上篇养生古鉴，从上古，周秦至近、现代，凡59家；中篇养生今鉴，研究"自我颐年"；下篇回春集验，列出常见老年病23种，疑难杂症17种，讲述其病因、病机、临床症状和治疗方药。

9.《中国百年百名中医临床家丛书·刘炳凡》：本书介绍了刘炳凡的学术思想与临床经验。全书共分医家小传、专病论治、诊余漫话、年谱四部分，以对急症、冠心病、胃肠病、虚劳、肿瘤、血吸虫病等临床验案诊疗过程的分析为重点，集中体现了刘氏的学术思想和临床辨证论治的思路。

10.《杏苑影珠集》：旧体诗词集，书中收录了刘氏在医事之余创作的400余首诗词。书名意为"影珠山下不求知，遁迹桃源一赤医"之自我反思，而冠以"杏苑"二字者，因其中的诗词多为纪医林活动之作。

11.《刘炳凡医案精华》：湖湘当代名医医案精华之一。收集刘氏医案117例，经验方9首。

12.《湖湘名医典籍精华》：这套丛书分为八个分册，总计一千多万字。书中精选了西周至民国时期湖南历代名医所撰的学术、临床价值较高的140

多部著作。

【学术思想】

1. 提出了“治病必须治人”的中医学整体治疗原则。治病治人，顾护正气，求得人体自身的阴阳平衡，正是体现了治病求本的精神。治人，在用药上可以直接表现为扶阳益阴，是为补正气；亦可以间接表现为急下以存阴，或温寒破阴以回阳，是为顾正气。虽手段不同，其宗旨则一。“治病必须治人”思想的提出，是刘炳凡对中医学术的贡献，是对“疾病—人体—自然—社会”矛盾运动中以人为核心的高度概括。

2. 创立了“柔剂养阳”的治疗法则。刘氏在临床上，见凡机体功能低下、阳虚之证，采用“柔剂养阳”的方法，能在平正之中获起沉疴奇效。

3. 形成了在脏腑辨证中首重脾胃的诊疗体系。刘氏认为：中医所说的脾胃是一个高度概括的功能概念，除了消化系统外，还涉及许多全身性功能范畴，如调节、代谢、免疫等。脾胃不仅是热能动力的源泉，而且是提高疗效、增强抗病能力和促进机体康复的重要因素。因为“脾禀气于胃而灌溉四旁”，“人生而有形，先天之精气唯赖后天水谷之充养，脾胃一虚，四脏皆无生气”。故有“百病不已，宜从中治”之说。

4. 阐述滋阴补肾，固护先天之本。“久病不已，穷则归肾。”《难经》云：“此五脏六腑之本，十二经脉之根，呼吸之门，三焦之原，一名守邪之神。”可见肾气的盛衰不但关系到人的生长、发育、衰老，而且也反映了人体抗病能力之强弱，刘氏在诊治疾病中十分注重肾气的盛衰，因为“肾间动气，为人生之本，乃生化之源”，“阴阳翕辟存乎此，呼吸出入系乎此，无火而令百体皆温，无水而令脏腑皆润”。

【评价】

刘氏在长期的中医药医疗、科研、教学中，坚持以医济世，活人无算；以德泽业，惠人无穷。始终不渝地奉献丹心仁术，不倦地耕耘杏苑科圃。三湘四水传颂着他志高行洁的医德医风，人们赞美他是“人民大众的好医生”，群众盛誉“生平拒礼高风格，愧死贪赃受贿人”。全国著名中医学家李聪甫称他："德高可比孙思邈，术精可追滑伯仁。"原湖南省委常委、副省长王向天称赞他："不但医学渊深，医技精湛，而且医德高尚，堪为医界楷模。"

"道之所存，师之所存。"刘氏平生虚心好学，不耻下问，常言"尊师重道""满招损，谦受益"。不仅向老一辈学，而且向后来者学，不但向同行学，也向群众学，随身带着笔记本，走到哪里学到哪里。刘氏晚年牢记华罗庚的自律名言："树老易空，人老易松，科学之道，戒之以空，戒之以松，我愿一辈子，从实以终。"并将顾炎武的格言书于笔记本之首以自勉："昔日之成，不足以自矜，今日之获，不足以自限。"

三、欧阳锜

【名医小传】

欧阳锜（1923—1997 年），字子玉，男，湖南省衡南县人。曾任湖南省中医药研究院研究员、院学术顾问，著名中医学家，全国名老中医学术经验继承指导老师，硕士生导师，享受国务院政府特殊津贴专家，致力于中医药事业 50 余年。

欧阳氏 15 岁（1938 年）时正值中日战争，他开始随伯父欧阳履钦学习中医。履钦藏书甚丰，勤于著述，对从学者要求甚严。欧阳氏在学医期间十分刻苦，治学严谨务实，强调读经，遍览历代名家著述，一有心得，便摘录成笺。在履钦外出任教期间，欧阳锜代诊。1941 年获得中医合格证书，达到中医大学本科毕业的同等学历（1953 年中央卫生部颁发中医师证书）。嗣后，在家乡开业行医。1945 年将自己的读书临床心得整理为《内科辨证学》，送原中央国医馆审阅，焦易堂馆长为之题词，称"临床必读"。

1950 年欧阳氏在衡南县联合诊所参加工作，1953 年调入衡南县中医院，1956 年奉调湖南省中医药研究所工作。在五十余年的从医生涯中，欧阳氏毕生从事中医临床、中医辨证体系、中医病证规范化、病证结合、一病一结合的中医临床研究方法和中医临床思维方法的探索与研究，造诣精深，建树颇多。欧阳氏精通医道，临床擅长于中医内科、妇科、儿科、外科，对中医急症、风湿病、恶性肿瘤及心脑血管、肝胆肾等多种疑难病症的辨治有独到之处。

【著作简介】

1.《伤寒金匮浅释》：本书对《伤寒论》《金匮要略》逐条进行了整理、注释，并作了整体的探讨与分析，适合初学者及一般医务工作者参考。

2.《中医内科证治概要》：书中详细叙述了每一症状的发病机制，再分别叙述每一证候的主要症状（含舌苔脉象）及与其他类似症状的鉴别，从而指出各证的辨证要点及处方用药。既有助于发展中医基础理论，也便于临床参考运用。

3.《中医病理概说》：全书共八章。分别阐述了阴阳五行学说在中医病理学上的运用、脏腑经脉的发病规律、精气神的相互关系及其为病、水火清浊升降失职的演变、风暑湿燥寒五证的发生及其证候、外感病的发展变化规律、痰饮水气发病的前因后果、伤食与虫积为病及其相互影响等内容。

4.《证治概要》：系统总结了疾病表现的三个类型及其二十一个纲领证，为“三纲鼎足互为纲目的辨证体系”之雏形。

5.《中医经典温课》：为中医师复习自测丛书之一，书中介绍了温病学的概论、诊法及辨证施治，主要为青、中年中医升级考核、进修生进修及报考中医研究生而编写。

6.《杂病原旨》：通过多年研读仲景著作，互参《伤寒论》《金匮要略》两书，对仲景杂病辨证有了较深的研究，本书即为遵循仲景思想的基础上研究所得。为深入学习研究仲景学术思想以及学习《金匮要略》原著提供了简捷的门径。

7.《中医临证思维》：本书为作者长期潜心研究中医的思维方法所得，认为中医虽有朴素辩证法思想，但必须以现代哲学思想为指导。本书从思维方法学角度提出主症、次症及其辨析三大关键的论点，这不仅为三纲鼎足互为纲目的辨证体系提供了理论核心，而且也是欧阳氏对中医辨证学的一大贡献。

8.《证病结合用药式》：该书以“三纲鼎足互为纲目的辨证体系”为理论核心和基本框架，综合集中历代各种辨证用药模式与方法之所长，研究其相应关系，充实其用药经验，使之成为结构更为完备，规矩更为严谨，切合中医临床实际的证病结合用药模式，对于促进中医学术与临床的发展具有重要理论价值和使用意义，是“三纲鼎足互为纲目的辨证体系”成熟的重要标志。

9.《中医症证病三联诊疗》：全书不仅有其理论基础与逻辑推理方法，而且从三联三个环节的相互关系，规定了各个环节的具体操作程序，便于医者在诊病、辨证、立法、选药、组方等方面参考应用。

10.《欧阳锜医案精华》：湖湘当代名医精华之一。收集欧阳氏医案200余例，经验方13首。

【学术思想】

1. 创立“三纲鼎足互为纲目”的辨证体系。三纲是指“五气为病”“脏腑主病”“邪留发病”，下列五气为病，有风、热、湿、燥、寒五证；脏腑主病，有心、肝、脾、肺、肾、小肠、胆、胃、大肠、膀胱十证；邪留发病有痰、饮、水气、瘀血、食积、虫积六证，共二十一个纲领证。

2. 构建症证病三联诊疗体系。提出中医临床、诊断疾病、辨明证候，都需要以症状的特点为线索；从症状着眼，病证相互结合，用病证双重诊断以指导治疗，这就是症证病三联诊疗。以症状为主，介绍病与证的主症特点和相关兼症为第一环；以证为主，介绍证病结合的诊断与治疗为第二环；以病为主，介绍病证结合的诊断与治疗为第三环。三个环节纵横相联、环环相扣，构成三联诊疗的框架。这一诊疗体系从纵横关系阐明病证结合三个环节，不仅有其理论基础与逻辑推理方法，而且从三联三个环节的相互关系，规定了各个环节的具体操作程序，便于医者在诊病、辨证、立法、选药、组方等方面参考应用。

3. 论中医临证思维。欧阳氏认为，中医的这种辨别疑难病证方法实质上是一种临床思维方法，从而提出中医要系统化、标准化，就必须从研究思维方法入手。中医临证思维既具有逻辑思维形式，也渗透着辩证思维。提出中医虽有朴素辩证法思想，但必须以现代哲学思想为指导。

4. 提出辨别疑难杂症三大关键。对于疑难复杂证候，要认真观察病情，分析病势的轻重缓急，要了解发病的前后经过，要撇开表面现象抓住疾病的本质，具体应从病势的轻重缓急、发病的先后因果、证象的真假异同三个方面着眼。

【评价】

欧阳氏自行医以来，医德医风高尚，乐于助人，自 20 世纪 40 年代以来，他数十年如一日，减轻了许多患者的痛苦，挽救了不计其数垂危患者的生命，众人有口皆碑，在病患者中享有崇高威望，素为湖南中医药界所称道。

作为中医界德高望重的一代宗师，他学验俱丰，讲授有方，可谓桃李满天下。欧阳氏胸怀豁达，性情直爽，常以中医之盛衰为己任，故能超然脱俗，专心学习，不为名利得失所囿，为中医药事业的繁荣和发展，任劳任怨、竭尽全力，做出了不朽的、卓越的贡献，成为国内外公认的中医理论家和中医临床家，在国内外均享有盛誉。

四、谭日强

【名医小传】

谭日强（1913—1995 年），男，湖南湘乡人。湖南省名中医，湖南省中医药研究院学术顾问、研究员、硕士生导师，全国名老中医学术继承导师。

谭氏 17 岁拜师学徒，20 岁因初诊“感寒伤食案”失误深感自责，改行当小学教员。1934 年报考湖南国医专科学校，于 1936 年毕业并留校工作。抗日战争爆发后，长沙迭遭轰炸，他离开母校，辗转于湘西、湘南等地。其时，传染性疾病，到处都有流行，他参照湿温、疫证的治法，取得了较好的疗效，积累了初步经验。抗战胜利以后，谭氏回到长沙开业，并利用诊余时间，或温旧课，或读新书。1937 年，与吴汉仙一起代表湖南国医馆向南京政府三中全会请愿。1947 年，谭氏与曹伯闻等组织长沙市中医药界罢诊、罢市，向湖南伪省政府请愿，要求拨发救济物资，恢复湖南国医院，从筹建到开院，费时将近三年。1952 年湖南国医院由人民政府接收，改为湖南省立中医院，谭氏在兄弟医院会诊中，学习和建立了湖南省立中医院的病房制度。1960 年，他被调任至湖南中医学院从事医学教学工作。谭氏从事中医工作 50

余年，对中医学术造诣甚深，擅长内科、妇科，尤擅长肝病、血液病、心血管病等，是我省中医界德高望重、成就卓著的名老中医。

谭氏曾撰文《我所走过的学医道路和几点体会》，回忆了学医经历，比较详尽地回忆总结了自己的学医生涯，对后学者很有启发，也称得上是其人生的自传。

【著作简介】

1. 《金匮要略浅述》：本书对金匮条文逐条校勘，验证解字句，一一注释，对条文作了提要、释义、方解，并加了按语，对《金匮要略》的每个方剂都选用历代医案或自己的临床经验，对部分条文还提出补正意见，全书凡30余万字，重点在于阐发经典，以启后学。

2. 《传染性肝炎的辨证治疗》：本书阐述了中医对传染性肝炎的认识和辨证治疗，从病因、症状、诊断、治疗、预防、方药等方面加以介绍，并附有谭氏证治验案。

3. 《谭日强周汉清医案精华》：湖湘当代名医医案精华丛书之一。收集谭氏临证验案86例，验方5首，医论医话6篇。

【学术思想】

1. 研究经典，重在发挥。谭氏17岁从事学习中医，研读《黄帝内经》《伤寒论》《金匮要略》。谭氏说："这些书，初读起来枯燥无味，及临证日久，将经典奥旨，付诸临床，常可得心应手。"作为中医的基础理论，必须深入研究。尤其初学中医者，决不可徒事以证求方，以方索药。谭氏常说："大匠诲人，必以规矩，不能使人巧。"谭氏认为研究经典理论决不可单纯堆砌古人的注释，一成不变，应结合个人的心得，剖析古人的原意有所发挥。

2. 辨证论治，不拘一体。谭氏在临床上不断摸索中医辨证论治的规律。"因地制宜，注意气候"，谭氏认为诊病必须顺应天时气候，知变应变。"因人制宜，注意体型"，在重视患者主诉的同时，也非常注意患者的体型。认为从体型可以判断患者之素质，而在不少疾病中，体型是这一表露在外的、不用叙述的体征，往往是辨证论治的重点。"因证制宜，深究主症"，谭氏认为辨证论治必须全面搜集患者的资料，重视全身各部位的症状和病态改变，包括患者的情绪、社会因素对患者的影响等，在此基础上正确地抽提出一个确当的证型，再绳之以理、法、方、药。“治疗杂病注重脏腑辨证”，谭氏在治疗冠心病、高血压、糖尿病等疾病方面颇具特色。其方法主要是根据这些患者的体型、主要症状体征、心理状态等疾病的临床特点，从脏腑着手进行辨证施治。

3. 不断学习，洋为中用。谭氏认为不论是西医学或汉方医学的知识，还是其他现代科学知识，只要对发展中医学有利的都应学习，为我所用，但必须立足于中医的理、法、方、药，辨证论治。谭氏对于那些背离中医基本理论或一味用西医观点去硬套中医理论的做法，是持否定态度的。

4. 医德为先，大医精诚。谭氏在《我走过的的学医之路和几点体会》中就强调医者必须以医德为先，在临床工作中，他也是这么做的。谭氏临床经验丰富，活人无数，远近闻名，求医者络绎不绝，由此而经常牺牲了休息时间，有时甚至连饭都顾不上吃，然而谭氏总是热情接待患者，从不厌烦。遇病家有困难者，除送诊外，还给病家出钱买药，外地来的病友甚至还安排食宿等，常使患者及其家属大受感动。谭氏医德之高尚，确实是后辈学习之典范。

【评价】

谭氏在五十余年的中医生涯中，始终秉承着一颗初心，虚心好学，专于经典研究。在习医路上不断地进行自我反思、总结及鞭策，意志坚强，持之以恒，实属后辈学习之楷模。在医疗作风方面，坚持医德为先，尊重同行。对患者，无论工人、农民、领导干部，都要一视同仁，详细诊察，从不草率。有时患者情绪急躁，要求过高，也只能耐心说服，体谅患者。但并不是迁就患者，投其所好。更不是乘人之危，向病家索取财物。这是最基本的医德要求。

在教育方面，重视培养中医人才，认为要学好中医，必须打好两个基础——古文基础及中医基础。并鼓励学生要多跟几个好的老师，根据各老师辨证用药的特点，取其所长，为自己所用。朝斯夕斯，持之以恒，为中医药的传承、发展做出了贡献。

五、夏度衡

【名医小传】

夏度衡（1912—1992 年），号无量，男，湖南安化县人。湖南中医学院教授、硕士生导师，湖南中医学院第一附属医院技术顾问、中医主任医师，湖南省中医药研究院学术顾问、研究员，中国张仲景国医大学名誉教授，全国老中医学术继承指导老师。

夏氏 1927 年开始学医，1933 年考入湖南国医专科学校学习，1937 年毕业后，又拜师郑守谦，学习内科、妇科、儿科诸科，刻苦勤奋，悉心钻研，3 年后学有所成，师承其术，深得真传，整理了郑氏《内科杂病综古》。中华人民共和国成立后，他和谭日强等成立长沙市第一个中医联合诊所。1952 年先后任职过长沙市立中医院、湖南省立中医院、湖南省血吸虫病防治研究办、湖南中医学院内儿科教研组、湖南中医学院第一附属医院、湖南省中医药研究院。

夏氏潜心医业五十余年，在医疗实践中博采众长，坚持结合临床实践研究，在防治内科、妇科、儿科疾病及杂病诸方面积累了丰富的经验。尤其对脾胃病、三叉神经痛、血吸虫肝病、风湿病、妇女郁症等治疗独具特色，疗效卓著。在“动静理论”“肝胃理论”诸方面积累了丰富的经验和认识。十分重视肝对人体气机的调畅作用，创“肝胃理论”之说，突出强调“后天脾胃难离肝”，对萎缩性胃炎的治疗独具特色。夏氏曾是蜚声国内的著名消化病专家，其创制的肝胃百合汤治疗慢性肝炎、胆囊炎、胃炎及胃和十二指肠溃疡等疗效显著，广泛应用于临床，为成千上万的溃疡病患者解除了痛苦。

【著作简介】

1. 《辨非室医稿》：夏氏将其毕生临证经验整理为此书，为进一步学习及应用中医理论提供了临证参考。

2. 《中医内科多选题集》：与高德合编。本书分为《伤寒论》《金匮要略》《温病学》《中医各家学说》《内科学》5 章，82 节。用于考试或自测，评定教学效果及学习质量，开拓思路。

3.《治风证宜辨动静（一）》：本文对治疗风证作了详细论述，说明了为什么治风证宜辨别动静之分，以及如何辨别动静。

4.《从肝论治胃脘痛的经验探讨》：本文为运用自拟肝胃百合汤为基本方加减用药治疗胃脘痛 121 例的临床观察及经验分析。夏氏从医五十余年，学验俱深，在从肝论治胃脘痛方面富有独特的经验，疗效颇佳。

5.《夏度衡彭述宪医案精华》：湖湘当代名医医案精华之一。收集夏氏医案 127 例，经验方 5 首，医论医话 8 篇。

【学术思想】

1. 肝胃论——调理脾胃，同疏肝木。论治脏腑疾病，夏氏非常重视调整脏腑的相互关系，通过调整脏腑功能来调整阴阳，从求脏腑功能正常来求阴阳平衡。夏氏调脏腑功能，又尤重视调肝脾。以调理脾胃而言，夏氏吸纳前人经验，结合自己数十年临证心得，提出“后天脾胃难离肝”之说。夏氏认为，脾胃居于中焦，通连上下，为脏腑气机升降出入之枢纽；脾胃主消化、吸收、传输，是维持人体生命活动的重要器官。然要完成脾胃的正常功能，又离不开肝的疏泄作用。

2. 动静论——平调阴阳，动静求衡。从动静中求阴阳平衡是夏氏治病疗疾的一大特点。夏氏认为：人总以阳动为主，又离不开阴静所维持的平衡。动态之阴阳平衡，动是绝对的，静（平衡）是相对的；阳是主要的，阴是次要的；人体功能（阳）是主动的，物质（阴）是被动的。人之未生，父母所系，人之既生，脏腑所主。人体功能（阳）是主动的，而物质（阴）是被动的。治病之要旨，“谨察阴阳所在而调之，以平为期”，“成败倚伏生平动，动而不已，则变作矣”，“不生不化，静之期也”（《素问·六微旨大论》）。动态为动，平衡为静。人体阴阳气血，生生化化，吐故而纳新，劝而不已，以维持体内脏腑功能之运行。然“动而中节”言动又当有法度，气行当循径，血运当循脉，动时当速行，静时当缓运，甚或一部分留络脏内，视情而动，相对为静。

3. 慎补观——治病疗疾，应当惧补。在长期的临证过程中，夏氏接触到很多“体虚病重，素服补药”的患者，观其脉证后，发现大多不宜开补方、投补药，遂改用其他治法而获效。大量的病例使夏氏认识到，体虚与虚证应以区分。因体虚者最易为六淫所侵，七情所伤，此时来诊，所患未必虚证；又因气虚者易气滞，血虚者易血瘀，阳虚者易水停，阴虚者易火旺。所以，虚实夹杂的病证每多见于体虚的人，且补药多有留邪助邪之弊，如温补之品易助火伤阴，滋养药易碍脾助湿，补之不当，反伤正气。鉴此，夏氏认为：治病疗疾，应当惧补。切不可单凭“体虚”的自诉，更不可投病家的所好，滥施补药，延误病机。

4. 权宜观——遣方用药，三因制宜。临证遣方用药，夏氏非常重视三因制宜，提出“徐灵胎《病同人异论》，医者不可不读。因时、因地、因人制宜，非但不能忘，而且要细辨”。否则，即使辨证无误，方药得当，也难免“为山九仞，功亏一篑”。

5. 实践观——临证方可识真诠。夏氏重视中医经典理论，然尤重视临证，其认为欲识中医理论之真诠，务必临证。

【评价】

夏氏曾先后在沅陵、耒阳、郴州、宜章、汝城、长沙等地行医，其刻苦勤奋，悉心钻研，坚持探索于临床，深得患者及患者家属的赞誉。夏氏禀性耿直，坚持原则，待人诚恳，胸怀豁达。夏氏是一位优秀的中国共产党党员，忠诚于党的中医教育事业，默默地奉献，培养了一批高质量的中医学人才。夏氏为湖南省立中医院的建设，为湖南中医学院的建设，为湖南省血吸虫防治中医科研的建设，做了大量而卓有成效的工作，付出了诸多心血。

夏氏是我国中医界齿德俱尊、德高望重、学验俱丰的老前辈，其中医学造诣极深，功底深厚，学识渊博。夏氏为一代名医大家，一生为中医医疗、科研、教学做出了无私的奉献。其尊师重教，品德高尚，亦为后辈中青年中医学习之师表。

第二节 当代国医大师及全国名中医

一、刘祖贻

【名医小传】

刘祖贻（1937—），男，湖南省安化县人。湖南省中医药研究院研究员，我国第一批老中医药师带徒的指导老师，国家级有突出贡献专家，享受国务院政府特殊津贴。2014 年被评为第二届国医大师。

刘氏出生于湖南省安化县一个医传九代的中医世家，系第九代传人。据族谱记载，先祖刘继黄由儒通医，从吴三桂幕僚嚣嚣子学，医术益精。13 岁时，刘祖贻在父亲刘永康的指导下，边临证，边读书。至 15 岁时已可独立应诊。1957 年以第一名考入湖南省中医进修学校，于 1958 年毕业，毕业后拜李聪甫为师，成为其亲自传授的第一名弟子。刘氏不仅继承了刘氏家族 300 余年的医脉，而且又经过学校的系统学习，有了深厚的根底，又得遇名师口传心授，其学术水平迅速提升到一个新的高度，渐至成就一代名医。

【著作简介】

1.《温病源流论》：本书系统阐述了温病学发展沿革的历程，理清了伤寒、温病之争的诸多问题。书中提出的许多观点，即使在今天亦十分新颖，具有重要的学术价值。

2.《神经系统疾病的中医辨治》：本书重点收载了神经系统疾病 102 种，按病类分为 16 章，系刘祖贻临床经验。涉及疾病较广，论治强调病证结合，突出先进性、实用性。

3.《三湘医粹》：本书收录了湖湘医家 41 位，医案 220 例，医论 50 篇，包括理论探讨、理法方药经验、临床经验总结等。不仅从不同角度探讨了中医辨证论治的规律，还选录了中医治疗内科急症、传染病、杂病、外伤以及妇儿科、五官科、针灸科等科常见病的经验总结。

4.《湖南药物志》（第一辑至第三辑）：其中《湖南药物志》第一、第二辑于 1978 年获卫生部科学大会奖。收录了湖南省常见中草药植物，一药一图，介绍了中草药的学名、别名、形态、生长环境、分布、药用部分、性味、功效、民间应用等。

5.《刘祖贻医案精华》：湖湘当代名医医案精华之一。收集刘氏医案 130 余例，涉及内、妇、儿、老年病科。

6.《国医大师刘祖贻论临床：妇儿疾病证治》等：书中构建了九辨七治体系，并诊述 17 种妇科病及 21 种儿科病的临床经验，经验方 11 首，常用药物 53 种。《心脑疾病论治》诊述 6 种心病及 22 种脑病的临床经验，经验方 10 首，常用药物 73 种。

【学术思想】

1. 提出研究中医免疫应遵循辨证论治的基本原则，扶正祛邪。扶正与祛邪是治疗疾病和调节机体免疫功能的两大基本治疗法则。扶正与祛邪是一对看似矛盾的治疗方法，扶正可以提高免疫力，很容易让人们联想到祛邪的免疫抑制作用。实践表明祛邪法确实具有免疫抑制作用，但在“邪去则正安”的情况下却能提高免疫力。刘氏从免疫学角度分析“邪”是干扰和破坏机体自稳功能的因素。邪有外来者也有自身异变（或突变）和过高的病理免疫产物即中医所谓的外邪与内邪（内因）。内、外之邪必当祛除才能“邪去正安”。故当过高的病理性免疫反应在临床上表现为邪实证候时，必须通过祛邪以抑制免疫；如因虚而外邪得以入侵，或因邪伤正则须祛邪以扶正或扶正以祛邪。这种情况往往是通过祛邪以提高机体免疫力或通过扶助正气驱邪外出而达治疗目的。所以祛邪具有提高免疫和免疫抑制的双向调节作用。中医“活血化瘀、清热解毒、化痰散结”等治法可以理解为排除“非己”之物同时邪易伤正，邪去则正安，所以祛邪的同时可以达到扶正——提高免疫之意扶正的同时可以帮助祛邪——抑制免疫之目的。可见扶正祛邪与中医免疫一样具有排除“非己”（内邪和外邪）保护机体免受损伤的功能。

2. 扶正透邪，创温病新论。刘氏认为：“外感热病贵乎透邪外出，温病重在扶正透邪。”伏邪发病，正虚是其必要条件，邪在发病时往往都是来势凶猛，临床表现复杂，变化迅速，由里而外甚至由里向更深层次发展，病情重病程长且缠绵多变难愈，在此过程中，本来已虚的正气更加消耗难复，无力抗邪外出，而此伏邪不透尽则邪热不解。针对伏邪郁而化热的特性及隐匿、潜伏、缠绵难愈的特点，正气在伏邪致病中起决定性作用。刘氏主张治疗总则为扶正透邪。①辨邪之部位透邪外出。一是辨气分、血分。气分多属功能性病变，病机较为轻浅；血分多为脏腑器质性病变，病机较为深重。而伏邪致病多气血同病。②辨邪之性质逐邪外出。一是邪气相挟，分消走泄。叶天士首次提出分消孤邪的治疗方法，《温热论》云“渗湿于热下不与热相搏势必孤也矣”，热自湿中而出当以湿为本治强调“湿不去则热不除”。对于温热类温病风邪与热相挟又主张“透风于热外”，也属分消孤邪的方法。刘氏认为在伏邪疾病的治疗中，祛邪是第一要义。分消孤邪的治疗方法不但用于湿热相挟、风热相挟疾病的治疗，还用于六淫复合和多种邪气相挟为患的温病。二是痰瘀互结化痰活血。邪伏脏损多有痰瘀等病理产物互结。三是邪毒蓄积，解毒逐邪。毒邪，主要指内生之毒和从外感受的毒邪。③辨脏腑之虚实扶正透邪。正虚是邪伏的病理基础，病邪常常伏于正气亏虚之处，正所谓正虚之处，是容邪之所。同时邪能害正损伤脏腑而导致脏腑气血阴阳虚损，故扶正透邪是伏气温病的治疗原则。

3. 创立了脑病六辨七治的体系。刘氏认为脑病的病因虽多，但常见因素可概括为外邪、痰、瘀、内风、气郁、正虚六因。六因之中又需细分，如外邪分风、寒、火（暑）湿之殊，痰有痰湿、痰热之分；瘀有阻络、扰神、闭窍之别；内风有肝阳化风、热盛风动、阴虚风动、血虚风动之异；气郁有郁滞、郁热之分，正虚有精虚、气虚、神虚之异。多种病因通常互相兼杂，互为因果，导致了脑病病证的错综复杂。脑病之治疗，当以治外邪、治痰、治瘀、治肝、治肾、治脾、治心等七法为基础，有机结合，主张病证结合辨同求异，强调肝肾血瘀辨证。他认为肾主藏精，肾精足则能上充于脑，使脑髓充满而能尽其所用；肾精亏虚则不能上充于脑髓，脑髓不能充满，失其所用而脑病作矣。肝宜条达，郁怒伤肝，肝阴暗耗，或水不涵木，阴虚阳亢，风阳上扰清空亦发为脑病。血脉宜和畅，和畅则神得昌宁，不畅则脑脉瘀滞而脑神受扰矣。因此在辨治脑病之时尤其要重视这两方面的相互影响，以提高临床疗效。

4. 主张杂病调中。刘氏辨治杂病主张从中焦脾胃论治，提出“调五脏以和脾胃，和脾胃以安五脏”之杂病调中思想。如当五脏俱虚时，用药常恐顾此失彼，若面面俱到，则药杂而效微，此时应遵“稽古补虚诸法，千蹊万径，而其关键总以脾胃为之主脑”（《程杏轩医案·补虚》）原则，主以健运脾胃，脾胃安则诸脏亦安；如病重而虚极，已不任攻伐，仅补其虚，调其脾胃，亦可邪去正安；又如虚证治之以补本为常法，但若虚不受补则颇为棘手，此时酌以健脾和胃助化之品则无此碍，且可收事半功倍之效；体虚外感，健脾胃以祛邪，补中益卫以用；脾为生痰之源，痰湿温中以求；瘀为气虚为本，脾胃为生气之源，故调中益气即为治本。在调理脾胃过程中，刘氏常采用益气健脾、化湿和中、益气养阴、降逆和胃等多种治法，但总不忘三点。①强调助化。刘氏指出“理脾和胃关键在于助化”。脾主运化升清、胃主受纳通降，脾胃相互协助，使水谷经过腐熟、消化，化为精微，濡养脏腑、四肢百骸。其中虽脾主运化升清、胃主受纳通降，无论药食，得人体利用的关键在于消化。脾胃化物消食，胃化则通降可行，脾运则升清无碍。②注重升降。刘氏继承并发扬了叶天士强调治病“脾宜升则健，胃宜降则和”的观点，认为治脾重在运脾升清，治胃重在养胃和降。运脾升清多用性温味辛甘淡及质地轻清之类或温燥之品，养胃和降多用性寒味酸苦咸及质地重浊之类或理气消散而不伤阴之品。③重视气阴。脾气易虚、胃阴易伤。刘氏重视用药顺应脾胃病理生理特性，故十分重视顾护脾胃气阴。如肿瘤放化疗或术后晚期癌症患者多为热毒内结、气阴虚损，刘氏认为“有胃气则生、无胃气则死”，“养正积自除”，此时当以调补脾胃气阴为主，佐以抗癌药物为辅，和缓治之。

【评价】

刘氏从医 70 年，学术造诣深厚，临床经验丰富，在中医科研、医疗、管理方面建树颇多。刘氏淡泊名利，常说做事要有“入世”之心，做人更要有“出世”之态。这也是他的人生态度。刘氏在工作之初，不问回报、职位，全心投入临床、科研工作，并数次因不舍临床、科研而放弃升职机会；从事管理工作后，其工作重心转为单位建设，但仍是一心为公，矢志不移地推进单位发展。可见，刘氏对待事业锐意进取、全力以赴，是抱“入世”之心做事；刘氏为官公正严明、两袖清风，为医德艺双馨，是以“出世”之心做人。

《人民日报》2021 年 11 月 3 日记载刘氏语：“我还有使命，让中医被更多人了解，让中医的学术精华薪火相传、生生不息。”他一如既往地关心着中医药事业的发展，并以“不用扬鞭自奋蹄”的精神，继续在诊病疗疾、科研探索、传道授业等工作中无私奉献。

二、刘志明

【名医小传】

刘志明（1925—），男，汉族，湖南湘潭人。曾祖是刘碧泉，祖父、父辈都是当地的名医。刘志明自幼师承温病学家杨香谷，对于温病的发生、发展、传变、预后、顺症、逆症，治疗之常法及变法有了系统的掌握，并构建了诊治发热性疾病的知识体系。1954 年参加中国中医研究院建院传染病组筹备工作。1955 年，刘志明率领传染病组成员主导全国中医防治乙型脑炎的工作。1956 年，政府号召“消灭血吸虫病”，刘志明组织了全国第一支中医防治血吸虫病工作队，在浙江等地工作一年，口碑甚佳，成绩卓著。1958 年 7

月1日毛泽东从《人民日报》得知，余江县消灭了血吸虫病，提笔落墨，留下了千古佳作《送瘟神》（图6－2）。

据考证，毛泽东在1953年9月27日给沈钧儒回信中说：“血吸虫病危害甚大，必须着重防治。”1955年发出了“一定要消灭血吸虫病”的号召，1956年从中央到地方成立了血吸虫病防治领导小组，制订了防治血吸虫病的方针、政策和措施，在血吸虫病疫区掀起大规模群众运动。1958年6月30日，《人民日报》发表了通讯《第一面红旗》，报道江西省余江县根本消灭血

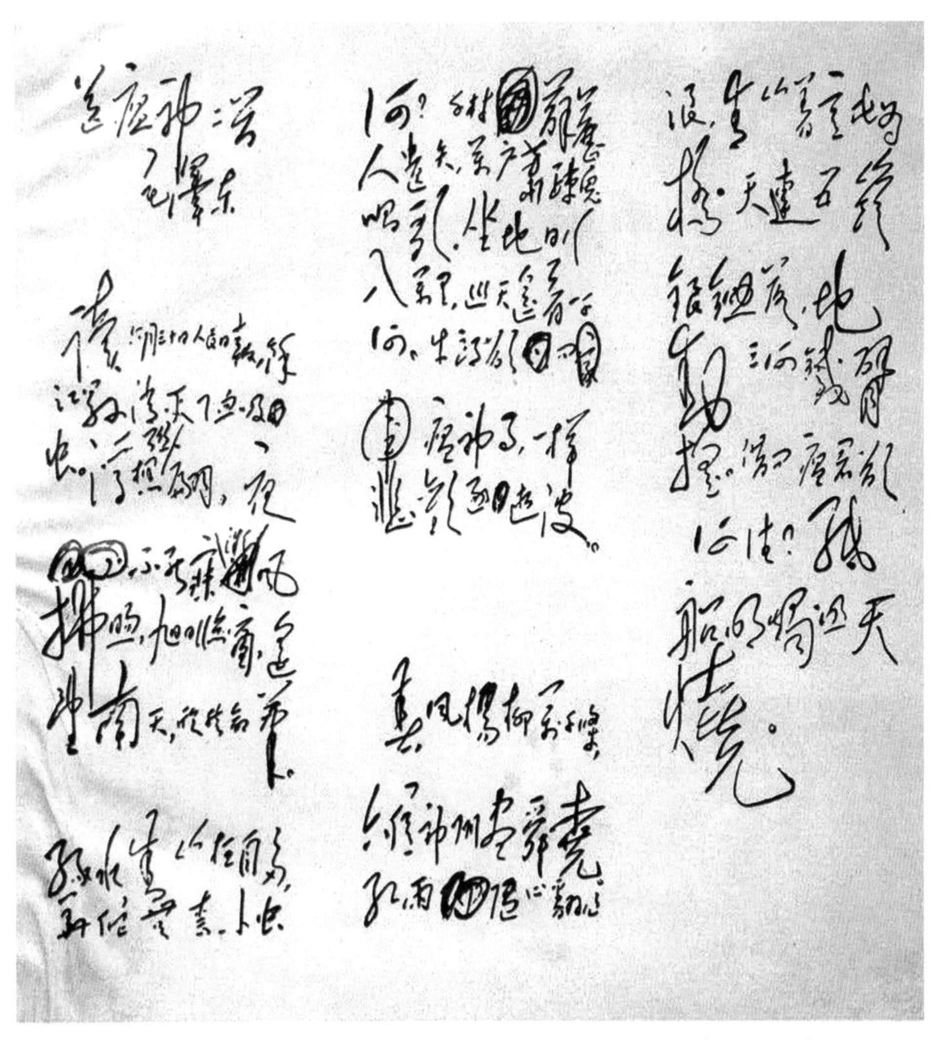

图6－2　据考证，毛泽东诗《送瘟神二首》手迹，最早发表于1958年10月3日《人民日报》和《诗刊》1958年10月号。

吸虫病的经过，“为各血吸虫流行地区树立了榜样”。毛泽东在读罢通讯，心潮起伏，激情赋诗《送瘟神二首》，最早发表于1958年10月3日《人民日报》和《诗刊》1958年10月号，字与诗相称。毛泽东还为这两首诗专门写了一段《后记》：“六月三十日《人民日报》发表文章说：余江县基本消灭了血吸虫，十二省、市灭疫大有希望。我写了两首宣传诗，略等于近来的招贴画，聊为一臂之助。就血吸虫所毁灭我们的生命而言，远强于过去打过我们的任何一个或几个帝国主义。八国联军、抗日战争，就毁人一点来说，都不及血吸虫。除开历史上死掉的人以外，现在尚有一千万人患疫，一万万人受疫的威胁。是可忍，孰不可忍？然而今之华佗们在早几年大多数信心不足，近一二年干劲渐高，因而有了希望。主要是党抓起来了，群众大规模发动起来了。党组织、科学家、人民群众，三者结合起来，瘟神就只好走路了。”同日，毛泽东还致信胡乔木，信中写道：“睡不着觉，写了两首宣传诗，为灭血吸虫而作。……灭血吸虫是一场恶战。诗中坐地、巡天、红雨、三河之类，可能有些人看不懂，可以不要理他。过一会，或须作点解释。”此诗收入臧克家主编《毛泽东诗词鉴赏》。

刘志明为首届首都国医名师、首批全国老中医药专家学术经验继承指导老师、全国首批博士生导师、博士后指导老师、首批中医药传承博士后导师、首批享受国务院政府特殊津贴的中医药专家，中央保健专家。2014年评为第二届国医大师。他精研医经，博览群书，学识丰富。擅长内科、妇科、儿科，对外感热病、内伤杂症及老年疾病、疑难大症，敢于创新，疗效卓著。

【著作简介】

1.《中医内科学简编》：全国中医院校教材。为《中医内科学中级讲义》修订本。介绍病因、四诊和八法，以及51种常见内科疾病的证治，简述每个病种的概论、病因、症状、治法及处方等。论述简要，选方实用。

2.《中医学》：燕京函授医学院医学专业函授教材。介绍中医基础理论、中药方剂、常见证、常见病、针灸及其他治法。

3.《刘志明医案精解》：刘如秀主编。系统整理了刘志明临证验案250余则，并进行了深入的分析，较为细致地反映了其治疗内科疾病、妇科疾病，并有少量外科疾病、儿科疾病的诊疗思路和富有教益的处方用药经验。

4.《中华中医昆仑·刘志明卷》：张镜源主编。记载了刘志明的生平事迹、学术思想、医术专长、医风医德、养生之道和突出贡献。篇章：青衿岐黄师承名医集大成，皓首穷经博采众长医道奇，崇尚仲景化裁经方贵活用，医案烛照每奏奇效妙手春，杏林薪火桃李满园有传人，宁静致远一片净土世人尊。

5.《国医大师刘志明临证经验集》：刘如秀、马龙主编。全面地阐述了刘志明学术经验的精华。篇章：学术思想，临证要则，临证治疗，方药纵横，医论医话，门人传承，寄语后学。

【学术思想】

刘志明认为，“治外感如将”，注重驱邪；“治内伤如相”，善于调理。用经方在活用，要在抓主证。治慢性肾炎水肿，先察明虚实，分清寒热，提出从宣、利、清、补、活血化瘀等论治，同时强调清利湿热，调和阴阳，升降脾胃。功能性水肿主要是气血失调，治疗以调补气血为则。治心脑血管病，重视高年正亏，治在肝肾；脏腑虚损，兼补五脏；本虚标实，攻补要当。治老年病，补肾药宜滋润；五脏相关，补肾与燮理五脏相结合；本虚标实，扶正培本不忘祛邪。治疗湿热致咳，用药突出轻灵，临床取效显著。

1. 致力于中医防治传染病

刘志明 15 岁时，拜当地名老中医年逾六旬的杨香谷为师。杨香谷于仲景之学造诣颇深，临床以善治“外感证”闻名，尤崇杨栗山《伤寒温疫条辨》，主张治外感须“急以除秽为第一要义”，善用杨氏“升降散”等 15 方。这对刘志明中医生涯产生深远的影响。

1954 年，他被点将入京，与多位名老专家成为中国中医药研究院第一批医疗科研人员。他负责创建全院八大组之一的传染病组，1955 年开始用中医从温病表里同病理论角度，治疗流行性乙型脑炎、小儿病毒性肺炎、脊髓灰质炎、血吸虫病等传染病。一切从零做起，从制定规章制度，到自己动手制作科研设备，短短一年时间，初步担负起中医防治传染病的职能。刘志明回忆说：“当时传染病组治愈率达到 90%。”

非典肆虐，刘志明为中医药防治非典献策献方。新冠肺炎疫情暴发后，刘志明团队又积极参与其中，与外地一线医务人员在线交流会诊，详细询问病情，从温疫、冬温、湿温范畴分析，有针对性地开方施药，根据患者的病证不同采取一人一方、专人专方的措施进行治疗，以三消饮合麻杏石甘汤加减、黄芩半夏丸、贝母瓜蒌散、清肺排毒汤、三消饮、苇茎汤等，治愈了多例患者。

2. 促进中西医高水平结合

刘志明说："不能用安宫牛黄，患者用不起，也退不了烧。"刘志明曾接诊了一名高烧昏迷的患者，牙关紧闭，都没法观察舌象。"首先要退烧。如果24小时烧不退，患者就会有性命之忧。"汤药灌下去了，患者烧慢慢退了。刘志明不断调整处方，在病房守着患者观察病情，直到患者脱离危险。治急症、挽救危重症患者，刘志明当惯了"先锋"。在门诊中，则遇到越来越多的慢性病患者，刘志明下决心，也要当好"慢郎中"。每到出诊，刘志明需要看50～60位患者，有时连卫生间都顾不上去。

刘志明提倡中医与现代科技有机结合，但反对依赖设备、仪器进行诊断，单凭实验报告处方用药。中医发展应立足于中医整体观念、辨证论治的根本，将现代科学技术中可用的成果和西医的某些检测方法，有选择地吸收过来，有机融入其中，进行微观辨证，以此作为望、闻、问、切的延伸。既为我所用，又避免为西所化。实现中西医高水平结合，不仅治疗效果更好，还能促进我国医学的进步。

3. 临床培养注重融入中医思维

刘志明在临床中发现，冠心病为年老体弱者多见，其发病年龄与中医学肾元始衰的时间相吻合。他提出，年老正气亏虚，其中尤以肾元匮乏为要，此为本病发生肇始之因，当以"补肾""通阳""祛邪"三法结合治疗。女儿刘如秀是刘志明最为得意的弟子，组建的科研团队应用现代科技手段，揭示了通阳滋肾方治疗冠心病的机制。刘如秀团队系统总结了刘志明学术思想体系，形成了冠心病-胸痹心痛辨治（制何首乌、瓜蒌、三七等为主药，心绞痛加麝香、三七、乌药、西洋参等）、高血压病-眩晕病辨治（牛膝、天麻、钩藤、杜仲等为主药）、心律失常（人参、附子、三七等为主药）等多个病种的特色诊疗方案，得到了中医药界的广泛肯定。

【评价】

刘志明精研医经，博览群书，学识丰富，谦虚谨慎，医术精湛，医德高尚，严于律己，始终以患者为中心，全心全意为患者服务；他生性高远，淡泊名利，疗效显著，医德医术在群众中有口皆碑；他一生兢兢业业，为中医药的继承和发扬做出了卓越贡献，深受行业内、外人士敬重，影响深远。学宗岐黄，崇尚仲景，博采众长，灵活变通，集历代名家之大成，师古而不泥古；擅长内科，善用经方，熔古今名方于一炉，灵活变通，形成了独特的学术思想；治病重视先天，强调补肾，同时注意调理后天脾胃，以资化源；对心脑肾系内科疾病、老年复杂性疾病、外感发热性疾病等穷源究委，敢于创新，另辟蹊径，疗效卓著。刘志明说："我是名临床大夫。这几十年带了很多徒弟和学生，深切体会到中医学实践性很强。中医药传承要坚持早临床、多临床、反复临床，在临床技能培养上注入中医思维，发挥好中医药的独特优势和作用。""中医是中华文化的积累，在医院里我们用中医手段治疗过各种各样的难疾，今后我们要坚持中医的探索。"

三、孙光荣

【名医小传】

孙光荣（1940—），男，湖南省长沙市人。著名中医药文献学家、临床家，享受国务院政府特殊津贴的有突出贡献专家，2014 年被评为第二届国医大师。

孙氏 5 岁从父亲孙佛生习医。1979 年，经全国中医选拔考试之后，被选调到湖南省中医药研究所，师从李聪甫，进行中医理论和临床研究。2005 年、2013 年向国务院主管领导致函或面呈关于凸显中医药特色优势，支持中医药事业发展，将中医药事业发展纳入国家战略的建议，获得领导重要批示。从事中医 50 余年，始终坚持中医理论与实践相结合，善于辨证论治，精于理法方药，在诊治内科、妇科、肿瘤、情志疾病等方面有丰富的临床经验，尤在治疗疑难病症方面，有独到的经验。

【著作简介】

1.《中华经典养生名言录》：历经 3 年之久，数易其稿，在编写过程中查阅并收录了大量的历代经典著作中的养生名言，分为“养生之理”“养生之法”，内容正宗、广博、翔实、精确、简要，突出了中医养生的特色和优势，做到了“继承不泥古，发扬不离宗”。既可供中医养生专业研究者参考，又可作为广大喜爱中医养生者的读本，将在普及中医养生知识的进程中发挥奠定基础和正确引导的重要作用。另有《国医大师孙光荣论中医养生》。

2.《孙光荣临证心悟十二讲》：结合自身五十余年临证经验体会，通过 12 个专题，向读者亲授其“中和”学术思想，“护正防邪，存正抑邪，扶正祛邪”的学术观点，“调气血，平升降，衡出入”的临证思辨特点，以及处方药精量小，讲究“清平轻灵”“中病即止”的方药特色。其语言通俗易懂，讲解丝丝入扣，深入浅出，值得中医临床医生阅读参考。

3.《岐黄薪火传承人》：岐黄文化作为中华传统文化的重要组成部分，开创了中国古代自然科学之结晶，古代社会科学之先河，中华民族道德之精髓。本书收录 100 余名传承发扬岐黄文化的工作者，记录他们对岐黄文化资源得以全面传承，保护、开发和利用等所作出的努力，是一本良好的人物传记书籍。

4.《中国历代名医名术》：与刘祖贻合著。本书对战国至清代 85 位医家其人、其书、其术，以“家”为纲进行了系统研究。该书对每位医家按生平考略、师承治学、主要著作、学术经验、研究进展、逸闻趣事、序年记事等进行了阐述。

5.《孙光荣释译〈中藏经〉》：孙氏与李聪甫、刘祖贻研究华佗及其《中藏经》，曾执笔《中藏经校注》《中藏经语译》（人民卫生出版社出版）。应国家中医药管理局第三批全国优秀临床人才研修项目之研修人员阅读医药古籍之需要，再次为本书释译，并结合近年研究之心得，予以修订、增删。

6.《明道——国医大师孙光荣教授走过来的八十年》等：旨在传承孙氏“中和思想、中和辨治、中和组方”学术思想，揭示中医诊疗思维模式内涵。另有《医道中和——国医大师孙光荣临证心法要诀》《国医大师孙光荣医论医话》《明医薪传——中医大师孙光荣教授学术经验传承》《国医大师孙光荣临证辑要》《国医大师孙光荣临床学验集萃》《孙光荣医案解读——中医辨治六步程式》《国医大师孙光荣中和思想与临床经验集萃》等。

【学术思想】

1. 首创“中和”医派。孙光荣的基本学术观点为“护正防邪益中和，存正抑邪护中和，扶正祛邪固中和”，提出了“中和思想，中和辨证，中和组方”。其临床思辨特点是“调气血、平升降、衡出入、达中和”。孙氏倡行的“中和”思想认为“中和是机体阴阳平衡稳态的基本态势，中和是中医临床遣方用药诊疗所追求的最高境界”。如果说阴阳平衡是机体稳态的哲学层面的概念。那么“中和”就是人体健康的精气神稳态的具体描述。“中和”更能在人体气血层面和心理层面阐释机体的生理、病理。中医治病贵在“调”。什么称之为“调”？就是调整、调和、调理。调什么？调阴阳、调气血，调气机的升降出入。而调到什么程度？调到平衡，调至“中和”。因此，孙氏在中医临床实践中努力做到“三个善于”一是要善于调气血，他常说：无论以哪种方法辨证论治，其寒热和表里、虚实、生死、顺逆等，均离不开阴阳这一总纲，可是归根结底，而阴阳仍离不开气血，主要因为“人之所有者，血与气耳”（来源于《素问·调经论》）；论病理和论生理，无论在经络、在脏腑、在皮肉筋骨，这些最终都离不开气血，主要因为“气即无形之血，血即有形之气”（《不居集》）。而气血之间的关系尤为密切，就是众所周知的“气为血之帅，血为气之母”。可见气血病变是临床辨证的基础，更是疑难病的辨证基础。二是要善于平升降，三是要善于衡出入。孙氏认为，升降出入主要基于阴阳学说，进而形成气机消长转化的重要学说。其中升清为阳，降浊为阴，吐故为出，纳新为入，这些都是气机的基本状态。气机消长转化是指机体吐故纳新运动，即物质能量的新陈代谢和转化，在正常情况下，气的出与入、升与降是相对的，相反而相成，是一种动态的有序的过程，从而保持了生命正常、旺盛的活动。在非正常情况下，则会出现入而不出或出而不入、升而不降或降而不升的情况，这样人体生命的动态有序链就会被打破，内外物质能量的交换转化就无法进行，就会出现气滞、气逆等病症。可见升降出入在疾病发生、发展过程中的重要性。通过对阴阳、气血、气机的升降出入的调和，最后达到气血稳态的“中和”。

2. 提出中医辨治六步程式：经过长期临床思考，孙氏将辨证论治的内涵总结为六步，即四诊审证→审证求因→求因明机→明机立法→立法组方→组方用药。第一步：“四诊审证”——打开病锁之钥审证是建立在四诊基础上对于疾病所搜集的各类资料进行观察总结。审证不完全等同于辨证，而是辨证的基础，就是确认“主证”。其认为审证是审察总结四诊所搜集获得的关于疾病的各类证据。由此可见，第一步“四诊审证”是打开病锁的钥匙。第二步：“审证求因”——寻求病门之枢。基于“司外”获得的患者信息审察终结，第二步开始“揣内”，探求病因。审证求因是辨证的第一环节，需要的是经典理论和临床经验引导的思辨，从而找准“治病必求于本”的门径，故而审证求因是叩推病门的枢轴。第三步：“求因明机”——探究疗病之径。在临床过程中依据病因（内因、外因、不内外因）、病位（ 脏腑、经络）、病性（表、里、虚、实、寒、热）、病势（生、死、逆、顺）、病理产物（ 痰饮、瘀血、结石等）、体质、病程等因素明确病机，才能进一步把握疾病动态、机体现状，最终归结为不同的证候，用以立法处方，治疗中才能有的放矢，故而“求因明机”有如探究疗病之径。第四步：“明机立法”——确立治疗之圭。在病机明确的基础上才能确定治法，而病机是辨证的核心，辨证是对疾病本质的高度概括，综合反映了当时、当地某人的疾病在一定阶段的病因、病机、病位、病性、病势等各个方面。治法就是基于完整的辨证而采取的针对性施治方法，而依法组方是中医临床所必须遵循的原则，可见“明机立法”是确立治疗之圭臬。第五步：“立法组方”——部署疗疾之阵。要“师古不泥古”。经方应用，首重“三遵”：遵循经方之主旨、遵循经方之法度、遵循经方之结构。第六步：“组方用药”——派遣攻守之兵。用药如用兵，在立法组方之后，需要对所选定的方剂进行加减化裁。这一过程如同临阵点将、派兵、选择武器，要针对选定的方剂结合证候合理用药，讲究“方证对应”。

3. 提倡中医文化，为当今中医药界之“士”：孙氏以志道、明道、行道、善道为己任，成为中医文化传承的脊梁。制定《医师规》，称执业医师当坚守“诚、净、严、精”。其“读懂习总书记的中医观”23 篇，为行业内外瞩目。孙氏提出“传承、融合、创新”是中医药发展之关键，指明中医发展诸领域之路向。

【评价】

孙氏在临床上一直注重德业双修，践行“大医精诚”，廉洁行医，优良的医德医风为患者称赞。在“三线建设兵团”获得团部“人民的好医生”称号。在学术上，孙氏坚持潜心研究，并提出中医药文化的核心理念：以人为本、效法自然、和谐平衡、济世活人。

老革命家王首道给孙光荣的题词：“铁肩担道义，妙手著文章；忠言商国是，仁术济民康。”新中国中医药事业奠基人之一吕炳奎的题词：“杏苑英才，承先启后；医界志士，继往开来。”

四、熊继柏

【名医小传】

熊继柏（1942—），男，湖南省石门县人。湖南省名中医，全国老中医药专家学术经验继承工作指导老师，湖南中医药大学第一附属医院学术顾问，兼任广州中医药大学博士生导师，香港浸会大学名誉教授，中华中医药学会内经学分会名誉顾问，2017 年被评为第三届国医大师。

熊继柏学医于祖父熊玉田，后又学于胡岱峰，16 岁开始单独行医，救人无数。1979 年年底，熊氏被选调到湖南中医学院任教师，先后教授过“黄帝内经”“难经”“金匮要略”“温病条辨”和“中医内科学”5 门主干课程，并担任了《黄帝内经》教研室主任和中医经典古籍教研室主任。在教学的同时，熊氏从未间断门诊。在中医临床实践中，始终坚持中医经典理论与实践相结合，善于辨证施治，精于理法方药，对诊治内科杂病、儿科病及妇科病，均有丰富的临床经验。在诊治急性热病和疑难病症方面，尤有独到的经验。熊氏在省内外的医疗威望不断提高，医名远播。

熊氏一直宣扬“中医的生命力在于临床”，要“熟读中医经典，立足临证实践”，为振兴中医、保持中医本真竭力鼓呼。

【著作简介】

1.《内经理论精要》：本书对《黄帝内经》原文进行解释、归纳、阐述、分析，包括总论、人与自然、阴阳五行学说、脏象学说、经络学说、病因机学说、病证学说、诊法学说、治则学说、针刺学说、养生学说、运气学说十二章。

2.《熊继柏医论集》：本书收录了熊氏在数十年的学与用之中的心得体会医学论文 90 余篇，主要包括 3 个方面：一为理论研究，一为临证经验，一为教学与科研，并附录部分带教学生所整理发表的临证经验文章 8 篇，是熊氏学术思想的重要体现。

3.《一名真正的名中医——熊继柏临证医案实录》：本书精选了能够反映熊氏学术思想、临证思维与临床经验的临证实案，内容涉及内科、外科、妇科、儿科、急症、疑难怪病等 100 多个病种。另有《疑难病辨治回忆录》《中医真谛访谈录》《中医创造奇迹》等。

4.《熊继柏讲内经》：本书分概论及上、下篇，概论简述了《黄帝内经》的成书、理论体系、学术思想和学习《黄帝内经》的方法。上篇为《黄帝内经》理论精要，将《黄帝内经》中深奥博杂的理论归类为十大学说，以示《黄帝内经》完整系统的理论体系。下篇为《黄帝内经》原文选讲，共 20 余篇，分别释其文辞，以明其意；析其疑难，以解其惑；阐其重点，以明其理；并联系临证实践，以示其用。

5.《从经典到临床——熊继柏〈内经〉与临证治验十三讲》：全书共 13 讲，主要由 2 部分内容组成，前 3 讲是根据熊氏在“国家第四批、湖南省第二批名老中医学术继承人理论学习班”上讲授《黄帝内经》的录音整理而成。其语言生动，内容深入浅出，理论紧密联系临床，给人以身临其境的感受，在学生中影响很大。后 10 讲是根据熊氏为湖南中医药大学师生作的“中医内科临证系列讲座”的录音整理而成。主要讲解临证常见的 9 个病证的证治，每个病证都从“主症辨析”“辨治要领”“个人经验”“病案举例”和“现场答疑”5 个部分讲解，特色鲜明，实用性强。本书既有丰富的中医经典理论知识，又有宝贵的临床经验，学之能用，是中医研习者及各级中医师不可多得的好书。

6.《国医大师熊继柏临床现场教学录》：熊氏 2014—2016 年期间在湖南中医药大学的临床教学基地开展的 32 场临床现场教学，本书根据视频整理编写。全书共分 32 讲，每一讲分两部分：第一部分为现场诊疗讲析，本书原汁原味地记录了熊继柏对 300 多个患者的诊疗过程，包括案例记录、辨证、治法、选方、处方及讲解分析，反映了熊氏对相关疾病的诊疗思路，体现了他的临证经验和学术思想。第二部分为现场答疑，记录了现场学员的提问与熊氏的解答情况。

7.《熊继柏医案精华》：湖湘当代名医医案精华之一。收集熊氏医案 300 余例，涉及内、外、妇、儿、五官科疾病，临证问疾，抓主症，辨舌脉，强调辨证论治，从不开无汤头之方，疗效卓著。

【学术思想】

1. 融贯中医经典，活用经典理论指导临床。医者皆知中医经典的重要性，然知之易，精熟难；由于术业分工，今之名医名家往往偏通一家、偏执某一理论或某一流派，或精伤寒，或专温病。熊继柏由于自身独特成才之路，打下了非常扎实的中医经典“童子功”，又长期在大学执教，因此，通熟中医经典，且真正烂熟于胸，能够脱口背诵。正因为熊氏的经典知识是真正了然于胸，故而在临证时，能够融会贯通，灵活运用于指导临证。理论与临证的紧密结合，是熊氏非常鲜明的治学特色。熊氏一直倡导要运用中医经典指导临床，他在这方面达到了一定的高度，也是当下中医特别需要学习、需要加强的一个方面。

2. 诊断善察隐微，辨证强调病性与病位。熊氏强调准确辨证是精准施治的重要前提，重视中医诊断的临床基本功，其提倡的“中医看病三要素”的第一条就是要“四诊合参察隐微”。其认为高明的医生辨证候要细察隐微，在望、闻、问、切四诊中特别重视望诊的重要性，尤其是望舌。辨证时，熊氏善于根据不同病情综合运用八纲辨证、脏腑辨证、经络辨证、卫气营血辨证、三焦辨证、六经辨证等不同的辨证方法。在诸多辨证方法中，特别强调八纲辨证，并深入浅出地指出不管用何种辨证方法，不管是外感还是内伤病，辨证关键在于两点：一辨病性，二辨病位。

3. 强调因证选方，因方遣药，用方范围特别广泛。熊氏认为，临床施治的关键是“选方”，要因证选方、因方遣药，反对中医开药而无方。他从不开无“汤头”之处方；熊氏方剂知识特别精熟，用方范围十分广泛，熟练掌握并经常运用的方剂在1000首以上，包括《伤寒论》方、《金匮要略》方、《温病条辨》方、叶天士方以及程钟龄方、陈修园方、张景岳方、傅青主方，特别是《医宗金鉴》的内科方、外科方、妇科方、幼科方；主张临证处方必有主方，善于将经方与时方合用，特别反对执一方以应百病。

4. 治急暴病须有胆有识。熊氏指出，目前人们对中医存在一些认识误区，其中之一便是“中医只是慢郎中”“中医只能治慢性病”。熊氏认为，自古以来，一个真正的中医，只要真正掌握了辨证论治法则，能在临床上准确、熟练地辨证施治，就能治各种疾病，包括危急病症。在治疗危急暴病时，要“心欲小而胆欲大”，即须“有胆有识”。所谓“有胆有识”是指在治疗危急暴病时，一要有见识，要谨慎辨证，诊断不可有误：二要有胆量，弄清病证后果断用药，大病必须用大药，否则杯水车薪，无济于事。二者缺一不可，方能起死回生，创造奇迹。熊氏在60多年的临床经历中治验过很多急症，有许多成功的案例，用临床疗效阐释了中医在治疗急症时的特色和优势。

5. 治慢性病须有守有方。对于治疗慢病久病特别是诊治久病中的疑难病症，熊氏则认为要在精准辨证的前提下，对治疗方案要有自信，要能坚守，要有系统方略。标本缓急的分辨，怎么安排。脏腑关连、虚实错杂的分辨，要辨证精准；如何分步治疗要方案成熟，心中有数，如此方能从容不迫，获得最终疗效。

【评价】

熊氏毕生从事中医临床和教学，精勤不倦，德艺双馨，从一个基层农村医生，一步一个脚印地成长为全国著名的中医学家、国医大师。在这过程当中，除了他的天资，更多的是靠其对中医事业和教学事业的认真与执着，是超出常人的勤奋和付出。熊氏现已年逾八旬，仍然与时俱进，不断进取；仍然精勤不倦地为广大群众治病救生，为中医学子们传道授业；仍然兢兢业业为人民服务，其精神道德实在令人敬仰。他曾风趣地说：“一辈子两个人最喜欢我，一个是患者，一个是学生。”确实，在患者眼中，他是最好的医生；在学生眼中，他是最好的老师。

熊氏时刻不忘振兴中医，培养后学。2011 年，他自题一首《七十寿辰书志》：“杏林丛中一老骥，勤勉艰辛步古稀，千里征程任重远，励志期颐奉国医。”这是发自肺腑的心声，体现了一位老中医对中医事业的忠诚与热爱。

五、潘敏求

【名医小传】

潘敏求（1941—），男，湖南浏阳人。湖南省中医药研究院临床研究所所长、肝病及肿瘤研究室主任。1968 年毕业于湖南中医学院，分配工作到湖南省肿瘤医院，1978 年任中医科主任。1986 年，潘敏求调入湖南省中医药研究院任附属医院院长、中医临床研究所所长，创建了该院肿瘤科，其爱人黎月恒教授接任湖南省肿瘤医院中医科主任。夫妻俩在两个单位继续合作开展“肝复方”的研究，潘敏求在中医药防治肿瘤方面取得了丰硕成果。被评为第四批全国老中医药专家学术经验继承指导教师，2017 年被评为首届全国名中医，2021 年被评为第四届国医大师。

【著作简介】

1.《中华肿瘤治疗大成》：该书是我国第一部系统论述和归纳中医药治疗肿瘤的巨著，收集了内科、外科、妇科、儿科各科百余种恶性肿瘤，重点突出了中医药治疗肿瘤的 9 种方法，对中医治疗肿瘤作了全面总结和高度概括。这本书站在世界医学交流的高度，将所有病种均采用西医的诊断及病名，汇通中西，便于西医学者查阅及对照研究。

2.《中华内科治疗大成》：该书是我国完善了每一病种的中医诊断及疗效标准、系统论述和全面总结中医药内科治疗的又一专著。

3.《肿瘤特色方药》：全书分上、下两篇。上篇主要对 32 种肿瘤科常见病进行论述；下篇收集85味肿瘤科常用的中药。

4.《中西医临床用药手册——肿瘤科分册》：本书是一部立足于中西医结合肿瘤临床，突出中西医结合应用经验，以临床应用为主的临床专著。书中主要收录了40种常见恶性肿瘤的用药思路、西医常规用药方案、西医特殊用药方案、中医辨证治疗方选、名医用药经验方选、中药成药用药方案、注意事项等内容。同时，每个方剂的临床应用都标明来源出处，以方便临床医务工作者或读者查找详细的材料和有用的信息。

5.《潘敏求黎月恒医案精华》：湖湘当代名医医案精华之一。收集了潘氏医案260例，涉及内、外、妇、儿、五官、皮肤各科。

【学术思想】

1. 溯因求源，确立肿瘤瘀、毒、虚本质。潘氏结合自己多年的临床经验，提出瘀、毒、虚为肿瘤的病理本质，贯穿肿瘤发生发展的各个阶段。虚，指脏腑之气血亏虚，气血津液不足，是机体发生肿瘤的根本原因；毒统称癌毒，既指由外侵袭的致癌之毒，又包含内生之寒热痰湿等毒。瘀，指邪毒因素引起机体气机运行失调，气塞不通，血脉不行，气血搏结，蓄积而成的有形癌块及瘀滞证候。瘀、毒、虚在肿瘤发展的不同阶段各有轻重缓急，且互为因果，恶性循环，是疾病进展的推动因素。

2. 病证合参，制定治疗肿瘤有效法则。潘氏通过几十年的临床摸索，综合分析了不同肿瘤的证候表现、病因、病机、病位以及发生发展规律，结合现代医学物理、生化、免疫、病理等检查手段对肿瘤作出诊断，采用病证合参，确立了治疗肝癌、肺癌等肿瘤的有效法则。潘氏根据肝癌瘀毒虚的病理本质结合临床表现，发现肝郁脾虚、瘀毒内结是原发性肝癌最常见证型，遂采用健脾理气、化瘀软坚、清热解毒法治疗原发性肝癌。针对胃肠道以通为用的特点，胃肠道肿瘤患者临床多见肠胃虚弱、气机不畅，潘氏则采用健脾益气和胃、通腑解毒祛瘀为主要治则。

3. 博采众长，创制新方新药。中国古代文献虽然对肿瘤的症状、病因、病机等有一些描述性的记载，但都不系统，且无法与现代肿瘤的病名相对应，治疗肿瘤也没有明确的方药。潘氏于20世纪60年代末就开始运用古典医籍所载之经方，或是在实践中疗效独特的偏方、验方、单方治疗肿瘤。随着对肿瘤病理本质认识的深入和治疗肿瘤基本法则的确立，1978 年潘氏花了 3 个多月时间，经过不断的配方筛选，成功拟定了治疗原发性中晚期肝癌为主的处方——肝复方。在此基础上研制了药物肝复乐片和肝乐合剂，肝复乐片是我国第一个治疗肝癌的中药三类新药。此后又拟定了肺复方、肠复方等一系列治疗常见肿瘤的临床协定方，逐步形成了中医药治疗肿瘤的理、法、方、药的系统体系。

4. 中西医协作的个体化综合治疗观。潘氏认为很多癌症患者通过积极的防治会得到临床获益。临床最重要的是如何选择真正适合患者的正确、合理的治疗方式。当今抗癌治疗手段很多，包括手术、放疗、化疗、微创介入、生物靶向治疗、免疫治疗和中医药治疗等。但多数情况下，单一的治疗方法不能根除癌症，战胜癌症需要综合多种治疗手段的优势，根据患者的具体情况，实施个体化的中西医结合的综合治疗。潘氏强调当贯彻中西医结合治疗的原则，参考循证医学依据，实施规范化和个体化治疗，围绕肿瘤的不同临床分期、治疗阶段实施中医的辨证论治，注重寓防于治、减毒增效。如手术后的康复治疗以补益气血、滋补肝肾为法，方以八珍汤加减；放疗期间减毒治疗以益气养阴、清热解毒、健脾和胃为法，方以沙参麦冬汤加减；化疗期间治疗以健脾益肾、养血和胃为法，方以六君子汤加减。

5. 整合中医治疗手段的“杂合以治”观。肿瘤是一类复杂性、难治性疾病，具有进展快、侵袭性强、易复发转移、预后差、死亡率高等特点，而单一的治疗手段很难控制其发展。潘氏在长期中医药抗癌实践中十分强调整合中医药综合治疗优势，主张“杂合以治”，即根据不同的肿瘤或肿瘤的不同阶段的临床特点，运用中医整体观和辨证观，有计划地、合理地运用中医药各种治疗手段。如辨证中药汤药、中成药内服、中药注射（包括动、静脉给药）、中药外治、非药物治疗（针灸、推拿、情志疏导、五行集体音乐疗法），强调攻补适宜、内外兼治，注重心身同治和药食同治，反对追求一时的“无瘤”而过度治疗导致患者机体衰竭，提倡“带瘤生存”是中医药抗癌治疗的正确理念，即改善患者脏腑功能、气血阴阳失衡的状态，提高患者生存质量，最大限度地延长生存周期，从而提高临床获益率。

6. 临证中把握扶正培本与攻毒抗癌的时机。潘氏指出在治疗肿瘤的临证实践中，还需要正确处理扶正和攻毒的关系。潘氏认为肿瘤发病，以虚为本，因癌致虚，虚实夹杂。强调针对全身之虚（脏腑功能失调、抗癌力低下），当"虚则补之""损则益之"，主张扶正固本；针对局部之实（痰瘀毒结而成瘤），当"留者攻之""坚者消之""客者除之""结者散之""逸者行之"，主张攻毒抗癌；扶正与抗癌应根据具体病情，或补中有泻，或攻中寓补，或攻补兼施，因人因时因地而异；只有将扶正与抗癌有机地结合，才能做到有的放矢。

【评价】

五十多年来，潘敏求将自己对患者的崇高责任，都融化在对医学事业孜孜不倦的追寻和求索中。他崇尚"医乃仁术，德才居之"，因其精湛的医术和体谅患者的可贵医德，使得他的好口碑广为流传，求医者络绎不绝。他认为，征服癌症仍然是一个十分艰巨的工程，还须继续艰难地走下去。虽年事已高，还要"老当益壮"，他深信"只有不停地攀登，才有希望到达光辉的顶点"，在中西医的共同努力下，21 世纪对肿瘤的治疗可能会发生根本性的改变。

六、王行宽

【名医小传】

王行宽（1939—），男，江苏省镇江市人。湖南中医药大学第一附属医院内科教授、主任医师、博士研究生导师，享受政府特殊津贴，湖南省名中医，湖南中医学院内科学术带头人，全国老中医药专家学术经验第二、第三、第四、第五、第六批指导教师，2017 年被评为首届全国名中医。

1965 年 6 月王氏从南京中医学院医疗系 6 年制本科毕业后，分配到湖南中医学院第一附属医院工作至今。怀故土情结，崇王九峰、费伯雄、丁甘仁等。耕耘杏林 50 余载，精于心脑系、脾胃系及疑难杂症诊治。十分注重"万事德为先，百业术为重"，德艺双馨，闻名遐迩。

【著作简介】

1.《王行宽临床经验集》：本书由王行宽小传、学术精华、临证特色、药用心悟、效方汇集、名案评析、诊余妙论七部分组成。此乃其学生搜集老师的学术精华、临床医案、诊余医论及学生论文而成。本书全面、系统、详尽地介绍了王氏的学术思想和临床经验。

2.《湖湘当代名医医案精华（第一辑）·王行宽医案精华》：本书分为名医传记、医案精选两部分。名医传记主要介绍王行宽成才之路及学术思想等内容。医案精选撷取其医案200余则，内容涉及内、妇、男、五官、皮肤诸科。其中尤重内科，按肺系病、心系病、脑系病、脾胃肝胆病、肾系病、气血津液病、肢体经络病等分类，涉一百余种病证。案虽几百，但案案凸显了“杂病治肝、多脏调燮、综合治理”的学术思想和“善用经方、不乏经验方、用药平和、易于效仿”的学术特点。

3.《中医诊断与鉴别诊断学》：王行宽与朱文锋合编。本书是一部既符合国家诊疗标准，又能满足临床实际需要，指导临床医生正确诊断治疗疾病的必备参考书。全书内容规范，精炼准确，临床实用，具有科学性、实用性、规范性、简明性、时代性，为规范中医诊疗标准，推广国家标准，提高临床诊疗水平有十分重要的作用。

4.《王行宽杂病治肝经验集》：王行宽杂病治疗倡导多脏调燮，尤重治肝。本书介绍从肝论治的112个医案。

5.《中西医结合内科学》：凌锡森、王行宽、陈大舜合编。本书是中西医结合临床课程系列教材之一，供中医院校中西医结合专业教学使用。

【学术思想】

1. 提出“杂病治肝，多脏调燮，综合治理”的治疗思想。“杂病治肝，多脏调燮，综合治理”的学术思想是王氏在继承发扬孟河医派，吸取湖湘医派特色的基础上提出的，其学术思想的理论源于《灵枢》《素问》，发扬于后世各大医家，其中受丁甘仁的教诲影响最大。肝主疏泄，司血道，与其他脏器最为关切。“多脏调燮”充分体现了中医学说的整体性，人体脏腑、表里之间相生相克，表里相合，气血阴阳，相互化生，相互消长，“见肝之病，知肝传脾，当先实脾”，一脏一腑既病，必然会罹及其他相关脏腑，故治病绝不能仅仅囿于一脏一腑，常须“多脏调燮，综合治理”。其内涵不仅包括“隔脏治疗”，还寓有标本、虚实、寒热兼治，外治、内治结合，饮食、寒温、情志的调养，等等，充分体现中医“天人相应”“脏腑相关”“整体一统”学说。

2. 用方独特。在遣方用药方面，他既崇尚经方，更广泛运用时方、验方，并总结出自己经长期临床验证，用之有效的方剂 20 余首，如“心痛灵Ⅰ、Ⅱ、Ⅲ号”“柴百连苏饮”等。王氏推崇从肝论治杂病，创杂病治肝验方近十首，如“宁心定悸汤”“百合安神汤”“清肝宁肺汤”“大瘕泄方”，等等。

3. 注重医案写作。王氏治学严谨，非常注重医案写作，将中医精髓与文学技巧融会贯通，文笔优美，行文流畅，形式多变，不拘一格，辨证论治思路缜密，通篇贯穿自己鲜明的学术特色，独具风格，自成一景。其医案形式简述如下：①常规格式。直叙记录诊治的一般过程，即症状—舌脉—辨证—治则—方药。先汇总四诊收集的信息，然后分析病因病机，辨证论治。既充分体现中医传统的辨证论治特色，又采用西医理化检查及诊断病名。处方遣药，条理清晰，层次分明，是最常用的基本格式，也是变换其他格式的基础。②“脉案”式。先述脉象、舌质，然后进一步以舌脉结合临床症状，阐释寓意，反推病机，后续治则、治法。临证之时往往需要反应迅速，构思敏捷，一般用于典型脉证合一者。③直言病机。开文倒叙，先从中医基础理论来分析病机渊源，陈述辨证思路，然后引出本例的临床症状等直叙内容，最后呼应开始的理论引导，环环相扣，点出病机与治法，分析比较翔实，思维跨度较大，是丰富经验的体现。④突出治法。一般为个人观点的推介，首先直叙症状、舌脉象作为发挥铺垫，继之简要介绍常多用之治法，加以评论，析其优势与不足，而后阐明自己的治疗特色。⑤点评主药。在直叙症状、病因、病机及总的治则之前或之后，突出强调某几味药，或某一味药（一般为主药），分析对此药功效的独到认识与体会，或对此药平时容易被忽略之处，加以提示，特色鲜明。⑥总结经验。对复诊已经取得显著疗效的患者，因前案中已有详细记载，故宜直入正题，总结原方疗效切中之关键。⑦剖析不足。分析原方不足，指导此次用药思路理由，承前启后。⑧弃繁从简。医案仅寥寥数语，却是辨证关键，用药之根柢。⑨详解缘由。夹叙夹议，在叙述症状的同时，间夹讨论与总结病机、治法及治疗心得。用于多次复诊、症状典型的慢性病患者，将治法寓于病机分析之中。此形式一般用于已取得显著疗效的复诊患者，是宝贵的经验体现。⑩引经据典。对某些常见疾病，症状不多或不典型者，可直接引述历代著名医家的理论，或个人胸有成竹，经过临床反复验证的治疗经验，以冀言之有理，用之有据，且不赘述，简单明了。

【评价】

王氏耕耘杏林四十余载，遵循“医乃仁术，无德不立”的总则，把济世活人之术作为积德行善之业。学术上勇于创新，临床上精益求精，科研上成果累累，教学上桃李满园，德艺双馨，闻名遐迩。

现已年逾八旬的王氏，虽然已到了颐养天年之时，但仍坚持每周 5 天门诊，诊务繁忙。在其诊室里，映入眼帘的是挂满墙壁的字画，如“医神”“现代华佗”“行善乎人望，宽宏德益彰”等，字里画间就是对王氏业医人生的真诚赞美。

这里值得浓墨重彩记上一笔的是，涉及孟河医派在湖湘的传播，我们称为孟河医派湖湘支派（《整合论治——陈大舜临床经验传承集》）。明清时期即有孟河医派名医频频往来湖湘，中华人民共和国成立后，孟河医派传人陈大舜、陈月秋、王行宽等从南京来长沙教学工作，弟子甚多，精研学术，成果丰硕。

七、尤昭玲

【名医小传】

尤昭玲（1949—），女，湖南省湘潭市人。湖南中医药大学教授，中医妇科学博士生导师，享受国务院政府特殊津贴专家，国家中医药管理局重点学科中医妇科学学术带头人，全国第四批名老中医药专家学术经验继承工作指导老师。1973 年考入湖南医学院医疗系（现湘雅医学院），1977 年获学士学位，并于同年进入湖南中医学院第一附属医院（现为湖南中医药大学第一附属医院）成为妇产科医生。于 1980 年考取湖南中医学院硕士研究生，归于郭振球门下。在郭氏的悉心指导下，秉承其中医诊断学是基础理论与临床实践的桥梁，应用微观与宏观相结合，系统学习了中医的理、法、方、药，逐渐将中医临证于临床，在中医道路上漫漫求索。尤氏在湖南中医药大学第一附属医院从事中医妇科临床、教学、科研工作三十余年，积累了丰富的临床经验。在月经不调、卵巢功能异常、多囊卵巢综合征、不孕、妇科肿瘤等疾病的诊治上推陈出新，创见独特，有较高的学术造诣和学术影响力。特别是创制的中医药辅助 IVF-ET 的“三期三法”，临床疗效显著，获得同行的一致好评。2021 年评为第二届全国名中医。

【著作简介】

1.《中西医结合妇产科学》：新世纪全国高等医药院校规划教材供中西医结合专业用。本书主要阐述了女性生殖系统解剖、女性生殖系统生理、妊娠生理、孕期监护及保健、正常分娩、妇产科疾病的病因与发病机制等 30 章内容。

2.《妇产科常用药对》：本书总论部分介绍了妇科药对的形成与发展、组合原则及形式、效应特点及运用等；各论部分则以妇科经、带、胎、产、杂病分类为纲，以病证分型为目，阐述了对其验之有效的药对 500 余对。

3.《妇科临床方剂学》：本书分 7 章阐述了妇科临床方剂学的概念、发展情况、分类、剂型等。探讨了妇科临床方剂与治法、病证、中药之间的关系，详细介绍了古今名家治疗妇科疾病的用药特色和经验等。

4.《中医妇科学》：本书分总论、各论、附录三大部分，分别介绍了中医妇科学的学术理论及临床诊治的源流、发展、基础理论，介绍了本学科 94 种疾病的诊治，及 257 种临床中成药主要成分、功能主治、用法用量及来源等。

5.《妇产科实验动物学》：本书是关于介绍“妇产科实验动物学”的教学用书，作者将平日收集整理和从事妇产科实验动物学研究的有关资料编辑成本书，以供实验课使用。本书供中西医妇产科临床研究及本学科博士、硕士研究生从事实验研究时参考。

【学术思想】

1. 最早提出和阐述“宫环出血病”的病名、病因病机、临床证治。宫环出血病系指育龄妇女放置宫内节育器（IUD）后所发生的以经期延长、月经过多、非经期阴道流血等异常子宫出血为主症的妇科常见疾病。相当于西医妇产科学所指妇女放置宫内节育器后子宫异常出血。其成因主要为气滞、气虚、出血、寒邪、热邪等，发病机制与瘀血内结及离经之血有关。宫环出血病的证型主要以肝郁血瘀证、气虚血瘀证和阴虚血瘀证最为多见，主要证类为经量增多和经期延长。血瘀的主症为舌质黯红，舌有瘀点或有瘀斑，认为血瘀是本病的主要病机，贯穿着疾病的始终。治疗上，在化瘀止血的基础上，经期第1～3天加用活血化瘀；经行第4～5天加用益气补肾、止血固冲、补气止血、养经调血；经净后加用调理冲任、调理气血。

2. 首次提出了妇女安全健康使用中药的生殖与遗传毒性评价技术平台。随着现代药学的发展，药物的用法用量及配伍发生变化，中药新药的安全评价已经把生殖毒性列入其中。一些中药药味具有遗传毒性，生殖毒性阳性或可疑阳性。尤氏强调，重视中药生殖安全性研究，必须加强对单味中药和中药复方的生殖毒理研究。根据妇科特殊三期，即种子期、妊娠期、哺乳期，应用该技术平台，加强对女性特殊时期用药及相关药物子代安全性的研究和观察，使妇科用药更加科学、更加安全，以利“优生优育”。

3. 提出IVF-ET中医辅治，三期三法。尤氏最早提出体外受精-胚胎移植（IVF-ET）辅助生殖技术的中医参与治疗的理念、程序、方案。确保施术成功和妊娠安全的前提下，最大限度地调节患者的整体健康，减轻患者在IVF-ET医疗施术中经历的不良反应，以期提高生殖功能，招募到足够数量的优质卵细胞，提高胚胎的质量，提高子宫内膜对胚胎的容受性，达到提高临床妊娠率和活产率的目的。

4. 提出通过观“形”察“色”巧辨女性卵巢功能。尤氏通过长期的摸索、实践，总结出了望眼识巢、人中诊巢、望唇辨膜、望舌识瘤、面色察巢、鱼际观宫、望形鉴巢七种方法观“形”察“色”辨女性卵巢功能，作为妇科疾病辨证施治的依据。

5. 提出应用时空观对卵泡发育异常的辨治经验。尤氏在诊治不孕症过程中，充分发挥中西医各自之优势，通过阴式 B 超监测所得卵泡的多少、形态、位置及内膜厚薄、分型、血流等信息，结合基础体温分析所得卵泡的生长速度、黄体期的长短等信息，遵循卵泡发育、成熟及排卵的时空规律，捕捉生长卵泡，结合肾-天癸-冲任-胞宫轴对月经周期的时空调控机制，中医治疗的切入点是为生长卵泡提供必备的精微物质，促进其具备生长、发育、逐渐成熟的潜力，为优势卵泡的迅速增大提供必备的精髓液质，促进成熟卵泡排卵柱头的形成，使卵泡具备球形、充满卵泡液、弹性好的三维特征，从而完成排卵。

6. 提出尤氏辨卵调泡六法。根据卵泡的生长时空特点和女性月经节律的生理特点，结合卵泡发育异常及月经节律失常的病理、胞宫气血阴阳盛衰的变化等而选择最佳时间给予综合治疗。为此，给卵泡发育异常确立了病、症、期、时相结合的整体诊疗新思路。

7. 提出了时尚妇科病“子宫切口假腔”的中医治疗。尤氏在治疗子宫切口假腔引起的经期延长时采用自拟经验方“四花汤”，具有益气清热，收敛疮口，祛瘀调经的功效。

【评价】

尤氏大医精诚，悬壶济世。在其近 40 年的行医生涯中，以“大医精诚，医德高尚，医技精良”的理念，始终以悬壶济世、治病救人为己任，其精湛的医术和高尚的医德，一直为患者所称道，被同行所敬佩。尤氏精心为妇女诊治疑难痼疾，诊治的每一个患者都可得到其自费印制的各种小册子，印有各种妇科病症的注意事项、饮食起居调理。尤氏还有 1 个专门为患者开通的手机，24 小时开机，专用于与患者信息沟通。尤氏在其创造诊疗奇迹的同时不遗余力地推广妇科保健知识，经常受邀赴全国各地进行学术演讲及科普讲座，以其高超的医术和醇厚的医德得到了各方的好评。

为着女人的健康，尤氏不停奋斗。“花最少的钱，帮患者看好病”“可做可不做的检查一律不做，可用可不用的药一律不用”是其治病的一贯宗旨，用尤氏自己的话说：“我就是一个为女人而生的人。”

八、袁长津

【名医小传】

袁长津（1946—），男，湖南津市人。湖南省名老中医，全国第四批老中医药专家学术经验继承指导老师。1967 年拜师甘国祯习医。1970 年底开始，当乡村医生 9 年；1978 年冬，成为县血防医院临床医师。1979 年冬，调临澧县人民医院。1982 年，调临澧县中医医院。1987 年师从肖佐桃。1993 年至 2007 年任省中医药管理局局长 14 年，仍从事中医临床工作。2021 年评为第二届全国名中医。袁长津对内科、儿科、妇科疾病以及各科急性病和疑难病症方面的辨治积累了丰富的临床经验，形成了自己独特的临床学术特色。

【著作简介】

1.《现代中医疫病学》：瘟疫流行，足以兴中医。本书总结了利用现代科技手段和传染病学的理论与方法，对古今中医疫病防治理论与临床经验，特别是因机证治规律的研究成果，全面反映了现代中医疫病学的基本内容，并通过中医疫病的典籍及医案，展现了数千年来中医疫病理论的博大精深及对防治疫病的重要作用与贡献。

2.《外感热病名医临证经验》：外感热病是一类以发热为主要症状的疾病，临床最常见。本书列举了常见的 20 种外感热病，从名著经典精讲、名医经验精粹、名方应用精析等方面进行论述。本书是“非典”后，湖南省卫生厅组织专家重点攻关项目、省科研课题成果总结，具有较高的创新性、学术性。

3.《20 世纪中医药学术发展概要》：概要总结和论述了 20 世纪中医药学术创新发展的主要成就。全书主要内容分上、下两篇。上篇系统论述了中医药基础理论的研究进展和成果，包括中医经典著作、藏象经络、辨证论治、病因病机、治则治法、药物方剂、医史文献等；下篇概要汇集了有关临床各科的中医药临床研究进展，涵盖了外感热病、内科杂病、外科、骨科、妇科、儿科、五官、肿瘤、针灸推拿等各科部分常见病及疑难病症的辨证论治和创新观点。

4.《百年沧桑谱辉煌》：对近百年的时代及国运的大变局中，我国中医药学术发展的艰难历程及其临床、教育、科研诸方面所取得的成果，首次做了一次比较全面的初步的总结。

5.《袁长津医案精华》：袁梦石、李旭主编。分为“名医传记”和“医案精选”两部分。“名医传记”由“医家小传”和“中医经典与临床”组成，“医家小传”记述了袁氏的立志学医、磨砺成才，以践行“弘扬中医药、服务老百姓”夙愿的心路历程和为中医药事业发展所作过的贡献；“中医经典与临床”则是由袁氏亲自撰写，该文系统深入地阐述了袁氏数十年潜心经典、勤谨临床所形成的辨治病证的思路和方法，包括：辨证论治、以通为安、以和为贵、以时为序、以人为本等 5 个方面。“医案精选”主要收集袁长津临床典型验案 150 例，涉及急症、肺系、心系、脾胃、肝胆、肾系、脑系、气血津液、头身肢体、皮肤、肿瘤等病证，从一个个鲜活的病案中，真实地反映了袁氏的临床经验、学术思想及辨治病证的思路和选方用药的特色。

6.《袁长津病证辨治实录》：蔡铁如、袁梦石主编。以袁氏临证验案为基础，综合其病证结合的辨治思路，真实地反映了其“整体恒动、辨证论治、以人为本”的诊疗理念及制法组方坚持以通为安、以和为贵、以人为本、攻补适度、顺应自然的原则和特色。

【学术思想】

袁长津强调哲学与医学结合，理论与临床结合，经典文献与现代研究结合。

1. 重视经典方药

袁长津善用“经方”治常见病、急危病症，融《伤寒论》和温病学诸家之长治疗急性热病及重症传染病，长于运用李东垣的调理脾胃诸法治疗慢性病及消化系疾病，擅长运用王清任活血化瘀方药及痰瘀同治法，治疗心、脑系统及肿瘤等疑难疾病。

2. 重视核心理念

袁长津认为中医学最核心理念为“整体恒动，辨证论治，以人为本，自然中和”。在人对疾病的认识上，强调天人相应、五脏一体、形神合一的整体恒动观。在对疾病的治疗原则上，应重视同病异治、异病同治的辨证论治观，而辨证论治的关键，是从整体观念出发，对现阶段所获知的证候进行综合分析和推理归纳，判定其内在的“病机”。在疾病的具体治法上，应重视“顺应自然”“以人为本”“以和为贵”“以通为安”的中庸适度观。在治疗时应时刻考虑到该患者身体的耐受能力和治疗的后果，要顾及患者自身的正气，以保住“留人治病”的余地和机会。

3. 重视动态平衡

袁长津重视“以通为安”“以和为贵”“以人为本”。流水不腐，户枢不蠹。中医学对人体生命及健康和疾病的认识，主要是以动态的观点去审视和判断，即《素问·六微旨大论》所谓“成败倚伏生乎动”。健康的生命始终在有序的运动变化之中，如饮食呼吸的出入代谢，气血、津液的升降输布等。人体生理功能的维持，主要靠体内脏腑气机的通畅，即《金匮要略·脏腑经络先后病》所谓“五脏元真通畅，人即安和”。

中医之谓“和”，有广、狭之分。广义之和，中医论病，无外阴阳失衡、脏腑失调、营卫失和、气血失和、正邪交争、虚实夹杂等，其汗、吐、下、和、温、清、消、补诸法，皆属“和气不和者也”，皆以达到“阴平阳秘”“人即安和”的目的，故诸法诸方皆可称之“和”。仲景之“和法”，即属于融祛邪与扶正于一方的治疗法则。

中医的经典著作传承了中国文化所谓“道法自然”及“以人为本”的传统思想和精神。《素问·保命全形论》说：“天地合气，名之曰人。”又称：“人以天地之气生，四时之法成。”即人是由天地阴阳之精气合而化生的，人的生命是一个生、长、壮、老、已的自然过程。经过数百万年的进化，人类自身已形成了比较完好的、能与时空环境相协调而致和谐的能力，在正常情况下，人体都具有较好的自然抗病能力、自我调节能力和康复能力。因此，中医对疾病的防治，是从整体观念出发，以人之生命为本，以养生防病为先，保护和帮助恢复人体的自然抗病能力和自我康复能力，即尽快恢复到中医经典所说的“正气存内，邪不可干”“精神内守，病安从来”“阴平阳秘，精神乃治”“五脏元真通畅，人即安和”的健康状态。

【评价】

袁长津自青年时代即立下了终身以“弘扬中医药，服务老百姓”为己任的志向，一直坚持潜心治学，勤谨临床，精通医理，博记名方，熟谙药性，又生性善良，通达人情。当一名好中医是他矢志不渝的追求，他对中医执着的敬业精神和临床学术造诣得到了业界的广泛认可。

袁长津一向恪守“重德、轻利、求疗效”的宗旨，在广大患者中深孚众望。

第三节 当代其他名中医

一、龙伯坚

【名医小传】

龙伯坚（1900—1983 年），名毓莹，男，湖南攸县人。现代医学家，中医医学史专家。1916 年入湘雅医学专门学校，1923 年毕业，先后任湘军军医处处长、长沙仁术医院医师、湖南肺病疗养院院长等。1931 年赴美国哈佛大学进修，获公共卫生硕士学位。1933 年回国，任湖南省卫生处处长等职。1949 年参与湖南和平解放工作。中华人民共和国成立后，任中央卫生研究院中医研究所所长、一级研究员。1957 年被错定为“右派”，后调入中国医学科学院医学情报所。

五四时期受新思潮影响，主编湘雅医学专门学校学生会举办的《新湖南》周刊，宣传救国救民的思想，并担任了由毛泽东发起组织的湖南学生周报联合会总干事。他因钦佩毛泽东思想和文章，曾恭请毛泽东继任《新湖南》总编，使《新湖南》继承了《湘江评论》的革命传统，推进了反帝反封建思潮的传播。直到新中国成立后，毛泽东在给龙伯坚的信中仍对此往事感到“与有荣幸”（《毛泽东书信选集》第 353 页，见图 6 - 3）。

1956 年开始，龙氏花费了一生的心血收集整理、标点、解读，进行《黄帝内经集解》的编纂，1978 年，由其儿子龙式昭代笔继续完成。这是两代人

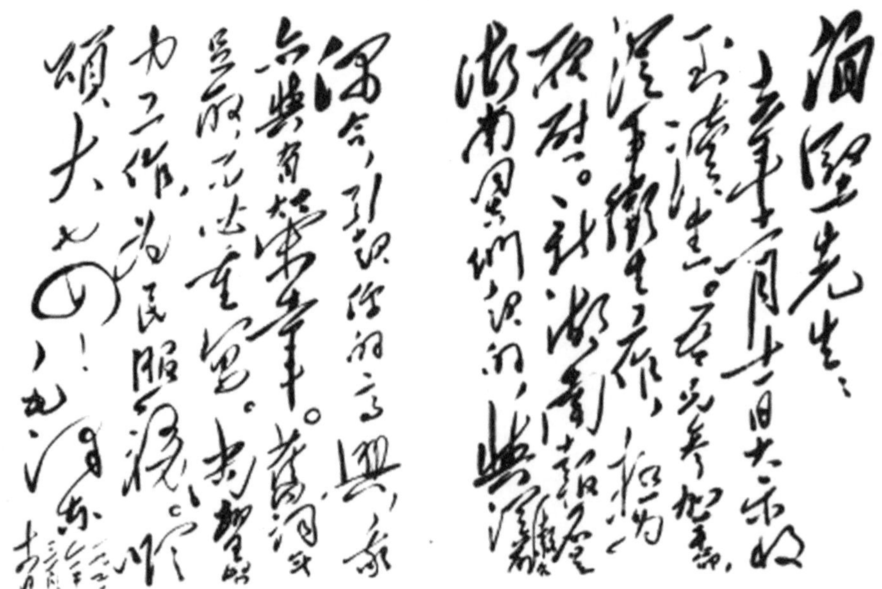

图 6-3　毛泽东主席于 1950 年写给时任湖南省卫生厅厅长龙伯坚的信，该信已收入《毛泽东书信选集》

花费半个世纪发掘祖国医学遗产，为人类奉献的一项伟大文明成果。

【著作简介】

1.《黄帝内经概论》：全书分 6 篇。第一篇是《黄帝内经》的初步研究。该篇对《黄帝内经》著书时代、主要内容及在世界医学史上的地位等，根据翔实的史料进行探讨，并与同时代西方医学经典文献希波克拉底的著作相比较，肯定《黄帝内经》已远远超越当时的世界医学水平。第二篇是《黄帝内经》中的阴阳五行学说。该篇对阴阳五行学说引入医学及其在《黄帝内经》中得以进一步专门化和发展运用等问题提出了自己的见解。第三篇是《黄帝内经》引用古医书考。该篇对《黄帝内经》引用上古医书加以考证，并略述其医学理论渊源，剖析先秦医学发展概况。第四篇是《黄帝内经》和有关三书篇目考。该篇将《黄帝内经》与《针灸甲乙经》《黄帝内经太素》《类经》三书的篇目章节依次列表对照。第五篇为重编全元起注本《素问》卷目，有助于研究《黄帝内经》及其纂辑注疏过程。第六篇是《黄帝内经》中的三焦考。该篇对历代医家有关三焦的认识加以考评，并提出了作者的看法。本书对研究《黄帝内经》与中国医学史有一定的参考价值，其中第三、第四两篇为校注医经提供了诸多方便。

2.《现存本草书录》：全书共七章。收载现存本草书 278 种，分《神农本草经》《综合本草》《单味药本草》《食物本草》《炮制（类）》《诗歌便读（类）》《杂著（类）》等章。每章分若干节，按年代前后，分述书名、卷数、著者版本及刊行年代，并简要介绍各书的内容、特点及文献记载等。本书对研究本草学有参考价值。

3.《黄帝内经集解》：分为《黄帝内经素问集解》《黄帝内经灵枢集解》。历代医学家对研究整理《黄帝内经》付出了辛勤劳动，做了许多校勘和解释的工作，只是还没有人把它们汇集起来。本书所做的就是这种汇集工作。首先是根据前人校勘的成果，将经文校勘固定下来，其次是根据前人训诂的成果将经文解释出来。这些在凡例中已有详细说明。本书除了注重校勘和训诂外，还特别注重了本经前后经文的互证和同时代其他书籍的旁证。对于本经前后的互证工作，明代的马莳做了不少。对于同时代其他书籍的旁证工作，日本的丹波元简父子做了不少。现在只是在他们几位已有的基础上作了若干补充。本书特别注重以经解经，例如人迎、尺肤、五脏脉等，都以本经前后经文为根据来加解释，所采用的集解也以合乎这一原则为要。凡是后人以《难经》及王叔和《脉经》为根据的注解，和经文主旨有抵触的，概不采用。本书每篇末附有现代语的译文，这只是一种试译，虽已尽了很大的努力，还是有许多不满意的地方。

【学术思想】

龙氏中西汇通，医文贯通，中国传统文化底蕴十分深厚，他对中外医学史进行了客观的比较，花费很大精力潜心研究《黄帝内经》，是湖南近代声名卓著的中西医结合大家。

1. 以经解经，堪称后世治学之典范

龙伯坚用多年的心血收集整理、标点解读，采用清代汉学家、考据家的方法，广泛收集历代医家相关的文稿，并对浩瀚如烟海的各种中医史料，进行整理、考究、校勘、训诂，集编成册，终成《黄帝内经集解》。在编撰上秉承着认真严谨，精益求精的治学精神，旁征博引，参以己见，砥砺德行，堪称后世治学之典范。他在《黄帝内经集解》序例中说："为了慎重起见，以前人业有成说为主，再于其中严加选择，不敢凭臆逞私，以免无知妄改。"龙氏所著《黄帝内经概论》中，开创了校勘集著研究《黄帝内经》的方法，从书名、卷数、著作时代，以其广博的视野，博采众长，精勤博访，终成旷世杰作。龙氏的文献学研究成就得到英国科技史学家李约瑟的肯定，认为《黄帝内经》是"中国的希氏全集"，《黄帝内经概论》是"有价值的补充"。龙氏不仅为促进中西医结合、医学学术交流做出了贡献，而且对我国新医学的创造起到了推动作用，填补了世界医学史上的中医空白。

萧栋梁所著《龙伯坚和他的<黄帝内经集解>》中指出：《黄帝内经集解》的五个特点：其一，根据原书，详细注明来源，未敢掠美，只在必要的地方作了些补充的证明或说明。其二，除了注重勘校和训诂外，还特别重视对前后经文的互证和同时代书籍的旁证。其三，因为《黄帝内经》大部分是两千多年前的文字，时代久远，字句简略，意义含混，又由于经文并不是出自同一个人手笔，亦不是同一个时代的作品，其中前后不一致的地方颇多，历代医学家有过不同解说。而这些解说均反映了不同时代的医学思想发展过程，也是医学史的一项重要资料。因此，对这些解说，凡是持之有故，言之成理者，一律加以采纳收编。其四，该书尤其注重以经解经，例如人迎、尺肤、五脏脉等，都以前后经文为根据来作解释，所采用的集解也以合乎这一原则为限。凡是后人以《难经》及王叔和《脉经》为根据的注释，和经文颇有抵触，概未采用。其五，在《集解》的每篇之末，均附有现代语的译文，可帮助人们加深对我国这部最早医学经典的理解。充分展现了龙氏在编撰上秉承着认真严谨，精益求精的治学精神，旁征博引，参以己见，是后世治学的典范。

2. 融汇中西医，将中医与现代医学相结合

从龙氏《黄帝内经的光辉成就》对《黄帝内经》的解读中可窥一二。《灵枢·决气》说："壅遏营气，令无所避，令无所避，是谓脉。"认识营气藏在脉中，围住营气使它不能流动的就叫作脉。这是血管的一个很好的定义，至今仍用。《素问·脉要精微论》说："夫脉者，血之府也。"《内经》虽然没有将动脉管和静脉管区别开来，但它已认识有两种血液的不同，并且已认识了血清的存在。如《灵枢·血络论》说："血出而射者，何也？"这很明显是说动脉的血液。"黑少，黑而浊者，何也?"这很明显是说静脉的血液。《素问·三部九候论》讲人身上部切脉时说："上部天，两额之动脉。上部地，两颊之动脉。上部人，耳前之动脉。"两额之动脉是颞浅动脉的额前支，两颊之动脉是颌外动脉，耳前之动脉是颞浅动脉。由上可见，这只是对血液循环的初步认识，这种认识在世界医史上是最早的。在全国探索中西医相互结合的初始时期，龙氏以发展中医学术和中西医结合的高瞻远瞩，结合现代解剖学，将古老的中医学著作结合现代医学术语，这在很大程度上改进和创新了中医学，让全世界关注到这一伟大的沧海遗珠，弘扬了中医学遗产。

3. 融入现代哲学思维，促进哲学与科学的融合

冉雪峰在《哲学安于科学上》中提出："科学为哲学之骨，哲学为科学之干，哲学无科学作骨，失之空疏，科学无哲学作干，过于呆板。"龙氏顺应时代要求，与时俱进，融入现代哲学思维，从其所著《黄帝内经概论》之《黄帝内经的光辉成就》中可以看出，结合了唯物、辩证、联系的哲学思想，为后世解读、研究《黄帝内经》做出了巨大贡献。首先，坚持唯物的观点，否定鬼神，认为疾病是有原因的，内因或外因，没有什么神秘的。再者，认为疾病是逐渐发展的。如《素问·玉机真脏论》说："是故风者，百病之长也。今风寒客于人，使人毫毛毕直，皮肤闭而为热。弗治，患者舍于肺……弗治，肺即传而之肝……弗治，肝传之脾……弗治，脾传之肾……弗治，肾传之心……弗治，满十日法当死。"这充分展现了疾病是发展的观点，这种将哲学与科学结合的学术主张，在当时是很难能可贵的。

【评价】

龙氏出身世家，但他不染纨绔习气，从小用功读书，力求上进。"文字高华，才思芬芳"，这是章士钊和谭延闿对他的赞扬。龙氏是共产党的好朋友，他千方百计保护中共地下党负责人的故事为后人流传，为人民解放事业做出了积极的贡献。

龙伯坚的一生是勤奋不息的一生，是战斗的一生。他一直致力于中国医学方面的研究，为继承祖国医学遗产、弘扬中华民族的医学成就做出了重要的贡献。

二、张怀安

【名医小传】

张怀安（1918—1996 年），原名张先慧，男，湖南省望城县人。首批全国老中医药专家学术继承工作指导老师，终身享受国务院政府特殊津贴。曾任湖南中医药大学第一附属医院中医眼科副主任医师、副教授，首届全国中医眼科学会荣誉委员。曾获“全国卫生文明建设先进工作者称号”“湖南省劳动模范”称号。

1929 年，张氏少时学医于文日新，1933 年，悬壶乡里。1975 年后专攻眼科。1979 年张怀安作为全国的名老中医，被选调至湖南中医学院（现更名为湖南中医药大学）第一附属医院工作。张怀安接诊来自中国台湾和香港地区以及新加坡、日本等国家的眼科患者。有位日本友人牟田口裕之，因患视网膜色素变性病 40 多年，被国外医生认为是“不治之症”。张氏和同道一起采用中医综合治疗，历时半年的悉心诊治，终于使他“重见光明”。牟田口裕之十分感激，为医院捐赠了“荧光眼底血管造影”等高级眼科仪器，并赠送一辆豪华轿车给医院用来接送患者。还在日本的《读卖新闻》上发表题为《奇迹之光》的文章，赞美张氏及中医中药。此后新闻媒体还相继报道此消息，被人们广传为佳话。而后新加坡、印度尼西亚、韩国、美国等国家和地区的眼病患者慕名而来。

张氏终年 78 岁，为实现“老者安之，少者怀之”的理念，一刻也不曾停息过。

【著作简介】

1.《暴盲从肝论治的体会》：根据“肝开窍于目”“肝受血而能视”“肝气通于目”等理论，治疗本病，收到满意的疗效，将临床治疗体会总结于本文中。

2.《原发性青光眼从肝论治八法》：根据“肝开窍于目”“肝受血而能视”“肝气通于目，肝和则能辨五色矣”等理论，分辨肝热、肝火、肝阳、肝寒、肝虚等临床表现，采用疏肝清热、清肝泻火、柔肝滋阴、疏肝解郁、理肝祛瘀、温肝降逆、平肝潜阳、补肝滋肾八法论治，临床疗效较好。本文介绍了从肝论治八法的治法与方药。

3.《聚星障从风论治的体会》：聚星障是一种常见眼病，且顽固难治，往往反复发作，拖延数月或数年不愈。本文分享了从风论治、以祛风为主的治疗思路，分别配用清热、散寒、燥湿、益气、养血、滋阴、退翳等法，取得较好疗效。

4.《论圆翳内障的成因与治疗》：本文就圆翳内障的成因与治疗方法进行了论述。圆翳内障是瞳神内的睛珠发生混浊，渐变白色，影响视力的慢性眼病。该病多发于50岁左右的老年人，年龄越大，发病率越高。根据睛珠混浊的形态、部位、色泽的不同，而有冰翳、滑翳、涩翳、浮翳、沉翳、横翳、偃月翳、枣花翳、白翳黄心、黑水凝翳、如银障症、青盲有翳候十余种名称，多为双眼，先后发病。

5.《张怀安医案精华》等：湖湘当代名医医案精华之一。收集张氏医案153例，经验方41首及常用名方64首。另有《张怀安眼科临床经验集》《张怀安眼科经验电子计算机程序研究》。董建华《中国现代名中医医案精粹》湖南名医医案部分，也收有张怀安医案。

【学术思想】

1. 外障眼病，祛风为先。张氏认为，眼科病同全身诸多疾病一样，其致病之因，不离外感六淫和内伤七情。“巅顶之上，唯风可达”，眼在五官中居位最高，而六淫之中，以风邪为主要致病因素。常表现为眼部红赤、迎风流泪、羞明怕光、涩痒不适、眵多胶结，或出现星点、云翳、赤膜、白膜、胬肉等，症状多发生在胞睑、两眦、白睛、黑睛等部位，此属外障眼疾，治疗应以祛风为先。

2. 内障眼病，治肝为要。眼能视万物，别黑白，审长短，其功能有赖于

"五脏六腑之精气，皆上注于目"之说。又"肝开窍于目""肝和则目能辨五色矣"。故五脏六腑之中，肝与眼关系最为密切。内眼病的主要症状如患者自觉视物昏矇、似笼薄纱、眼前黑花、蛛丝飘浮、飞蝇幻视、视直如曲、视定反动、夜盲，甚至暴盲等，无一不与肝相关。张氏根据《黄帝内经》理论，总结前人经验，结合内眼病的特征和自己多年的临床实践，摸索出从肝论治内眼疾病的一套方法，丰富了眼科治疗学的内容。

3. 中西互参，病证结合。张氏认为眼睛为五脏六腑之精气所注，因此，眼睛局部的病变可反映全身情况，故望诊（包括运用现代医学仪器检查）在眼科中占有重要位置。尤其是有的眼病在全身症状不明显时，更是如此。如黄斑水肿多为肝郁脾湿，宜解郁渗湿；视神经乳头水肿初期伴充血，多属湿热，宜清热利湿；水肿日久弥漫散塌多为虚寒，宜温补脾肾；新鲜渗出多为软性，边界模糊，多属痰湿郁积，宜解郁化痰；陈旧渗出多为硬性，边界清晰，多属肝肾阴虚，宜滋补肝肾，佐以软坚；眼底出血，时间短，色鲜红与水肿渗出同时存在，多为热入脉道，迫血妄行，宜凉肝泻火；出血时间长，色紫红，多为肝郁气滞，脉络受阻，宜疏肝解郁。

【评价】

张氏的一生战斗在医疗卫生的第一线，以治病救人为己任，不问城乡老幼，不问贵贱妍媸，急患者所苦，虑患者所虑，待患者胜于至亲，为中医事业贡献了毕生的精力。他言传身教，毫无保留地将自己的经验传授给年轻医生，培养了一批又一批眼科专业人才。他是一个高尚的人，一个心地善良的人，他用自己的精湛医术竭诚为患者解除痛苦，用真挚的心体贴温暖着患者，他是我们毕生学习的楷模。

曾有人劝张氏放下担子享受子孙绕膝之福，他却说："我要在有生之年，把幸福寄托在为发展和提高我国中医的事业中，放在恢复眼病患者的重见光明上！"这样一束光芒万丈却柔和温暖的奇迹之光，射入所有医者的心田。像是一道传承，让我们沿着这束光指引的方向，如同站在巨人的肩膀上，不遗余力地耕耘在杏林中，为祛除广大患者的痛苦而努力。

三、郭振球

【名医小传】

郭振球（1926—2011 年），又名兆荣，男，湖南省长沙人。湖南中医药大学教授，博士研究生导师，国家级名老中医指导老师，国务院政府特殊津贴专家，微观辨证学的开创者。曾任湖南中医药大学医经、诊断学教研室主任，世界传统卫生组织诊断学专业委员会主任委员，国务院学位委员会博士点通讯评议专家，国家自然科学基金委员会函议专家等职。2000 年获英国皇家联盟科学院授予荣誉院士称号，2002 年被美国诺贝尔医学院聘任为院士。郭氏出身于中医世家，1941 年承父遗志研读中医，自 1948 年毕业后开始行医。1962 年调入湖南中医学院任职。

郭氏主张中医诊断学是基础理论与临床实践之桥梁，应宏观与微观相结合。耙梳中医学古籍文献，整理了中医诊断学发展简史等，率先开展中医现代化研究。

郭氏提出了主诉辨治法，提纲挈领地构建了十步辨证论治模式，对内科、妇科、儿科常见病及疑难病、急症均有独到经验，对糖尿病、肾病、小儿惊风、不孕不育等诸多内科、妇科、儿科病证均有独到见解和临床经验。

【著作简介】

1.《儿科证治学新诠》：阐述了儿科的诊法、辨证和治法等，诠释各病症定义、特点、范畴、病因病机及其诊断、辨证规律；择要介绍中西医结合辨证论治的其他特殊方法。另有《内科证治学新诠》《妇科证治学新诠》。

2.《中国现代百名中医临床家丛书——郭振球》：本书是郭氏的临床经验纪要。主要对肺、脾、胰、肝、心、脑、肾脏等常见病、多发病，进行医案举隅，专病论治。另有《郭振球临床经验辑要》。

3.《实用中医诊断学》：本书分绪论、上篇诊法、中篇辨证、下篇临床综合应用、附篇诊断学发展与展望等部分。绪论从整体上介绍了中医诊断学的发展简史、学科范围、理论基础、与临床关系等内容。诊法部分，在继承传统四诊的基础上，增加了特色诊法和诊法综合运用。辨证部分，介绍了13种辨证方法。《世界传统医学诊断学》：本书从源溯流，分绪论、诊法学、病证学、病案学和微观辨证学，集成创新，颇切实用，是一部完整的适宜于研究生学习使用的诊断学教材。另有《中医诊断学》教材、《常见病辨证论治系统微型机的应用研究》《微观辨证学研究》。

4. 其他著作：《中医入门一本通：名医教你学中医》《中医临证学基础》《实用中医内科学》《中医儿科学》《血病学研究》《简明难经注疏》。

【学术思想】

1. 自创治风四法。郭氏认为中风病病机主要是五脏亏虚，肝风自中而发，气血上奔，痰瘀壅阻，导致脑脉痹阻或血溢脑脉之外。临床表现以内风、痰浊、血瘀三证为普遍，其演变一般为风、痰、瘀，最后导致营血亏虚，五脏虚衰。故临床辨治上可寓熄风、化痰、消瘀与理虚中。结合微观辨证学，自创降压熄风、祛痰降脂、活血化瘀和降血糖“治风四法”论治；并提出“心中风”，将“治风四法”推及胸痹胸痛等心血管病的防治，临床上取得良好疗效。

2. 提出四对急治法。郭氏总结了历代论治急症的文献，提出开治与发治法、解治与闭治法、吐治与泻治法、火治与霸治法四对急治法，构建内科、妇科、儿科急症证治新诠体系，整理了三科常见急症的病因病机、证治及参考治疗，以“诗”加“诠”的形式撰成。实现了建立常见病辨证论治电脑网络系统，成功复制肝纤维化血瘀模型、自发性高血压阴虚阳亢证模型，开展了微观证治和药证学实验。

3. 提出“微观辨证学”概念。包括微观舌诊、微观病机、微观证治、微观药证等微观辨证系统。微观辨证学必须坚持以中医经典辨证为向导。四诊“司外揣内”宏观辨证，结合应用现代新科技，深入到细胞化学、神经递质、激素、免疫及基因调节，以阐明病证传变规律。要以诊病与辨证相结合为前提，提高证治的针对性、准确性，证治与专方、专药相结合，旨在创新开拓中药单方和复方以提高临床疗效和服用安全性。参以循证医学，务使微观证治规范化及技术标准化。

【评价】

郭氏用传统医学的道德准则要求自己，以医者仁术为人民服务，怀仁厚德，廉洁淳良，求真务实，博学笃行，以德育人，与人为善。在人民群众眼里，他是一名全心全意为人民着想的共产党员；在患者眼里，他是一名苦患者所苦的仁心良医；在后辈眼里，他是一名值得敬重和学习的良师益友。

郭氏执教六十余载，曾为专科生、本科生、研究生讲授中医诊断学、中医基础理论、伤寒论等课程，培养了数辈中医学生，其中博士 14 名、硕士 16 名及高校师资就达百余名，其学生大多已成为学术骨干和学科带头人。郭老还多次应邀赴美国、英国、日本、澳大利亚、韩国、泰国等国家讲学，为中医学的传播做出了贡献。

四、谭敬书

【名医小传】

谭敬书（1931—2008 年），男，湖南湘潭人。1956 年毕业于广州中山医学院。1959—1962 年在广州中医学院离职学习中医。1974 年调入湖南中医药大学第二附属医院工作，创建了该院耳鼻喉科。谭敬书是新中国培养出来的现代中西医结合专家，湖南省首批名中医（1999 年）。谭氏提出了“官窍脏腑相关学说”“清窍清阳相关学说”等在专业领域较著名的学术观点。在培养研究生的过程中，开展了“肾耳相关”“鼻肺相关”等基本理论的实验研究，并对变应性鼻炎、感音神经性聋、慢性咽炎、咽鼓管异常开放症等疑难病症，从中医或中西医结合角度，分别进行了有益的探索，影响较大。

【著作简介】

1. 《中医耳鼻喉科学》：全国中医院校函授教材，中医特色鲜明，条目特别清晰，影响了一批读者。

2. 《中国现代百名中医临床家丛书·谭敬书》：该书记录了谭氏耳鼻咽喉科临床经验总结及重要医论 14 篇，包括 27 种疾病的医案与内服、外治经验方，并介绍了其从医过程。该书可供耳鼻咽喉科临床医生、实习生、进修生，以及医学院校耳鼻咽喉科教师、研究生参考之用。

【学术思想】

1. 提出“官窍脏腑相关学说”。谭氏首次提出该学说，并在培养研究生的过程中，开展了“肾耳相关”“鼻肺相关”等基本理论的实验研究。谭氏认为，官窍脏腑相关学说是以五行学说、脏腑经络学说等为基础，来研究眼、耳鼻咽喉、口齿唇舌等诸清窍器官生理病理及其疾病防治规律的学说，是五官科最重要的基本理论。其基本观点有四：①整体结构论。强调眼、耳鼻咽喉、口齿唇舌诸窍器官与整体，特别是与脏腑在结构方面的统一性和完整性。②机能协调论。重视眼、耳鼻咽喉、口齿唇舌等五官生理与脏腑功能之间相互联系、相互影响、相互依赖的密切关系，特别是强调官窍生理功能对脏腑功能的依赖性。③病证归属论。强调脏腑经络失调对官窍疾病发病学的主导作用，对官窍疾病注重从脏腑经络病理来认识、归类。④脏腑证治论。在诊疗方面，重视脏腑辨证论治，注重以调整相应脏腑经络的气血阴阳、寒热虚实为防治大法，注重脏腑用药式和窍脏结合用药式。

2. 提出“清窍清阳相关学说”。谭氏认为，清窍清阳相关学说是以升降理论、气血津液理论和脏腑理论为主要基础，来研究眼、耳鼻咽喉、口齿唇舌等头面诸窍器官生理病理及其疾病防治规律的学说。其基本观点有三：①清阳出上窍论。在生理学上强调和重视眼、耳鼻咽喉、口齿唇舌等诸窍器官有赖于清阳的温煦、濡养、护卫的关系。②清浊升降失调论。在病因病理学方面重视和强调清浊升降失调对清窍疾病的发病学作用及其在清窍病理变化中的主导作用。③升清降浊论。在治疗学方面重视和强调眼、耳鼻咽喉、口齿唇舌等诸窍疾病的防治，以升清阳、降浊阴为指导思想，特别重视益气血、升清阳和升中有降、降中有升的扶正祛邪法则的应用。

3. 活血化瘀，突破传统的辨证思维。谭氏善于运用活血化瘀方法治疗耳鼻咽喉科疾病。他认为，耳鼻咽喉慢性病或久病的全身病机主要有三：①肺脾肾阳气亏虚，清阳不升，浊阴不降，寒邪湿浊滞留清窍。②脏腑郁热，上干清窍。③阴液精血不足，官窍失养。局部病理以气血瘀滞最为重要：如寒主收引，气血运行不畅，病久气血郁滞，脉络痹阻；脏腑郁热上干，血壅脉络，日久则气血郁滞；痰浊凝聚，以致积液、肥厚、增生、息肉、小结等症者，日久亦致气血瘀滞；阴血不足，官窍失养，脉络空虚，日久则痹阻不通。根据中西医结合病理看，气血瘀滞的病理生理机制主要是微循环障碍，一般反映为微血管形态异常、血管扩张、闭锁，血液黏度升高、血流缓慢、瘀滞等，在临床上则多表现为病变部位的色泽改变（暗淡、暗红、紫赤）、肿胀、增生、肥厚、萎缩（包括退行性变、骨质吸收等）、干燥、皲裂、血管扩张显露或稀少，以及疼痛等。因此耳鼻咽喉很多慢性疾病均存在不同程度的气血瘀滞病机。如慢性鼻炎、慢性鼻窦炎、慢性咽炎、慢性喉炎、慢性扁桃体炎，往往存在有黏膜肥厚、增生、枯萎、息肉、小结等病理改变；感音神经性聋、末梢性感受性嗅觉减退与障碍、声带瘫痪等病症，容易出现神经组织退行性变；渗出性中耳炎的鼓膜改变与中耳腔病状，往往与气血瘀滞有关，等等。这些病症均适合于以活血化瘀的方法为主或为辅进行治疗，常用方剂有桃红四物汤、补阳还五汤、会厌逐瘀汤、大活络丹之类，常用药物如当归尾配丹参、桃仁与红花、赤芍合牡丹皮、三棱加莪术、柴胡合川芎，以及穿山甲、水蛭、路路通之类。

【评价】

谭氏的一生留给后辈很多东西，对学生的思想、工作、学习、生活等各个方面都具有举足轻重的影响。他治学严谨，钻研精神强，孜孜不倦，是后辈学习的榜样。他医术精湛，博采众长，中西医结合，思路开阔，因病制宜，疗效显著。临床治疗方法多样，如手术方法、针灸方法、辨证论治、中医外治等，还创造了治疗耳鼻喉科疾病的多个内服、外治经验良方。他医德高尚，关心患者，细心诊疗，业余时间对患者求助热心应诊，赢得了众多患者的广泛好评。

他为人忠厚，讷于言谈，慈祥善良，诚信务实，既不争强好胜，也不唯唯诺诺，言不多而听者众，语不惊而信者众，从不争功邀宠，从不怨天尤人，从不两面三刀，对公益从不袖手旁观，从不为领导添乱，从不为他人添堵，无论在干部、群众心中，他都是大好人。

五、欧阳恒

【名医小传】

欧阳恒（1939—2015 年），男，湖南安仁县人。1964 年毕业于广州中医学院，一直在湖南中医药大学第二附属医院外科工作。全国道德模范提名奖获得者，全国名老中医药专家第二、第三、第四批学术继承指导老师，湖南省名中医（1999 年）。

欧阳氏在中医皮肤科领域从事临床教学科研六十余年，始终坚持中医药特色疗法的开展及推广，中医理论功底扎实，临床经验丰富，学识造诣颇深。对于皮肤疮疡疑难病症的诊疗独具专长，尤其擅治白癜风、银屑病、湿疹、皮肤癌等顽固难治性皮肤病。

【著作简介】

1.《实用皮肤病诊疗手册》：书中论述了皮肤病的基本特征、主要检查手段及中西医防治方法；详细介绍了 300 余种常见皮肤病、性病的诊断及鉴别诊断要点和治疗方法；阐述了皮肤病的中医治法和常用方药等内容。

2.《湿疹的诊断与治疗》：本书重点介绍了湿疹的治疗方法，包括药物治疗、光化学疗法、放射疗法、中医药疗法等，并精选了部分名医诊治湿疹医案和中医古籍。

3.《银屑病的诊断与治疗》：本书系统地介绍了银屑病的病因、病理、临床表现、实验室检查、诊断与鉴别诊断，详细介绍了银屑病的治疗方法，包括药物治疗、物理治疗、中医治疗、替代疗法及饮食疗法。

4.《白癜风的诊断与治疗》：本书介绍了白癜风的病因病机、临床表现与疗效标准、实验室检查、诊断与鉴别诊断，详细介绍了白癜风的治疗方法。

5.《颜面皮肤病中西医结合诊治》：本书分基础理论篇与临床篇。基础理论篇简述了颜面皮肤的解剖组织学、生理病理学、经络走向等内容。临床篇重点对常见的颜面红斑性皮肤病、颜面色素性皮肤病、面部丘疹性皮肤病等 129 种颜面皮肤病做了介绍，包括病因病机、临床表现、诊断依据、辨证辨病治疗，以及治疗评价、预防与护理诸多方面。

6.《欧阳恒皮科学术经验集》：欧阳恒从事中医皮肤科临床工作四十余年，对中医皮肤科有很深的造诣。其临床技术全面，对皮肤疮疡疑难病症独具诊疗专长。本书重点介绍其皮肤科学术经验，包括导引篇、基础篇、临床篇、病案篇、社会责任篇5个部分。另有《欧阳恒临床医案集》《当代中医皮肤科临床家丛书：欧阳恒》《欧阳恒医案精华》。

【学术思想】

1. 以色治色法，即以用药之色反其病色的治疗方法。以色治色法是以药物之外观色泽反其皮损颜色的治疗方法，在皮肤科针对色素性皮肤病黑白颜色盈亏的特点，根据中医学“金水相生”的原理，以及“白色入肺、黑色入肾”的五色配五脏理论，运用“以色治色法”对色素性皮肤病进行治疗，多选用与病变皮损颜色相佐的中药材，以“白”反其“黑”，或以“黑”反其“白”，以达到“黑白消长平衡”，维持皮肤的正常颜色。

2. 以形治形法，即以用药之外形相形病象的治疗方法。以形治形法是模拟皮损外观形态选用相形药物的治疗方法，古人认为药象与人象或病象的本质是相感应、有关联的。清代徐灵胎《神农本草经百种录》云：“凡药之用，或取其气，或取其味，或取其形，或取其质，或取其性情，或取其所生之时，或取其所成之地，各以其所偏胜而即资之疗疾，故能补偏救弊，调和脏腑。”

3. 以皮治皮法，即以药之皮部入药治疗皮病的方法。以皮治皮法是取药材之皮部入药以治疗某些皮肤病的治疗方法。橘皮、青皮形似毛孔，可走皮毛，用于皮肤水肿性疾病；蝉蜕是蝉从幼虫变为成虫时蜕下的壳，《本草纲目》中记录蝉“昼鸣夜息”，对于发生于白天的皮肤瘙痒性疾病，可用其散风止痒；地龙生活在土壤中，“昼伏夜出”，《本草纲目》曰：“性寒而下行，性寒故能解诸热疾，下行故能利小便，治足疾而通经络也。”故常用于治疗顽固性皮肤瘙痒及结节状皮疹，尤其是瘙痒常发生于傍晚及夜间。

4. 寓搔意治瘙痒法，即是模拟搔抓之类外部形象相对选用带钩、刺、棘类药物的治疗方法。皮肤疾病中，瘙痒是最为常见的自觉症状，患者奇痒难忍时，常常以搔之出血为快。寓搔意治瘙痒法是取象思维的体现，采取模拟搔刮搔抓之类工具外形，选用带钩、刺类药物，如佛手、皂角刺、白蒺藜、钩藤等配伍到祛风止痒或养血润燥的方药中，对于瘙痒症状的缓解具有增强效应。

5. “以毒攻毒移毒”法，即将药物猛烈之毒药进行适当的炮制或配伍，用于治疗顽固性皮肤病的方法。成为“取类比象”在皮肤科成功应用的典范。皮肤科中如治疗结节性痒疹，可选用虫类祛风解毒药，如全蝎、蜈蚣、小白花蛇等；神经性皮炎局限性苔癣化者用斑蝥酊等；皮肤淀粉样变外用狼毒、大风子；顽固性银屑病可用乌梢蛇、全蝎、土鳖虫等。若是疮疡兼腑结不通，一般泻药难下者，妙用巴豆仁和饭搓丸可解危难之急。

【评价】

欧阳恒曾说：“好药‘金不换’，好的德行操守也一样。”从医六十余年，欧阳氏一直坚持“三不原则”：不拿红包，不开大处方，不用回扣药。因为医术精湛，求诊的患者络绎不绝，患者称赞他“医风医德高尚，比亲人还亲”。欧阳恒始终把患者放在第一位，在他病重时都没有拒绝过任何一个上门求诊的患者，将病房变成了诊室，仁心仁术实乃后辈之楷模。

欧阳氏平时严于律己，宽以待人，以自己的言行为范例，师生关系非常融洽，学生称他是“关心青年后辈的好老师”。欧阳氏一直在努力为国家培养高质量、高层次的中医师。欧阳氏一生致力于发扬传统中医药特色，为解决民众疾苦，为发展我国的中医药事业做出巨大贡献。

六、谌宁生

【名医小传】

谌宁生（1933—2020 年），男，湖南临湘人。湖南中医药大学第一附属医院主任医师，国家肝病中医医疗中心奠基人，第二批全国老中医药专家学术经验继承工作指导老师，第一批湖南省名中医（1999 年）。

1949 年中华人民共和国成立前曾参加湖南省湘北建设学院第一期学习

班；嗣后考入湖南省第二卫生学校医士班学习两年，1952 年 10 月毕业，分配到湖南省政府医务所担任医生工作 4 年；因响应国家向科学进军的号召，于 1956 年 9 月调干考入广州中医学院（现广州中医药大学），师从周邵九，至 1962 年 9 月毕业，然后分配到北京市中医医院，从事临床医师工作；1963 年 7 月调入湖南省精神病医院，因省政府医务工作的需要，仅工作 3 个月，于 1963 年 10 月又调回湖南省政府医务所担任中医治疗工作 1 年；为了搞好中医继承工作，1964 年 10 月调入湖南中医学院（现湖南中医药大学）从事医教研工作，至 2020 年 2 月。谌氏首次提出“肝郁脾虚血瘀”是慢性肝炎及肝硬化的关键病机，主张在疏肝健脾基础上加用解毒、补肾、活血化瘀等法，提出“审因理脾”及“截断逆挽”的学术思想。

【著作简介】

1.《中医治疗病毒性肝炎的研究与实践》：本书在全面收集中医药治疗病毒性肝炎理论与实践的基础上，结合作者及其单位多年积累的诊治病毒性肝炎的经验，编写成书。本书共分 11 章。第 1 章论述中医对病毒性肝炎的认识及历史进展。第 2～6 章为本书主要内容，分别论述了急性病毒性肝炎、慢性病毒性肝炎、重型肝炎、肝炎后肝硬化和淤胆型肝炎的中西医治疗及研究新进展，附有主编及作者单位典型病案。第 7～9 章收录了防治病毒性肝炎的临床常用中草药、有效方药（单方、验方）和中成药，方便临床选用。第 10～11 章介绍了针灸及其他疗法、药膳与饮食，可供医生和患者选用。

2.《国医名师谌宁生临床精粹与理论探索——从医六十周年暨八十华诞纪念》：全书 30 余万字，论述内容丰富而广泛，不仅有以肝病为重点的临床实践医学，而且还有内科癌症及疑难杂病，更有理论研究和学术性探讨。前五章分别论述了急性肝炎、慢性肝炎、重型肝炎及肝硬化的中医病证及论述等，并提出了个人的独特见解。后五章介绍癌症的辨证论治原则及必须扶正与祛邪相结合的体会；论述内科及疑难杂症的分证论治。并对某些中医理论问题进行争鸣与商榷，阐述了对中医药发展的科学发展观。

3.《湖湘当代名医医案精华——谌宁生医案精华》：该书精选了谌氏从

医过程中诊治的病案110例。主要病种为肝脏疾病（含急性肝炎、慢性肝炎、肝硬化、重型肝炎和肝癌等），大部分医案为谌氏亲自诊治，部分病案为科室大查房的病案。所选病案诊疗过程资料较为齐全，理法方药相对齐备，病案讨论相对完善。本书内容丰富，观点客观，论理清晰，可供临床医生、医学生、患者参考使用。

【学术思想】

1. 肿瘤的论治原则。谌氏认为论治肿瘤必须辨证与辨病相结合。辨证与辨病相结合，是多年来中西医结合通常运用的一种行之有效的方法，有利于中西医共同总结经验，提高疗效。如果只有辨证而不辨病，则西医对临床诊治方法很难掌握，亦无法总结经验，更无法与现代医学和最新科学技术成果相结合，就谈不上如何发展中医药学。反之，如果只有辨病而不辨证则临床医生就会简单地见什么病，开什么方，用什么药，不会随证加减，证变而药变，自然无法提高疗效。更危险的是废弃了中医理论的特点——整体观念和辨证论治，势必导致以“废医存药”开始，以“中医无用”而终，更谈不上如何保持和突出中医的特点特色，继承和发扬祖国医药学则成了一句空话。所以辨证与辨病相结合，是中医和西医结合治疗肿瘤必须掌握的基本方法和重要手段。

2. 内科疾病的论治原则。内科疾病范围较广，内容较杂，病种较多，为五科（内科、外科、妇科、儿科、五官科）之首，但辨证论治方法均可采用五脏分证论治。以尿血为例，其病因有虚实之分，其中实者，多因于热，热在下焦，迫血妄行而致尿血，或因心经移热于小肠和肝经移热于血室，可导致血尿，属于实热证；有因房劳伤肾，肾虚失禁，或焦心劳力、肺虚不能节制及脾虚不能摄血，均可导致尿血，是为虚证。尿血的病位多在肾与膀胱，然涉及心肺与脾肾诸脏均有之，盖因中医认为，血为五谷之精微化生，化生于脾，生息于心，藏于肝，布于肺，施于肾，故五脏病变，皆可导致尿血，故临床可按五脏辨证分型。

3. 肝病论治的学术思想与治疗观点。30余年从事肝病的临床科学实践，按照急性肝炎、慢性肝炎、重型肝炎（肝衰竭）、肝硬化腹水分述如下：

（1）急性肝炎：治疗急性肝炎虽不必分型，但不可一方一法，始终不变，应根据病变的不同时期，分阶段治之。这是因为急性肝炎初期属邪盛阶段，虽表现有脾失健运之候，但因是湿阻中焦，损伤脾胃所致，故治肝时不宜补脾，更不能滋阴，因补脾和滋阴，均可留邪，使湿热之邪难去，而致病症缠绵难愈。故急性期务必以清利湿热为主，以求邪去而正复。急性病毒性肝炎自拟协定处方，用白花蛇舌草、夏枯草、田基黄、土茯苓、绵茵陈、栀子、黄柏、木通、甘草九味中药组成，命名“急肝方”，可以随证加减，但同时设置对照组，按照上述协定处方，药味剂量相同，制成合剂，名肝炎解毒饮（简称解毒饮）。

（2）慢性肝炎：对于慢性肝炎，由于病程较长，病位侵犯较深，不仅侵犯中焦，肝胆脾胃受损，且可深达下焦肾与膀胱，累及全身气血，具有“湿热羁留难除尽，肝郁脾肾气血虚”等复杂之病因病机。因此必须按照气血脏腑辨证论治，进行多法多方分型论治。谌氏认为乙型肝炎病毒（湿热夹毒）是致病的主要病因，免疫功能紊乱低下（正气虚弱，脾肾功能受损）是发病的重要病机，肝脏组织损伤、微循环障碍（肝郁气滞血瘀）是本病的基本病理变化，三者虽各有别，但可互为因果，不可孤立而视之，故治则必须解毒、补虚、化瘀三法并用，方可奏效。自拟治疗慢性乙型肝炎基本方药：生黄芪30克，西洋参、淮山药、紫丹参、赤芍、桑椹、虎杖、白花蛇舌草各15克，云茯苓、女贞子、枸杞子、淫羊藿各10克，生甘草5克。制成合剂、药丸或随证加减，治疗慢性乙型肝炎，对改善症状，恢复肝功能和清除乙肝病毒，均有较好疗效。

（3）重型肝炎（肝衰竭）：谌氏认为重型肝炎的病因病机关键在于瘀毒二字，毒为致病之因，瘀为病变之本，则毒与瘀又可互为因果。须知毒虽为致病之因，若毒盛则必导致瘀甚，而瘀盛则必定生毒，从而加重肝脏血瘀病变，形成恶性循环，导致瘀毒胶结难解的局面。针对这一病机，认为重在解毒、贵在化瘀，为治疗重症肝炎的重要法则，故自拟解毒化瘀汤［白花蛇舌草、绵茵陈、赤芍、紫丹参各30克，田基黄15克，生栀子、广郁金、石菖蒲、木通各10克，生枳壳6克，生甘草5克，生大黄10～15克（后下）］和凉血化瘀汤（赤芍60～80克，丹参、葛根、绵茵陈各30克，牡丹皮、半枝莲各20克，白花蛇舌草、虎杖各15克），并随证加减。认为重症肝炎法当快速截断论治。重症肝炎由于病情凶险，传变极快，因此不必按照一般辨证论治的基本原则，也不可用叶天士治疗温病按卫、气、营、血发展顺序的尾随治则，而应遵照张仲景“见肝之病，知肝传脾，当先实脾”，以及《黄帝内经》“治病必求于本”“审证求因”和“审因施治”的根本原则。对重症肝炎必须采取快速截断治疗的果断措施，以阻断温邪热毒侵入营血，扭转病机，不致内陷心包。

（4）肝硬化腹水：肝硬化腹水属中医“鼓胀病”范畴，临床治愈甚难，不仅因其症候顽固，多由其他病症久治不愈而来，更因病机复杂，虚实夹杂，变证多端，积多年临证经验，根据其临床症状体征及舌苔脉象，结合病因病机，分肝郁脾虚型、气滞血瘀型、湿热蕴结型、肝肾阴虚型、脾肾阳虚五型。认为臌胀治法虽多但归纳之，不外消、攻、补三法。应用攻、补、消三法论治肝硬化腹水。臌胀难治之处，因病因病机复杂，多属正虚邪实，有实不能攻，虚不受补之难，如《张氏医通》谓：“胀本虚而证实，攻补两难，泻之不可，补之无功，极为危险。”故对本病的治法，不能简单使用一法一方，或纯补猛攻，以求速效。而应精细辨证，谨守病机，各司其属，灵活施治，始能奏效，或可以竟全功。

【评价】

古代著名的医学家孙思邈说：“人命之重，贵于千金，一方济济，德逾于此。”人们称颂谌宁生的医术，不仅是赞扬他的学术成就，更敬仰其高尚的医德。

谌氏认为人生的价值并不是只用时间和年龄去衡量，而是应该通过对家庭、社会、国家和人类做出的贡献来判断。在耄耋之年，他曾说：“当今我虽没有雄心壮志，不想当大官、发大财，但有豪言壮语。因我是一名国家名老中医，认为医生为患者服务与疾病斗争是医生的天职，如果没有退休年限，我真的还想在门诊看20年，做到生命不停，看病不止，达到看病和生活共存，为中医事业而奋斗终身的目的。”

七、孙达武

【名医小传】

孙达武（1933—），男，湖南省石门县人。湖湘张氏骨伤学术流派第六代传承人，全国“骨伤名师”。湖南省名中医，第二、第三、第五批全国老中医专家学术经验继承工作指导老师，从事中医骨伤科临床工作六十余年。

1960 年，孙氏分配至湖南省中医院骨伤科工作，师从张紫赓（1893—1972 年），对医术精益求精，孜孜不倦，并渐渐体会到中医骨伤的发展，必须走中西结合之路，他潜心搜集历代医家伤科文献理论，方药医案，不断学习现代医学科学知识，关注现代骨科发展动向，中西结合，触类旁通，在其临床辨证时将中医整体辨证与微观辨证相结合，将传统医学理论与现代医学相融汇，故其临床治病往往高屋建瓴，一语中的。其临床用药，辨证准确，疗效确切；其正骨手法，迅速准确，用力巧妙，恰到好处，患者往往不知痛而病已除；其理筋手法，往往透入骨髓，手到病除。治疗脊椎源性疾病、膝关节疾病、慢性损伤性疾病，有其独到之处。

【著作简介】

1. 《中医伤科学》：为湖南省高等教育中医专业自考指导丛书之一。该系列丛书包括中医外科学、中医伤科学、中医妇科学、针灸学。

2. 《中医骨伤科发展简史》：中医骨伤科发展史是研究中医骨伤科起源和发展过程及其规律的学科，它是整个中医学史的重要分支之一。本书系中医骨伤专科史，集中反映了中医骨伤科的历史成就，揭示了中医骨伤科的历史发展规律。编写过程中，注意吸收了近年来中医骨伤史的最新研究成果，力求使内容丰富系统，更好地反映中医骨伤史历史原貌及发展轨迹。

3. 《略述武术与伤科的历史渊源》：本文结合道教武当派和佛教少林派武术的发生与发展，阐述了武术对伤科的重要影响，分析了武当伤科及少林伤科的特点，揭示武术与伤科的历史渊源，以进一步探究中华武术精华，促进伤科未来发展。

4. 《湖南张氏骨伤流派的指导思想》：湖南省中医骨伤界公认有两大学术主流派“南詹北张”，张氏祖传骨伤技术经过后来者五十余年的临床、科研、教学工作的经验总结与提高，张氏骨伤流派呈现出以功能为首、时间为金、肿痛为警、从瘀论治为要点的指导思想。

5. 《孙达武医案精华》：湖湘当代名医医案精华之一。收集孙氏医案 87 例，覆盖了骨务科常见病证，反映了孙氏的临证思辨特点和用方用药经验。

【学术思想】

1. 正骨手法方面。主张“循其旧道”，在继承《医案金鉴》“正骨八法”及师承张氏家传正骨手法的基础上，结合尚天裕（1917—2002 年）的中西结合“新正骨十法”，再根据本人在长期临床实践中的体会，撰写了“略述正骨手法的十点要求”。对新鲜踝关节骨折脱位，主张以距骨为中心，以胫距关节为重点进行相应正骨手法复位，用塑形夹板矫形固定。

2. 内治用药方面。认为八纲辨证是总纲，脏腑辨证是基础，而气血辨证是伤科辨证之关键。撰写了“跌打损伤之证，专从血证”的临床运用；“略谈伤科内治法则”；“浅谈血痹”；论“恶血伤肝”；论王清任对活血化瘀的贡献；以及“略述骨内高压症（血瘀证）与活血化瘀药”等论文。

3. 脊柱相关疾病方面。采用循经逆推检查法及孙氏正脊理筋手法，诊断治疗椎源性疾病，使有关“疑难杂症”获得了“意外”的疗效。撰写了“椎源性疾病与按摩治疗”。

4. 膝关节退行性骨关节病方面。采用补肾活血法。根据膝关节局部解剖与生理功能特点，认为该病是骨内与软组织内血液循环系统之间的动态平衡遭受破坏，导致骨内循环障碍，主要表现为骨内静脉回流受阻从而引起骨内压升高，出现疼痛和相应的功能障碍，进而软骨发生退行性改变等。按上述病因病理，采用补肾活血的中药治疗，取得了显著效果。其学术思想属于王清任活血化瘀学派。

【评价】

孙达武秉承患者至上，疗效第一，富贵贫贱，一视同仁，因而孙氏正骨、治伤手法声名鹊起，渐成一派，吸引了众多省内外患者。孙氏从事医疗、教学、科研一线工作六十余年，工作兢兢业业，学习刻苦钻研，数十年如一日。他生活俭朴，严于律己，宽以待人，对待患者，以“大医精诚”作为座右铭，有“活着的白求恩”之称。他言传身教，以“智圆行方，胆大心小”的格言要求弟子，常常对弟子说“医海无涯，唯德是馨，唯效是尚”。孙氏为湖南省骨伤科事业的发展做出了很大的贡献。

八、陈大舜

【名医小传】

陈大舜（1941—），出生于南京。1965 年毕业于南京中医药大学（原南京中医学院）中医专业六年制本科。在湖南中医药大学（原湖南中医学院）工作至 2011 年退休，至今仍然坚持定期出诊。湖南省名中医。陈氏精勤不倦，长期从事教学、临床、科研、管理工作。擅长诊治内科杂病、内分泌疾病等。

【著作简介】

1.《中国历代医论选讲》：改版为《最好的中医名著公开课：名师解读历代名医临床必读医论》。本书对我国历代公认的 39 位中医大家的学术思想和临床经验从原文、注释、讲解 3 个层面予以呈现，内容涵盖阴阳五行、藏象、外感病、内科杂病、外科病、妇科病、儿科病、理法方药、养生、杂论等，并附名医简介。

2.《全国高等中医院校函授教材・中医各家学说》：改版为《中南五省中医学院教材・中医各家学说》。

3.《历代名医医案选讲》：首列医案概，简述医案的沿革、分类、书写体例及阅读要点等；后按宋金元、明清、民国、现代时期，收载钱乙、叶桂等 36 位医家医案。

4.《湖湘当代名医医案精华（第三辑）・陈大舜医案精华》：主要包括名医传记、医家小传、学术思想、临床经验、医案精选、重感冒（表证夹痰湿）案、阳虚感冒案、感冒咳嗽案、感冒及手足自汗案、头身痛案、感冒失音案、感冒咳嗽案、体虚感冒案、感冒头痛案等106案内容。

5.《整合论治——陈大舜临床经验传承集》：本书是国家中医药管理局陈大舜名老中医药专家传承工作室对陈氏五十余年从医经验的总结。陈氏系原湖南中医学院院长，湖南省名中医，继承并发扬了孟河医派“和法缓治”学术精髓，形成了独特的学术思想，积累了丰富的临床经验，取得了丰硕的科研成果，集陈氏学术思想和临床经验之大成。本书从复合病因、复杂病机、并病共病、和法论治、复方简药等逻辑链，总结了陈氏辨病辨证整合论治的学术思想和临床经验，并上溯孟河医派纯正医学传统，下迄后学临床应用案例，构建了适用于临床复杂疾病诊疗的独特的学术体系。

6.《中华当代名医系列丛书（第四卷）·陈大舜论医集》：陈氏医学论文集。

7.《中西医结合糖尿病学》：书中主要论述了糖尿病及其急、慢性并发症的病因病机，诊断、中医辨证及中西医结合防治方法等，并介绍了本书编者开展糖尿病及其并发症防治研究工作中的临床经验和研究成果，融入了陈氏三十余年来的糖尿病研究成果。

【学术思想】

陈氏的学术思想概括表述为：中西结合，辨病辨证，和法论治，整体调衡；简述为“和法论治”，或者称为“整合论治”。

1. 内伤杂病研究

陈氏认为，内伤杂病的病因特点不外病邪兼夹、内邪归化、内邪异化、内邪生化。复合病机表现为并列、主次差异、矛盾关系。内伤杂病表现为多病共存、共病，具有症状繁多、证候复杂、病程复杂、动态变化的临床特征。所以，临床需要根据内生邪气的杂合现象，内伤杂病辨病论治、辨证论治、辨病辨证论治，以和法论治为落脚点。和法包含治疗思想、治则与治法三个层面。和法的亚结构治法具体组成有层次关系与非层次结构的关系。和法的亚结构治法具有层次逻辑及网状逻辑特点；通过一分为二、一分为三、一分为四、一分为多的逻辑规则，组合为狭义和法或广义和法。和法应用坚持个体化、系统性整合、卫生经济学原则。和法论治包括未病先治、适宜之治、异病同治、形神同治、杂合以治、内外同治、多能复方同治、序贯之治、纠偏之治、救误之治、护养调治、不治之治等12条临床应用规律。和法论治作为一种方法论，有助于确定最优化的治疗方案，反映中医治疗学的基本观念。和法论治临床思维方法是儒家中和观贯穿于中医治疗学及中医养生学的结果；辨病辨证和法论治将整合医学付诸实践，彰显了中医学在整合医学中发挥的关键性作用，特别适用于指导慢性病、老年病、心身疾病、危重疾病、疑难杂症的中西医结合临床处理。

2. 各家学说研究

陈氏潜心投入中医文献的研究，从事中医各家学说的研究，在任应秋《中医各家学说》的基础上有所创新。陈氏深谙历代主要中医流派、中医著名医家学术思想及临床诊疗特点，在继承的基础上加以创新，形成了自己独到的学术见解。通过系统掌握中医文献的基本知识，为学习和研究奠定了坚实的基础，为科学研究的实践服务。如基于张景岳“阴中求阳”“阳中求阴”的独特治法，发展为糖尿病的“阴阳互济”“和法论治”诊疗方法。陈氏长期执教本科生的《黄帝内经》《伤寒论》《金匮要略》《温病学》《中医基础理论》《中医诊断学》《中医内科学》《中医各家学说》等课程。主编的《汉英双解常用中医名词术语》获1983年度全国优秀科技图书奖。

3. 糖尿病研究

陈氏长期致力于系统研究糖尿病及其急慢性并发症的病因病机、诊断方法、中医辨证及中西医结合防治方法等，构建了2型糖尿病中西医结合诊疗规范，灵活运用“阴阳互济”法论治糖尿病，并且创立了左归糖通方、左归双降方、降糖益肾方、降糖舒心方、降糖通脉方、降糖舒络方、降糖明目方、益气养阴活血方等系列经验方剂。《2型糖尿病中医（中西医结合）证治研究》（原载《中医药学刊》2005年第4期）将2型糖尿病常见的气阴两虚证（含气阴两虚夹瘀证）、阴虚热盛证（含热盛津伤证）、肝肾阴虚证、阴阳两虚证、湿热内蕴证、血瘀脉络证6个证型，与高血压、冠心病、缺血性脑血管病、糖尿病肾病、糖尿病视网膜病变、糖尿病足、糖尿病周围神经病变7个并发症，根据其基本病理，确定治疗方法，选用有效方药。本文已收入

《陈大舜论医集》，同时被 2012 年版《世界大百科全书》全文收载。

【评价】

陈氏在中西医结合学科领域，继承并发扬了孟河医派之“和法缓治”学术精髓，形成了独特的“和法论治”学术思想，积累了丰富的临床经验，在内伤杂病特别是糖尿病的临床应用方面彰显了中医学的现代价值。

九、朱文锋

【名医小传】

朱文锋（1941—2009 年），湖南常德人。幼承家学，从其父朱仁清学医。1966 年湖南中医学院毕业后留校。曾任湖南中医药大学中医基础教研室主任、基础课部主任、中医系主任，学院党委副书记、书记，中医诊断研究所所长等职。中国共产党十四大代表，中华全国总工会十一大执委。曾任中华中医药学会中医诊断学分会主任委员，湖南省中医药学会副会长。

【著作简介】

1.《中医心理学》等：在全国率先开展中医心理学思想的研究，主编全国协编教材《中医心理学》，并主编了《中医心理学原旨》《中医心理学荟萃》等书，构建了中医心理学学科体系。

2.《中医诊断学》等：作为全国中医诊断学科学术带头人，主编了全国高等中医院校规划教材《中医诊断学》（六版）、“十五”国家级规划教材《中医诊断学》（七版），为中医药高级参考书《中医诊断学》、高教自学考试教材《中医诊断学》的主编，国家试题库《中医诊断学》命题组长。还主编有《中国民间局部诊法》《中医主症鉴别诊疗学》《常见症状中医鉴别诊疗学》《中医诊断与鉴别诊断学》《现代中医临床诊断学》《证素辨证学》《朱文锋中医诊法学讲课实录》《朱文锋中医辨证学讲课实录》等。

3. 其他：《实用中医词典》《中医学基础问答》《中医临床诊疗术语》《内科疾病中医诊疗体系》《中医内科疾病诊疗常规》等。

【学术思想】

1. 创立以证素为核心的辨证新体系

在对以往各种辨证方法的实质与特点分析的基础上，明确由病位、病性要素组合成“证”，进而建立起辨证统一体系。“证”的规范化包括症状规范、证名规范、证候诊断标准的制定，并重视专科特色辨证的研究。提出“证素”的概念，包括病位证素和病性证素，证素的纲领性与组合的复杂性，是科学的认知论；提取并规范50项辨证要素，构建证素辨证新体系；制定了中华人民共和国国家标准《中医临床诊疗术语》，发明“WF文锋-Ⅲ中医辅助诊疗系统”，包括人机接口、病人信息收集系统及与之相连的推理诊疗系统，包括证候证素数据库及其管理系统、证型数据库及其管理系统、治法数据库及其管理系统、方剂及药物数据库及其管理系统等4个子系统，系统内储存有病状650种，基本病机48项，标准证名模式1500个，演绎证名5000余个，常用方剂250个，中药（含中成药）650味，疾病病种130种，对病情有8种分析处理方案，可用于内、妇、儿等科全病域范围的中医辨证诊断及治疗。以证素为核心的证素辨证奠定了中医学研究规范化、客观化、标准化、科学化的基础，有利于推进中医学向量化方向的发展。

2. 率先开展中医气质学说研究

在全国率先开展了中医心理学的研究，其研究的重点在于中医心理诊断和中医心理治疗。系统提出了以情胜情、移情易性、暗示解惑、顺情从欲、澄心引导、习以脱敏等中医心理治疗常用方法。认为中医气质学说是中医独特的理论和实践体系，不同于西方人格和气质，也不同于体质学说，不能取代。着重开展了气质类型的诊断研究，根据中医阴阳五行学说的理论特点，设计了具有中国特色的气质评定量表（TCM-QZS），并在常人和部分患者中进行了测评，以探讨不同类型人的气质特征，探证气质类型与疾病的关系，为中医心理学这一新兴学科的诞生作出了贡献。

【评价】

朱文锋毕生奉献于中医药学术之研究与传承，一时也不曾懈怠，身后硕果累累，业界享有崇高声誉。他勤求古训，学贯中西，在中医药研究工作中，秉承“崇古而不泥古、通今而不迷今”的宗旨，倡导“继承创新、发展提高”的精神，为中医药事业做出了巨大的贡献，堪称一代中医大师。尤其强调在中医药科学研究之中，要努力做一个中医“研究员”，不要做一个动物“实验员”。并强调中医药研究要遵循其自身的特点特色，来不得半点花架子，容不得一丝一毫的马虎；要沉下心去做点学问，思考中医本质的东西，不要用动物实验所得数据简单的解释中医。此言可谓中医药研究之指导纲领，后辈从医之信条。

十、周　衡

【名医小传】

周衡（1937—），男，汉族，湖南株洲人。湖南省名中医。于 1963 年毕业于武汉中医学院，后执教中医内科学、金匮要略于湖南中医学院至退休。对仲景学说有深入研究。治学严谨，认为《伤寒论》与《金匮要略》原为一体，研究时不可分割。认为从仲景著作和医疗实际来看，在杂病中普遍存在着“中介证”，如表里相兼、寒热夹杂、气血俱病等，尤应重点深入加以研究。至于运用现代检查手段所获得的各种量化指标，则必须内化为中医辨证的具体内容，才能为我所用，否则，便不能以此干扰中医辨证。在临床工作中，他擅长用价廉、效佳的古代经方与现代方剂相结合，对内科、妇科常见病、多发病及疑难杂症有丰富的辨症治疗经验。尤其擅长治疗咳嗽、心悸、头痛、失眠、盗汗、腹痛、便秘及内科杂症。

【著作简介】

1.《金匮要略浅述》《中医药学高级丛书·金匮要略》等：湖南中医学院指派周氏协助金匮名家谭日强整理其学术专著《金匮要略浅述》，这是新中国成立后的首部《金匮》全注本。随后，又协助谭日强完成卫生部下达的《金匮玉函经二注》的整理点校工作。此后，周氏专注于张仲景学术的教学与研究。他在点校《金匮玉函经二注》的过程中，发现并整理了《金匮要略》的首注本——《金匮方论衍义》，从而弥补了《金匮要略》无早期注本的空白。后应人民卫生出版社之邀，担任《中医药学高级丛书·金匮要略》副主编。

2.《金匮要略选读》《金匮要略讲座》《金匮要略治法类要（附医案验方）》等：孟如、张家礼、周衡等编写，供中医药专业用的全国高等医学院校教材《金匮要略选读》。周氏还编写了湖南中医学院用的教材《金匮要略讲座》《金匮要略治法类要（附医案验方）》。

【学术思想】

1. 专注《伤寒杂病论》研究

周氏认为《伤寒杂病论》是中医临床经典，也是中医特色和优势之本。《伤寒论》应是全书的总论，在仲景医学中居统帅地位。其原则方法无论伤寒或杂病都可施用。它的主线是阴阳，所谓“六经辨证”不必强加解读，实际就是将阴阳一分为三，以概括病情演变的各种情况，具体应用要分析表与里、寒与热、虚与实六个方面及其交错变化。《金匮要略》所论杂病，则是临床“各论”。历代只强调内伤脏腑，是将杂病简单化了。欧阳锜提出多因致病，分外邪、内伤、脏腑，三纲鼎足，互为纲目（即主次），才能覆盖《金匮要略》全部内容，体现“杂”的本质。此说深为周氏所推崇。但在病理三纲中，周氏尤为重视内邪发病。这是因为人体各部作为整体，既依赖经络运行气血，又依赖三焦腠理输送津液，无论生理、病理，都是生命整体的重要中介。外邪入里，必依水血痰食以为渊薮；而脏腑失调，又是水血痰食滋生的内在原因。况有外内合邪、缠绵难解，水血相依、胶着不化，等等，都可因中介而延及全身，其隐匿、迁徙的特点，或许是诸多疑难病、多发病的重要原因。这一认识，形成了周氏辨治多发病、疑难病的学术思想与独特风格。

2. 坚持辨证论治及方证对应

中医理论不是源于思辨，而是来源于大量的临床经验总结。所以周氏认为《伤寒论》《金匮要略》的核心价值在方证，坚持方证对应，就是尊重前人的宝贵经验，是保证疗效的必然选择。不仅运用经方，包括后世名方，都要忠实于原创医家提出的适应证。但不赞成用方证相对淡化辨证论治的说法，认为前者旨在强调经验传承，后者则强调理法方药必须贯通，理论与经验都不能偏废，才是继承与发展中医的正确途径。如咳嗽病，不少患者初期伴有发热恶寒，咽痛，咯黄黏痰，前医按肺热治疗，热虽退而咳久不愈，咽痛变为咽痒，黄痰转为清白稀沫，少数患者咳剧时小便失控。周氏认为这是内有饮邪，初为外邪所激，外内合邪所致。但久用寒凉，使热从寒化；咳久肺虚，不能制下，故有痰稀、苔白、小便失控诸症，证属支饮，其标在肺，其本在胃（即指心下），故投以小青龙汤原方，舌苔虽白而薄黄未净者加石膏，小便失控者倍用炙甘草（即合用甘草干姜汤），一般都能数服咳止。为防复发，继用外台茯苓饮或苓桂术甘汤温胃化饮则愈。这里，既有方证对应，又有理论分析，缺一不可。此后，凡遇外内合邪，以致内饮上溢诸窍之病，如过敏性鼻炎之清涕不止，某些迎风流泪的结膜炎，只要方证相对或者病机相似，均可用小青龙汤加减方获效，这又体现了继承中有所创新。可见方证相对与辨证论治，经验与理论，并行互补而不悖，临床不可持有偏见。

3. 勤于思考独具匠心以教授经典

周氏忠于中医教育事业，都从未脱离教学第一线，因而具有丰富的教学经验。他认为，一名老师，除必须具备深厚的专业素养，还应当对学生的思维习惯及所授学科的特点有深入了解，讲课才能达到预期效果。一般来说，现代中医大学生，入大学前多在中学形成了较严密的逻辑思维习惯，因而讲授中医必须概念明确，论证严密，不可过于抽象模糊，否则难以接受。《金匮要略》与《中医内科学》两门课程中雷同病种较多，因而避免重复是一个全国性问题，有鉴于此，周氏强调必须突出本学科特色，《金匮要略》必须姓“金”，讲授应以强化和丰富临床思路为目标。周氏认为，教学并非单纯传授知识，尤应启发学生心智，促其主动思维。在教学中，他根据不同对象及教学内容，分别采用类比启发、情景启发、案例启发、源流启发等多种启发式方法，激发学生主动学习的热情，解决了不少疑难问题，学生更容易接受和理解。

由于周氏在教学中风格独特，效果优良，曾多次奔赴外地讲学交流。如担任历届全国优秀中医临床人才研修班的《金匮要略》主讲，深受学员欢迎。在内科工作期间，周氏代表湖南中医学院参加全国《中医内科学》第3版、第4版的编写工作，解决高考恢复后专业教材的急迫需要。

【评价】

周氏对《金匮要略》的研究和挖掘，从不拘泥于学派之争，务求简明实用，其成果颇丰。临床以经方为主，经方、时方结合。处方首先考虑经方，不可则选用他法，对方药无偏执，很少用自拟方。提倡方证对应，但不仅限于经方，时方也讲方证相对。每次处方由1～2个方组成，最多3～4个方组成，对于某些病情简单或者方证极其相合的只处1方。

十一、谭新华

【名医小传】

谭新华（1936—），男，湖南炎陵县人。湖南省名中医，国家第一、第三批中医药学术经验继承人指导教师，享受国家特殊政府津贴。1955年冬谭氏拜石基洪门下学医，在酃县城关中医联合诊所侍诊而尽得其传。1958年调入酃县人民医院中医科工作，1959年考入湖南中医学院师资班学习，1961年毕业后留校任教。其间跟随中医外科肖梓荣学习，肖氏善于炼制五虎丹、红升丹、三仙丹等外科丹药，用于治疗皮肤病、肿瘤、外科感染等疾病，谭氏得传其炼制丹药诸法；跟随湘潭县名老中医汤炳光学习，并为其整理临床经验，汤氏有“熟地先生”之称，擅内、外合治骨髓炎。谭氏得诸名医指点，悉心领悟，临证探索，总结提高，积数十年经验，终在中医学术理论方面自成一家。谭氏从事中医医、教、研工作50多年，师从多位名医，始习内科，后因工作需要从事外科。治学重理论与实践结合，衷中参西；倡笃学务实，法古纳新；主攻外科，旁习内科、儿科诸科，在中医学领域有所建树。谭氏擅长外科疑难杂病的诊治，应用中医药治疗胆囊炎、胆结石、泌尿系结石、前列腺炎、前列腺增生、男性不育、各种皮肤病疗效卓著；对毒蛇咬伤、中医内治法、中医外治药、丹药及鲜草药的采集使用、炼制有独到的师传和研究，临床应用常显奇效。

【著作简介】

1.《毒蛇咬伤的急救与治疗》：书中结合湖南省的情况，介绍了各种毒蛇的特征、习性和防治知识。在治疗中着重介绍了湖南省的蛇伤科研成果，以供医务工作人员在蛇伤防治工作中参考。

2.《蛇伤防治和蛇的经济利用》：本书为《毒蛇咬伤的急救与治疗》的第2版，较前书增加了“蛇类的经济利用”和“蛇类捕捉和养殖知识”两章。

3.《新编常用中草药手册》：全书分为常用中草药、常用验方选两部分。其中，常用中草药部分分为21章，常用验方部分分为10章，对于临床应用中医药有一定参考价值。

4.《中医药学高级丛书·中医外科学》：本系列丛书旨在对20世纪我国中医药在医疗、教育、科研方面的经验和成果进行一次阶段性总结，为21世纪中医药学的发展提供借鉴和思路。

5.《中医外科学》：本书分总论和各论，总论阐述中医外科发展概况、疾病命名与分类、病因病机等内容；各论阐述外科各种疾病的诊断、辨证治疗、预防等内容。

【学术思想】

1. 不拘门户，博采众长。中医药学，有史记载者，逾2000余年。“神农尝百草，一日而遇七十毒”，历代医籍和学说，皆饱含着前人用心血换来的经验。谭氏十分珍惜这些宝贵的经验，常说：“没有继承，就没有发展，想当一名好中医，不认真学习古代医籍是不行的。”“师古不能食古不化，博学必须取舍长短”是谭氏恪守的原则。他常说：“前人之书，多为经验之作，不能因寸朽而弃连抱之材。”还说：“人生有限，经验有限，理论难免犯粗创、臆测和转抄之弊，但其经验是可贵的，其理论也不无启迪，我们既不可生吞活剥，又不能全盘弃之。”“善学者，学其全，不善学者，学其偏。”对各家之说，只有历史地分析，全面地考虑，才能识其真要，取其精华，吸收各人的长处和特色，为我所用。他主张活学善思多开卷，博览群书采其长。

2. 法于阴阳，贵在详审。谭氏认为阴阳学说虽然是古代一种哲学思想，但引入中医药后，成为具有医学特点的理论法则，是中医学的纲领，认识阴阳则是从医者的基本功。中医学中的阴阳学说突出说明了人体保持动态平衡的重要性，无论是人的生理、病理，还是临床辨证、处方、用药，均有阴阳之分。因此，他常告诫后之学者，必须注重阴阳，详细审察，虽为外科，同为如此。他强调："外科之症，百千万态，首重辨别阴阳，阴阳无误，治必中肯。"他非常推崇《洞天奥旨》的"疮疡最要分辨阴阳，阴阳不明，动手即错"的观点。古代有名的外科医家，诸如陈实功、王洪绪之辈均以阴阳为辨证规则，明确把疮疡分为阳证和阴证。这样，把阴阳学说贯穿到整个外科的诊疗过程，使阴阳成为外科辨证论治的总纲。

3. 调理脾肾，固护根本。脾为气血生化之源，气血又是化毒之本，因此在疮疡诊治中应十分重视脾肾，他对脾胃学说、脾肾学说的研究颇具心得。认为脾肾功能之强弱与疮疡之顺逆转化，休戚相关。虽患大症，若脾肾未败，尚有转机之望；如脾肾已败，百药难施，症多凶险难治。

4. 识证求精，用药惟谨。在辨证施治方面，谭氏谓"用药者若不执之以理，而谓不害人者，予未之信也"。任何疾病不管千变万化，都可以从阴阳消长，正邪相争的基本规律中，提出综合治疗措施，重新建立"阴阳自和"的状态。外科疾病局部有形症可见，使医生容易忽视整体，弃辨证不顾，只注重专方专药的应用，只见树木，不见森林，势必造成弊害。因人制宜进行辨证，至为关键，也是谭氏治病疗疾的特点之一。临床用药中，谭氏可谓颇具匠心，有其独到之处。他一贯提倡用药要中和，不要霸道，他对那些要么全用温药，要么全用寒药的做法颇具微词。他认为："天主生物，故恒于动。人有此生，亦恒有动。"外科疾病在发生发展过程中，五脏六腑，气血津液也处于动态之中。因此，应特别辨别脏腑功能正常与否，在折之亢奋中，不忘补其不足。

5. 内外并举，精熟方药。几十年临证中，谭氏遵循外之症实根于内的理论。他常讲："外科医生务必精内，疮疡病证其形于表根于内，治外而不治其内。舍本求末，何焉得瘳厥疾。"在临床中，往往从整体观点出发，治病求本。然外科又不同于内科、妇科等，为了解除体表形症，必须配合使用外治法。正如前人所说“疡科之法。全在外治”，临床上要获全效。除有深厚的内科基础外，还必须精于外治法。外治须“按其位，循其名，核其形，就病治病，皮毛隔而毛窍通，不见脏腑，却直通脏腑”。可见外治在表，而作用于内，治在皮腠而内通脏腑，治在局部而调节整体。所以外证取内治，内证取外治，机制相同，仅方法不同而已。因此欲为外科者，必须内外治并重。

【评价】

谭氏医德医风高尚、廉洁行医，一生在传承、创新中医药上做出了重要贡献，发前人之所未发，是为后学之津梁。他从事中医医疗六十余年，衷中参西，学验俱丰，以治病救人为己任，德能并重，屡起沉疴，深得广大患者敬重。

谭氏曾应邀访问日本，大力宣传中国传统医药，吸引了大批日本、东南亚眼病患者来院治疗，为祖国医药学赢得了荣誉，为医院发展作出了巨大贡献。

十二、张崇泉

【名医小传】

张崇泉（1942—），祖籍湖南邵东，生于怀化洪江。早年师从温热病专家金如寿。1984 年，张崇泉调入湖南省中医药研究所，潜心于中医药辨治心脑血管病和老年疑难病的临床研究 20 多年，其间受到全国著名中医专家李聪甫、刘炳凡、欧阳锜三位老前辈的教诲。2006 年评为湖南省名中医，第三批、第四批全国名老中医药专家学术经验继承指导老师。擅长治疗心脑血管病、糖尿病、肺心病、风湿病、肝胆胃肠病、老年病、恶性肿瘤等。

【著作简介】

1.《高血压病中医治疗》《高血压患者最想知道什么》:《高血压病中医治疗》介绍了高血病的流行病学与常见病因、高血压病的发病机制与病理、高血压病的临床表现、高血压病的常用中医治疗方法等。《高血压患者最想知道什么》以科普的形式介绍了高血压的基本知识，中西药物和食物治疗方法。

2.《张崇泉医案精华》：分为名医传记、医案精选两部分。名医传记主要介绍张崇泉成才之路及学术思想等内容。医案精选收载医案 120 余则，基本覆盖了中医内科常见病、多发病和中医治疗独具特色与优势的部分疑难病症，展示了张崇泉的临证思辨特点和用药经验。

3.《张崇泉临床经验集》：张崇泉 、张炜宁编著。从张崇泉小传、学术精华、辨治特色、用药心悟、效方汇集、医案实录、诊余医论和临床发微诸方面，较全面地反映了张崇泉的临床经验和学术思想。

【学术思想】

张崇泉以内科杂病见长，特别擅长心脑血管病和老年病。

1. 强调中西结合，病证结合

在疾病的诊疗思维模式上，张崇泉强调中西结合，病证结合。现代中医临床实践，多采用中西医双重诊断和疗效评定，是考虑到目前中医病名尚不统一，且部分中医病名概念较模糊，故借用西医对疾病过程认识较清晰和客观的长处。因此，西医辨病、中医辨证实际已成为临床常用模式。张崇泉认为“病”是西医学对某个疾病的发生发展变化全过程的认识，而“证”则是中医学对疾病全过程中某一阶段的病因、病性、病位和病机等的认识，辨病有助于对疾病病理本质及预后的整体性把握，辨证有助于对疾病现阶段病情的综合性判断，因此在临证之时张崇泉十分推崇病证结合，同一证型，如是属于不同疾病，这叫“同证异病”，之所以同中有异，是由于各种疾病的病理本质不同，临床表现的基本症状体征也有区别，治疗就会同中有异。如肝阳化风证，以眩晕、头痛为主症，无论是高血压病（风眩），还是脑梗死（缺血性中风）、脑出血（出血性中风）等，均可见面红、眼胀、舌质红苔薄黄、脉弦等相同脉症，其治法除以平肝熄风潜阳为主，常用天麻、钩藤、白蒺藜、白芍、石决明、生龙骨、生牡蛎等药外，高血压病多见头晕、头痛，应酌加夏枯草、黄芩、生地黄、葛根、丹参、杜仲、怀牛膝、泽泻等滋阴平肝通络；

脑梗死以眩晕跌仆、口眼㖞斜、半身不遂为主，应酌加黄芪、红花、川芎、赤芍、全蝎、半夏、石菖蒲、远志、干地龙、川牛膝等益气活血、化痰通络；脑出血以头痛呕吐、鼻鼾痰鸣、突然昏仆不省人事为主，应酌加羚羊角、大黄、胆南星、天竺黄、黄芩、竹茹、山栀、郁金、牡丹皮、赤芍、石菖蒲、三七、瓜蒌仁等清热化痰，通腑凉血，醒脑开窍。同样，在临床用药时，也重视吸纳现代研究成果，如高血压患者用药选择，在辨证的前提下，尽量选用经现代药理研究证实有降压作用的中药，如天麻、钩藤、白蒺藜、白芍、黄芩、杜仲、牛膝、葛根、汉防己、泽泻。

在具体的疾病诊治上，张崇泉主张辨证论治，审证求因。认为辨证论治的关键就是抓住主症辨其病机，根据病机确定证型，然后依据证型确定治法、处方、用药。如胸痹是中老年最常见的心血管疾病之一，病机多表现本虚标实，以气阴两虚为本、瘀血痰浊为标。在临床辨证论治时，应注意标本兼顾，补虚荣心与祛邪通脉并用。因此，张崇泉总结数十年临床经验，自拟养心通络汤（又名冠心通络汤），由黄芪、人参、丹参、红花、麦冬、生地黄、炒枣仁、瓜蒌、炙甘草组成，功效益气养阴，养心通络。加减：胸痛甚者，加田三七、郁金、川芎；心悸、脉结代者，加苦参、桂枝、细辛；头痛眩晕、血压升高者，去人参，加天麻、白蒺藜、生白芍。临床应用本方随症加减治疗胸痹心痛屡屡见效。再如高血压病是中老年临床常见病，张崇泉认为老年高血压病是以肝肾阴虚为本，阴虚阳亢为主，其间夹瘀、夹火、夹风、夹痰等实邪，形成本虚标实之证候。张崇泉根据老年高血压病常见阴虚阳亢、络脉瘀滞的证候特点，自拟钩芍平肝降压汤，方由钩藤、生白芍、干地龙、生地黄、葛根、川牛膝、泽泻、甘草组成，具滋阴通络、平肝降压的功效，该方可作为治疗中老年轻中度高血压病的常用基本方，临床以此为基础随症加减，有较好疗效。

2. 调补五脏法治疗老年病

五脏之间密切相关，一脏功能紊乱，势必影响他脏。张崇泉主张调补五脏法治疗老年高血压、眩晕、冠心病、血管性痴呆等老年性心脑血管病。如冠心病的病位在心，与肾、肝、脾三脏关系密切。本虚标实为本病的病性，本虚以脏腑虚损、气血阴阳亏虚为主，标实有瘀血、痰浊、气滞等。气阴两虚、痰瘀互结、痹阻心脉是其主要病机。临床上有气阴两虚、气滞血瘀、寒凝气滞、痰瘀交阻、阳虚水泛等不同证候，但万变不离其宗，即心脉痹阻是本病产生的根本原因。治疗时当以益气养阴扶其本，活血化瘀治其标，标本兼治，做到“扶正不忘祛邪，祛邪不忘扶正”。临证时最重要的是辨明标本虚实。“本虚”为主者，心脉失于濡养，证属不荣则痛，治宜荣养心脉为主，而本虚又应同时考虑脏腑及阴阳两方面：（1）兼肝肾阴虚者，症见胸闷痛或灼痛，心悸，心烦，腰膝酸软，耳鸣，或头晕目眩，或面部烘热，胸胁胀痛，舌质红绛或有瘀斑，苔少或白，脉细数或弦细；治宜滋补肝肾、养心安神；方选天麻钩藤饮合丹参饮加减，处方：天麻、钩藤、制首乌、丹参、炒白芍、枸杞、桑寄生、杜仲、朱茯苓等。若心悸、心烦者可加酸枣仁、夜交藤养心安神。（2）心肾阳虚者，症见胸闷胸痛，且遇寒加重，心悸，腰酸，乏力，畏寒肢冷，唇甲淡白，或动则气喘，不能平卧，面浮足肿，舌质淡或紫暗，苔白，脉沉细；治宜益气温阳、通络止痛；方选真武汤合五苓散加减，处方：制附片、炒白芍、漂白术、茯苓、人参、猪苓、泽泻、甘草等。若胸痛彻背、四肢厥冷、唇色紫暗、脉微欲绝者，可重用红参、制附片，并加用龙骨、牡蛎以回阳救逆，同时送服冠心苏合丸以温通止痛。（3）心脾两虚者，症见胸闷，心悸，气促，疲倦乏力，饮食无味，面色少华，或胃闷纳呆，舌质暗红，苔薄，脉细弱或濡滑；治宜健脾养心、活血定悸；方选归脾汤合丹参饮加减，处方：黄芪、人参、丹参、漂白术、龙眼肉、炙远志、炒枣仁、茯苓等。不寐较重者可酌加夜交藤、柏子仁；颜面浮肿或水肿者可加重白术、茯苓用量，并加车前子健脾利尿。（4）阳虚寒凝者，症见胸痛如绞，时作时止，感寒痛甚，面色苍白，四肢不温，舌质淡红，苔白，脉沉细或沉紧；治宜辛温通阳，开痹散寒；方选当归四逆汤加减，处方：当归、桂枝、制川乌、赤芍、细辛、甘草、通草、大枣。（5）气阴两虚者，症见胸闷隐痛，时作时止，心悸心烦，疲乏，气短，或手足心热，舌质红或有齿痕，苔少，脉沉细无力或结代；治宜益气养阴、活血通络；方用自拟生脉养心汤，处方：人参、黄芪、麦冬、生地、炒枣仁、桂枝、茯苓、五味子、炙甘草。若胸痛甚者加丹参、田三七以通络止痛；大便干结者加少量大黄或草决明以祛瘀降脂通便。以标实为主且心脉痹阻者，治以祛邪通络为主，并根据其病机从痰瘀气滞方面遣方用药。肝郁气滞者，方选柴胡疏肝散合丹参饮加减；痰瘀互结者，方选小陷胸汤、瓜蒌薤白半夏汤合丹参饮加减；心脉痹阻者，方选血府逐瘀汤加减；外邪侵袭者，在对症治疗里证的同时，应酌加荆芥、防风、桂枝等辛温解表之品。

【评价】

张崇泉学贯中西，治病能以中医为本，参考西医理论，辨病加辨证，又参考体质及兼症灵活用药，既独树一帜，又卓有建树。提出采用临床—基础—临床的模式，强调从理论认识、基础研究、临床观察几方面拓展实践经验。

十三、蔡光先

【名医小传】

蔡光先（1951—），湖南益阳人。1963 年跟随祖父蔡梅钦学医而迁至华容，蔡梅钦传其舅李怀章衣钵。1976 年湖南中医学院毕业后留校。1982 年硕士研究生期间师从谭日强、颜文明。曾任湖南中医学院科技处副处长、副院长，湖南省中医药研究院院长、湖南中医药大学党委书记。湖南省名中医，第五批全国老中医药专家学术经验继承工作指导老师。擅长精神心理疾病、心脑血管病、消化系统疾病、内分泌疾病、风湿病等。

【著作简介】

1．《湖南药物志》：本书共分 7 卷，收集药物近 5000 味，绘图 3200 多幅，图文计 880 余万字，基本收集了湖南境内全部植物、动物和矿物药，比较全面系统地介绍了这些药物的生长环境和分布、采集加工、鉴别和性味归经、功能主治和临床应用；比较客观地介绍了近现代对这些经物的研究成果；系统介绍了近现代湘医对这些药物的认识、见解和真知灼见。对湖南药材资源、性味归经、化学成分、药理作用进行了全面调研和总结，为湖南中药材资源的可持续发展提供了客观的依据。

2．《中药粉体工程学》《超微中药的临床应用与实验研究》《单味中药超微饮片的质量标准研究》《单味中药超微配方颗粒的质量标准研究》《超微粉体技术在中医药领域的应用研究论文集》：单味中药超微饮片即配方颗粒。构建了中药粉体工程学、单味中药超微配方颗粒质量标准，以及超微中药的临床应用与实验研究体系。

3.《中西医结合内科学》：新世纪全国高等医药院校规划教材供中西医结合专业用。首先为绪论，主要介绍中西医结合的源流、进展，中、西医学的差异和中西结合内科学的学习方法。上部为疾病诊疗篇，分别叙述了呼吸、循环、消化、泌尿、血液、内分泌、代谢与营养、神经系统、结缔组织及理化因素所致疾病，所选疾病为临床常见病、多发病和中西医结合治疗确有优势的疾病，体例上疾病为纲，主要论述了疾病概述、病因病理、临床表现、实验室及其他检查、诊断与鉴别诊断、治疗、预后、预防与调护 8 个部分，着重培养辨病与辩证相结合思维。

4.《情志病学》：总论主要包括情志理论的历史源流，情志的内涵与调控，情志理论的现代认识，情志病的特点，情志病的调治特征。各论以西医病名编排，主要论及内科、外科、妇科、男科、儿科、五官科等三十六种情志病症的治疗。衷中参西，既有西医的阐述，又有中医的认识，特别是治疗，突出了中医辨证论治及非药物治疗的优势。书后录有古今医家验案，并附有多种情志病评定量表。

5. 其他：《蔡光先论文集》《传统中医理论现代研究》《肝胆病特色方药》《糖尿病特色方药》《袖珍中草药图本》《专科专病名医临证实录丛书》《实验针灸学实验指导》《中英对照中医内科诊疗手册》《2004 湖南中医药现代化博览会论文集》《中医临床科研方法：研究生本科生讲义》《中国健康博览》等。

【学术思想】

1. 率先开展中医基础理论现代研究

1980 年代，蔡光先率先开展中医基础理论研究，主持和参加国家七五、八五攻关课题，主要从事中医望闻问切四诊客观化方面的研究。根据颜色光学的原理，开展中医色诊研究，建立了国内第一家中医色诊实验室，编写了中医色诊教材，开设中医色诊实验课，为中医色诊的客观化、定量化研究开辟了新路，在国内外产生了很大的影响，受到同行专家的好评。1990 年以来，他注重基础研究与应用研究的结合，率先研究开发中医药保健品，先后与企业联合开发出得意牌药物烟、西汉玉露保健饮料、梅花鹿酒、星湖牌益灵胶囊等系列保健用品。他还擅长内科消化、心血管、腰腿痛等疑难杂症的诊治，先后研制出护心康、便可通、补脑提尔神、补脑安尔眠、抗风湿 I 号等专病系列药物，深受患者欢迎。

2. 超微粉体技术与中药饮片改革

蔡光先致力于对中医药现代化研究与产业化开发，选择中药饮片改革为突破口，主持单味中药超微颗粒开发重点项目，同时积极建成中药超微颗粒生产线，拥有中药超微饮片国家发明专利权。完成 426 种单味中药饮片及其超微饮片质量标准、药效学、毒理学研究和临床观察的系统研究。带动了中药材种植、中药制药、中药机械、中药包装等相关产业的发展。蔡光先介绍，中药超微破壁粉碎技术有四大明显特点：首先是节省大量的药材，同质量的药材，利用超微粉碎技术后，药材细胞破壁率达到 95%，形成粒度为微米级的粉末，再通过特殊工艺制粒形成新型粒径为 1～75 微米的饮片，能使有效成分的溶出高达 90%；可以使中药材的使用量减少 30%～50%，同时减少服用量，进而减少患者的治疗成本；第二是方便卫生，传统饮片难保管，易生虫霉变，超微饮片的稳定性大大提高，携带、保存、服用都非常方便；第三是质量可控，每一味超微中药饮片都制定了严格的质量标准，在生产的全过程中可以由专业技术人员进行质量监控，轻松改变了传统饮片因产地、年份等原因而达不到标准化要求的弊端；另外，超微饮片便于配伍，它一方面保持了中医辨证施治、对症下药的配方特色，同时又能够像西药那样使用药量较为精确。

3. 发扬“辨病-辨证-脾胃结合论治”

蔡光先指出，今人多喜肥甘厚味、烟酒炙煿，亦因自然环境变异，生活压力俱增，以至于人体痰湿为患，浊瘀阻滞，正气亏损，人体便会逐渐处于亚健康状态，久而久之，百病困扰。冠心病、高血压、糖尿病等慢性疾病，无一不由“痰瘀虚”三者为患。在治疗脾胃疾病及其他系统相关慢性疾病时多用化痰、祛瘀、补虚之法，三者相得益彰，健脾化痰多取香砂六君子之属，活血化瘀多采丹参、三七之流，益气补虚常引玉屏、生脉之意。

通过多年的临床实践，在刘炳凡教授“辨病-辨证-脾胃三位一体”的遣方用药体系基础上，创立了“化痰-祛瘀-补虚三者相统一”的治疗方法体系，结合中药超微技术的应用，临床上在治疗疾病过程中，要先顾脾胃，然后在辨证的基础上，结合辨病论治，行之有效。如治疗原发性高血压病时，根据现代医学提到的水钠潴留、中小动脉痰瘀阻滞等病理特点，在辨证处方的基础上常加入益母草、茯苓等利尿降压，以及少量健脾化痰，活血祛瘀之品，往往能有效控制患者血压，甚至取得临床痊愈的效果。

又依据脾胃功能与心、肝的密切关系，在治疗脾胃及相关疾病时往往把患者的情志因素和睡眠质量放在十分重要的地位，遵守健脾胃、调气机、通络脉、祛毒邪、调情志的治疗原则，在主方基础上常常配合使用“养心调肝，安神理气”的治疗大法，有利于患者心气的充沛、肝气的畅达、精神的安宁，从而对其脾胃功能的强健产生画龙点睛之效。另外，对于临床比较棘手的疑难杂症，能够解决或者缓解患者最感痛苦的症状，可以在一定程度上增强患者的信心，同时根据患者病情酌情添加一些疏肝养心、健脾安神的药物，有利于患者正气的充养、精神的调和、情志的舒畅，对患者身体的康复大有裨益。再如，“胃不和则卧不安”，脾胃虚弱无力运化水谷，食积不化，浊气阻滞于上焦，则生胀满，干扰心神之宁静而出现失眠心烦等症。因此，对于失眠的患者亦要注重理气健脾、和中养胃。由此可见，调理脾胃的治疗作用远不止在消化系统范畴。

【评价】

中医药是中国的瑰宝，以其天然、具有治疗、预防和保健等作用，且副作用小而享誉世界。但传统的中药却因药材粗大，煎熬不便，煎熬后药水黑且气味难闻，耗时，使中药不如西药普及方便。蔡光先中药超微饮片技术将如虎添翼地助推中药产业化进程，真正改变我国中药产业的格局。因为超微技术已经成为中药发展的必由之路，已经成为中药走向世界的通行证。蔡光先是打破千年药罐第一人。张伯礼说：“湖湘中医界在上世纪曾涌现李聪甫、欧阳锜、刘炳凡、谭日强、夏度衡等一代名家，光照杏林；以光先教授为代表的湖湘学子又以其敢为人先的精神和出色成就再续辉煌。”

十四、陈新宇

【名医小传】

陈新宇（1961—），男，汉族，湖南湘潭人。湖南防治新冠肺炎省级高级专家组组长，首批全国优秀中医人才，全国老中医药专家学术经验继承工作指导老师，湖南省重大传染病中医专家组组长，湖南省保健委员会特聘专家，湖南省名中医，曾任湖南中医药大学第一附属医院院长。提出“天地人和，至止于至善”的医院文化精神，引领中医文化。长期从事中西医临床工作，精通中医典籍，熟悉西医医术，在心脑血管疾病、肺系疾病、脾胃病等内科病症的防治方面均有深厚的造诣，所研制的血压平胶囊、泻心通脉胶囊、温阳振衰冲剂等获得良好的临床疗效。

【著作简介】

1.《中西医诊疗套餐系列・心血管科中西医诊疗套餐》：从临床诊疗实用需求出发，简要概述了心血管科相关疾病的发病机制、主要临床表现和中医学认识，系统阐述了心血管科相关疾病的西医诊断要点、治疗原则和治疗方案，中医病因病机、辨证论治、中成药处方，以及中西医结合诊疗思路和处方，重点突出了西医、中医、中西医结合的诊断要点、治疗的一般原则和用药的基本规律，并提供 1～3 种治疗方案以供选择。

2.《中医临床案例教学系列丛书・心血管病名家医案/妙方解析》《中医临床三基训练（医师分册）》，等等。

3.《传统中医药临床精华读本丛书・杂病广要释义》《临证指南医论释义》《女科经纶释义》《三指禅释义》《古今名医方论释义》《厘正按摩要术释义》，等等。

4. 作为编委参加“十一五”“十二五”国家级规划教材、新世纪全国高等中医药院校七年制规划教材《中医内科学》编写。作为副主编参加“十一五”“十二五”国家规划教材《内科学》的编写。

5.《传统文化与中医诵读》：在传统文化的氛围中，学习中医、理解中医、悟通中医文化。

【学术思想】

1. 孜孜以求读经典，谨熟阴阳用经方

经方者，经典之方也。泛指先秦以及秦汉时期之古方，现多具体指《伤寒论》与《金匮要略》中所载之方。经方乃方剂的鼻祖，有着“药简效宏，切于实用”的特点，具有重要的临床指导意义，后世方剂多为经方化裁加减而来。故在此基础上，对经方的运用最直接的方法便是“有是证用是方”，即方证对应。陈氏认为经方虽好，但也不能一味照搬照抄、墨守成规。所谓“方”，乃方向，是医生治病救人时处方选药的方向，而“经方”便是治疗经典病证的方向，是最基本的大方向。然临床上患者禀赋各异，所患病证也复杂多变，只有大方向是行不通的，陈氏认为只有做到熟悉原文，精通理法方药，能够灵活将各经方拆分、合用，创造出适合于各非经典病证之方，才能在临床中做到处变不惊、从容应对。正如朱震亨在《格致余论》中所言“读仲景书，用仲景之法，然未尝守仲景之方，乃为得仲景之心也”。缪希雍也强调在熟读仲景之书后须“师其意，变而通之”。然所谓“变通”，也应是在一定规矩之内，符合中医基础理论与辨证论治思路的加减化裁，应做到有理有据，令人信服，“智欲圆而行欲方”，孙思邈所言意即于此。

例如，解表是桂枝汤众多功效之一，众所周知，桂枝汤的解肌之功便是调和营卫的一种体现，但调和营卫不只可用于太阳中风，还能用治于杂病所致的营卫不和自汗证。如《伤寒论》第53条“病常自汗出者，此为荣气和，荣气和者，外不谐，以卫气不共荣气谐和故尔……宜桂枝汤”。桂枝汤还可平冲降逆，调和脾胃。如《金匮要略·妇人妊娠病脉证并治》第一条之“妇人得平脉，阴脉小弱，其人渴，不能食，无寒热，名妊娠，桂枝汤主之”。方中主药桂枝通阳气，芍药入阴血，两药等量配伍，大有阴阳相济，气血相和之妙，再配以姜、枣、草温中和胃，使全方在解肌、调和营卫之余更有气血双调，温中补虚之功，实为一首可表可里，可气可血，不负盛名的良方。

正因如此，桂枝汤是陈氏在临床上应用最多的一首方剂，虚者取桂枝汤温补之意，阴阳不调者借桂枝汤调营和卫之功。他认为只要阴阳偏性相和，均可首选将其纳入合方，而从桂枝汤加减化裁而来的各种类方，颇有自己的见解。如“喘家，作桂枝汤，加厚朴杏子佳”，本为治喘，陈氏取肺与大肠相表里之意用治便闭；不拘于“项背强几几”，借葛根善引药入脾经之力以桂枝加葛根汤治疗味觉丧失之病证；以“阴阳之要，阳密乃固”，“阳强不能密，阴气乃绝”为据，以桂枝加龙骨牡蛎汤合酸枣仁汤治以各种失眠不寐，或合于各种阳虚证组方中以期固摄阳气，使“阴平阳秘，精神乃治”。

2. 五脏一体元真流布，杂病通阳而致和平

《金匮要略·脏腑经络先后病脉证治》提道：“五脏元真通畅，人即安和”，元真包括元阴、元阳，即阴气、阳气。人体元真即人体阳气、元气，五脏元真由肾中精气、脾胃运化而来的水谷精气和肺吸入的清气所组成，通过三焦、经脉流布于全身，内至五脏六腑，脏腑经气相互连通，脏与脏通，脏与腑通，表与里通，奇恒府通，三焦，命门，经隧，外达肌肤腠理。太阳是生命体的动力源泉，而源于太阳的阳气对于人体的生命活动起着重要的作用，也是人类生命活动的基本动力。《素问·生气通天论》言“阳气者，若天与日，失其所，则折寿而不彰”，阳气充足则生命充满活力，阳气衰弱则生命活力减弱。阳气作为人体生命活动的基本动力，其气化活动是人体气化活动的动力源泉，能促进人体生长发育，促进气血、精、津液化生、输布、代谢，促进脏腑功能活动的实现。如果阳气失常，有序的气化失衡，从而导致气滞、血瘀、痰凝、水停，引起百病丛生的病理过程，成为疾病发生的主要机制。陈氏认为，杂病通阳，调理气化，成为治疗慢性复杂性疾病以及急危重症的基本思路。“通”者，五脏元真通畅，须究其气血阴阳、寒热虚实，疏其血气，令其调达，而致和平。

陈氏杂病通阳学术思想中，整体观念贯穿始终。例如，咳嗽虽为细微症状，一样能够反映患者周身状态。正如所谓“五脏六腑皆令人咳”，单纯的治肺止咳未尝无效，却终失于刻板，唯有以“五脏整体观”理论为指导，明确脏腑之间的母子胜负关系，通过观察咳嗽的主症、兼证，以及对患者一般状态的询问观察，结合舌脉，四诊合参，确定患者的“证”，方可切合病机，

“对证施治”。陈氏认为，无论五脏中有何病变，都会造成气机变化失常，咳嗽也是其中一种表现，在治疗时当“疏其血气，令其条达，而致和平”以温通阳气为基础，辅以止咳、化痰等治疗，阳气通，积滞除，气血通，营卫和，则咳嗽自愈。

【评价】

陈氏常言道：“中医每看一个患者，其辨证施治都是一次创造的过程。学而不思则罔，思而不学则殆。夯实基础、熟背经文、善于思考、活学活用，功在其中。”按照张仲景中医诊断与治疗学的思想，用方证对应与合方的思想指导临床实践确能达到临证思维简洁、临床疗效确实的目的，陈氏基于对《伤寒论》《金匮要略》的精深研究，在仲景方剂运用方面具有许多独到的经验与感悟，尤其在经方起沉疴、经方救危急重症、经方治疑难杂症方面等独具特色。

参考文献

[1] 李玉洁. 楚国史［M］. 郑州：河南大学出版社，2002.

[2] 司马迁. 史记［M］. 北京：中华书局，1982.

[3] 钱基博. 湖南近代百年学风骈文通义——钱基博著作集［M］. 上海：上海古籍出版社，2012.

[4] 皇甫谧. 帝王世纪［M］. 沈阳：辽宁教育出版社，1997.

[5] 王大有. 三皇五帝时代［M］. 北京：中国时代经济出版社，2005.

[6] 张作奇. 湖湘学派的形成与发展——从历史文献中看湖湘学派［N］. 湘潭日报，2019-07-21.

[7] 吴金明. 近期考古遗存视域下的湖湘文化地位辨正［J］. 船山学刊，2018（03）：55-59.

[8] 曾勇. 湘医源流论［M］. 长沙：湖南科学技术出版社，1991.

[9] 曾勇，曾晓. 湖湘文库（乙编）·湖湘中医源流［M］. 长沙：湖南科学技术出版社，2008.

[10] 易法银，阳春林，朱传湘. 湖湘文库（乙编）·湖湘名中医略传［M］. 长沙：湖南科学技术出版社，2009.

[11] 魏一苇，何清湖. 基于"中医+"思维的湖湘传统医药类非物质文化遗产的传承与创新［J］. 湖南中医药大学学报，2016，36（9）：60-64.

[12] 何清湖. 湖湘中医文化［M］. 北京：中国中医药出版社，2011.

[13] 周一谋，萧佐桃. 马王堆医书考注［M］. 天津：天津科学技术出版社，1988.

[14] 刘炳凡，周绍明. 湖湘名医典籍精华（14 册）[M]. 长沙：湖南科学技术出版社，2000.

[15] 蔡光先. 湖南药物志（7 卷）[M]. 长沙：湖南科学技术出版社，2004.

[16] 邵湘宁，何清湖. 湖湘当代名医医案精华 [M]. 北京：人民卫生出版社，2014－2016.

[17] 朱汉民. 湘学通论 [M]. 北京：高等教育出版社，2016.

[18] 欧阳询. 艺文类聚（附索引）[M]. 2 版. 上海：上海古籍出版社，1999.

[19] 韩向国. 唐代医人学医与仕进研究 [M]. 烟台：鲁东大学，2018.

[20] 李超. 法律视域下的宋代医药问题研究 [M]. 保定：河北大学，2020.

[21] 迟芬芳. 宋代医官管理制度研究 [M]. 北京：北京中医药大学，2018.

[22] 陈曦，吕文艳. 宋代驻泊医官制度及其实践 [M]. 宋史研究论丛，2018.

[23] 刘兰花. 明代官员习医探研 [M]. 开封：河南大学，2019.

[24] 范晓萌，赖玉芹. 明清医书刊刻与地方治理 [J]. 齐齐哈尔大学学报（哲学社会科学版），2020（3）：132－137.

[25] 吴静银. 清前中期医政与民间医疗研究 [D]. 南京：南京大学，2018.

[26] 万胜，何清湖. 湖湘中医文献的特点、作用及研究内容 [J]. 中医药导报，2010，16（11）：10－12.

[27] 何清湖. 探索湘医源流，发展现代湖湘中医文化 [J]. 湖南中医药大学学报，2007，27（5）：1－4.

[28] 潘远根. 湖湘医学考略 [J]. 湖南中医杂志，2001（4）：2－3.

[29] 刘涛. 陈洪谟所修正德《大明漳州府志》背后的故事——湖湘军户文化与明代海上丝绸之路渊源考 [J]. 长江文明，2019（3）：45－63.

[30] 曾立波. 湖南内河流域文化初探 [J]. 益阳职业技术学院学报，2019（4）：8－10.

[31] 李建平，张利群，韦吉锋，等. 关于湖湘文化与徽学研究的考察报告 [J]. 广西教育学院学报，2010（5）：1－9.

[32] 汪志伟，葛燕飞，徐爱军，等. 中医学术流派分类方法探讨 [J]. 医学争鸣，2019（2）：40－43.

[33] 袁烽，崔立津，袁靖. 弘扬楚文化发展中医药——祝李今庸教授八十华诞 [J]. 湖北中医学院学报，2004，6（4）：31.

[34] 后俊德. 楚国的几项科学技术与域外文化的比较研究——兼论中外文化早期交流

的“玻璃之路”[J]. 中华文化论坛，1996（1）：84-88.

[35] 后俊德. 楚国科学技术史稿［M］. 武汉：湖北科学技术出版社，1990.

[36] 喻燕姣. 马王堆汉墓的历史文化价值［J］. 文物天地，2017（12）：23-30.

[37] 陈光田. 论长沙马王堆汉墓出土医学资料的分类与价值［J］. 河南师范大学学报（哲学社会科学版），2012，39（3）：121-125.

[38] 戴子凌，雷霆，赵群菊，等. 马王堆医书内容特色及其背景研究［J］. 中医药信息，2020，37（2）：69-75.

[39] 周德生，周鸿图，胡华，等. 马王堆医书养生思想实用性之探讨［J］. 湖南省博物馆馆刊，2012（1）：24-28.

[40] 陈松长. 马王堆学浅论［J］. 江汉论坛，2006（1）：100-103.

[41] 李翠翠. 马王堆帛书《脉法》研究［D］. 曲阜：曲阜师范大学，2013.

[42] 向俊丞. 清代湖湘医者研究［D］. 武汉：华中师范大学，2019.

[43] 张国松. 清代湖湘医家温病学术思想之研究［D］. 长沙：湖南中医药大学，2020.

[44] 龙抗胜，李洪亮，彭亮，等. 湖湘推拿学术流派构建［J］. 中华中医药杂志，2016，31（1）：178-180.

[45] 刘宁，江林，江涛，等. 湖湘地域文化对江氏正骨术的影响［J］. 湖南中医杂志，2016，32（3）：95-97.

[46] 向陈，刘仙菊，皮丕喆，等. 论湖湘医籍及其研究现状［J］. 中国中医药图书情报杂志，2015，39（2）：45-47.

[47] 张璐砾，易法银. 湖湘地方医学研究概述［J］. 中国民族民间医药，2012，21（10）：23-24.

[48] 胡方林，刘仙菊. 湖湘仲景学派发展概要. 中医学术流派菁华——中华中医药学会第四次中医学术流派交流会论文集［J］. 中华中医药学会，2012：105-108.

[49] 刘仙菊. 湖湘仲景学说研究探略［D］. 长沙：湖南中医药大学，2010.

[50] 吴娅娜. 湖湘疫病史研究［D］. 长沙：湖南中医药大学，2012.

[51] 张璐砾. 湖湘脾胃学说的研究［D］. 长沙：湖南中医药大学，2012.

[52] 李欢玉，雷磊. 浅谈湖湘医学妇科. 第十一次全国中医妇科学术大会论文集［C］. 中华中医药学会，2011：421-423.

[53] 李欢玉. 湖湘医学妇科学术源流研究及临证经验整理［D］. 长沙：湖南中医药大学，2011.

[54] 万胜. “湖湘五大名老中医”学术思想研究［D］. 长沙：湖南中医药大学，2011.

[55] 谷素云. 道地药材形成和变迁因素的文献研究 [D]. 北京：北京中医药大学，2007.

[56] 吴娅娜，易法银，阳春林，等. 近代经世致用思潮影响下的湖南中医药 [J]. 湖南中医药大学学报，2013，33 (9)：105－107.

[57] 周德生，何清湖. 马王堆医方释义 [M]. 北京：人民军医出版社，2014.

[58] 周德生，何清湖. 五十二病方释义 [M]. 太原：山西科学技术出版社，2013.

[59] 周德生，何清湖. 养生杂疗方释义 [M]. 太原：山西科学技术出版社，2014.

[60] 周祖亮. 长沙走马楼三国吴简疾病词语略考 [J]. 广西社会科学，2011 (3)：139－142.

[61] 谭其骧. 中国内地移民史・湖南篇 [D]. 杭州：浙江大学，1931.

[62] 周波. 里耶秦简医方校读 [M]. 上海：上海古籍出版社，2017.

[63] 田华咏，滕建卓，田药. 湖湘名族医学史 [M]. 北京：中医古籍出版社，2009.

[64] 汪冶，田兰，田华咏. 中国侗医药史 [M]. 北京：中医古籍出版社，2014.

[65] 田华咏，杜江. 中国苗医史 [M]. 北京：中医古籍出版社，2008.

[66] 田华咏. 土家族医学史 [M]. 北京：中医古籍出版社，2005.

[67] 袁德培，彭芳胜. 中国土家族医药学 [M]. 北京：科学出版社，2015.

[68] 赵敬华. 土家族医学概论 [M]. 北京：中医古籍出版社，2005.

[69] 何清湖. 话说国医湖南卷 [M]. 郑州：河南科学技术出版社，2017.

[70] 唐益扬. 祖传正骨疗法 [M]. 长沙：湖南科学技术出版社，2005.

[71] 严世芸. 中国医籍通考 [M]. 上海：上海中医学院出版社，1992.

[72] 周一谋. 历代史医论医德 [M]. 长沙：湖南科学技术出版社，1983.

[73] 刘仙菊，潘远根. 湖湘名医陶憺庵《伤寒源流全集》学术特色 [J]. 国医论坛，2010 (3)：1－2.

[74] 刘仙菊. 湖湘仲景学说研究探略 [M]. 长沙：湖南中医药大学，2010.

[75] 魏雪舫，陈忠琳. 刘仲迈与长沙古本《伤寒杂病论》[J]. 国医论坛，1997 (04)：1－3.

[76] 曾勇，段祖恩. 孙鼎宜及其著作 [J]. 湖南中医学院学报，1985 (02)：43－45.

[77] 刘尚义. 温补学派源流浅说——兼论张景岳学术及医疗经验 [J]. 贵州医药，1981 (03)：64－67.

[78] 朱传湘. 论《验方新编》的学术成就 [J]. 湖南中医药大学学报，2009，27 (03)：40.

[79] 彭亮，黄会保，张伟，等. 湖湘岳阳张氏正骨流派源流及学术思想简析［J］. 湖南中医药大学学报，2017，37（05）：566－569.

[80] 谢仁明，黄会保，陈辉明，等. 岳阳张氏正骨术的流派传承与发展［J］. 中国中医骨伤科杂志，2016，24（09）：72－73+77.

[81] 刘绪银，孙燕，孙炜，等. 孙氏正骨术学术思想探讨［J］. 湖南中医杂志，2015，31（11）：4－7.

[82] 孙慧明. 当代中医学术流派传承研究［D］. 济南：山东中医药大学，2015.

[83] 江林，江涛，江永革，等. 江氏正骨术的源流与传承［J］. 中医药导报，2016，22（06）：15－17.

[84] 欧阳锜. 介绍欧阳履钦先生的学术经验［J］. 中医杂志，1964（05）：1－3.

[85] 朱沛，尹天雷，刘天舒，等. 湖湘欧阳氏杂病流派临症思维源流探析［J］. 世界中医药，2016，11（06）：962－965.

[86] 张凌云. 当代针灸流派的形成过程及影响因素研究［D］. 南京：南京中医药大学，2018.

[87] 邵湘宁，常小荣，章薇. 湖湘五经配伍针推学术流派［M］. 长沙：湖南科学技术出版社，2016.

[88] 卜献春、刘芳. 刘祖贻临证精华［M］. 北京：人民卫生出版社，2013.

[89] 熊继柏. 熊继柏医论集［M］. 北京：中医古籍出版社，2005.

[90] 杨建宇. 明医薪传——北京同仁堂中医大师孙光荣教授学术经验传承［M］. 北京：学苑出版社，2010.

[91] 范金茹. 王行宽临床经验集［M］. 长沙：湖南科学技术出版社，2012.

[92] 潘敏求. 中华肿瘤治疗大全［M］. 石家庄：河北科学技术出版社，1996.

[93] 龙伯坚. 黄帝内经概论［M］. 上海：上海科学出版社，1980.

[94] 朱汉民. 湖湘文化通史［M］. 长沙：岳麓书社，2015.

[95] 王晓天. 湖南经济通史［M］. 长沙：湖南人民出版社，2013.

[96] 周德生. 整合论治——陈大舜临床经验传承集［M］. 长沙：湖南科学技术出版社，2020.

[97] 苏联军，李杏瑶，刘建和. 周衡教授运用经方治病验案举隅［J］. 长沙：湖南中医药大学学报，2014，34（7）：32－35.

[98] 舒华，孙安全，王笑莹，等. 陈新宇运用“阳化气，阴成形”论治内科杂病经验［J］. 江西：江西中医药大学学报，2021，33（4）：13－16.

[99] 吴娅娜，朱珊莹. 近代湖南中医学校概述 [J]. 中医文献杂志，2016，34 (06)：48-50.

[100] 成争光. 基于知识图谱的地域中医流派研究状况的分析 [J]. 科技资讯，2019，17 (05)：141-143.

图书在版编目（CIP）数据

中医流派传承丛书. 湖湘医派 / 陈仁寿, 王琦总主编 ; 周德生分册主编. — 长沙 : 湖南科学技术出版社, 2022.11
ISBN 978-7-5710-1287-8

Ⅰ. ①中… Ⅱ. ①陈… ②王… ③周… Ⅲ. ①中医流派－研究 Ⅳ. ①R-092

中国版本图书馆 CIP 数据核字(2021)第 223081 号

中医流派传承丛书　湖湘医派

名誉总主编：颜正华　周仲瑛
总　主　编：陈仁寿　王　琦
分 册 主 编：周德生
出　版　人：潘晓山
策　　　划：陈　刚
责 任 编 辑：兰　晓　何　苗　王跃军
装 帧 设 计：谢　颖　刘　谊
出 版 发 行：湖南科学技术出版社
社　　　址：长沙市芙蓉中路一段 416 号泊富国际金融中心
网　　　址：http://www.hnstp.com
湖南科学技术出版社天猫旗舰店网址：
http://hnkjcbs.tmall.com
邮 购 联 系：0731-84375808
印　　　刷：湖南省众鑫印务有限公司
（印装质量问题请直接与本厂联系）
厂　　　址：湖南省长沙市长沙县榔梨街道保家村
邮　　　编：410129
版　　　次：2022 年 11 月第 1 版
印　　　次：2022 年 11 月第 1 次印刷
开　　　本：710mm×1000mm　1/16
印　　　张：30.5
字　　　数：478 千字
书　　　号：ISBN 978-7-5710-1287-8
定　　　价：120.00 元